ARISTIDE MAILLOL

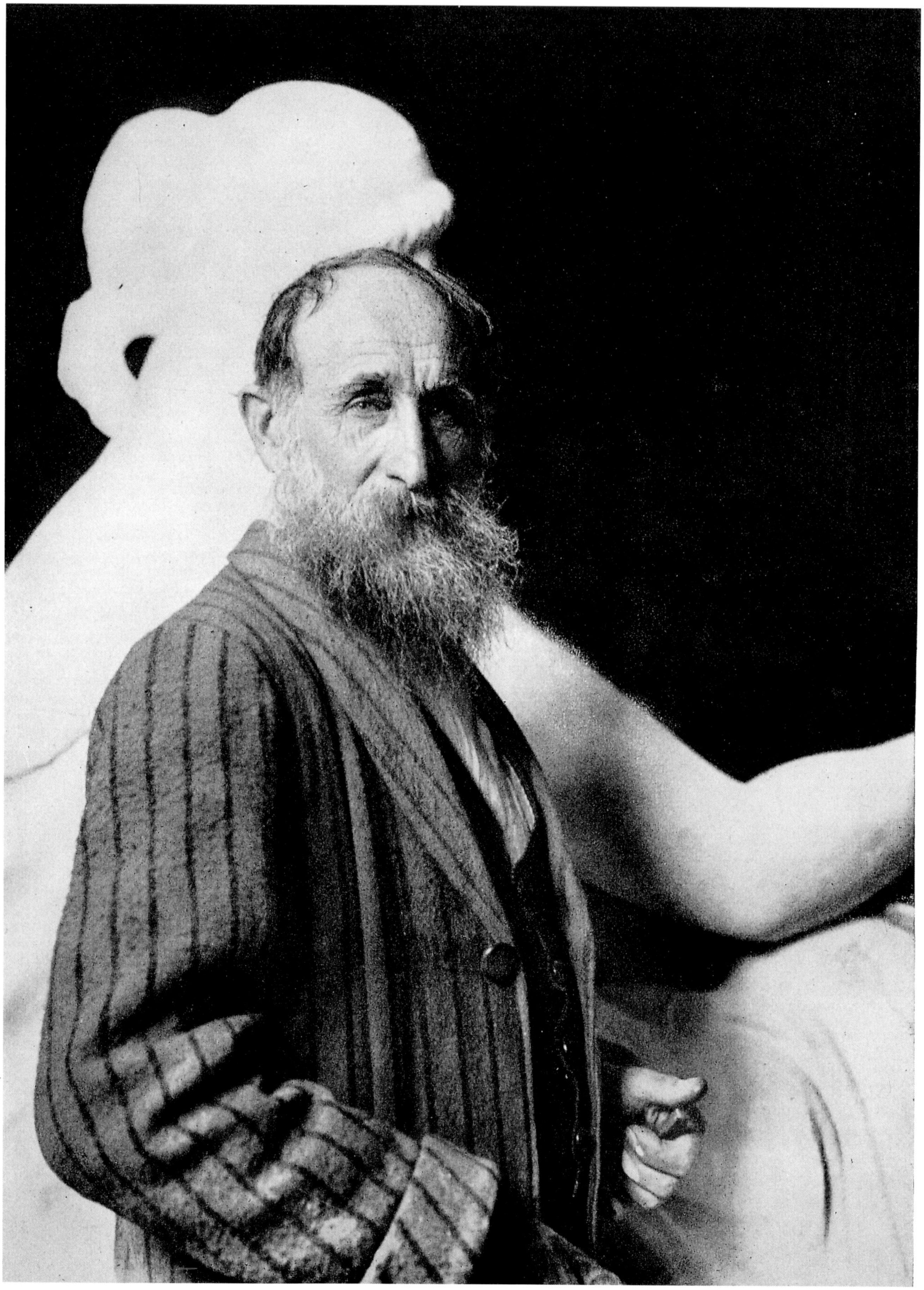

ARISTIDE MAILLOL

Herausgegeben von

Ursel Berger und Jörg Zutter

Mit Beiträgen von

Ursel Berger, Jean-Paul Bouillon, Arie Hartog,
Susanne Kähler, Paul-Louis Rinuy,
Antoinette Le Normand-Romain, Sabine Walter,
Pierre Vaisse und Jörg Zutter

Prestel
München · New York

Dieses Katalogbuch erscheint anläßlich
der Ausstellung »Aristide Maillol«
im Georg-Kolbe-Museum, Berlin (14.1. bis 5.5.1996)
Musée cantonal des Beaux-Arts, Lausanne
(15.5. bis 22.9.1996)
Gerhard Marcks-Haus, Bremen (6.10.1996 bis 13.1.1997)
Städtische Kunsthalle, Mannheim (25.1. bis 31.3.1997)

Konzeption der Ausstellung: Ursel Berger, Jörg Zutter

Ausstellungssekretariat: Josephine Gabler

Katalogredaktion:
Ursel Berger, Josephine Gabler, Jörg Zutter unter Mitarbeit
von Gerlinde Behrend, Brigitte Hausmann, Susanne Kähler

Die Ausstellung in Berlin wurde gefördert von der

BANK
GESELLSCHAFT
BERLIN

Übersetzungen aus dem Französischen
Ursel Berger, Berlin, und Susanne Kähler, Lübeck:
Beitrag Antoinette Le Normand-Romain
Ingrid Hacker-Klier, Steingaden: Beiträge Paul-Louis Rinuy,
Pierre Vaisse
Christel Morano, Heidelberg: Beitrag Jean-Paul Bouillon

Auf dem Umschlag
Sitzende Frau, sich den Fuß haltend, 1920/21 (Kat. 75)
Stehendes Mädchen, um 1903 (Kat. 48)
Hylas im Brunnen, um 1912 (Kat. 142n)

Frontispiz
Aristide Maillol, 1925. Photographie von Alfred Kuhn

CIP-Kurztitelaufnahme der Deutschen Bibliothek
Aristide Maillol : [Katalogbuch anlässlich der Ausstellung
»Aristide Maillol« im Georg-Kolbe-Museum, Berlin
(14.1. bis 5.5.1996) ... Städtische Kunsthalle Mannheim
(25.1.-31.3.1997)] / hrsg. von Ursel Berger und Jörg Zutter.
Mit Beitr. von Ursel Berger ... [Übers. aus dem Franz.: Ursel
Berger ...]. - München ; New York : Prestel, 1996
ISBN 3-7913-1641-9
NE: Maillol, Aristide [Ill.]; Berger. Ursel [Hrsg.];
Ausstellung Maillol <1996-1997, Berlin u.a.>;
Georg-Kolbe-Museum <Berlin>

Photonachweis und editorische Notiz: Seite 232

Prestel-Verlag, Mandlstraße 26, D-80802 München
Telefon (089) 38 17 09-0, Telefax (089) 38 17 09-35

Satz: Mega-Satz-Service, Berlin
Schrift: Garamond 3
Lithographie: Reprographia, Lahr
Druck und Bindung: Friedrich Pustet, Regensburg

Printed in Germany

ISBN 3-7913-1641-9 (Buchhandelsausgabe)

INHALT

EINFÜHRUNG UND DANK

Aristide Maillol ist einer der bekanntesten Künstler unseres Jahrhunderts und ohne Zweifel der bedeutendste französische Bildhauer seiner Zeit. Er kann als ein unbestrittener Hauptmeister der klassischen Moderne gelten. In den großen Museen der ganzen Welt sind seine Plastiken vertreten. Seit 1961 gab es eine Folge von großen Ausstellungen, damals wurde der 100. Geburtstag des Künstlers mit einer Ausstellungstournee gefeiert, die von Paris in mehrere deutsche Städte und auch nach Amsterdam führte. Von Bedeutung waren die großen Retrospektiven im New Yorker Guggenheim Museum 1975 und in der Kunsthalle Baden-Baden 1978. In den letzten Jahren wurden größere Präsentationen in Spanien, Japan und Mexiko gezeigt. Mit der jetzigen Ausstellung in Deutschland und der Schweiz wird Maillol nach längerer Zeit wieder in den beiden Ländern präsentiert, die für seinen frühen Ruhm von größter Bedeutung waren.

In den letzten Jahrzehnten konnte man nur in Ausstellungen Werken Maillols in einer umfangreicheren Auswahl begegnen; dies hat sich geändert: Im März 1995 eröffnete die Fondation Dina Vierny in Paris das Musée Maillol. Dina Vierny, Maillols letztes Modell und Nachlaßverwalterin seines Werks, gründete die Stiftung und machte sich an die schwierige Aufgabe, ein Museum ohne öffentliche Mittel aufzubauen und zu unterhalten. In Ergänzung zu dem reichen Nachlaß Maillols wurden in den letzten Jahrzehnten bedeutende Werke erworben. Die Schätze der Fondation Dina Vierny sind nun im Musée Maillol für die Öffentlichkeit zugänglich.

Über Maillol sind zahlreiche Bücher und Aufsätze geschrieben worden. Im Jahr 1994, in dem sich Maillols Tod zum fünfzigsten Mal jährte, erschien als reich illustrierte umfassende Übersicht die jüngste Monographie, verfaßt von Bertrand Lorquin, Kustos am Musée Maillol, Paris. Die kunsthistorische Forschung konzentrierte sich in den letzten Jahrzehnten vor allem auf das Frühwerk. Im Katalog der großen Nabis-Ausstellung, die 1993/94 in Zürich und Paris stattfand, und in den Dissertationen von Wendy Slatkin und Carola Breker wurde in erster Linie das Werk des Malers Maillol behandelt, dem sich auch Michel Hoog zuwandte. Das bildhauerische Werk Maillols ist bisher nicht auf vergleichbare Weise kunsthistorisch untersucht worden. Sowohl in Bestandskatalogen verschiedener Museen wie auch in Katalogen zu übergreifenden Ausstellungen wurde anhand von Einzelwerken mit der kunsthistorischen Auseinandersetzung begonnen. Der vorliegende Katalog setzt diese Forschungsrichtung fort.

Maillol macht es den Forschern nicht leicht. John Rewald, der als erster versucht hatte, das Werk Maillols wissenschaftlich darzustellen, erhielt, wie er im Vorwort seiner Monographie von 1939 erklärte, vom Künstler nur »ungefähre Datumsangaben«: »Maillol misst übrigens der Chronologie seines Werkes keine grosse Bedeutung bei, umsomehr als die Ausführung mancher Statuen ihn während langer Jahre beschäftigt und er oft auch ältere Werke wieder überarbeitet.« Maillol war leider alles andere als ein gewissenhafter Chronist seines eigenen Schaffens. Er hat jedoch Freunden und Bekannten viel über seinen Werdegang erzählt. Die Maillol-Literatur, die zu Lebzeiten des Künstlers und in den ersten Jahren nach seinem Tod erschien, besteht zum überwiegenden Teil aus Erinnerungen von Freunden: »Maillol, mon ami« ist ein beliebter Titel für diese Art von Veröffentlichungen. So wertvoll diese Bücher und Artikel sind, tritt in ihnen die Gestalt Maillols plastisch hervor, so bedarf es allerdings einer wissenschaftlichen Überprüfung ihrer Aussagen. Sie beruhen auf Erzählungen Maillols, dabei konnten sowohl Mißverständnisse der Autoren wie auch Ungenauigkeiten und Selbststilisierungen von Maillol zu unzutreffenden Darstellungen führen. Wenn man versucht, das Gespinst der Legenden zu durchschauen, kommt eine originelle und kraftvolle Künstlerpersönlichkeit zum Vorschein.

Im vorliegenden Katalog wird der derzeitige Forschungsstand referiert; die Abteilung Dokumentation des Musée d'Orsay, Paris, bildete die Ausgangsbasis für diese Forschungen. Integriert wurden ebenfalls wichtige deutschsprachige Veröffentlichungen, die bisher nur in geringem Maß in der Maillol-Forschung berücksichtigt worden waren. Auch konnten neue Quellen zu Maillols Schaffen erschlossen werden. Von Bedeutung sind vor allem Briefe des Künstlers an Sammler und Künstlerfreunde, in denen er von seiner Arbeit berichtet und auch Figuren und Details skizziert. Allerdings sind sehr viele Briefe Maillols nicht datiert und aus diesem Grund für die Chronologie seines Werks nur eingeschränkt nutzbar. Es ist vorauszusehen, daß noch weit mehr Quellenmaterial dieser Art aufzufinden sein wird.

Eine Quelle von größtem Wert für die Erforschung von Maillols Werk sind die Tagebücher seines wichtigsten Mäzens, Harry Graf Kessler. Die in diesem Zusammenhang aufschlußreichsten Aufzeichnungen aus der Zeit vor dem Ersten Weltkrieg sind bis auf wenige Passagen unpubliziert. Die Entstehung der großen Auftragswerke für Kessler – Hauptwerke Maillols – ist hier dokumentiert. Die Tagebücher enthalten aber auch viele weitergehende Hinweise auf andere Werke Maillols, seine Kunstauffassung und seine Lebensumstände. Thadée Natanson, Begründer der Zeitschrift »La Revue blanche«, bedauerte, daß Kessler nichts über die gemeinsam mit Maillol unternommene Griechenland-Reise berichtet habe. Kessler führte jedoch über diese legendäre Reise zu den Ursprüngen der abendländischen Kunst genau Buch. Seine unveröffentlichten Aufzeichnungen sind die Grundlage für einen eigenen Beitrag im Katalog. Für mehrere weitere Beiträge lieferten Kesslers Tagebücher wertvolle Fakten, Zitate und auch Abbildungsmaterial, da

Kessler zahlreiche Photographien im Atelier des Künstlers aufnahm. Harry Graf Kessler, Maillols größter Mäzen, ist somit auf indirekte Weise auch zum Förderer dieses Kataloges geworden.

Angesichts der Forschungs- und Quellenlage erschien es angebracht, sich in den Katalogbeiträgen nicht nur werkimmanent auf das Schaffen Maillols zu beziehen. So finden sich neben Aufsätzen zu einzelnen Werkgruppen oder -phasen Untersuchungen, die Maillols Stellung in der Kunst seiner Zeit behandeln. Exemplarisch werden Maillols Beziehungen zum großen Vorgänger Rodin und zum Malerfreund Maurice Denis herausgestellt und damit zugleich wichtige Phasen der Entwicklung Maillols beleuchtet. Seine Wirkung auf in- und ausländische Bildhauer wie auch die Resonanz, die er bei Sammlern und Kritikern fand, werden dargestellt und so Maillols Schaffen in seinem zeitgenössischen – europäischen – Rahmen präsentiert.

Die Auswahl der Exponate ist auf dieses weitgespannte Konzept abgestimmt, indem der Hauptakzent Sammlungen galt, die bei Ausstellungen bisher nicht oder kaum berücksichtigt wurden. Erstmals werden hier in einer Maillol-Ausstellung die berühmtesten Tapisserien des Künstlers, die in Kopenhagen aufbewahrt werden, ausgestellt. Insgesamt wird durch die Provenienzen der Exponate demonstriert, wie breit und wie früh – gerade auch außerhalb Frankreichs – Werke Maillols gesammelt wurden. Zwar war es nicht möglich, die Hauptwerke, die Graf Kessler in Auftrag gegeben hatte, auszuleihen – so sind Leihgaben aus der Sammlung Oskar Reinhart, Winterthur, gemäß den Statuten nicht zulässig –, dennoch konnten mehrere Werke aus Kesslers Sammlung in die Ausstellung integriert werden. Präsent sind außerdem Skulpturen und eine Tapisserie, die Karl Ernst Osthaus erworben hatte. Leihgaben aus alten Sammlungen in der Schweiz (Hahnloser), den Niederlanden (Kröller-Müller) und Dänemark (Rump) sind zu sehen wie auch Exponate aus bedeutenden französischen Kollektionen – Bibesco, Zoubaloff, Pellerin – Werke, die Künstlerfreunden wie Maurice Denis und Édouard Vuillard gehört hatten und nicht zuletzt Stücke aus dem Nachlaß Maillols.

Bei der Auswahl der Exponate und der Vergleichsabbildungen spielte auch die Problematik der Authentizität von Bildhauerwerken eine Rolle, eine Fragestellung, die die kritische Öffentlichkeit in den letzten Jahren besonders bewegte. Zurückhaltung wurde gegenüber Bronzen geübt, die Maillols Kunsthändler Ambroise Vollard unlimitiert und meist ohne Kontrolle des Künstlers herstellen ließ. Zudem wurden nur wenige postume Güsse in die Auswahl integriert. Außerdem werden Plastiken in Materialien, die Maillol besonders schätzte, vorgestellt: Terrakotten, Holz- und Steinskulpturen sowie Bleigüsse.

Angesichts einer vierteiligen Ausstellungstournee war es unmöglich, in allen Stationen die gleiche Auswahl an Exponaten zu zeigen. Schon aus konservatorischen Gründen wurden empfindliche Skulpturen, Gemälde oder Arbeiten auf Papier nur für einen Teil der Ausstellungsdauer zugesagt. In keiner der vier Stationen sind alle im Katalog vorgestellten Werke zu sehen, gezeigt wird jeweils eine Auswahl, die auf vergleichbarem Niveau den Bildhauer, Maler und Graphiker Maillol vorstellt.

Für die Unterstützung dieser Ausstellung danken wir an erster Stelle Dina Vierny, der Nachlaßverwalterin und Stifterin des Musée Maillol, Paris. Als Leihgeberin und als Inhaberin der Rechte am Werk Maillols hat sie die Ausstellung und die Publikation gefördert. Auch Lise Funck-Brentano, Paris, gilt unser Dank. Zahlreiche Leihgeber – Museen und Privatsammler – haben sich zum Teil für längere Zeit von ihren ›Schätzen‹ getrennt, die veranstaltenden Museen bedanken sich deshalb bei den Eigentümern, den Museumsdirektoren und Kuratoren.

Bei der Suche nach Werken Maillols und Quellen zu seinem Schaffen gab es vielfältige Unterstützung. Wir danken Emmanuel von Baeyer, Berlin; Anita Beloubek-Hammer, Berlin; Ernst Beyeler, Basel; Claire und Dominique Denis, Saint-Germain-en-Laye; Matthias Frehner, Winterthur; Sabine Helms, München; Samuel Josefowitz, London; Fabrice de Kerckhove, Brüssel; Rudolf Koella, Zürich; Linda Konheim-Kramer, New York; Eberhard W. Kornfeld, Bern; Rolf Linnenkamp, München; Wolfgang Mettmann, Aschau; Betty Mons, Paris; Geert-Ulrich und Volkert Mutzenbecher, Hamburg und Witzhave; Anne Pingeot, Paris; Ursula Perucchi-Petri, Effikon; Stephan Pucks, Berlin, und in besonderem Maße Wolfgang Werner, Bremen.

Für die Erlaubnis, unveröffentlichte Texte und Photographien von Harry Graf Kessler zu verwenden, danken wir Eberhard Fuchs und Ulrich Ott sowie Jochen Meyer, Deutsches Literaturarchiv, Marbach, Handschriften-Abteilung. Unser besonderer Dank gilt der dort tätigen Arbeitsgruppe Harry Graf Kessler – Gabriele Biedermann, Roland Kamzelak, Angelika Lochmann und Heike Schillo – für vielfältige Hilfe und für die Überprüfung der Kessler-Zitate.

Schließlich soll den Katalogautoren gedankt werden, nicht nur für ihre Beiträge; mit Rat und Tat unterstützten sie die Ausstellungsvorbereitung, dies in besonderem Maß Antoinette Le Normand-Romain, Paris, und Sabine Walter, Marbach.

Die Ausstellung in Berlin, mit der der Erweiterungsbau des Georg-Kolbe-Museums eingeweiht wird, ist im wesentlichen von der Stiftung Deutsche Klassenlotterie, Berlin, finanziert worden, wofür herzlich gedankt sei. Weitere Unterstützung gewährte die Bankgesellschaft Berlin. Die Ausstellung im Gerhard Marcks-Haus, Bremen, wird dankenswerterweise von der Freien Hansestadt Bremen gefördert.

URSEL BERGER, MANFRED FATH, MARTINA RUDLOFF, JÖRG ZUTTER

DATEN ZU LEBEN UND WERK

Ursel Berger

Am 8. Dezember 1861 wird Aristide Maillol als viertes von fünf Kindern des Tuchhändlers und Weinbergbesitzers Raphaël Maillol und seiner Gattin Catherine, geb. Rougé, geboren. Banyuls-sur-Mer, sein Geburtsort, liegt am Mittelmeer, wenige Kilometer von der spanischen Grenze entfernt; seine Muttersprache ist katalanisch. Maillol wird seiner Heimat engstens verbunden bleiben und später in der Regel die Wintermonate dort verbringen.

Als kleines Kind gibt man ihn in den Haushalt seiner Tanten Lucie und Claire, wo er ohne seine Geschwister aufwächst. In seiner Kindheit spielt auch der blinde Großvater Raphaël François Maillol, ehemals Seemann und Schmuggler, eine Rolle.

Nach der Volksschule besucht Maillol das Collège Saint-Louis in Perpignan. Nur der Zeichenunterricht bei dem gebürtigen Polen Alchimowicz macht ihm Freude.

Nach dem Schulabschluß kehrt er in seinen Heimatort Banyuls zurück. Er möchte Maler werden, findet aber für diesen Berufswunsch in seiner Familie wenig Verständnis. Bei seinem früheren Lehrer Alchimowicz, inzwischen am Museum in Perpignan tätig, nimmt er Malunterricht, den er jedoch bald abbrechen muß. Ebenfalls nur für kurze Zeit lernt er bei einem Bildhauer.

Im Herbst 1882 kann Maillol endlich nach Paris aufbrechen. Von seiner Tante Lucie erhält er nur eine sehr geringe finanzielle Unterstützung, dazu kommt bis 1892 ein kleines jährliches Stipendium des Département Pyrénées-Orientales. Zwei Jahrzehnte lang wird Maillol in Paris in extremer Armut leben.

Als freier Schüler nimmt Maillol an Zeichenkursen der École des Beaux-Arts teil. Er möchte bei dem Maler und Bildhauer Jean Léon Gérôme studieren, doch dieser rät ihm, die Kunstgewerbeschule zu besuchen. Dort schreibt sich Maillol am 16. Januar 1883 in der Bildhauerklasse ein, bleibt jedoch nur wenige Monate. Er kehrt zur Akademie zurück und nimmt am Unterricht von Alexandre Cabanel, einem routinierten Modemaler, der wie Maillol aus Südfrankreich stammt, teil. Die offizielle Zulassung zum Studium an der École des Beaux-Arts erhält er erst am 17. März 1885. Nach dem Tod von Cabanel 1889 wechselt Maillol zu dem Maler Jean-Paul Laurens. Bis 1893 bleibt er als Student eingeschrieben.

Maillol reicht 1888 erstmals ein Werk zu einer Ausstellung, dem Salon des artistes français, ein, es handelt sich um ein Landschaftsgemälde, das jedoch abgelehnt wird. 1890 zeigt er in der gleichen Salon-Ausstellung das Porträt von Jeanne Faraill (Kat. 3). Nachdem Maillol zunächst Landschaften und Szenen aus seiner Heimat dargestellt hat, dominieren um 1890 zarte Mädchenbildnisse; Modelle sind die sechs Töchter des Bildhauers Gabriel Faraill, der aus Perpignan stammt. In Paris führt Maillol auch Wanddekorationen für Hotels, Varietés und Theater aus.

Inspiriert durch Tapisserien des Spätmittelalters und der Renaissance im Musée Cluny und im Louvre, wohl aber auch durch zeitgenössische Werke, beschäftigt sich Maillol mit dem Entwurf und der Ausführung von Bildteppichen. 1893 stellt er zum ersten Mal ein solches Werk in der Kunstgewerbeabteilung des Salon de la société nationale des Beaux-Arts aus. Tapisserien, die er 1894 in Brüssel zeigt, werden von Paul Gauguin gelobt. In einer Werkstatt, die er sich in Banyuls eingerichtet hat, beschäftigt Maillol Stickerinnen, die seine Entwürfe ausführen. Für ihn arbeiten 1894 die Schwestern Clotilde und Angélique Narcis, die ihm auch Modell stehen. Bis ungefähr 1903 beschäftigt sich Maillol mit der Herstellung von Wandteppichen. Gemälde entstehen in den fortgeschrittenen neunziger Jahren nur noch wenige. Er beginnt sein graphisches Werk mit Zinkographien und Holzschnitten.

Clotilde Narcis zieht 1895 mit Maillol nach Paris, beide wohnen in der Rue Saint-Jacques. Das Paar heiratet am 7. Juli 1896; am 30. Oktober des gleichen Jahres wird das einzige Kind aus dieser Ehe, der Sohn Lucien, geboren, der später als Maler tätig ist. In seiner jungen Ehefrau hat Maillol sein Idealmodell gefunden.

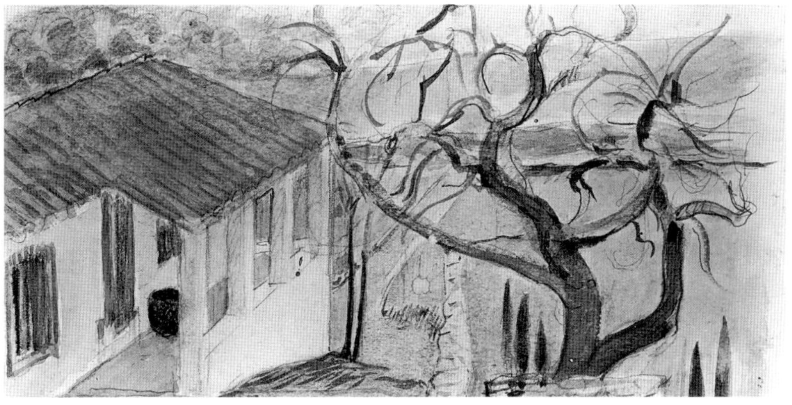

Maillols Wohnhaus in Banyuls-sur-Mer,
in dem er seine Kindheit bei Tante Lucie Maillol verbrachte.
Aquarell von Maurice Denis aus einem Skizzenbuch von 1913; Privatbesitz

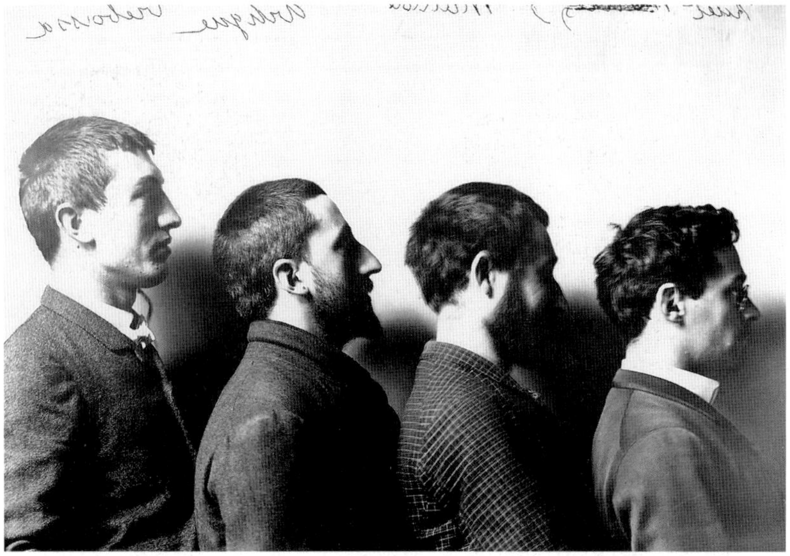

Maillol (zweiter von rechts) mit seinen Studienkollegen
Crebassa, Artigue und Ruet. Photographie aus dem Nachlaß von Émile-Antoine Bourdelle

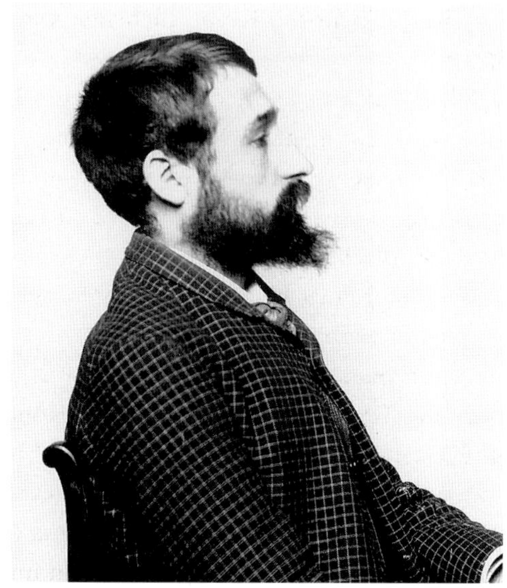

Maillol als Kunststudent.
Photographie aus dem Nachlaß von Émile-Antoine Bourdelle

In den frühen neunziger Jahren freundet sich Maillol mit dem Bildhauer Antoine Bourdelle und dem Maler Georges-Daniel de Monfreid an, über den er in Kontakt mit Paul Gauguin kommt. Dessen Kunst beeinflußt die Gemälde und Tapisserien Maillols.

Über den ungarischen Maler Jószef Rippl-Rónai lernt er 1895 die Malergruppe der Nabis kennen; mit ihnen zusammen stellt er 1896 in der Galerie Le Barc de Boutteville aus. Persönliche Freundschaft verbindet ihn vor allem mit Maurice Denis, Édouard Vuillard und Ker-Xavier Roussel.

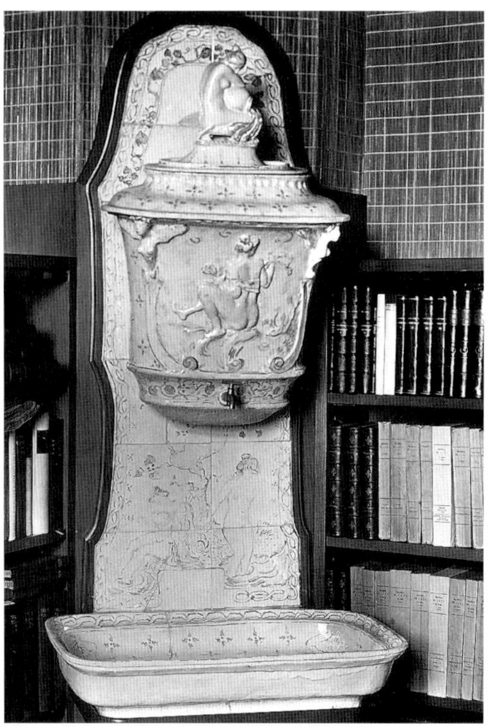

Wandbrunnen, um 1900, Fayence, in der Bibliothek
von Harry Graf Kessler, Weimar;
heute Musée Maillol, Paris

Um 1895 beginnt Maillol mit plastischen Arbeiten, zunächst mit Holzschnitzereien. 1896 zeigt er im Salon national des Beaux-Arts drei geschnitzte Holzbildwerke, vermutlich kleine Flachreliefs (vgl. Kat. 21). Gleichzeitig beginnt er in Ton zu modellieren. Figuren und dekorative Keramiken brennt er 1897 im Brennofen von Monfreid. Größere Keramiken – wie Wandbrunnen – führt er noch 1902 aus. 1897 zeigt er in einer eigenen Vitrine in der Kunstgewerbe-Sektion des Salons ungefähr zwanzig Kleinplastiken. Um die Jahrhundertwende konzentriert er sich auf die langwierige Herstellung von Holzstatuetten.

Vuillard hilft ihm, seine nach wie vor bedrängte Lage zu verbessern; er knüpft um 1900 den Kontakt zur ersten wichtigen Mäzenin, der Prinzessin Hélène Bibesco, veranlaßt durch ihre Aufträge beschäftigt sich Maillol erneut mit Bildteppichen (Kat. 16, 17). Auch eine seiner ersten Holzskulpturen (Kat. 32) gelangt in ihre Sammlung. Vermittelt durch die Familie Bibesco erwirbt die Königin von Rumänien, eine gebürtige Prinzessin zu Wied, die als Dichterin den Namen Carmen Silva führt, einen Wandteppich Maillols. Édouard Vuillard stellt schließlich auch die Verbindung zu dem Kunsthändler Ambroise Vollard her.

Ambroise Vollard erwirbt mehrere Figuren Maillols und läßt von ihnen Bronze-Editionen herstellen. In der Pariser Galerie Vollard findet vom 15. bis 30. Juni 1902 die erste Einzelausstellung Maillols statt. Gezeigt werden 33 Werke: elf Tapisserien, darunter drei großformatige, geschnitzte Reliefs, ein glasierter Wandbrunnen, die Wiege des Sohnes, eine Pendule in vergoldetem Kupfer (vgl. Kat. 31), Statuetten aus Gips, Holz und Bronze, unter anderem die *Leda* (vgl. Kat. 42). Vollard verkauft zahlreiche Kleinbronzen, während die Ausstellung für Maillol finanziell unergiebig bleibt, ihn aber in Künstlerkreisen bekannt macht. Die Präsentation wird in der Zeitschrift »Revue blanche« von Félicien Fagus lobend besprochen.

1903 ist Maillol im Salon de la société nationale des Beaux-Arts erstmals als Bildhauer, also nicht mehr als Kunsthandwerker, vertreten.

Aus Villeneuve-Saint-Georges, wo er seit 1899 wohnte, zieht Maillol 1903 nach Marly-le-Roi, westlich von Paris, in die Nachbarschaft seiner Malerfreunde Denis, Roussel und Vuillard.

1903/04 leidet er unter einer bedrohlichen und langwierigen Augenkrankheit; er befürchtet zu erblinden.

Im neugegründeten Salon d'Automne stellt Maillol in der zweiten Ausstellung 1904 zwei Bronzestatuetten und zwei Köpfe in Terrakotta aus. In der Folgezeit zeigt er dort seine Hauptwerke: 1905 die *Méditerranée* (vgl. Kat. 47), 1907 das Relief *Le Désir* (vgl. Kat. 56), 1909 den *Radfahrer* (vgl. Kat. 57) und die *Nacht*, 1910 die *Pomona* (vgl. Kat. 63).

Der Schriftsteller Octave Mirbeau, Auguste Rodin und andere setzen sich 1903 dafür ein, daß Maillol den Auftrag zu einem Denkmal für den im Vorjahr verstorbenen Emile Zola erhält. Maillol plant ein mehrfiguriges Ensemble; vorgezogen wird jedoch das konventionelle Projekt von Constantin Meunier. Mirbeau engagiert sich erneut für Maillol, als die Vergabe eines Denkmals für den Sozialrevolutionär Louis Auguste Blanqui in dessen Heimatstadt Puget-Théniers beschlossen wird. Im Juli 1905 erhält Maillol von Georges Clemenceau den Auftrag für die Statue *Action enchaînée*, die 1908 als Blanqui-Denkmal aufgestellt wird, jedoch heftige Kritik hervorruft. Hier, wie auch bei seinen späteren Monumenten, verzichtet Maillol auf die traditionelle Porträtfigur zugunsten einer Frauengestalt.

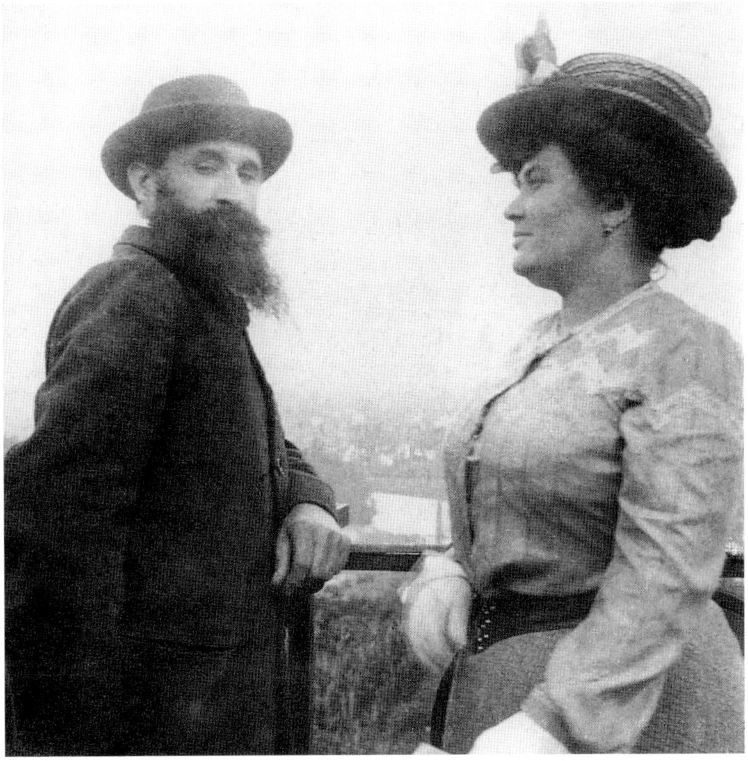

Maillol und seine Frau Clotilde, 1907.
Photographie von Harry Graf Kessler

In der Mitte des ersten Jahrzehnts unseres Jahrhunderts erlebt Maillol – inzwischen weit über vierzig – den künstlerischen Durchbruch. Julius Meier-Graefe widmet ihm 1904 ein Kapitel in dem einflußreichen mehrbändigen Werk »Entwicklungsgeschichte der modernen Kunst«. Octave Mirbeau und der Malerfreund Maurice Denis veröffentlichen 1905 beide jeweils einen ausführlichen Artikel über Maillol.

Im Sommer 1904 lernt Maillol seinen bedeutendsten Mäzen kennen, Harry Graf Kessler, der sich damals als reicher Erbe vor allem mit dem Aufbau seiner Kunstsammlung beschäftigt. Kessler gibt die Steinfigur *Méditerranée* in Auftrag. Schon 1900 hatte Maillol eine lebensgroße *Kauernde* modelliert (vgl. Kat. 46), deren Komposition er nun aufgreift und variiert. Das 1905 im Salon d'Automne ausgestellte Gipsmodell wird in der Rezension des Schriftstellers André Gide mit begeisterten Worten charakterisiert.

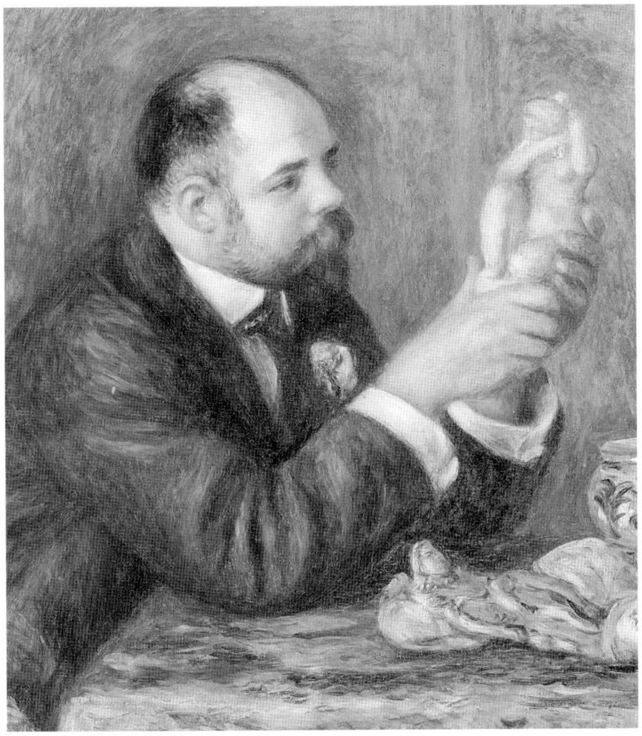

Auguste Renoir, *Porträt Ambroise Vollard*, 1908;
Courtauld Institute Galleries, London.
Vollard hält eine Terrakotta-Version der *Kauernden* in den Händen
(vgl. Kat. 37)

Kessler gibt 1904 bei Maillol auch die Illustrationen zu Vergils »Eklogen« in Auftrag (1926 erschienen). Schon vorher hatte Maillol Illustrationen konzipiert, so für eine von Vollard geplante Villon-Edition, die jedoch nicht ausgeführt wurde.

1905 bestellt Karl Ernst Osthaus die große Steinfigur *Sérénité*, die im Garten seiner Villa in Hagen aufgestellt wird (S. 161; nicht erhalten). Im Frühsommer 1907 erhält Maillol von Graf Kessler zwei weitere Aufträge:

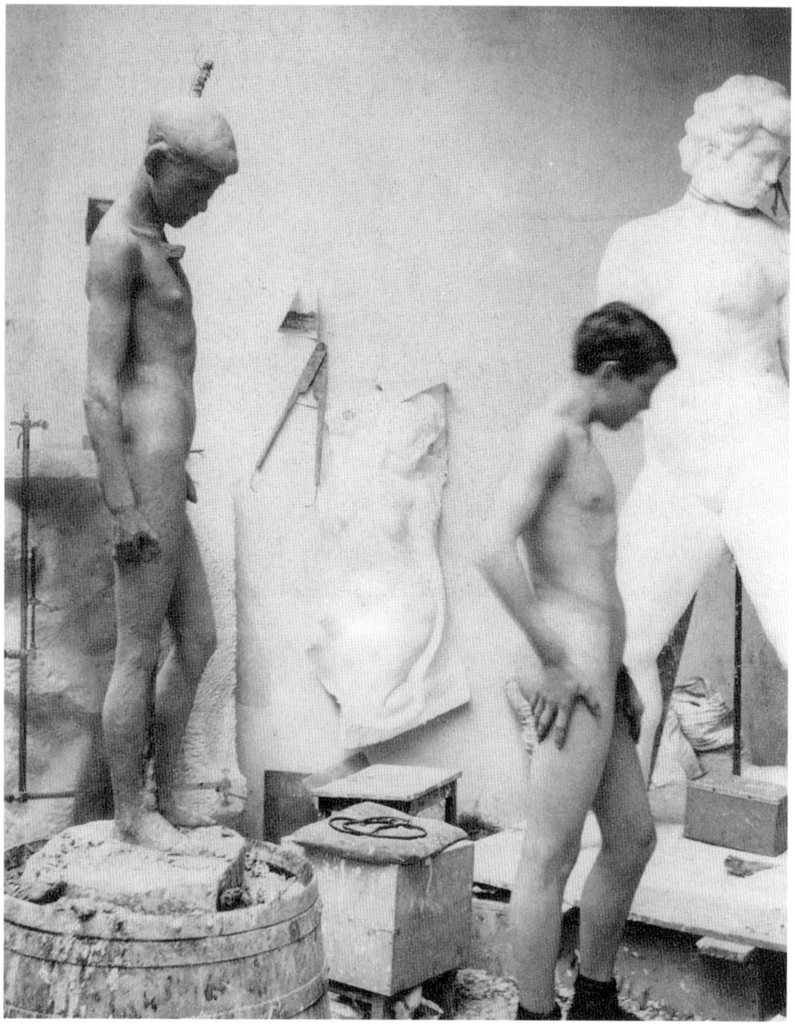

Im Atelier Maillols 1907: der *Radfahrer* als unvollendete Ton-Version, daneben das Modell Gaston Colin, rechts im Hintergrund das Gipsmodell der *Action enchaînée*. Photographie von Harry Graf Kessler

das Relief *Le Désir*, das im Gipsmodell im gleichen Jahr im Salon d'Automne ausgestellt ist und in Kalkstein ausgeführt wird (Privatbesitz, Schweiz) und die Figur des jungen *Radfahrers*, von der der erste Bronzeguß erst im Januar 1909 vollendet wird (vgl. Kat. 57a).

Maillol porträtiert 1907 Auguste Renoir (Kat. 58). Der Maler stellt in einigen Stilleben Plastiken Maillols dar und wird durch ihn zu eigenem plastischen Schaffen angeregt.

Seit 1904 erwerben erstmals Museen Werke von Maillol: 1904 Museum Folkwang, Hagen (Kat. 48), 1905/06 Nationalgalerie, Berlin, 1906/10 Kunsthalle, Bremen, 1907 Ny Carlsberg Glyptotek, Kopenhagen, 1908 Städtische Galerie, Frankfurt a. M., 1913 Kunsthalle, Mannheim (vgl. Kat. 35). Seit 1911 ist eine Bronze des *Radfahrers* im Musée du Luxembourg, Paris, ausgestellt.

1904 reisen Maillol und Graf Kessler nach London, wo sie sich vor allem antike Skulpturen im British Museum ansehen. 1908 findet die seit längerem geplante Griechenland-Reise von Maillol und Kessler statt, an der anfangs auch der österreichische Schriftsteller Hugo von Hofmannsthal teilnimmt. Man besucht Athen, Delphi, Olympia und auf dem Rückweg Neapel. Maillol zeichnet viel und bringt Marmorblöcke mit nach Hause.

Um 1908/09 unterrichtet Maillol an der Académie Ranson, der Kunstschule, die von dem Nabis-Maler Paul Ranson gegründet und nach dessen Tod von seiner Gattin weitergeführt wird.

Durch Vermittlung von Maurice Denis erhält Maillol 1908 einen großen Auftrag des Moskauer Sammlers Iwan Abramowitsch Morosow für vier große Statuen. Die *Pomona* war schon zuvor in Arbeit. 1908 entsteht die *Flora*; zusätzlich modelliert Maillol zwei weitere lebensgroße stehende Frauenfiguren: *Sommer* und *Frühling* (heute Puschkin-Museum, Moskau, vgl. Kat. 64). Sie werden in Morosows Musiksalon aufgestellt, der mit dem Gemäldezyklus *Geschichte der Psyche* von Maurice Denis ausgestattet ist.

Schon 1907 macht Maillol Entwürfe für ein *Cézanne-Denkmal*. Nach jahrelangen Vorbereitungen erteilt das Denkmal-Komitee unter der Leitung von Frantz Jourdain, dem Präsidenten des Salon d'Automne, 1911 den Auftrag an Maillol (vgl. Kat. 66-70). Geldmittel werden durch Sub-

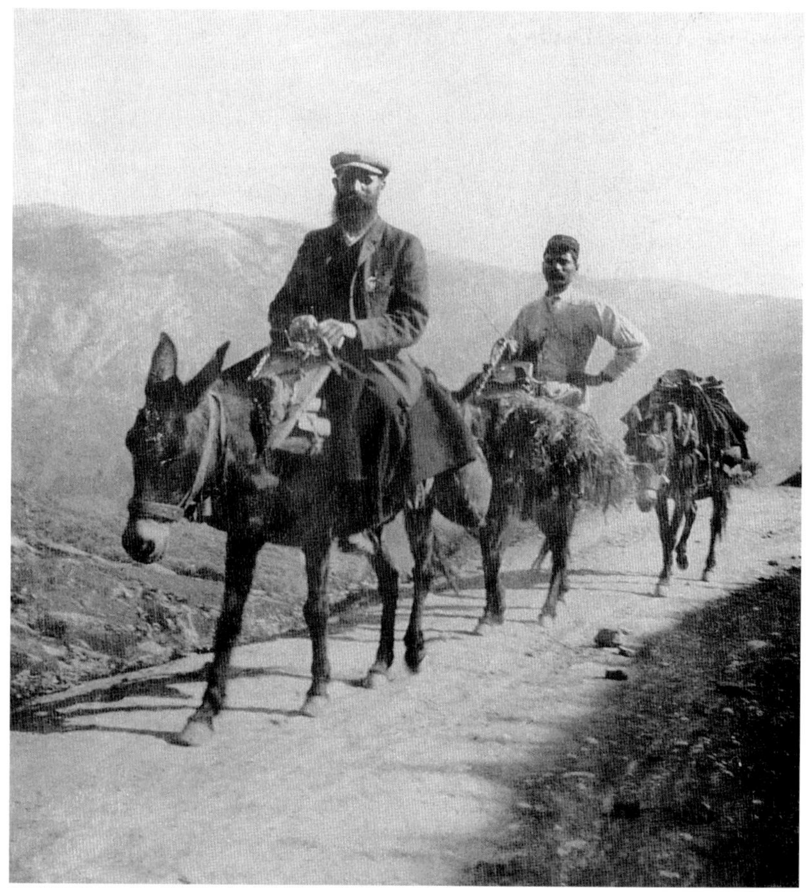

Maillol in Griechenland, 1908.
Photographie von Harry Graf Kessler

skription beschafft und durch eine Versteigerung von gespendeten Kunstwerken, die – nach einer Ausstellung in der Pariser Galerie Bernheim Jeune – im Mai 1911 im Auktionshaus Drouot stattfindet. Gleichzeitig zeigt Maillol in seinem Garten in Marly eine Ausstellung seiner Skulpturen, die bei Freunden und Förderern Anklang findet.

Für das in Weimar geplante Nietzsche-Denkmal soll Maillol nach den Vorstellungen von Graf Kessler eine Apollofigur nach dem Modell des russischen Tänzers Waslaw Nijinsky schaffen (Kat. 111). Im August 1911 entstehen einige Zeichnungen, das Projekt wird jedoch nicht realisiert.

Finanziert von Graf Kessler werden 1911/12 Versuche zur Papierherstellung für die Edition der »Eklogen« Vergils durchgeführt. In Montval, nahe Marly, wird eine Papiermühle eingerichtet, die der Neffe des Bildhauers, Gaspard Maillol, betreibt; dieser hatte sich schon Jahre zuvor mit der Papierherstellung beschäftigt. Maillol entwirft 1912 das Wasserzeichen (die Initialen M K für Maillol-Kessler, bekrönt von der *Méditerranée*) und das Signet der Cranach-Presse, der bibliophilen Druckpresse, die Graf Kessler 1913 in Weimar einrichtet. 1911/12 schneidet Maillol die ersten Holzschnitte für die »Eklogen« des Vergil; 1914 entstehen Probedrucke von Text und Bild (Kat. 142f-h).

1913 findet im Rotterdamer Kunstkring die erste Einzelausstellung Maillols außerhalb Frankreichs statt, gezeigt werden Skulpturen, Zeichnungen und Photographien seiner Werke.

Anfang 1915 wird Maillol in mehreren Zeitungsartikeln beschuldigt, Spion im Auftrag Deutschlands zu sein. Die Vorwürfe gehen darauf

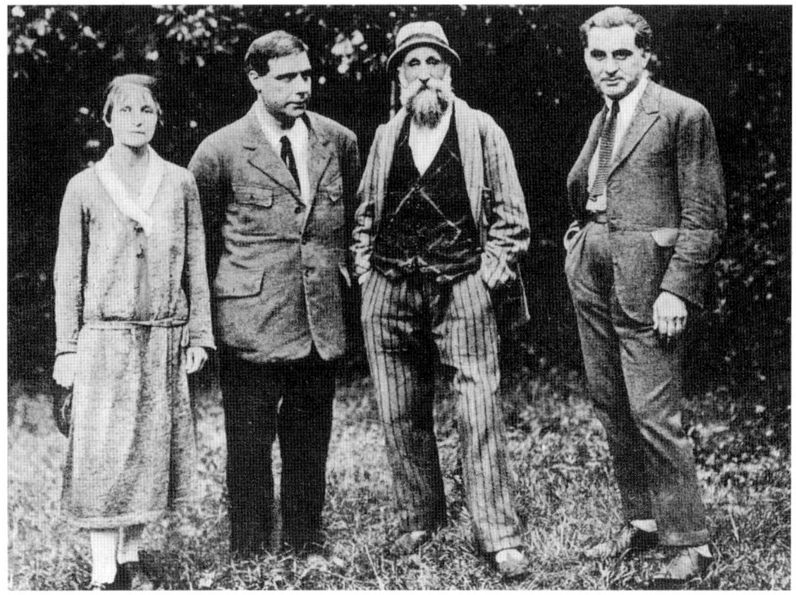

Henri Laurens und Frau (links) sowie der Publizist Christian Zervos (rechts) zu Besuch bei Maillol in Marly, 1925

zurück, daß Graf Kessler ihm kurz vor Kriegsausbruch per Telegramm geraten hatte, seine Figuren im Garten zu vergraben, da es Krieg gäbe. In der Papiermühle von Montval, schon 1912 als Spionagenest verdächtigt und von der Polizei überwacht, wird 1915 Feuer gelegt.

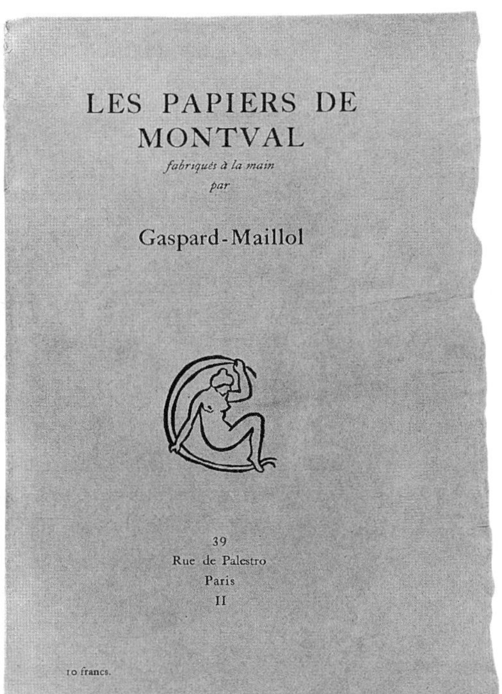

LES PAPIERS DE
MONTVAL
fabriqués à la main
par
Gaspard-Maillol

39
Rue de Palestro
Paris
II

10 francs.

Prospekt für das von Maillol, seinem Neffen Gaspard Maillol und Graf Kessler hergestellte Papier; Privatbesitz

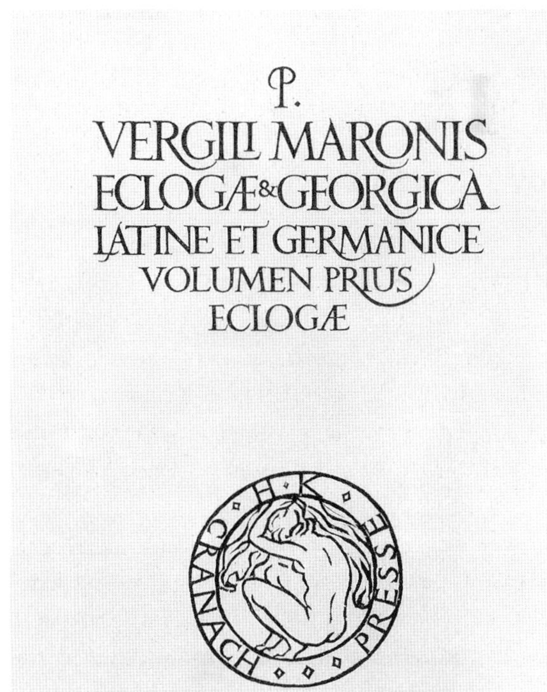

P.
VERGILI MARONIS
ECLOGÆ & GEORGICA
LATINE ET GERMANICE
VOLUMEN PRIUS
ECLOGÆ

Signet der Cranach-Presse in den »Eklogen« des Vergil, 1904-26 (Kat. 142)

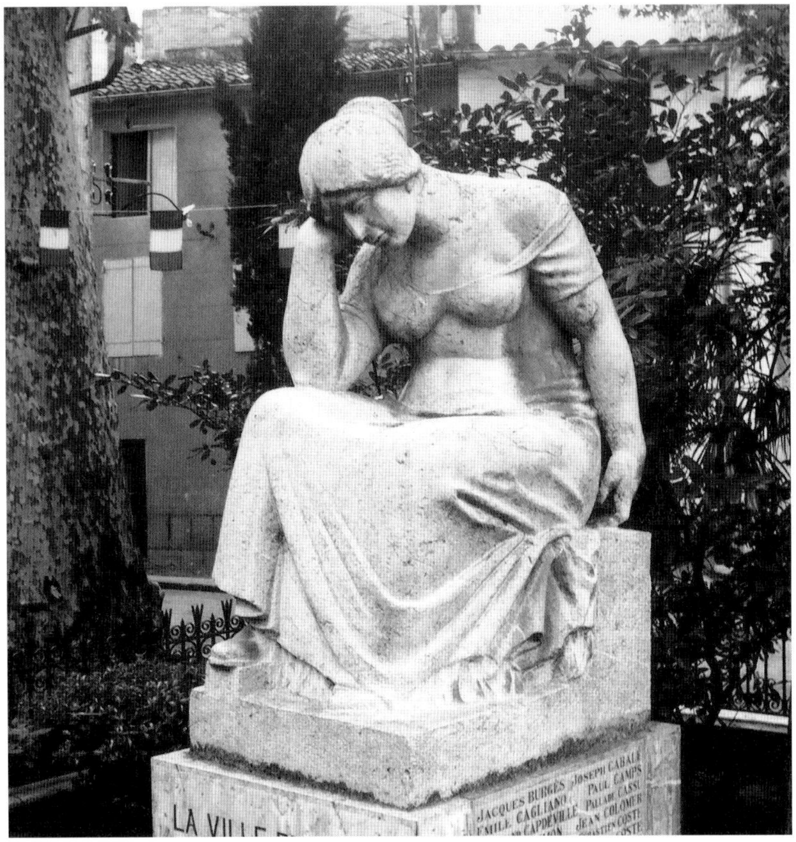

Gefallenendenkmal in Céret, 1922 aufgestellt

In den Städten seiner näheren Heimat errichtet Maillol in den zwanziger Jahren Gefallenendenkmäler. 1922 vollendet er die Gestalt einer trauernden Frau für Céret (vgl. Kat. 76), 1923 eine liegende Steinfigur für Port-Vendres, 1925 eine bekleidete *Pomona* für Elne. Maillol variiert hier jeweils eine seiner früheren Figuren. Für seine Heimatstadt Banyuls schafft er das größte Monument, das nach langen Querelen erst 1933 eingeweiht wird. Auf einer Felseninsel hat er eine Art Altararchitektur mit drei Reliefs ausgeführt: Trauernde Frauen auf den Seitentafeln flankieren das Mittelrelief mit der Darstellung eines gefallenen Soldaten.

Das Cézanne-Denkmal, 1925 endlich vollendet, war von Aix-en-Provence, der Geburtsstadt des Malers, abgelehnt worden. Nach einer Pressekampagne findet es schließlich 1929 in den Tuilerien in Paris Aufstellung (heute Musée d'Orsay).

1929 erhält Maillol den Auftrag für ein Denkmal für Claude Debussy, das er 1932 fertigstellt (Musée Maurice Denis, Saint-Germain-en-Laye).

1925 vollendet Maillol die letzten Holzschnitte für die »Eklogen« des Vergil. Das Buch erscheint 1926 in der Weimarer Cranach-Presse des Grafen Kessler im Originaltext mit deutscher beziehungsweise französischer Übersetzung (Rudolf Alexander Schröder, Marc Lafargue, Kat. 142a, e); 1927 wird die englische Fassung herausgegeben (übersetzt von J. H. Mason). Mit ähnlichen Holzschnitt-Illustrationen erscheint 1935

Maillols Sohn Lucien wird zum Kriegsdienst eingezogen. Die Arbeit des Bildhauers stagniert in den Kriegsjahren. Über ein Jahrzehnt ist er mit den großen Statuen *Ile de France* (Kat. 72), der großen Liegenden für das Cézanne-Denkmal (Kat. 70) und der *Venus* (Kat. 78) beschäftigt.

Fünf Damen aus Winterthur stiften 1916 dem neugegründeten Museum ihrer Stadt die große Steinfigur *Nacht* (vgl. Kat. 52). Der Sammler Jacques Zoubaloff schenkt dem Museum im Petit Palais, Paris, 1918 eine Kollektion von Terrakotten Maillols.

Die wachsende Anerkennung für den Bildhauer in seinem Heimatland demonstriert sich darin, daß er 1920 in die Légion d'honneur aufgenommen wird. Als ersten staatlichen Auftrag führt er seit 1923 eine Marmorversion der *Méditerranée* aus, die 1927 vollendet ist und 1929 in den Tuilerien aufgestellt wird (heute Musée d'Orsay, Paris; vgl. Kat. 47).

In Buchform – erweitert und reich illustriert – werden die frühen Publikationen von Octave Mirbeau und Maurice Denis (1921, 1925) neu herausgegeben. Bücher über Maillol veröffentlichen außerdem Marc Lafargue (1925), Alfred Kuhn (1925), Pierre Camo (1926) und Waldemar George (1927). 1925 widmet die Zeitschrift »L'Art d'aujourd'hui«, herausgegeben von Christian Zervos, Maillol ein Sonderheft.

Bei der Versteigerung der Sammlung Zoubaloff 1927 erreichen die zahlreichen Plastiken Maillols, vor allem die kleinen Terrakotten, hohe Preise.

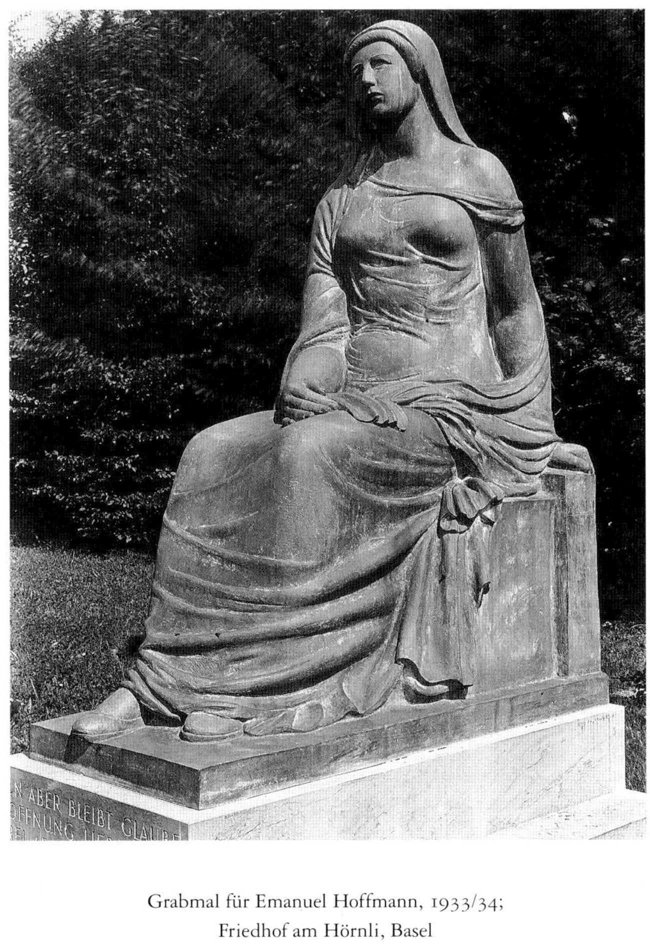

Grabmal für Emanuel Hoffmann, 1933/34;
Friedhof am Hörnli, Basel

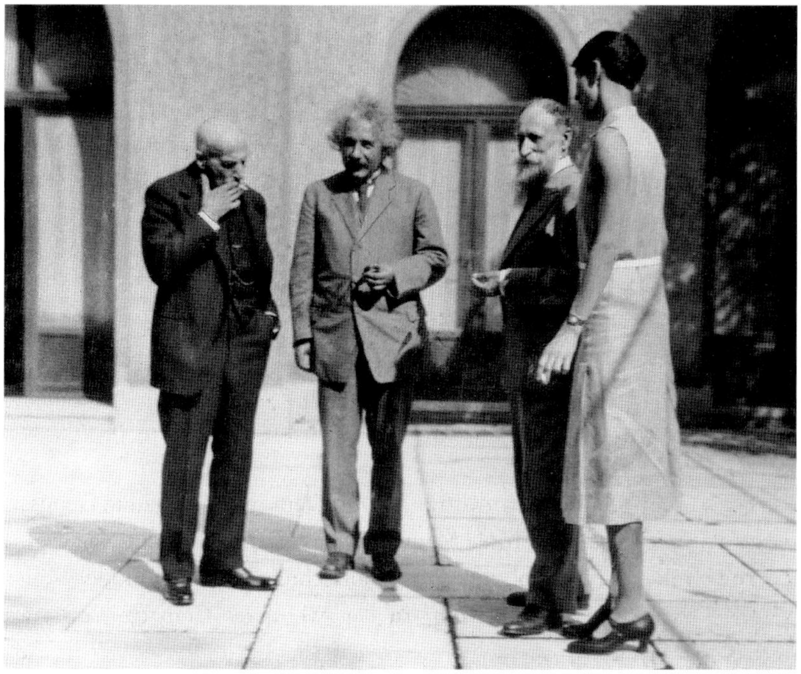

Maillol zu Besuch in Berlin, 1930.
Zusammentreffen mit Max Liebermann (links), Albert Einstein und Renée Sintenis (rechts)

Ovids »Liebeskunst« und 1937 Longus' Erzählung »Daphnis und Chloé« (Kat. 145). Die Veröffentlichung von Vergils »Georgica« erscheint in zwei Bänden 1937 und 1950. Dieses Buch wie auch die 1939 und 1958 erschienenen »Oden« des Horaz waren ursprünglich für die Cranach-Presse geplant. Gedichte von Verhaeren – »Belle Chair« – erscheinen 1931 mit Lithographien von Maillol, Verlaine-Gedichte – »Chansons pour Elle« – illustriert er mit Holzschnitten (erschienen 1939). Nur ein illustriertes Buch realisiert Maillol für den großen Kunstverleger Ambroise Vollard; erst nach dessen Tod wird 1940 das »Livret de Folastries« von Pierre de Ronsard mit Radierungen des Bildhauers ausgeliefert.

Im Ausland finden Maillol-Ausstellungen statt: 1925 in der Albright Art Gallery in Buffalo, 1928 in der Galerie Flechtheim in Düsseldorf und Berlin sowie in der Goupil Gallery in London und der Galerie Giroux in Brüssel. 1930 konfrontiert das Museum of Modern Art, New York, Werke von Aristide Maillol und Wilhelm Lehmbruck; die mit über 137 Exponaten größte Ausstellung zu Lebzeiten Maillols wird 1933 in der Kunsthalle Basel gezeigt.

1933 erhält er von Maja Hoffmann-Stehlin den Auftrag für das Grabmal ihres Gatten Emanuel Hoffmann auf dem Friedhof in Basel; die große Bleifigur einer sitzenden trauernden Frau wird in Anwesenheit Maillols 1934 aufgestellt.

1930 reist Maillol in Begleitung Graf Kesslers nach Deutschland; er besucht Weimar und Berlin, wo man ihn unter anderem mit Albert Einstein und Ernst Barlach bekannt macht. 1933 fährt er in die Schweiz zu seiner Ausstellung in Basel und besucht die Sammler Hedy und Arthur Hahnloser sowie Oskar Reinhart in Winterthur. 1936 reist Maillol nach Italien; er besichtigt Mailand, Florenz und Rom.

In Paris ist 1937 erstmals ein größerer Überblick über Maillols Schaffen zu sehen: Im Rahmen der Ausstellung »Les maîtres de l'art indépendant«, die im Petit Palais parallel zur Weltausstellung gezeigt wird, sind die drei zentralen Räume für die Skulpturen und Gemälde Maillols reserviert.

Auch mit großen Aufträgen wird er ausgezeichnet: 1936 ergeht die Bestellung für die Monumentalskulptur *La Montagne* (für das geplante Museum für moderne Kunst, Paris). Als Denkmal für verunglückte Flieger wird 1938 *L'Air* für die Stadt Toulouse in Auftrag gegeben; *La Rivière* wird 1939 als Monument für den pazifistischen Schriftsteller Henri Barbusse bestellt.

Judith Cladel veröffentlicht 1937 ihre Studie über Leben und Werk Maillols. 1939 erscheint in englischer, französischer und deutscher Sprache die Maillol-Monographie des Kunsthistorikers John Rewald. Diese beiden Publikationen sind die bedeutendsten und informativsten, die über den Bildhauer zu seinen Lebzeiten geschrieben wurden.

Nach Kriegsausbruch zieht sich Maillol nach Banyuls zurück. Er arbeitet an der unvollendet gebliebenen Skulptur *Harmonie*. Seit einigen Jahren beschäftigt er sich außerdem wieder intensiv mit der Malerei. 1942 fährt er ins von den Deutschen besetzte Paris, um an der Eröffnung der großen Ausstellung des Bildhauers Arno Breker teilzunehmen.

Als 1943 sein Modell Dina Vierny, die sich als Fluchthelferin betätigt hatte, von der Gestapo verhaftet wird, bittet er Breker, den er seit meh-

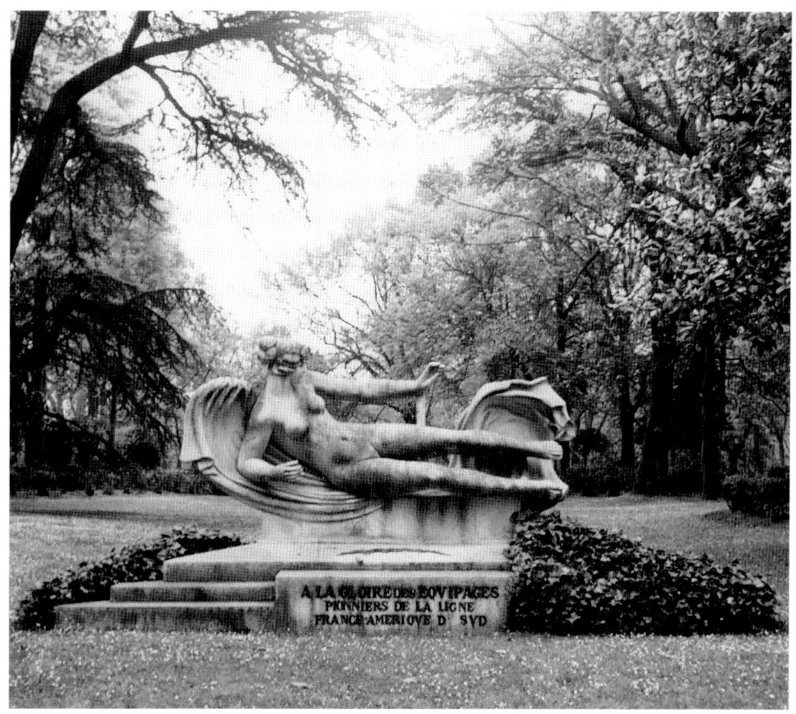

Luft, Denkmal für verunglückte Flieger in Toulouse, 1939 aufgestellt

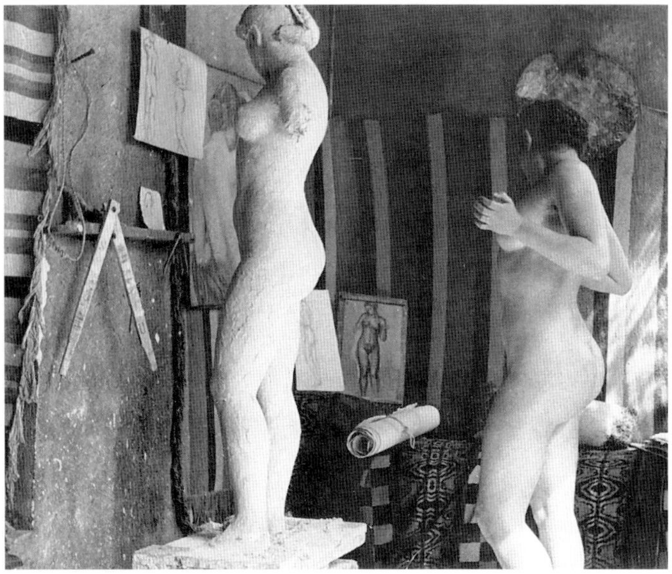

Die unvollendete Statue *Harmonie* mit dem Modell Dina Vierny, um 1943

reren Jahren kennt, um Hilfe; diesem gelingt es, die junge Frau freizubekommen.

Am 15. September 1944 erleidet Maillol einen Autounfall, an dessen Folgen er am 27. September stirbt. Er wird in der Nähe von Banyuls beigesetzt. Auf seinem Grabmal steht ein Guß der *Méditerranée*.

Die Lebensdaten basieren auf der Maillol-Biographie von Dina Vierny, die in leicht variierender Form in verschiedenen Publikationen abgedruckt ist. Nötig waren jedoch Korrekturen und Präzisierungen auf der Grundlage neuer Quellen. Diese entstammen neueren, manchmal auch unberücksichtigt gebliebenen älteren Veröffentlichungen und den unpublizierten Tagebüchern von Harry Graf Kessler im Deutschen Literaturarchiv, Marbach. Herangezogen wurden im wesentlichen die folgenden Veröffentlichungen: Bassères 1978, Bouille 1989, Cladel 1937, Frère 1956, Le Normand-Romain 1994, Linnenkamp 1960, Puig 1965, Rewald 1939, Vincent 1969/70, Wertheimer 1953. Außerdem wurden Quellen, die im vorliegenden Katalog erstmals veröffentlicht werden, berücksichtigt.

MAILLOLS MALERISCHES FRÜHWERK

Jörg Zutter

Aristide Maillol, einer der bedeutendsten Bildhauer des 20. Jahrhunderts, beginnt erst als fast Vierzigjähriger mit dem plastischen Arbeiten. Zuvor entsteht ein malerisches Frühwerk, von dem rund fünfzig Bilder erhalten sind.[1] Daneben führt er kunsthandwerkliche Arbeiten in verschiedenen Techniken aus, darunter ungefähr zehn Bildteppiche.

1882 kommt Maillol nach Paris, um Malerei zu studieren. An der École des Beaux-Arts besucht er die Klasse von Alexandre Cabanel, einem damals beliebten Salonmaler (Abb. unten), nach dessen Tod 1889 wechselt er zu Jean-Paul Laurens über. Die traditionelle, gefällige Malerei seiner Lehrer kann Maillol nicht begeistern. Immer wieder hat er später betont, daß er auf der Akademie nichts gelernt habe.

Schon während seines Studiums beginnt Maillol mit eigenständigen Werken: Bildnissen und Landschaften. In der Mitte der neunziger Jahre setzt, parallel zu den sich zu großen Figurenkompositionen entwickelnden Gemälden, seine Beschäftigung mit der Tapisserie ein. Vor 1900 gibt er die Malerei auf, um erst im hohen Alter wieder zu ihr zurückzukehren.

Die Untersuchung seines Frühwerks zeigt, daß – abgesehen von reinen Landschaftsdarstellungen – in Maillols Gemälden die menschliche Figur im Mittelpunkt steht: weibliche Porträts und Figurenbilder sind seine Hauptthemen. Die hier, in seiner ersten Schaffensphase gewonnenen Erkenntnisse werden seit der Mitte der neunziger Jahre des 19. Jahrhunderts in kunstgewerblichen Arbeiten und in der Rundplastik weitergeführt. So erscheinen zum Beispiel das Motiv der weiblichen Figur, ihre Darstellung als Silhouette mit geschlossenem Umriß und ihre Aufwertung in den großen Figurenkompositionen vor 1900 als formale Konstanten, die sich wie ein roter Faden durch die verschiedenen Gattungen ziehen und das enge Ineinandergreifen aller Arbeitsbereiche veranschaulichen.

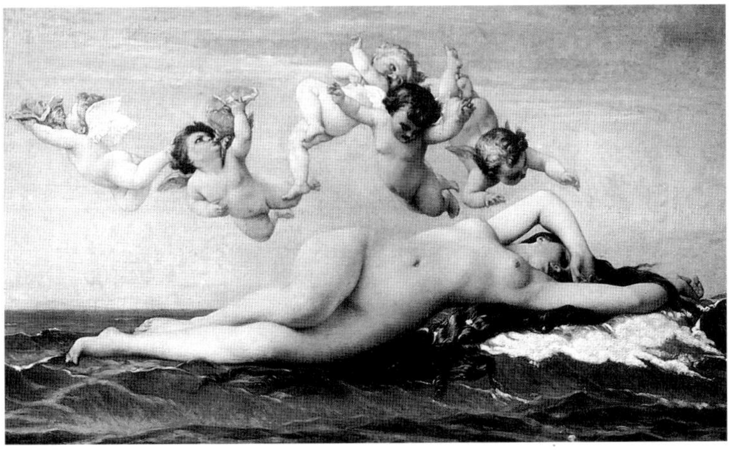

Alexandre Cabanel, *Geburt der Venus*,
Öl auf Leinwand; Metropolitan Museum, New York

Landschaftsgemälde

Die ersten Landschaftsbilder, die seit 1885, also kurz nach dem Eintritt in die École des Beaux-Arts, entstanden, veranschaulichen die enge Verbundenheit des Künstlers mit seiner südfranzösischen Heimat. Maillols Landschaftsmalerei hat, obwohl sie in seinem Frühwerk fast die Hälfte der Bilder ausmacht, in der Forschung wenig Beachtung gefunden. Das Hauptaugenmerk richtete sich bisher vor allem auf Bildnisse und Figurendarstellungen.[2]

Die Landschaftsmalerei verdeutlicht einerseits Maillols Naturauffassung und verweist andererseits auf die Anregungen, die der junge Künstler von der zeitgenössischen französischen Malerei empfangen und in seinem Werk verarbeitet hat. Man kann von zwei großen Einflußsphären sprechen: der südlichen, provenzalischen Landschaftsmalerei und der Schule von Pont-Aven. Wie sehr Maillol von der mediterranen Kultur und Landschaft geprägt war, bemerkt der Kunstkritiker Maurice Guillemot bei einem Atelierbesuch im Jahr 1890: »[...] es ist, als würde man in weite Ferne versetzt, an die spanische Grenze, an die Mittelmeerküste. Monsieur Maillol, der alle Jahre vier Monate in seiner Vaterstadt Banyuls-sur-Mer verbringt, kommt mit sonnigen Landschaften zurück, die durch ihre außerordentliche Eindringlichkeit und Frische auffallen«.[3] Die Gemälde *Haus im Roussillon* (Abb. S. 18) und *Mittelmeerlandschaft* (Kat. 1, Abb. S. 72) halten die Landschaft nahe der Mittelmeerküste im gleißenden Sonnenlicht sachlich und ohne Sentimentalität fest. Aus mehreren Briefen, die Maillol aus seiner Heimat an den befreundeten Bildhauer Émile-Antoine Bourdelle schrieb, wird sein Interesse für die Landschaft und die Kultur der Region am Fuß der Pyrenäen deutlich; auch erfährt man von Maillols Kontakt zu der einheimischen Bevölkerung. In einem Brief von 1886 aus dem baskischen Cervera schildert er dem Künstlerfreund seine Begeisterung für die Natur: »Jetzt erscheint mir die Natur in einem ganz anderen Licht als letztes Jahr. Ich habe sehr dunkle und sehr helle Töne verwendet – im Hellen habe ich sogar Bonbonfarben benutzt – jetzt male ich wieder dunkel – interessante Fragmente eines

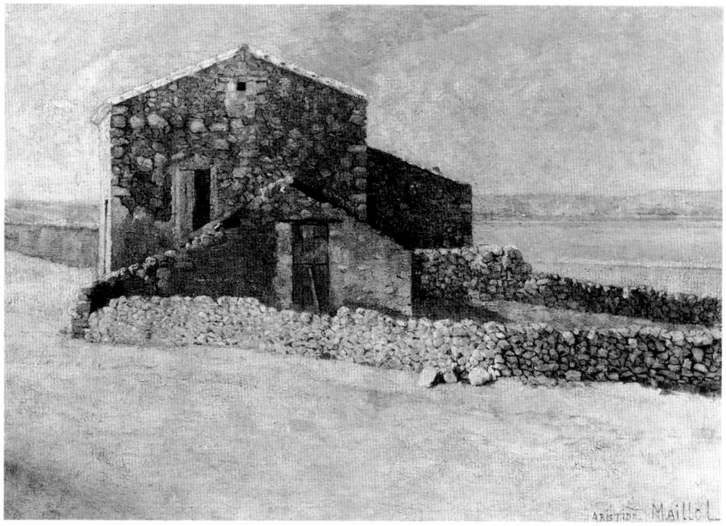

Haus im Roussillon, 1887, Öl auf Leinwand; Musée d'Orsay, Paris

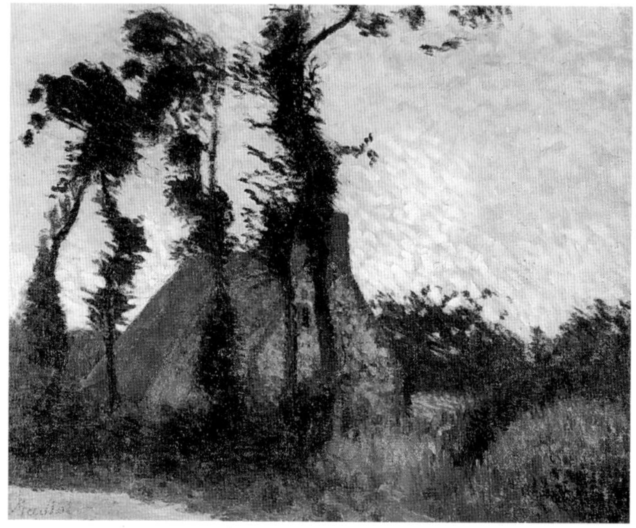

Strohhütte mit fünf Bäumen, 1895/96, Öl auf Leinwand (Kat. 9)

Altars in der Kathedrale, schwermütige, erdige und staubige Landschaften, andere wieder golden – insgesamt eigentlich nichts als Studien, was sollte ich im Moment anderes tun?«[4] In den Briefen äußert er auch sein Interesse an mittelalterlichen Kirchen: »Die geschnitzten und bemalten Altäre sind hier besonders interessant. Anhand der zwei Studien von Altarfragmenten kannst Du Dir selbst ein Bild davon machen.«[5] Die Begegnung mit der Sakralplastik scheint in Maillol schließlich den Wunsch hervorgerufen zu haben, derartige Skulpturen abzuformen. Unter dem Eindruck der Grabskulptur einer südfranzösischen Kirche bat er Bourdelle: »Du mußt mir unbedingt beibringen, wie man Skulpturen abformt, dann könnte ich nächstes Jahr die grotesken Köpfe [in der Kirche] abformen.«[6]

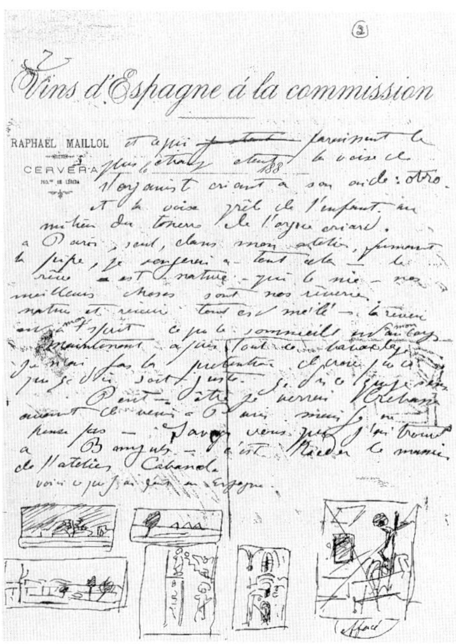

Vins d'Espagne à la commission

RAPHAEL MAILLOL

CERVERA

Skizzen aus einem Brief an Émile-Antoine Bourdelle, 1886

Das Gemälde *Mittelmeerlandschaft* muß während eines Aufenthalts in Südfrankreich entstanden sein. Dort verbringt Maillol den Winter, im Sommer lebt er in Paris und seit 1903 in Marly-le-Roi. 1886 schrieb er aus Cervera an Bourdelle und skizzierte zur Verdeutlichung seine Bildkonzepte im Brief. Neben winzigen Landschaftsstudien befinden sich am unteren Rand des Blattes drei Skizzen, die Aufnahmen von einem Kircheninneren darstellen (Abb. unten links).[7] Mit diesen Gemälden tritt Maillol auch an die Öffentlichkeit, Henri Frère berichtet er später: »Einmal hatte ich auch eine meiner ersten Arbeiten ausgestellt, den Chor einer Kirche in Grautönen unter einem graublauen Himmel, eine etwas merkwürdige, aber doch ziemlich gelungene Sache.«[8] Aus der gleichen Zeit stammt das Bild *Haus im Roussillon* (Abb. oben links), das Maillol 1888 im Salon des artistes français – ohne Erfolg – einreichte.[9] In einem Brief von 1887 aus Leucate an Bourdelle skizziert er das Gemälde *Haus im Roussillon* und kommentiert seine Arbeitsweise: »Ich mache Studien vom Sonnenlicht, ich habe zweimal das schiefe Dach gemalt und auch andere Dächer in allen Farben der Dächer dieser Gegend. Das gelbe Dach, das rote Dach, das weiße Dach.«[10] Maillol sah Licht, Farben, Natur und die Menschen als Einheit, die ihn inspirierte: »Während ich an der Küste malte, wollten mir die Leute am Strand Bilder abkaufen. Ich verkaufe vielleicht etwas, aber ich bin nicht sicher. Man muß am Meer sein, um Farben zu sehen. Die hellen Kleider der Frauen und Kinder strahlen und blenden.«[11]

Daß Maillol seine Landschaftsbilder bald nicht mehr ausschließlich aus einer südlich geprägten Sichtweise konzipierte, zeigt das Bild *Strohhütte mit fünf Bäumen*, das vermutlich um 1895/96 entstanden ist (Kat. 9, Abb. oben rechts).[12] Das in einer saftig grünen Ebene hinter einer Hecke durchschimmernde steile Strohdach erinnert an die bretonischen Landschaften von Paul Gauguin und der Schule von Pont-Aven.[13] Die breite Palette von dunklem Grün über Braun und Ocker bis hin zu zartem Blau und die differenziert eingesetzte Maltechnik zeigen, daß Maillol in seiner Landschaftsmalerei zwar vom Neoimpressionismus beeinflußt war, aber zugleich eine Zusammenfassung der Komposition im Sinn des Cloisonnismus anstrebte. In dem Landschaftsbild *Strohhütte mit fünf Bäumen* realisiert Maillol eine Bildkomposition ohne tiefenräumliche Erstreckung, indem er die Baumallee und das Strohdach in die gleiche Raumebene fügt. Über die Flächigkeit des Bildraums sagte Maillol: »Man muß keine Bildtiefe suchen. Unser Auge kennt sie nicht. Es ist nur eine Vorstellung, die uns glauben macht, daß wir die Dinge mehr oder weniger entfernt sehen. [...] Alles liegt in derselben Ebene.«[14]

Der Künstler hat wiederholt unterstrichen, welche Bedeutung er der Erfindung des Motivs zumißt; es geht ihm weniger um die Wiedergabe der äußeren Wirklichkeit als um Neugestaltung gemäß einer klaren Konzeption: »[...] eine Landschaft, das geht nicht so einfach. Man muß sie erst erfinden. Das Schwierige ist, sie zu erfinden. Wenn man nur das malt, was man sieht, dann macht man nichts. Man muß eine Idee haben«.[15] Dieses Streben nach formaler Gestaltung und Strukturierung der Bildfläche nimmt im malerischen Frühwerk eine Vorrangstellung ein, es zeigt sich auch in dem um 1895 entstandenen Gemälde *Regatta* (Kat. 7). Das Bild steht thematisch, nicht aber stilistisch sowohl der Schule von Pont-Aven als auch Maurice Denis nahe, der das Motiv der Segelschiffe und Regatten an der bretonischen Küste mehrmals variierte.[16]

Landschaften mit Figuren

Schon 1885 beschäftigt Maillol die Darstellung von Figuren in der Landschaft, wie aus der Korrespondenz mit Bourdelle hervorgeht: »Sonntag und Donnerstag habe ich gut fünfzig Kinder, alle nackt, an den Strand mitgenommen und viele Skizzen gemacht. Ich hätte gern ein Bild für den Salon gemalt, mit den nackten Kindern in der prallen Sonne im Sand, aber sie können nicht länger als fünf Minuten stillhalten. Wenn sie dort zehn Minuten blieben, wäre ihre Haut verbrannt. Mir macht die Hitze nichts aus, ich arbeite in der prallen Sonne ohne Schirm. Die hiesigen Umstände machen es mir unmöglich, einen Akt im Freien zu malen. Man weiß nicht wohin, um sich nicht den Blicken aller Leute auszusetzen.«[17]

Über den Zusammenklang von Figur und Landschaft macht sich Maillol bereits 1884 Gedanken. Bourdelle beschreibt er einen Landschaftseindruck, als handele es sich um ein Gemälde: »In einer weiten Landschaft, in der man einen Fluß, Berge, Pinien und viele Hügel sah, war ein kleines Mädchen, das die ganze Erhabenheit dieser Landschaft auf sich versammelte.«[18]

In Maillols malerischem Werk führt eine direkte Verbindungslinie von der Landschaft zum Figurenbild. Dieses Fortschreiten von einer zur anderen Gattung wurde durch das Vorbild Gauguins bestärkt. 1889

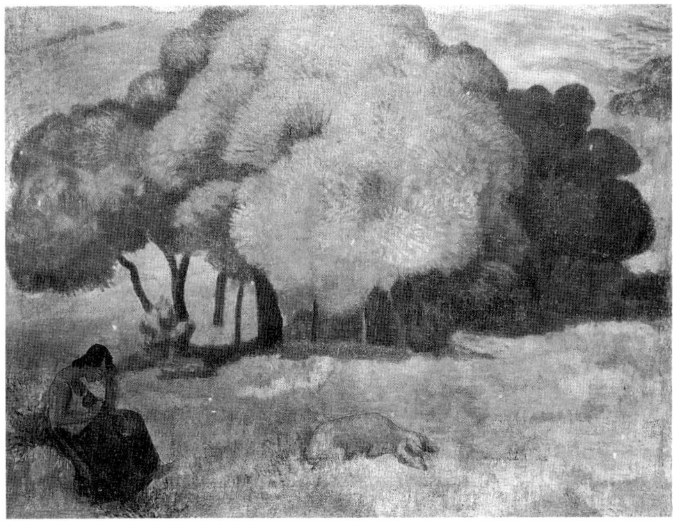

Der verlorene Sohn, vor 1890, Öl auf Leinwand; Privatbesitz

besuchte Maillol, angeregt durch den gemeinsamen Freund Georges-Daniel de Monfreid, die legendäre Gauguin-Ausstellung im Pariser Café Volpini.[19] Für Maillol ist die Entdeckung der Kunst Gauguins, den er auch persönlich kennenlernt, eines der größten künstlerischen Erlebnisse. Sein späterer Mäzen, Harry Graf Kessler, notiert nach seinem ersten Besuch bei Maillol 1904: »Sein grösster Schatz sind eine Anzahl von Holzschnitten von Gauguin.«[20] Vor allem motivische und formale Elemente, wie Gauguins eigenwillige malerische Umsetzung der ursprünglichen Naturlandschaft der Bretagne und die Darstellung ihrer Bewohner, nahm Maillol in seine eigenen Bilder auf. Das Gemälde *Kuhhirtin* (Kat. 2, Abb. S. 73) zeigt eine weite, offene Flußlandschaft mit erhöhter Horizontlinie, zwei Heuhaufen und weidende Kühe. Die junge Hirtin in der

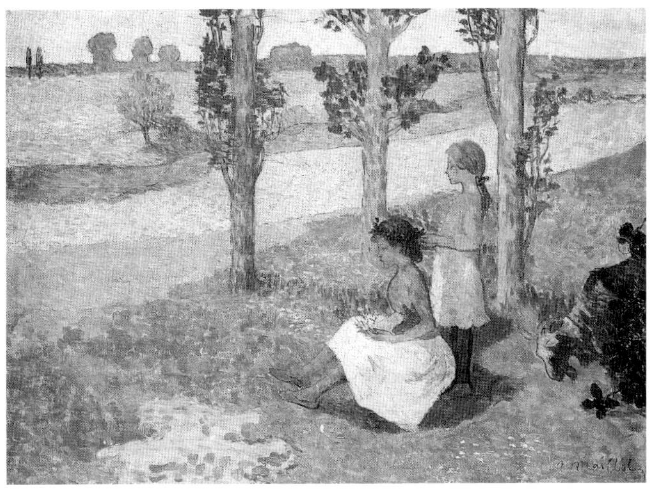

Der Blumenkranz, um 1888/89,
Öl auf Leinwand; Ny Carlsberg Glyptotek, Kopenhagen

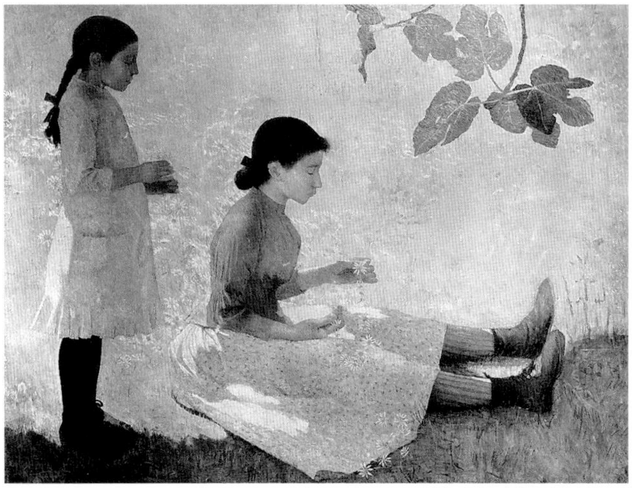

Der Blumenkranz, 1889, Öl auf Leinwand; Privatbesitz

rechten Bildecke wirkt wie eine Repoussoirfigur, die in ihrer inneren Abgeschiedenheit keine Anteilnahme am Bauernalltag erkennen läßt.

Das Motiv der melancholischen, in sich versunkenen Meditationsfigur in der wilden bretonischen Landschaft erscheint in mehreren Bildern Gauguins; es sind Bäuerinnen oder kauernde Frauengestalten.[21] Henri Frère gegenüber bekräftigt Maillol, daß er sich anfangs bewußt Gemälde Gauguins zum Vorbild genommen hat: »Damals, als ich nicht wußte, was ich machen sollte, habe ich mir eines Tages gesagt: ›Ich werde einen Gauguin machen.‹ Und ich habe in der Art von Gauguin gemalt, Sie werden verstehen, daß mir das einen bestimmten Gedanken gegeben, mich aus dem allgemeinen Geschwätz herausgehoben hat. Man muß ein Ziel haben.«[22] Maillols Repoussoirfiguren unterscheiden sich jedoch von den für Gauguin typischen Bäuerinnen, denn Maillol idealisiert die Mädchengestalten. So wirkt die *Kuhhirtin* nicht wie eine Bäuerin; in dem Bild *Der verlorene Sohn* (Abb. S. 19) ist überraschenderweise kein Jüngling, sondern eine meditierende Schäferin dargestellt.[23] Die weit ausladenden Baumkronen, die Kumuluswolken ähneln und den Hauptakzent des Landschaftsgemäldes bilden, erweisen sich als Stilelement der Schule von Pont-Aven, sie erinnern an die Radierungen von Armand Séguin.[24]

Das kleine Gemälde *Der Blumenkranz* aus der Ny Carlsberg Glyptotek in Kopenhagen (Abb. S. 19)[25], das von der Forschung bisher nicht beachtet wurde, ist in Farbgebung und Komposition mit dem Bild *Kuhhirtin* vergleichbar. Die drei Pappeln, die zwei Kränze windenden Bauernmädchen und die aus dem blühenden Busch herausschauende Ziege heben sich vom landschaftlichen Hintergrund klar ab. Maillol strebt in diesem Werk ein Gleichgewicht zwischen symbolistischem Figurenmotiv und flächig-dekorativer Landschaft an. Das Verhältnis von Figur und Landschaft ändert sich entscheidend in der großen Version von *Der Blumenkranz*, in der das Motiv des kleinen Bildes spiegelbildlich wieder aufgenommen wird (Abb. oben).[26] Hier treten die Gestalten der beiden Bauernmädchen deutlich in den Vordergrund, der Landschaftsausschnitt ist sehr viel enger gefaßt. Von der kleinen zur großen Version der Komposition *Der Blumenkranz* vollzieht Maillol den Schritt vom Landschaftsbild mit Figuren zu Profilbildnissen junger Mädchen vor einem Landschaftshintergrund, dem zentralen Thema seines malerischen Frühwerks.

Die starre Körperhaltung und die geschlossenen Augen unterstreichen die besinnliche Konzentration der Mädchen beim Kranzflechten; sogar das Spiel von Licht und Schatten, das die umgebende Landschaft erfüllt, ist nur auf den Kleidern zu sehen, die Gesichter bleiben davon unberührt. Bestimmend für den ruhigen Gesamteindruck des Bildes sind die zart abgestimmten Pastellfarben und die mit großer Genauigkeit wiedergegebenen Details. Darin unterscheidet es sich von dem kleinen Bild *Bekränztes Kind* (Musée Maillol, Paris), einer vermutlich späteren Version, die nur als Fragment erhalten ist. Dieses nur auf die Profildarstellung eines Mädchens beschränkte Bild (die Hände des zweiten Mädchens sind jedoch erkennbar) ist stilisierter und flächiger gemalt.[27]

Maillol schrieb 1889 an den Präfekten in Perpignan, um neben seinem kleinen Stipendium eine zusätzliche Unterstützung vom Département Pyrénées-Orientales zu erhalten: »Wenn meine Subvention dieses Jahr erhöht würde, so daß die Kosten meiner Beteiligung am Salon im nächsten Jahr gedeckt wären, könnte ich dem Herrn Präfekten das große Bild schenken, das ich dieses Jahr auf dem Land gemalt habe und welches Mädchen darstellt, die im Freien (und lebensgroß) Kränze aus Gänseblümchen flechten.«[28] Damit läßt sich die große Version des Gemäldes *Der Blumenkranz* auf 1889 datieren. Aus dem Schreiben läßt sich außerdem schließen, daß Maillol das große Gemälde als ein Hauptwerk jener Zeit ansah.

In der Folgezeit beschäftigt sich Maillol vorrangig mit dem Figurenbild. Er reduziert allmählich den Naturprospekt und konzentriert sich immer mehr auf Kompositionen mit hieratischen weiblichen Figuren. In dieser Entwicklung nehmen die Mädchenbildnisse eine zentrale Stellung ein. Maillol strebt hier nicht eine psychologisierende, sondern idealisierende Darstellung von Frauen an, die sich in Harmonie mit der Natur befinden.

Porträts

Eine Reihe von Auftragswerken aus der Zeit von 1889 bis ungefähr 1893 wirft ein neues Licht auf Maillols Tätigkeit als Bildnismaler. Der klassizistische Bildhauer Gabriel Faraill, der aus Perpignan stammt, wo Maillol zur Schule gegangen ist, fördert Maillol in Paris. Seine sechs Töchter dürfen ihm für zahlreiche Mädchenbildnisse Modell stehen, von denen Faraill einige erwirbt. Er macht ihn zudem mit seinem wohlhabenden Neffen Albert Faraill bekannt, der Maillol mit dem Bildnis seiner Tochter Jeanne beauftragt (Kat. 3, Abb. S. 74).[29] In den um 1890 entstandenen Bildnissen bedient sich Maillol verschiedener Gestaltungsmuster, die von konventionellen bis zu symbolistischen Darstellungstechniken reichen und zu einer ihm eigenen artifiziellen Bildform führen. Indem er

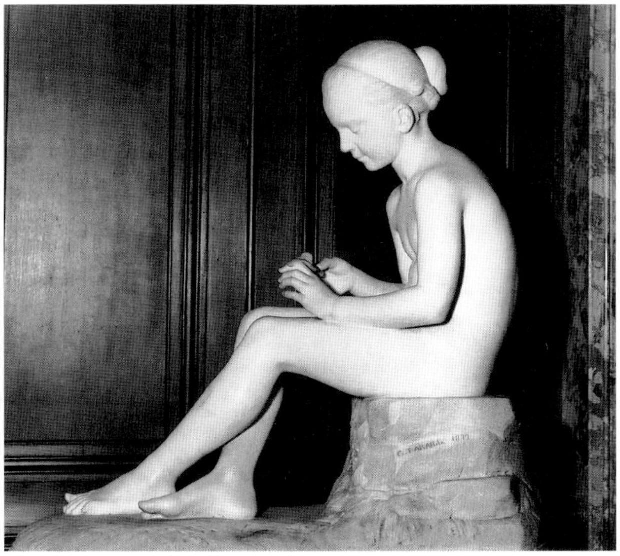

Gabriel Faraill, *Mädchen mit Schneckenhaus*, 1872, Marmor; Musée Hyacinthe Rigaud, Perpignan

den individuellen Ausdruck seiner Modelle Schritt für Schritt auf wenige allgemeine Wesenszüge reduziert und in einen neuen, sorgfältig kalkulierten Bezug zur Umgebung setzt, entwickelt er einen neuen Bildtypus im Bereich des Porträts.

Bei dem *Porträt Jeanne Faraill* von 1889/90 (Kat. 3, Abb. S. 74), das Maillol 1890 im Salon des artistes français ausstellt, war sicher die Auftragssituation für die realistische Wiedergabe des Mädchens bestimmend. Das Bild erinnert an eine Szene im Photographenstudio. Die gestellte Pose sowie die improvisierte, aber auf Wirkung bedachte Ausstattung des Raums legen den Schluß nahe, daß Maillol eine Photographie als Vorlage verwendete.[30] Wegen der präzisen Wiedergabe des rot-weiß gestreiften Kleides und der Genauigkeit, mit der die ornamentalen Details wiedergegeben sind, entspricht das Bildnis der konventionellen Porträtauffassung. Andererseits fällt die eigenwillige Vermischung von Gestaltungsmitteln verschiedener Bildgattungen wie Interieur, Porträt und Stilleben auf sowie die Kombination räumlich-realistischer und flächenhaft-dekorativer Stilelemente. Die eigentümliche Wirkung dieses Bildes spricht Maurice Guillemot 1890 in einer in »Le Parisien« erschienenen Rezension an: »Man sah ein schlichtes Mädchenbildnis, in einer leuchtenden impressionistischen Farbpalette gemalt und mit einer ergreifenden wie zurückhaltenden Klarheit, so ähnlich wie Renoir, aber nicht so kühn.«[31]

Von dem *Porträt Jeanne Faraill* unterscheidet sich ein zweites Ganzfigurenporträt, das eine junge Frau aus der gleichen Familie zeigt, auf das deutlichste. Das Gemälde *Frau mit Sonnenschirm* (Abb. rechts), das nur geringfügig später entstanden ist als das Mädchenbildnis, ist kein traditionelles Porträt, sondern eine Frauendarstellung, wie sie Maillols Vorstellung entspricht. Die im Profil dargestellte junge Frau am Meeresstrand nimmt die gesamte Bildhöhe ein. Es herrscht ein gewisser Widerspruch in der Darstellung der Frauenfigur mit der detailliert und liebevoll gemalten Bekleidung – Spitzen, flatternde Bänder und fein gezeichnete Blümchen auf dem leichten Stoff – und der starren Pose. Auch der Landschaftshintergrund steht im Kontrast zu dem hübsch herausgeputzten Mädchen: Er besteht aus vier flächigen, nur wenig differenzierten Farbzonen, die Wiese, Strand, Meer und Himmel andeuten. Der Künstler vermeidet dabei die Illusion der Tiefenwirkung. Das Verhältnis von Figur und Grund erscheint dekorativ bedingt. Maillol nimmt mit der Einbindung der Figur in die Fläche Gestaltungsweisen der späteren Bildteppiche vorweg.[32]

Neben den anspruchsvollen Ganzfigurenporträts malt Maillol in den frühen neunziger Jahren mehrere Profilbildnisse als Halbfiguren, in denen er möglicherweise Vorbilder der italienischen Renaissance aufgreift. Profildarstellungen vor einem Landschaftshintergrund von Piero della Francesca und Pisanello werden ihm von Besuchen im Louvre vertraut gewesen sein.[33] Das um 1890 gemalte Bild *Frau im Profil* (Kat. 4, Abb. S. 76) ist eines der schönsten Beispiele für die Profilbildnisse Maillols. Er benutzt hier und in mehreren anderen Werken das für Porträts unübliche Querformat. Die schlanke Silhouette der jungen Frau ist an den linken Rand gerückt und auf die breite Bildfläche ausgerichtet. Die Profillinie wird von dem weit vorkragenden eleganten Hut dominiert, unter dem die Augen verborgen sind. Trotzdem vermeint man, den gedankenvollen Blick der jungen Frau wahrzunehmen. Mit der besinnlichen, melancholischen Stimmung kontrastiert der auffällige schwarze

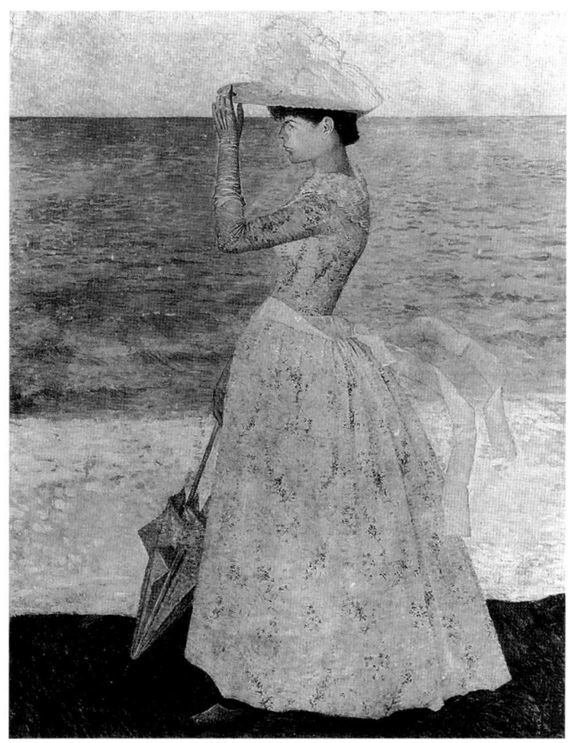

Frau mit Sonnenschirm, um 1890, Öl auf Leinwand; Musée d'Orsay, Paris

Hut, der mit roten Blüten geschmückt ist. Er kann als Anspielung auf die modischen Launen des mondanen Lebens interpretiert werden. Den rechten Rand umspielen filigrane Blätter, wie Maillol sie ähnlich in der großen Version von *Der Blumenkranz* malte (Abb. S. 20).

Mit großer Präzision und Gespür für die dekorative Gesamtwirkung sind die Bildelemente aufeinander abgestimmt. Die schwebend-elegante Komposition wird durch die subtile Farbwahl und die feine Pinselführung verstärkt. Der goldgelbe Hintergrund ist durch eine gleichsam pointillistische Technik abstrakt und transparent gestaltet. Der Pinselduktus verbindet die stilisierte Halbfigur mit dem Bildgrund, läßt aber Kontraste, die sich durch die rosa Kleidung, das warme Inkarnat und den großflächigen schwarzen Hut ergeben, aus dem Farbenteppich deutlich hervortreten.

Das Gemälde, das aus der Sammlung der Familie Faraill stammt, kann nicht, wie bisher häufig angenommen, das gleiche Mädchen wie im *Porträt Jeanne Faraill* (Kat. 3, Abb. S. 74) zeigen, diese – 1884 geboren – war damals noch ein kleines Mädchen. Die dargestellte junge Frau könnte eine ihrer Kusinen sein, eine der Töchter von Gabriel Faraill. Der Vergleich der beiden im gleichen Zeitraum entstandenen Porträts macht das breite Spektrum der Gestaltungsmöglichkeiten Maillols deutlich.

Klangen in den Bildnissen *Frau mit Sonnenschirm* (Abb. S. 21) und *Frau im Profil* sowie in den beiden Versionen von *Der Blumenkranz* (Abb. S. 19f.) noch impressionistische beziehungsweise pointillistische Stilelemente an, so ändert sich dies in den späteren Profilbildnissen. Das *Bauernmädchen* von 1891 (Kat. 5, Abb. S. 75), eines der wenigen datierten Gemälde Maillols, ist in kräftigen, dunklen Farben gemalt. Der Kopf des schwarz gekleideten Kindes ist in strengem Profil – wieder in einem Querformat – nach links gewendet. Der Blick geht geradeaus über den Bildrand in die Ferne. Die Lichtreflexe auf dem Gesicht der Dargestellten lassen ihre Physiognomie plastisch vor dem grünen Hintergrund hervortreten. Der Bildaufbau gewinnt an Präzision, während die Farbpalette reduziert ist.

Ein wichtiges Beispiel für Maillols Profilbildnisse ist erst kürzlich wieder ans Licht gekommen: *Mädchen im Profil* von 1893 (Abb. oben). Es stammt aus der Sammlung von Harry Graf Kessler, der es direkt von Maillol erworben hat.[34] In der strengen Profildarstellung, die Maillol in einer Zinkographie wiederholt (Kat. 130, Abb. S. 116), aber auch in den Gesichtszügen ist die Dargestellte mit dem *Bauernmädchen* eng verwandt. Die Gemälde unterscheiden sich jedoch in der Gestaltung des Hintergrundes: Das *Mädchen im Profil* wird vor einem filigranen Pflanzenornament dargestellt, das sich seinerseits von dem hellen, pastos gemalten, neutralen Bildgrund abhebt. Die Kombination von stilisiertem Profil und phantastisch wucherndem Blätterspalier bewirkt ein spannungsreiches Spiel zwischen den Positiv- und Negativformen. Maillol gelingt mit der Bildform des Profilbildnisses der Durchbruch zu einer dekorativen Malerei, die die illusionistische Körperräumlichkeit durch umrißbetonte Flächenfiguren ersetzt.

Mädchen im Profil ist neben *Bauernmädchen* das einzige frühe Gemälde, das datiert ist, eine Tatsache, die der Forschung bisher entgangen ist.

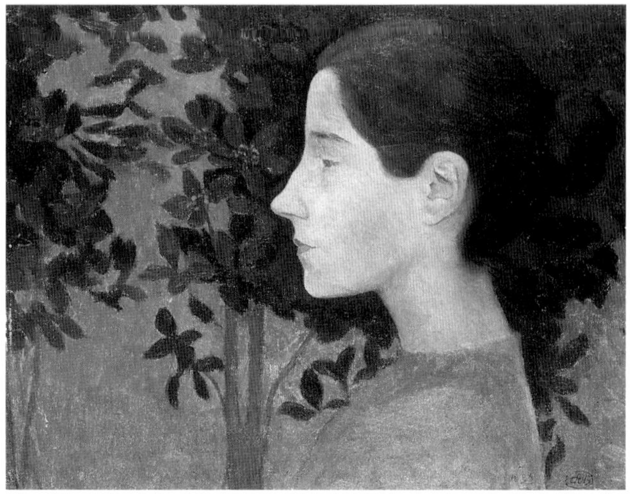

Mädchen im Profil, 1893,
Öl auf Leinwand; Privatbesitz, Provenienz Harry Graf Kessler

Anhand dieser eng verwandten Kompositionen läßt sich die stilistische Entwicklung Maillols von 1891 bis 1893 nachvollziehen: Sie führt zu flächigerem Bildaufbau, stärkerer Stilisierung und dekorativerer Wirkung. Für eine Festlegung der Chronologie der Gemälde Maillols gibt es nur wenige Anhaltspunkte. Datierte man früher die meisten Werke in die fortgeschrittenen neunziger Jahre, so haben die Forschungen von Michel Hoog und Carola Breker deutlich gemacht, daß einige bedeutende Gemälde schon vor 1890 entstanden sind. Zuletzt jedoch wurde die Mehrzahl der Bilder trotz deutlicher Stilunterschiede undifferenziert um 1900 angesetzt.[35]

Das Doppelporträt *Frühling* (Kat. 6, Abb. S. 77) weist den gleichen Bildaufbau wie das Gemälde *Mädchen im Profil* auf. Die zwei Mädchen werden von dekorativ ausgebreitetem Blattwerk umrahmt und hinterfangen, der Bildgrund ist in beiden Werken eine abstrakte Farbfläche, die mit dem Teint der Dargestellten korrespondiert.

In dem Doppelbildnis sind nochmals Töchter der Faraill-Familie dargestellt. Ein Bildnis, eine Variante des rechts dargestellten Mädchens mit Hut (Musée Maillol, Paris), ist auf der Rückseite in alter Schrift als »demoiselle Faraill« bezeichnet.[36] Auch von dem zweiten Mädchen, das in *Frühling* dargestellt ist, existiert eine – allerdings etwas abweichende – Version als Einzeldarstellung (Musée Maillol, Paris).[37] Es scheint, als habe Maillol zwei unabhängig voneinander geschaffene Mädchenbildnisse für das Gemälde *Frühling* synthetisch verbunden. Das unbeteiligte Nebeneinander der Kinder legt diese Vermutung nahe. Maillol geht hier über den Typus seiner Profilbildnisse hinaus und kommt zu einer sehr artifiziellen, dekorativen Komposition.

Während Schnitt und Farben der Gewänder die Verwandtschaft betonen, unterstreichen äußerliche Gegensätze wie der Blumenkranz des einen und der auffallend modische Hut des anderen Mädchens sowie die unterschiedlichen Kopfhaltungen die Wesensunterschiede. In der Kombination gegensätzlicher Körperansichten nimmt Maillol ein für die spätere plastische Arbeit wichtiges Gestaltungsmittel vorweg, die Beschränkung auf eine Frontal- und eine Seitenansicht in der Skulptur. Seiner Biographin Judith Cladel sagte er: »Ich beschränke mich auf wenige Ansichten, und immer noch finde ich, daß es zu viele sind. Ich ziehe es vor, nur zwei Ansichten zu geben, so wie die antiken Meister. Ihre Kunst verkörpert für mich die reine Schönheit.«[38]

In dem Gemälde *Frühling* kommt die symbolistische Naturauffassung Maillols zum Ausdruck. Das Kunstwerk geht von der äußeren Erscheinung aus, stützt sich bei der Bildkomposition aber allein auf die vom Künstler gesuchte dekorative Wirkung von Farbe und Form. Der Theoretiker des Symbolismus, Albert Aurier, schrieb im März 1891 im »Mercure de France«: »Die dekorative Malerei ist, um es gleich vorwegzunehmen, die wahre Malerei. Die Malerei wurde einzig zu dem Zwecke erschaffen, das banale Mauerwerk menschlicher Bauwerke mit Gedanken, Träumen und Ideen zu schmücken. Das Staffeleibild ist nichts anderes als eine unlogische Raffinesse, die dazu erfunden wurde, um die Phantasie und den Geschäftssinn dekadenter Gesellschaften zu befriedigen. Die ersten malerischen Versuche der Urvölker waren zwangsläufig dekorativer Natur.«[39]

Wenn Maurice Guillemot in dem erwähnten Artikel von 1890 über Maillol zu dem Schluß kommt, »dieser Künstler bleibt unberührt von den Umtrieben der Hauptstadt«[40], charakterisiert er treffend das Verhältnis des Künstlers zum städtischen Treiben der Metropole. Seine Mädchen- und Frauenporträts dokumentieren nicht das mondäne Pariser Leben, wie es andere Künstler der Epoche dargestellt haben. Auch wenn Maillol modisch gekleidete junge Frauen und Mädchen malt, zeigt er sie in Harmonie mit der Natur, die er jedoch immer entschiedener stilisiert und abstrahiert.

Wie artifiziell und auch blutleer Maillols Porträts um 1893 sind, zeigt sich im Vergleich mit einem Frauenbildnis, das einige Jahre später entstanden ist: *Mutter und Kind* (Abb. rechts). Die Frau, die ihrem Kind die Brust gibt, ist Clotilde Maillol, die junge Gattin des Künstlers.[41] Lucien, der einzige Sohn, ist am 30. Oktober 1896 zur Welt gekommen, demnach ist das Gemälde auf Ende 1896 oder Anfang 1897 zu datieren. Mit Clotilde ist in Maillols Kunstwelt – nach den distanzierten Mädchengestalten – eine Frau aus Fleisch und Blut eingedrungen. Das sehr private, kleine Gemälde wirkt lebendig und natürlich, nicht konstruiert wie die Profilbildnisse. Nach Paul Sentenac war dieses Kunstwerk 1937 das bekannteste Gemälde von Maillol, es muß auf der Ausstellung »Les maîtres de l'art indépendant« im gleichen Jahr in Paris besondere Aufmerksamkeit gefunden haben. Lange war es verschollen und kam erst kürzlich auf dem Kunstmarkt wieder zum Vorschein.

Als dieses Bild entsteht, hat Maillol schon erste Erfahrungen mit Tapisserie-Kompositionen gesammelt, außerdem steht er nun in freundschaftlichem Austausch mit den Malern der Nabis-Gruppe. Deren Einfluß wird sowohl im Sujet, einer bürgerlichen Interieurszene, als auch in der Art und Weise der Darstellung ersichtlich.[42] Dieses Gemälde gehört schon der folgenden Phase von Maillols malerischer Entwicklung an.

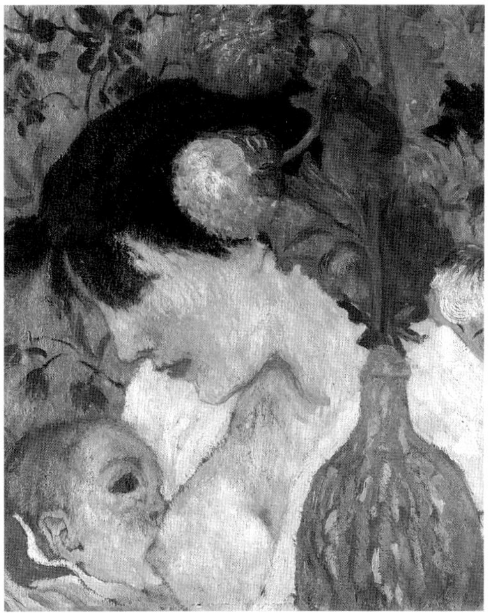

Mutter und Kind, 1896/97, Öl auf Holz; Privatbesitz

Figurenbilder

Seit 1893 steht für Maillol die Herstellung von Tapisserien im Vordergrund. In der zweiten Hälfte der neunziger Jahre kehrt er mit einigen wenigen Werken wieder zur Malerei zurück. Es entstehen anspruchsvolle Figurenbilder, in einigen sind die dargestellten Frauen als Aktfiguren wiedergegeben. Im Vergleich zu den früheren Landschaftsbildern mit Repoussoirfiguren erscheinen die Frauengestalten nun emanzipiert, sie behaupten sich gegenüber der landschaftlichen Umgebung und gewinnen an Selbständigkeit. Gleichzeitig beginnt Maillol, Frauenfiguren als autonome Plastiken zu schaffen.

Das Gemälde *Die Waschfrauen* (Kat. 8, Abb. S. 78) ist für Maillols Werk außergewöhnlich, hier zeigt er die Frauen nicht idealisiert, in ästhetisierter Distanz, sondern bei der Arbeit. Zwei junge Wäscherinnen in farbenfrohen rot-weißen Kleidern knien am Wasser, in das sie Wäschestücke eintauchen. Die in Seitenansicht und im Dreiviertelprofil dargestellten Frauen werden von eng begrenzten Landschaftssegmenten umgeben, die sich durch ihre Gegensätzlichkeit auszeichnen. Ein Busch wilder Rosen gibt links und rechts den Blick auf ein leuchtend gelbes Rapsfeld mit einer weiteren Wäscherin frei. Nah- und Fernsicht wechseln unvermittelt, wodurch der Bildraum äußerst gedrängt erscheint. Die heftigen Bewegungen der schwer arbeitenden, aber offensichtlich fröhlichen Frauen faßt Maillol in schwungvollen Linien zusammen, die auch die Wäschestücke und die Kleider der Wäscherinnen einbeziehen. Der Bewegungsrhythmus erfaßt darüber hinaus auch die landschaftliche Umgebung.

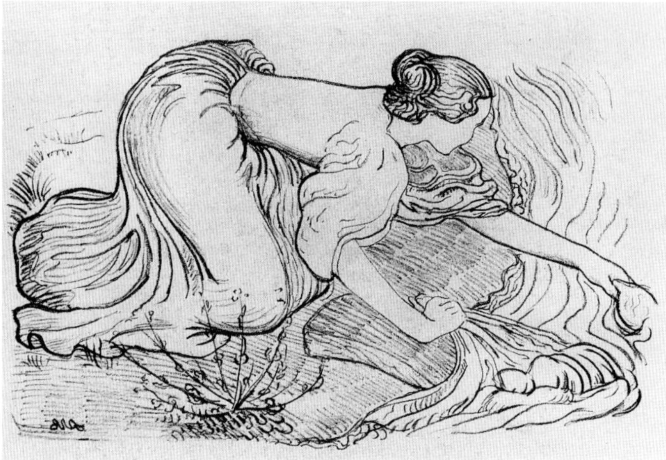

Die Waschfrau, 1895, Zinkographie (Kat. 131)

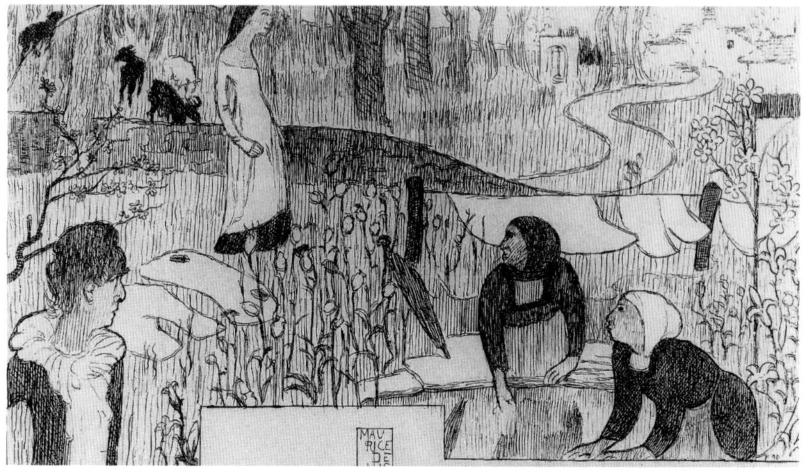

Maurice Denis, *Les lavandières bretonnes*, 1890, Zinkographie; Privatsammlung

Deutlicher als zuvor bekennt sich Maillol mit diesem um 1895 entstandenen Gemälde zum Themenkreis der Schule von Pont-Aven, insbesondere zu Paul Gauguin und Émile Bernard. Die Zinkographien, in denen die beiden Maler den bretonischen Alltag von Bäuerinnen und Waschfrauen darstellen, hat Maillol 1889 in der berühmten Ausstellung im Pariser Café Volpini kennenlernen können. Auch Maurice Denis nimmt diesen Themenkreis auf (Abb. oben rechts).[43]

Den nachhaltigen Einfluß, den Gauguin um 1890 auf die junge Künstlergeneration ausübt, beschreibt Denis 1903 in der Zeitschrift »L'Occident«: »Das Wunder seines Aufstiegs liegt darin begründet, daß er uns zu einem Zeitpunkt, als uns jegliche Orientierung fehlte, ein oder zwei grundsätzliche Wahrheiten vermittelte. Ohne selbst je die Schönheit im klassischen Sinn gesucht zu haben, hat er uns zu ihr hingeführt. Er dagegen wollte in erster Linie den Charakter, den tiefer liegenden Sinn ausdrücken, selbst in der Häßlichkeit.«[44] In einem Brief Maillols an Denis, den er 1907 aus Banyuls schreibt, unterstreicht er Gauguins Einfluß auf seine Kunst: »Wie Sie auch, habe ich die Malerei Gauguins immer sehr bewundert. Ich habe seine Kunst eingehend studiert und glaube, daß sie mir viel geholfen hat – sie dient mir immer noch als Ausgangspunkt [...], seine Formqualitäten sind mir immer gegenwärtig, wenn ich arbeite.«[45]

Das Bild *Die Waschfrauen* ist ein Schlüsselwerk in Maillols Schaffen, weil es einerseits den thematischen und formalen Einfluß der Schule von Pont-Aven aufzeigt und sich andererseits erstmals ein direkter Zusammenhang mit dem bildhauerischen Werk ergibt. Die Skulptur, die Maillol um 1896 nach der knienden Profilfigur des Gemäldes schuf (Kat. 22, Abb. S. 87), war vermutlich ursprünglich als Türklopfer konzipiert. In ihr zeigt sich der Übergang von der Malerei über das Kunstgewerbe zur Plastik. Das Motiv der Waschfrau nahm Maillol auch in einer Zinkographie auf (Kat. 131, Abb. oben links).

Die Bilder *Mutter und Kind* und *Die Waschfrauen*, die in ihrem lebhaften Pinselduktus verwandt sind, haben Maillols stilistische und motivische Nähe zu der Malerei der Nabis bereits aufgezeigt. Maillol gehörte nicht zum Kern der 1889 gegründeten und bis 1900 gemeinsam ausstellenden, stilistisch jedoch heterogenen Künstlergruppe. Er stieß erst 1895 zu ihr, und zwar durch Vermittlung des Ungarn Jószef Rippl-Rónai, der selbst erst 1894 in Kontakt zu den Nabis trat.[46] Der Ungar malte 1899 anläßlich eines Besuchs in Banyuls ein eindrucksvolles Porträt des jungen Maillol.

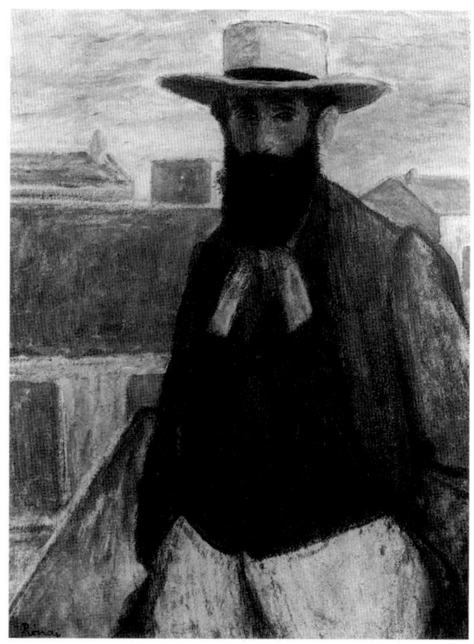

Jószef Rippl-Rónai, *Porträt Aristide Maillol*, 1899, Öl auf Leinwand; Musée d'Orsay, Paris

Auffallend ist, daß die von den Nabis angestrebte dekorative Vereinfachung in der Bilddarstellung sowie die Einbeziehung kunstgewerblicher Techniken in Maillols Schaffen schon ausgeprägt war, bevor er die Nabis kennenlernte. Somit wurde er weniger mit neuen Strömungen konfrontiert als in seinen eigenen Bestrebungen bestärkt. In der Mitte der neunziger Jahre führte Maillol Gemälde, Reliefs und Freiplastiken sowie Wandteppiche, Möbel und Keramiken aus. Die Arbeiten im Bereich der angewandten Kunst ermöglichten ihm, der Beschränkung des Staffeleibildes und der Gefahr des Rückfalls in die Salonmalerei, wie sie ihm an der Kunstakademie von seinem Lehrer Alexandre Cabanel vermittelt worden war, zu begegnen (vgl. Abb. S. 17).[47]

Die Wechselbeziehungen zwischen den verschiedenen Gattungen lassen sich an dem Motiv der badenden Frau aufzeigen, das in verschiedenen Kompositionen in Malerei, Holzschnitt, Bildteppich und Relief vorkommt. Das Gemälde *Die Frau in der Woge* zeigt eine Badende, ein weißes Tuch vor die Brust haltend, vor dem schäumenden Meer (Abb. unten rechts).[48] Dieses Bild, das einst Maillols Freund Georges-Daniel de Monfreid gehörte, charakterisiert der Künstler später gegenüber Henri Frère: »Das ist eines meiner besten Bilder. Ich habe es nach meiner Frau gemacht, im ersten Jahr, als sie nach Paris kam. [...] ich wollte ein Inkarnat wie Gauguin malen.«[49] Das Gemälde muß demnach 1895, als Clotilde Narcis mit Maillol nach Paris zog, entstanden sein. Vielleicht hat Maillol das Bild nachträglich beschnitten, denn der Holzschnitt *Die Woge* (Kat. 138, Abb. oben) zeigt eine fast identische Komposition in einem größeren Bildausschnitt, der überzeugender wirkt. Die plastischen Eigenschaften des Frauenkörpers sind hier mittels einer ausdrucksvoll geschwungenen Umrißlinie veranschaulicht. Eine zweite Version des Themas der badenden Frau zeigt die Gestalt in der Rückenansicht, am eindrucksvollsten in dem Gemälde *Die Woge*, das Ambroise Vollard dem Museum im Petit Palais, Paris, gestiftet hat (Abb. unten links).[50] Die Spannung, die durch die Betonung der Bilddiagonalen in dem annähernd quadratischen Format entsteht, drückt die Heftigkeit aus, mit der die Frau gegen die Wellen kämpft. Maillols Vorbild war hier Gauguins *In den Wogen – Undine I* von 1889 (Abb. S. 26). Maillol übernahm das Motiv des kraftvoll bewegten Rückenaktes in den Wellen und vielleicht auch die Interpretation der Frau als naturhaftes Wesen.[51] Maurice Denis beschreibt in seinem Maillol-Artikel von 1905 dessen Sichtweise auf die Frau: »Wie naiv sieht er sein Modell, wie natürlich formt er es! Die Kühnheiten, die er sich mit der Natur erlaubt, die Mißbildungen, durch die er eine Bewegung, eine Stellung betont, der Rhythmus eines schönen Körpers, kein

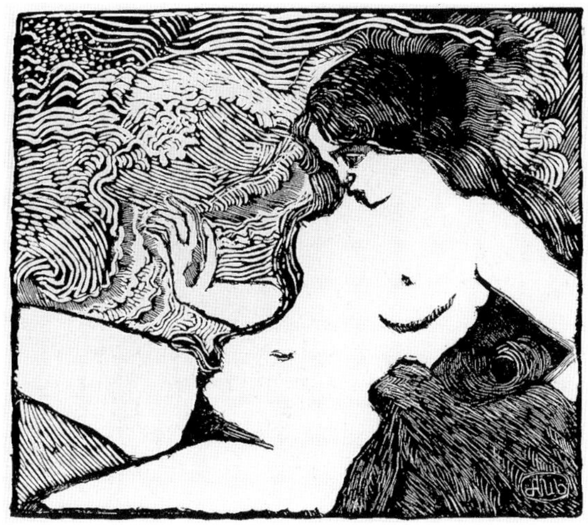

Die Woge, um 1896, Holzschnitt (Kat. 138)

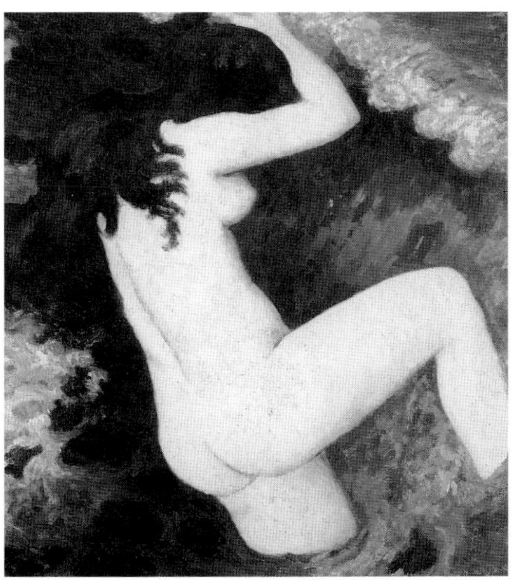

Die Woge, um 1896,
Öl auf Leinwand; Musée du Petit Palais, Paris

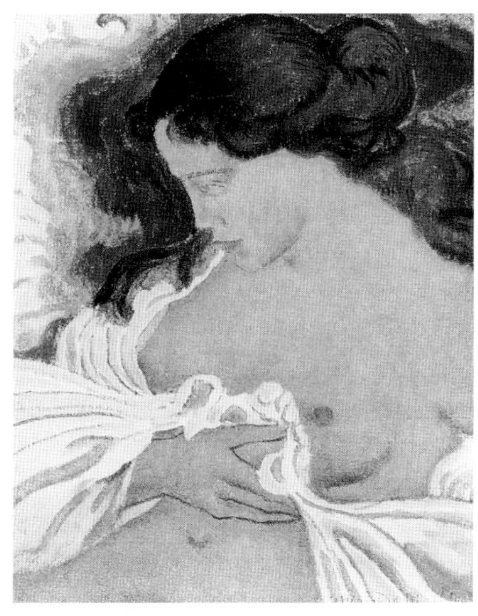

Die Frau in der Woge, 1895,
Öl auf Leinwand; Privatbesitz,
Provenienz Georges-Daniel de Monfreid

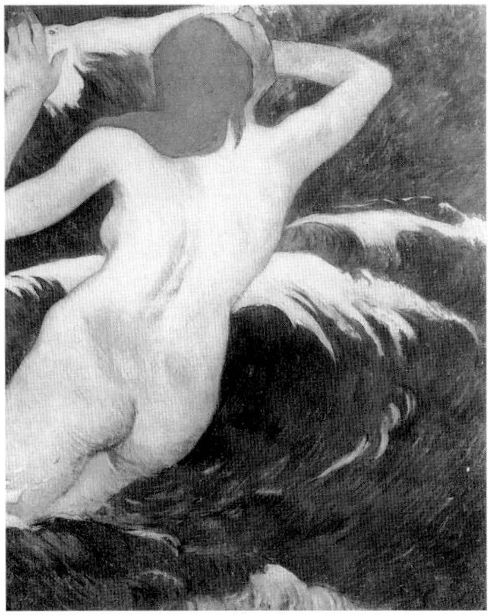

Paul Gauguin, *In den Wogen - Undine I*, 1889, Öl auf Leinwand; The Cleveland Museum of Art, Cleveland

Kunstgriff verbirgt sie: Man sieht sie deutlich, er hat gar nicht die Absicht, etwas zu verbergen! Keinerlei Erleichterung, kein Notbehelf! Wie seine Frauengestalten ist seine Kunst nackt und natürlich. Und wie sie hat er auch jene bäuerische Derbheit, eine ganz altmodische Gesundheit und jene Schamhaftigkeit, welche jeder von Natur offene Mensch einer komplizierten Zivilisation gegenüber hat. Welch herrliches Naturell! Er vereinigt die Tugend eines Klassikers mit der Unschuld eines Primitiven!«[52]

In dem Keramiktondo *Die Woge* (Kat. 23a, Abb. S. 85) wird die Komposition des Gemäldes verdichtet: Der aus der sich kräuselnden Wasseroberfläche auftauchende Frauenkörper ist hier in eine nach allen Seiten offene, kreisrunde Scheibe hineinkomponiert.

Zwischen 1895 und 1900 entstehen als Endpunkt des malerischen Frühwerks zwei großformatige Gemälde, die stehende Aktfiguren in einer Landschaft zeigen. In den Werken *Côte d'Azur* und *Zwei Badende in einer Landschaft* wird der weibliche Körper in stärkerem Maße als in den Bildern *Die Woge* und *Die Waschfrauen* als selbständig sich im Raum behauptende Gestalt definiert. Die Komposition *Côte d'Azur* (Abb. unten links), die auch in einer Zinkographie (Kat. 137) und einer Zeichnung[53], die offensichtlich die Graphik und nicht das Gemälde vorbereitet, wiedergegeben ist, scheint aus verschiedenen Elementen zusammengesetzt zu sein.[54] Tatsächlich hat Maillol – Gauguins Gemälde war damals in seinem Besitz – den Hintergrund der bewegten See von Gauguins Bild *Strand in Pouldu* von 1889 übernommen (Abb. unten rechts).[55] Analogien zeigen sich andererseits im Vergleich mit vermutlich früher entstandenen Wandteppichen, wie *Zwei badende Mädchen* (Kat. 15, Abb. S. 81). Die Position des stehenden Aktes neben einem Baum, die ornamental behandelten Blätter und die Schaumkronen der Wellen sind auf verwandte Weise dargestellt. Hier wirken die ersten Wandteppiche Maillols auf seine Malerei zurück. Auch die Ausweitung im Thematischen über Porträts und idealisierte Bildnisse hinaus ist eine Errungenschaft aus Maillols Beschäftigung mit Kompositionen für Tapisserien.

Am weitesten greift Maillol in *Zwei Badende in einer Landschaft* (Abb. S. 27) über die Gemälde seiner ersten Werkphase hinaus. Vor einer weiten Parklandschaft, vergleichbar den Szenerien in den Wandteppichen (Kat. 15f., Abb. S. 81f.), stehen deutlich abgehoben zwei weibliche Akt-

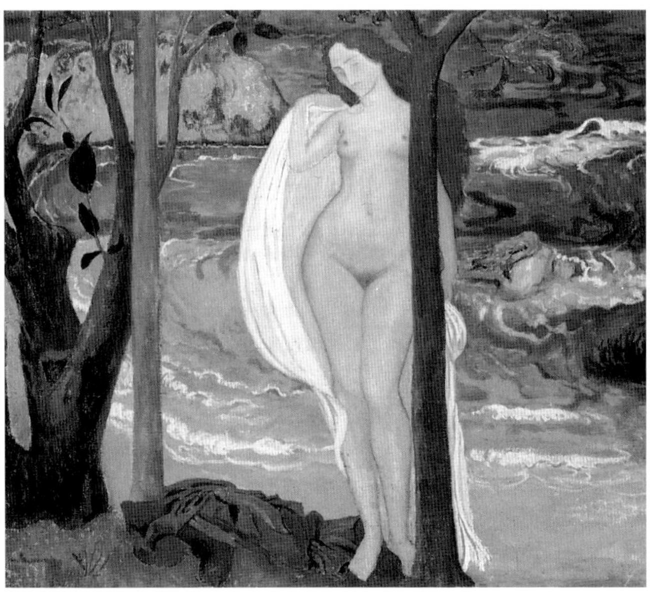

Côte d'Azur, um 1898, Öl auf Leinwand; Musée du Petit Palais, Paris

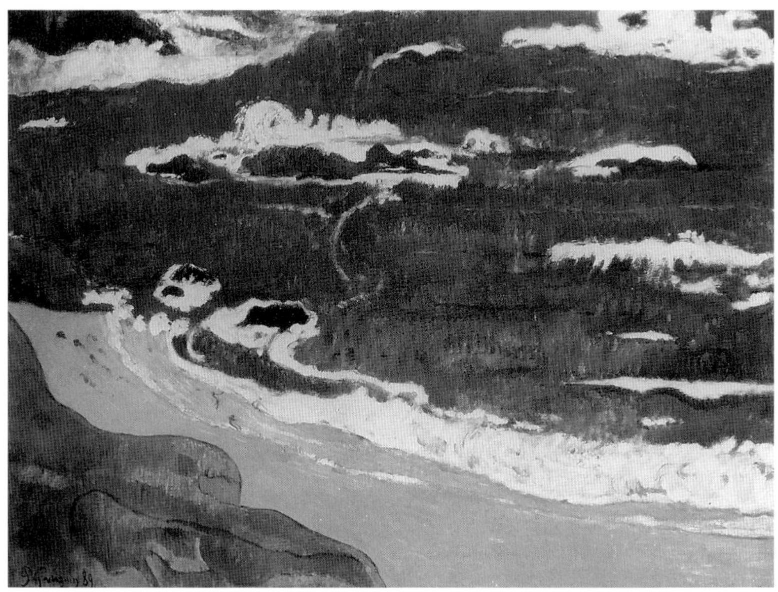

Paul Gauguin, *Strand in Pouldu*, 1889, Öl auf Leinwand; Privatsammlung

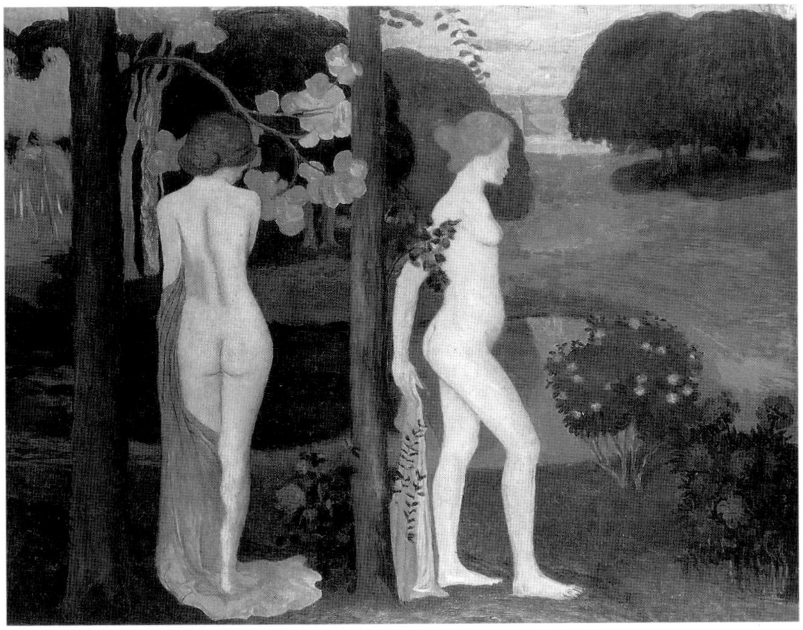

Zwei Badende in einer Landschaft, um 1898, Öl auf Leinwand; Musée du Petit Palais, Paris

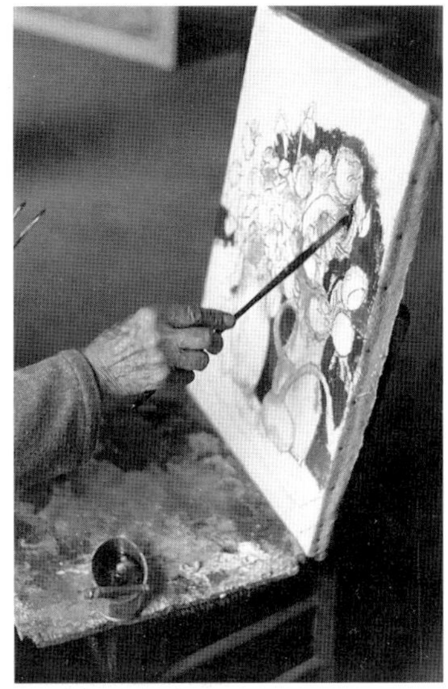

Maillol beim Malen. Photographie von Heinz Grothe, 1944

figuren in strenger Rück- und Seitenansicht. Ähnlich schlanke Gestalten hat Maillol zur gleichen Zeit plastisch ausgeführt.

Die thematische und stilistische Ausweitung, die die Malerei Maillols in der zweiten Hälfte der neunziger Jahre erfährt, hat den Künstler nicht dazu veranlaßt, wieder verstärkt zu malen. Noch steht für ihn die Herstellung von Tapisserien an erster Stelle, bis auch sie kurz nach 1900 aufgegeben wird. In späteren Jahrzehnten beschäftigt sich Maillol allerdings wieder mit der Malerei, es geht ihm jedoch nicht mehr um ambitionierte Kompositionen, sondern um die unmittelbare Darstellung der Landschaft und des Aktmodells (Kat. 14).

Die Profilporträts von 1889 bis 1893 stellen einen Höhepunkt innerhalb des malerischen Schaffens dar. Reduzierte Maillol in den Frühwerken die Natur auf wenige dekorative Elemente und stellte somit die gesamte Komposition in den Dienst der idealisierten Porträtdarstellung, so fügte er nach 1895 die menschliche Gestalt als selbständige Bildkomponente in einen Landschaftsraum. Bei den Gemälden *Die Woge*, *Côte d'Azur* und *Zwei Badende in einer Landschaft* handelt es sich um Hauptwerke, die einerseits in direkter Beziehung zu den Tapisserien stehen, andererseits formale Probleme der Skulptur vorbereiten.[56]

1 Wendy Slatkin führt in ihrer Dissertation 48 Bilder auf, vgl. Slatkin 1976, S. 194-213; in der Dissertation von Carola Breker von 1992 sind 49 Bilder ins Werkverzeichnis aufgenommen, vgl. Breker 1992, S. 194-204, 213f.

2 Vgl. Slatkin 1982, S. 17-49; Breker 1992, S. 61-118; Hoog 1993, S. 253-261.

3 Zitiert nach Hoog 1993, S. 260: »[...] on se croirait transporté très loin, à la frontière d'Espagne, au bord de la Méditerranée, M. Maillol qui passe quatre mois de l'année dans son pays natal, à Banyuls-sur-Mer, en rapporte des vues ensolleillées, d'une intensité et d'un éclat extraordinaires«.

4 Musée Bourdelle, Paris. »La nature m'est apparue avec un tout autre aspect que l'année dernière. J'ai fait du très sombre et du très clair – dans le clair je suis même arrivé à faire des teintes à bonbons – maintenant je fais sombre – des fragments d'autel dans la cathédrale très étonnants, des paysages tristes, terreux, poussiéreux, d'autres tout dorés – en somme rien que des études puis-je faire autre chose pour le moment?« Auf diesen und die weiteren Briefe Maillols an Bourdelle hat mich freundlicherweise Antoinette Le Normand-Romain, Oberkustodin des Musée Rodin, Paris, aufmerksam gemacht.

5 Ebda. »Ce qui est étonnant dans le pays ce sont les autels sculptés et peints. Tu pourras en juger par deux fragments étudiés que j'ai peints.«

6 Ebda. »Il faudra que tu m'apprennes à mouler, car l'année prochaine je pourrais mouler des têtes de caractère.«

7 Ebda. Brief vom 25. 7. (?) 1886.

8 Frère 1961, S. 216. »Une fois j'avais exposé une des premières choses que j'avais faites: une apside d'église, dans des gris, avec un ciel bleu plombé. Une chose assez curieuse, assez réussie.« (Frère 1956, S. 208)

9 Guillemot 1890, zitiert nach Hoog 1993, S. 260; versehentlich nennt Guillemot 1889 anstatt 1888 als Datum der Absage; siehe Bouille 1989, S. 18; Michel Hoog leitet aus Guillemots Versehen fälschlicherweise ab, daß 1888 ein Gemälde Maillols im Salon ausgestellt war.

10 Musée Bourdelle, Paris, Brief von 1887. »Je fais des études de soleil j'ai repeint deux fois le toit pendu et encore d'autres toits, toutes les couleurs de toits du pays. Le toit jaune le toit rose le toit jaune le toit blanc.« Zitiert nach Hoog 1993, S. 261; dort ist das Datum fälschlicherweise mit 1889 angegeben.

11 Ebda., Brief von 1888: »Pendant que je peignais sur le bord de la mer des baigneurs m'ont demandé à m'acheter de la peinture. Peut-être je vendrai quelque chose mais ce n'est pas sûr. C'est à la mer qu'il faut venir pour voir la couleur. Les toilettes claires des femmes et des enfants éclatent et éblouissent.«

12 Vgl. Breker 1992, S. 212, Nr. 6; sie datiert das Bild jedoch nach 1900; vgl. auch Slatkin 1976, S. 211, Nr. 39.

13 Vgl. Slatkin 1982, S. 21f.

14 Frère 1961, S. 72. »Il ne faut pas faire de profondeur. Il n'y en a pas pour notre œil. C'est une idée qui nous fait croire que nous voyons les choses plus ou moins éloignées. [...] tout est sur le même plan.« (Frère 1956, S. 75)

15 Ebda., S. 152. »Mais ça ne se fait pas comme ça, un paysage. Il faut l'inventer. Le difficile, c'est de l'inventer. Si on ne fait que ce qu'on voit, on ne fait rien. Il faut avoir une idée.« (Frère 1956, S. 149)

16 Vgl. beispielsweise *Régates à Perros*, um 1892 (Privatsammlung), und den Bildkommentar von Thérèse Barruel, in: Ausst.Kat. Zürich 1993, S. 166f., Nr. 48.

17 Musée Bourdelle, Paris. »Le dimanche et le jeudi j'ai emmené une cinquantaine d'enfants tous nus sur le bord de la mer, je fais beaucoup de croquis. J'aurais voulu faire un tableau pour le Salon d'enfants nus en plein soleil sur le sable, mais il ne peuvent pas y tenir plus de 5 minutes. S'il y restaient 10 minutes, ils seraient rôtis. Je ne crains pas la chaleur, je travaille en plein soleil sans parapluie. Ici, j'ai des difficultés matérielles terribles pour faire du nu en plein air. On ne sait où aller pour ne pas être au passage de tout le monde.«

18 Ebda., Brief vom 4. (?) 10. 1884: »Dans un paysage immense où l'on voyait une rivière, des montagnes, des pins, des terrains très accidentés, une petite fille remplissait à elle seule toute la grandeur du paysage.«

19 Vgl. Le Normand-Romain 1994, S. 24, 32; vgl. auch Arthur Ellridge: Gauguin et les Nabis, Paris 1993, S. 104-125.

20 Kessler, Tagebuch (Deutsches Literaturarchiv, Marbach), 21. 8. 1904.

21 Die Meditationsfiguren finden sich beispielsweise in Gauguins *La bergère bretonne* von 1886 (Laing Art Gallery, Newcastle-upon-Tyne) und *Misères humaines* von 1889. Das Aquarell, das Maillol vom Künstler als Geschenk erhalten hatte, befindet sich heute in der Fondation Dina Vierny, Musée Maillol, Paris. *Misères humaines*, erschien als Zinkographie in der im Café Volpini 1889 ausgestellten Mappe (Nr. 69). Vgl. Claire Frèches-Thory, in: Gauguin, Ausst.Kat. Galeries nationales du Grand Palais, Paris 1989, S. 155, Nr. 78. Auch Paul Sérusier hat das Motiv der Meditationsfigur in der Landschaft verwendet wie in *Eve bretonne* oder *Mélancolie*, um 1891 (Musée d'Orsay, Paris); vgl. Caroline Boyle-Turner, in: Ausst.Kat. Zürich 1993, S. 254 ff., Nr. 108. Vgl. zum Einfluß Gauguins auf Maillol: Le Normand-Romain 1994, S. 24ff. Vgl. zum Motiv der Kuhhirtin bei Maillol: Slatkin 1980, S. 142.

22 Frère 1961, S. 231. »À l'époque où je ne savais que faire, je me suis dit un jour: ›Je vais faire un Gauguin.‹ Et j'ai travaillé dans le sens de Gauguin. Ça m'a donné une idée, comprenez vous. Cela m'a sorti du bafouillage. Il faut avoir un but.« (Frère 1956, S. 221)

23 Vgl. Slatkin 1976, S. 196ff., Nr. 5; Breker 1992, S. 75f.

24 Vgl. The Prints of the Pont-Aven School. Gauguin and his Circle in Brittany, Ausst.Kat. Rijksmuseum Vincent van Gogh, Amsterdam 1986 (Text Caroline Boyle-Turner), S. 80-113.

25 Vgl. Harbou 1994, S. 84f., Nr 39; dort *Sujet de prairie* betitelt.

26 Vgl. den Bildkommentar von Claire Frèches-Thory, in: Ausst.Kat. Zürich 1993, S. 188f., Nr. 62; Hoog 1993, S. 253f.

27 Siehe Lorquin 1994, S. 10f., 16.

28 Zitiert nach Hoog 1993, S. 261. »Si cette année on pouvait augmenter ma subvention de manière qu'elle me permette de payer les frais de mon salon de l'année prochaine je pourrai [sic!] offrir à Monsieur le Préfet le grand tableau que j'ai fait cette année à la campagne représentant des jeunes filles faisant des couronnes de paquerettes en plein (et grandeur naturelle).«

29 Vgl. Hoog 1993, S. 253-261.

30 Diese Annahme beruht auf dem Umstand, daß mehrere Nabis-Künstler Amateurphotos gemacht und als Vorlage für Gemälde benutzt haben, vgl. Elisabeth W. Easton: Vuillard's Photography. Artist and Accident; Isabelle de la Brunière und Philippe Grapeloupe-Roche: Vallotton and the Camera. Art and the Science of Photography«, in: Apollo, Juni 1994, S. 9ff. Zu Maillols Verwendung von Photos siehe auch den Beitrag von U. Berger, S. 46f.

31 Zitiert nach Hoog 1993, S. 253f. »[...] nous remarquions un simple portrait de petite fille exécuté avec une palette lumineuse d'impressioniste, dans une clarté vibrante et sobre tout à la fois, quelque chose comme du Renoir moins hardi«.

32 Slatkin (1976, S. 49) sieht das Porträt im Zusammenhang mit dem größten Gemälde, das Maillol je geschaffen hat, dem ursprünglich fünf Meter breiten Panorama *Loin de la ville*. Maillol hat dies zerschnitten, Fragmente sind im Musée Maillol, Paris, erhalten (Breker 1992, S. 84ff.; Abb. Lorquin 1994, S. 18f.). In seiner stärker stilisierten Darstellungsweise steht das Monumentalgemälde nicht in direktem Zusammenhang mit *Frau mit Sonnenschirm*.

33 Vgl. Claire Frèches-Thory, in: Ausst.Kat. Zürich 1993, S. 192, Nr. 66.

34 Kessler 1961, S. 532; das Gemälde befand sich später in der Sammlung Hermann Bünemann, siehe Ausst.Kat. Paris 1955, Nr. 120; Slatkin 1976, Nr. 19; Breker 1992, Nr. 35; Auktionskat. Impressionist and Modern Paintings, Watercolours and Sculpture, Christie's, London 1993, S. 34f., Nr. 124.

35 Vgl. Hoog 1993, S. 253-261; Breker 1992, S. 61-103.

36 Hoog 1993, S. 254, Abb. S. 258.

37 Vierny 1995, Abb. S. 20.

38 Cladel 1937, S. 132. »Je n'ai que quelques profils principaux, et encore, je trouve qu'il y en a trop. Je préférerais n'avoir que deux profils comme chez les antiques primitifs. Leur art est pour moi le plus beau.«

39 Albert Aurier: Le symbolisme en peinture. Paul Gauguin, in: Mercure de France, 1891, Teil II, S. 193: »[...] la peinture décorative c'est, à proprement parler, la vraie peinture. La peinture n'a pu être créée que pour décorer de pensées, de rêves et d'idées les murales banalités des édifices humaines. Le tableau de chevalet n'est qu'un illogique raffinement inventé pour satisfaire la fantaisie ou l'esprit commercial des civilsations décadentes. Dans les sociétés primitives, les premiers essais pictauraux n'ont pu être que décoratifs«.

40 Zitiert nach Hoog 1993, S. 260: »[...] il est, cet artiste, inatteint par les ambiances de la capitale«.

41 Dies bestätigt Sentenac 1937, S. 83; Ausst.Kat. Paris 1937, Nr. 25; vgl. Breker 1992, S. 213, Nr. 5; Auktionskat. Impressionist and Modern Paintings, Watercolours and Sculpture, Christie's, London 1993, S. 34f., Nr. 126.

42 Vgl. beispielsweise das Bild von Maurice Denis *La Toilette de l'enfant*, 1895 (Privatsammlung); siehe Bouillon 1993, S. 74.

43 Vgl. Claire Frèches-Thory, in: Ausst.Kat. Zürich 1993, S. 189; Ausst.Kat. Köln 1994, S. 340, Nr. 245: *Lavandières bretonnes ou Les Vocations* (Abb. S. 24), Zinkographie von 1890. Vgl. Claire Loup, in: Ausst.Kat. Zürich 1993, S. 187.

44 Maurice Denis: L'influence de Paul Gauguin, in: L'Occident, Nr. 23, Oktober 1903, S. 160-164, Wiederabdruck in: Denis 1993, S. 76. »Le mystère de son ascendant fut de nous fournir une ou deux idées, très simples, d'une vérité nécessaire, à l'heure où nous manquions totalement d'enseignement. Ainsi, sans avoir jamais cherché la beauté au sens classique, il nous amena presque aussitôt à en être préoccupés. Il voulait avant tout rendre le caractère, exprimer la ›pensée intérieure‹, même dans la laideur.«

45 Denis 1957-59, Bd. II, S. 61: »J'ai toujours eu, comme vous, la plus grande admiration pour la peinture de Gauguin. J'ai beaucoup étudié son art et je crois qu'il m'a beaucoup servi – il me sert toujours de pont de départ [...] ses qualités de forme sont toujours présentes à mon esprit quand je travaille.« Vgl. auch Ursula Perucchi-Petri, in: Ausst.Kat. Zürich 1993, S. 18.

46 Vgl. Ralf Beil, in: Ausst.Kat. Zürich 1993, S. 207f.; Patricia Eckert Boyer: The Nabis, Parisian Vangard. Humorous Illustrators, and the Circle of the Chat Noir, in: The Nabis and the Parisian Avant-Garde, Ausst.Kat. The Jane Voorhees Zimmerli Art Museum, New Brunswick 1988, S. 1-80, siehe besonders S. 3. Maurice Denis faßte 1943 Maillols Beziehung zu den Nabis allgemein zusammen: »Il s'est plu à revendiquer sa place parmi nous, les Nabis, en nous attribuant sur sa formation, sur son art, ›une profonde influence‹.« (Denis 1943, S. 12) »Es gefiel ihm, einen Platz zwischen uns, den Nabis, einzunehmen, wobei er uns einen ›großen Einfluß‹ auf seine Entwicklung und Kunst zuschrieb.«

47 Vgl. Paul Smith: Impressionism. Beneath the Surface, New York 1995, S. 9f.

48 Vgl. Slatkin 1976, S. 208, Nr. 30; Slatkin 1982, S. 41ff.; Breker 1992, S. 108f., 203, Nr. 43.

49 Frère 1961, S. 137. »Voilà une de mes meilleures peintures. C'était d'après ma femme, la première année qu'elle est venue à Paris. [...] je voulais faire un ton de chair comme Gauguin.« (Frère 1956, S. 135)

50 Vgl. Claire Frèches-Thory, in: Ausst.Kat. Zürich 1993, S. 197f., Nr. 70; Slatkin 1982, S. 41ff.; Slatkin 1976, S. 207, Nr. 28; Breker 1992, S. 109ff., 203, Nr. 44.

51 Vgl. Claire Frèches-Thory, in: Ausst.Kat. Zürich 1993, S. 197f., Nr. 70, und die Werkkommentare zu Gauguins *Dans les Vagues – Ondine I*, 1889, und *Soyez mystérieuses*, 1890, in: Ausst.Kat. Gauguin (wie Anm. 21), S. 157ff., Nr. 80, S. 198ff., Nr. 110.

52 Denis 1906, S. 520: »Avec quelle naïveté il voit son sujet, avec quelle ingénuité il le sculpte! [...] Comme ses femmes, son art est nu et ingénu. Et comme elles aussi il a la rudesse paysanne, la fruste santé, et cette gêne que donne vis-à-vis d'une civilisation compliquée l'habitude de la franchise. Admirable nature! Il joint à la vertu d'un classique l'innocence d'un Primitif.« (In: L'Occident, Nr. 48, November 1905, S. 241-249, Wiederabdruck in: Denis 1993, S. 109).

53 Vgl. Ausst.Kat. Baden-Baden 1978, Nr. 100.

54 Vgl. Slatkin 1976, S. 206f., Nr. 29; Slatkin 1982, S. 42f.; Breker 1992, S. 112ff., 203f., Nr. 45; Bouille 1989, S. 25.

55 Vgl. Slatkin 1982, S. 44; Ausst.Kat. Gauguin (wie Anm. 21), S. 182f., Nr. 97.

56 Vgl. den Beitrag von U. Berger, S. 29ff.

»SCHÖNER ALS EIN TAFELBILD«

Maillols Tapisserien

Ursel Berger

1893 stellte der zuvor nur als Maler hervorgetretene Aristide Maillol im Salon national des beaux-arts nicht ein Gemälde aus, sondern eine Tapisserie.[1] Auch in der Folgezeit wird er in den Salon-Ausstellungen keine Bilder zeigen, bis 1903 jedoch noch vier Wandteppiche. Der akademisch ausgebildete Maler entschied sich also bewußt für eine kunstgewerbliche Gattung und gegen die hohe Kunst der Malerei.

Bei genauem Hinsehen läßt sich spätestens im Jahr 1893 eine Krise im malerischen Werk Maillols erkennen. Damals muß er das ursprünglich fünf Meter breite Panorama *Loin de la ville* gemalt haben, denn die erhaltenen Fragmente sind stilistisch eng mit einem 1893 datierten Mädchenbildnis verwandt (Abb. S. 22).[2] Fünf Amerikanerinnen, denen Maillol während eines Sommeraufenthalts in Fécamp Zeichenunterricht erteilte, standen ihm für die lebensgroßen Gestalten Modell. Maillol jedoch verwarf und zerschnitt das Monumentalgemälde.[3] Er sei damals noch nicht reif genug gewesen, ein so anspruchsvolles Werk zur Vollendung zu bringen, erklärte er später Judith Cladel.[4]

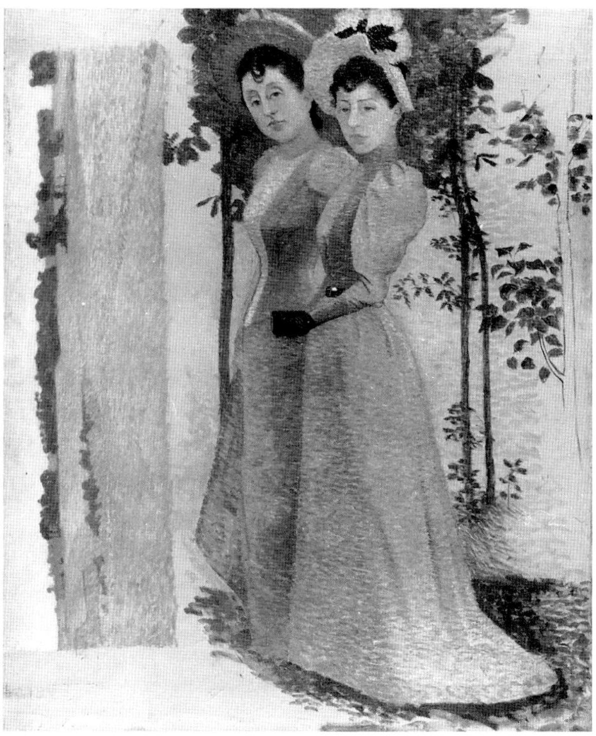

Zwei Frauen, um 1892/93,
Öl auf Leinwand. Rückseite von *Zwei Badende in einer Landschaft;*
Musée du Petit Palais, Paris

Das vergebliche Bemühen um eine Gruppenkomposition zeigt auch das unvollendete Gemälde *Zwei Frauen* (Abb. unten). Auf derselben Leinwand befindet sich – auf der Rückseite um neunzig Grad gedreht – eine weite Landschaft. Unvereinbar stehen sich hier die Menschendarstellung und der Landschaftsraum gegenüber, deren Verschmelzung Maillol erst in seinen großen Tapisserien gelang und in deren Folge auch in dem Gemälde, *Zwei Badende in einer Landschaft* (Abb. S. 27). Diese Komposition ist eine der letzten in Maillols malerischem Frühwerk. Im gleichen Zeitraum konnte Maillol zumindest eine Gruppenkomposition vollenden, das Gemälde *Frühling* (Kat. 6, Abb. S. 77). Dort löste er das Problem, indem er zwei Einzelporträts gleichsam collagierte – ein wenig überzeugendes Verfahren.

In der Malerei konnte Maillol um 1893 mehrfigurige Kompositionen nicht zu seiner Zufriedenheit realisieren. Judith Cladel erläuterte er später: »Erst in den Tapisserien habe ich begonnen, Kompositionen zu verwirklichen [...]. Den Ausdruck, den ich suchte, habe ich nicht in der Malerei, sondern in der Tapisserie gefunden.«[5] Die Themen, die in der frühen malerischen Phase Maillols vorherrschen, Landschaft und idealisiertes Porträt, spielen bei seinen Tapisserien keine Rolle, hier geht es dem Künstler um die Anordnung mehrerer Figuren im Landschaftsraum.

In einem der ersten Gespräche mit seinem Mäzen Harry Graf Kessler 1904 begründete Maillol seine Entscheidung, die Malerei zugunsten der Tapisserie aufzugeben, anders als gegenüber Judith Cladel. Kessler notierte 1904 in seinem Tagebuch: »Über seinen Lebensgang: er sei Schüler von Cabanel auf der École des Beaux-Arts gewesen. Er spricht von C. mit einer gewissen Verehrung: ›Er hat mir niemals einen schlechten Rat gegeben.‹ Aber er habe sich doch in dieser Schule gewisse Maniriertheiten (habiletés) der malerischen Technik angewöhnt, die er nicht wieder loswerden konnte, so dass ihn seine Malerei nie befriedigt habe; ›in ihr habe ich mich nicht wiedererkannt‹. Deshalb habe er sich der Stickerei zugewendet, ›weil ich mir sagte, daß ich dann gezwungen wäre, einen Ton neben den anderen zu setzen, ohne diese übergroße Gewandtheit‹.«[6]

Maillol versuchte, sein Darstellungstalent zu zügeln, seiner leichten Hand Fesseln anzulegen, indem er Farbflächen nicht mehr mühelos mit dem Pinsel auftrug, sondern diese langsam, Stich für Stich, Ton neben Ton, realisierte. Die Gattung der Tapisserie schuf Distanz zur Wirklichkeit, zur Natur, von der er auch später in seiner Skulptur Abstand wahren wollte.

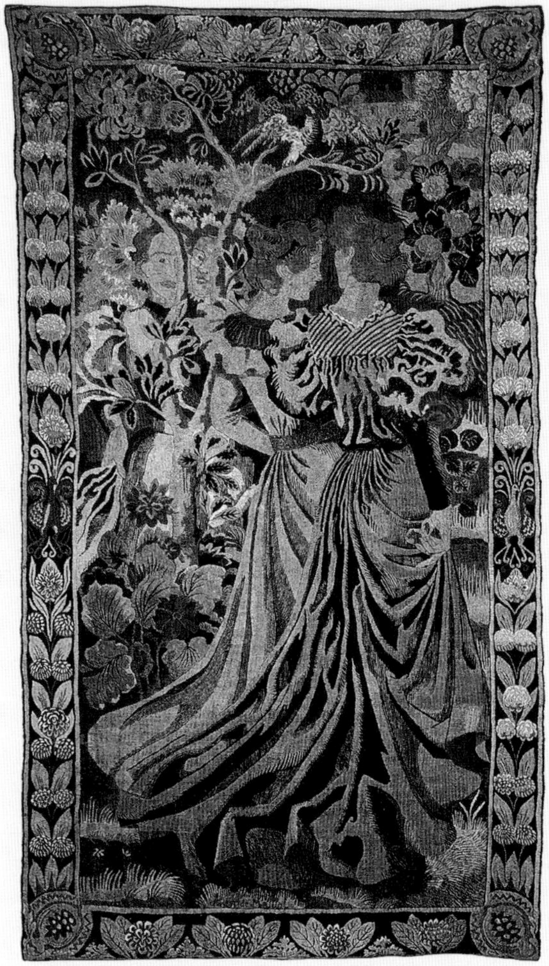

Verzauberter Garten, um 1895,
Tapisserie, gestickt; Musée Maillol, Paris

Die Gefahren der Malerei einerseits und die neuen Qualitäten der Teppichkunst andererseits zeigen sich deutlich, vergleicht man das unvollendete Gemälde *Zwei Frauen* (Abb. S. 29) mit der thematisch verwandten Tapisserie *Verzauberter Garten* (Abb. oben). In dem Gemälde erreichte Maillol nicht die Darstellungsform, die seine schönsten Profilporträts ausgezeichnet hatte: Statt Flächigkeit dominiert hier Raumtiefe, statt Idealisierung drängt sich die Individualität der jungen Frauen mit ihren recht törichten Gesichtern auf. In der Tapisserie *Verzauberter Garten* werden im Vordergrund ebenfalls zwei im Freien spazierende Frauen gezeigt, allerdings in der Rückansicht, so daß nicht die Gesichter, sondern die dekorativen Falten der langen Gewänder und die Frisuren den Eindruck bestimmen. Zwar ist Perspektive noch angedeutet, das Kleid der im Vordergrund stehenden Frau ist in kräftigeren Farben dargestellt, doch erreichen die dekorative Gestaltung der Gewänder und die flächig angeordneten Pflanzen und Vögel das erwünschte dekorative Kontinuum aus Farben und Formen, wie es der Gattung des Bildteppichs entspricht.

Maillol stand mit seiner Hinwendung zur Teppichkunst nicht allein. Die öffentliche Diskussion über die Produktion der staatlichen Gobelin-Werkstätten hatte die Gattung der Tapisserie in Frankreich ins Bewußtsein gerückt. In diesem Institut wurden Wandbehänge als Kopien von Gemälden hergestellt, Vorlagen waren zum Beispiel Historienbilder von Maillols Lehrer Jean-Paul Laurens.[7] Bei dieser seit langem geübten Praxis waren die Eigengesetzlichkeiten der Tapisserie aus dem Blickfeld geraten.

Am Anfang der neuen Ära für angewandte Kunst stand die Arts and Crafts-Bewegung in England. William Morris und seine Mitstreiter wollten das Kunstgewerbe revolutionieren, den französischen Erneuerern – unter ihnen Maillol – ging es um die Kunst. Maillol bekannte: »Die Tapisserie muß man als große Malerei einschätzen. Diese Kunst ist schöner und eindrucksvoller als ein Tafelbild.«[8]

Wahrscheinlich kannte Maillol Tapisserien von Émile Bernard, denn er stand in Kontakt zur Schule von Pont-Aven und ihrem Haupt Paul Gauguin.[9] Werke Gauguins und Bernards lernte er spätestens 1889 bei seinem Besuch in der legendären Ausstellung im Café Volpini kennen.[10] Im besonderen Gauguin hat sich über die Tapisserien Maillols geäußert. Einen der frühen soll er kritisiert haben, weil in ihm Tiefenperspektive zu erkennen war, ein zweiter dagegen konnte nach Meinung Gauguins nicht genug gelobt werden.[11] In der Diskussion über die staatliche Gobelin-Produktion wurden die Grundregeln, die bei Wandbehängen berücksichtigt werden sollten, herausgestellt; sie entsprechen den Stilmitteln, die Morris, Bernard und auch Maillol in ihren Werken verwirklichten: Beschränkung auf wenige Farbtöne, unperspektivische Darstellung, dekorative Wirkung sowie Umrahmung des Bildfeldes mit Bordüren.

Diese Gesetzmäßigkeiten ließen sich auch aus den berühmten Werken vom Spätmittelalter bis zur Barockzeit ableiten. Immer wieder wurde betont, daß Maillols Begeisterung für Tapisserien sich an alten Bildteppichen entfacht hatte. Die berühmte Serie *Die Dame mit dem Einhorn* im Musée Cluny, Paris, aber auch die Gobelins aus der Zeit Ludwigs XIV. beeindruckten ihn sehr. In einem Brief vermutlich von 1896 legte er sein Credo nieder, indem er sich auch auf die Krise der Gobelin-Manufaktur bezog: »Ich habe mir vorgenommen, die schöne Tapisserie der alten Zeit wiederzubeleben, da die Gobelin-Werkstätten diese Gattung auf unvorstellbar dumme Weise verkommen ließen. Ich liebe die Tapisserie von ganzem Herzen, und diese Begeisterung versetzte mich in die Lage, extreme Schwierigkeiten zu ertragen.«[12]

Der Bildteppich, den Maillol 1903 im Salon national des Beaux-Arts zeigte, war mit »Essai de tapisserie« im Katalog verzeichnet. Es dürfte sich also um einen der ersten Versuche Maillols in dieser für ihn neuen Technik gehandelt haben. Rewald nennt in verschiedenen Veröffentlichungen zwei unterschiedliche Tapisserien als angebliche Erstlingswerke; Cladel ihrerseits bezeichnet einen verschollenen Teppich als frühestes Stück.[13] Die genannten Arbeiten waren alle großformatig, sicher hat Maillol jedoch mit kleineren Arbeiten, wie jenem 1893 ausgestellten »Versuch«, begonnen. Den Angaben Cladels gegenüber sollte man vorsichtig sein; soweit sie nachprüfbar sind, erweisen sie sich als ungenau (vgl. Kat. 15f.).

Nachdem Maillol 1893 in Paris und im folgenden Jahr im Salon de la libre Esthétique in Brüssel als Bildteppich-Schöpfer hervorgetreten war, erhielt er den ersehnten – ersten? – Auftrag zu einer großen Tapisserie. An seinen Freund, den ungarischen Maler Jószef Rippl-Rónai, schrieb er am 14. September 1894: »Bis vor kurzem war ich in großer Sorge – endlich kann ich nun meine Miete bezahlen. Ich habe nämlich den Auftrag zu einer Tapisserie für 1.500 Francs erhalten. Ich habe zwei hübsche junge Arbeiterinnen engagiert, die sehr gut für mich sticken. Jetzt beginne ich mit der Arbeit.«[14] Um welchen Auftrag es sich handelte, war bisher nicht zu klären.

Rippl-Rónai mußten Maillols Mitteilungen interessieren, denn er wurde von diesem zu eigenen Versuchen auf dem gleichen Gebiet angeregt. In seinen »Erinnerungen« schreibt er: »Als er [Maillol] meine Dekorationszeichnungen sah, [...] rief er mit seinem spanisch-französischen Akzent, daß ich aus diesen die schönsten Stickereien machen könnte. Das geschah damals, als sich noch fast niemand mit angewandter Kunst beschäftigte.«[15] Offensichtlich hat Maillol den Malern der Nabis-Gruppe, mit denen er 1895 in Kontakt kam, die Anregung zur Textilkunst gegeben. In dieser Künstlervereinigung war – nach dem Vorbild der Schule von Pont-Aven – das Interesse am kunsthandwerklichen Arbeiten groß. Maillol, ebenfalls beeinflußt von Gauguin, wurde im Kontakt mit den Nabis-Malern in seinen eigenen Bestrebungen bestärkt. 1895, als er zum zweiten Mal einen Wandteppich im Pariser Salon national des Beaux-Arts zeigte, waren auch Rippl-Rónai und Paul Ranson mit textilen Kunstwerken vertreten. Rippl-Rónais wirkungsvolle Tapisserie *Dame in rotem Kleid* von 1898 (Abb. links) zitiert fast wörtlich eine der Rückenfiguren aus Maillols *Der verzauberte Garten* (Abb. S. 30).[16]

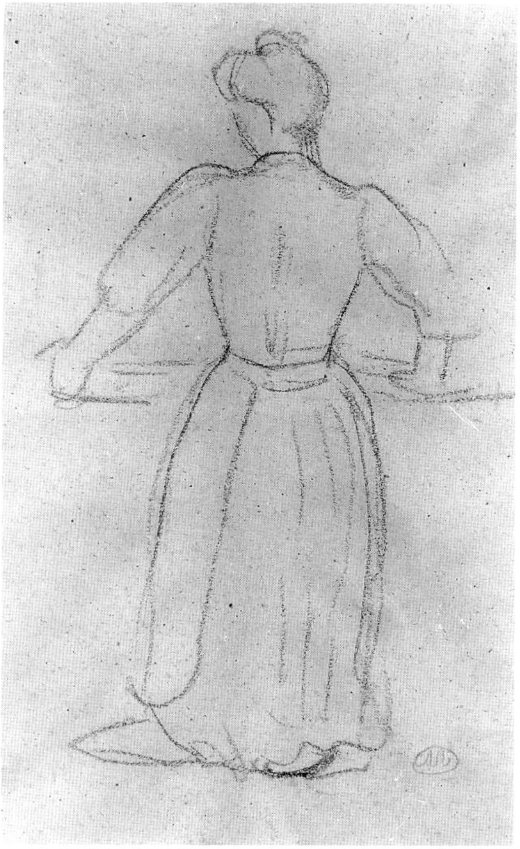

Frau beim Sticken, um 1896, rote Kreide (Kat. 87)

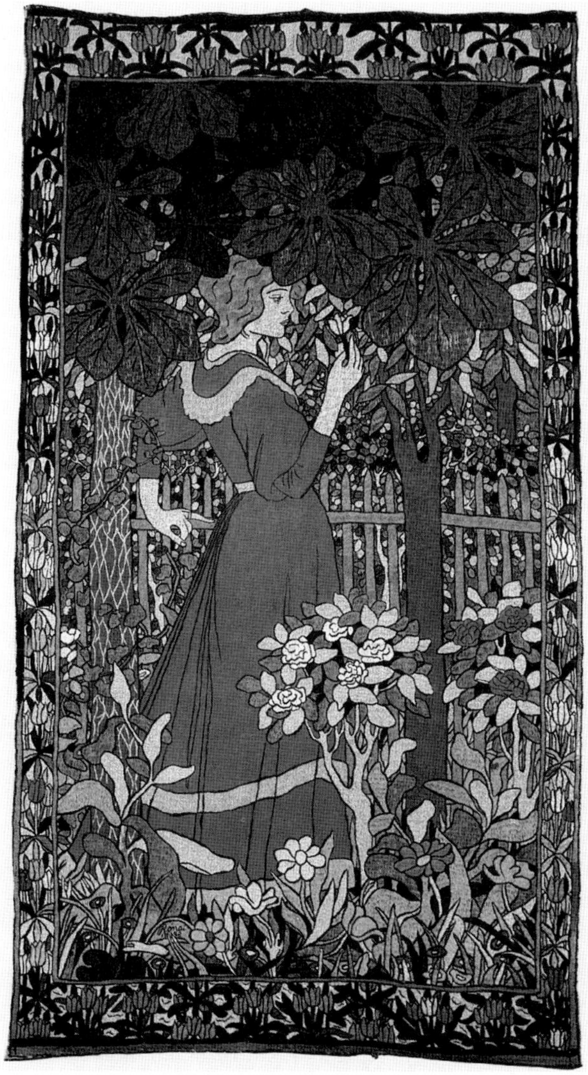

Jószef Rippl-Rónai, *Dame im roten Kleid*, 1898;
Museum für Kunst und Gewerbe, Budapest

Maillol, Rippl-Rónai, Ranson, aber auch Émile Bernard waren auf dem Gebiet der Textilkunst Dilettanten. Sie versuchten die Techniken neu zu erfinden, beziehungsweise zu den Quellen zurückzukehren. Maillol soll Fragmente alter Teppiche genau untersucht haben. Er experimentierte, wie auch Bernard, mit selbst hergestellten Farben, die seiner Meinung nach anders als chemische Farben nicht ausbleichen würden. Diese Einschätzung Maillols, die in der Literatur über den Künstler stets unkritisch wiederholt wurde, bedarf einer Überprüfung. Daß Farben, die Maillol selbst aus Pflanzen herstellte, besonders lichtecht gewesen sein könnten, erscheint äußerst unwahrscheinlich. Die kräftigen, beinah giftig wirkenden Farben der frühen Tapisserie *Zwei badende Mädchen* (Kat. 15,

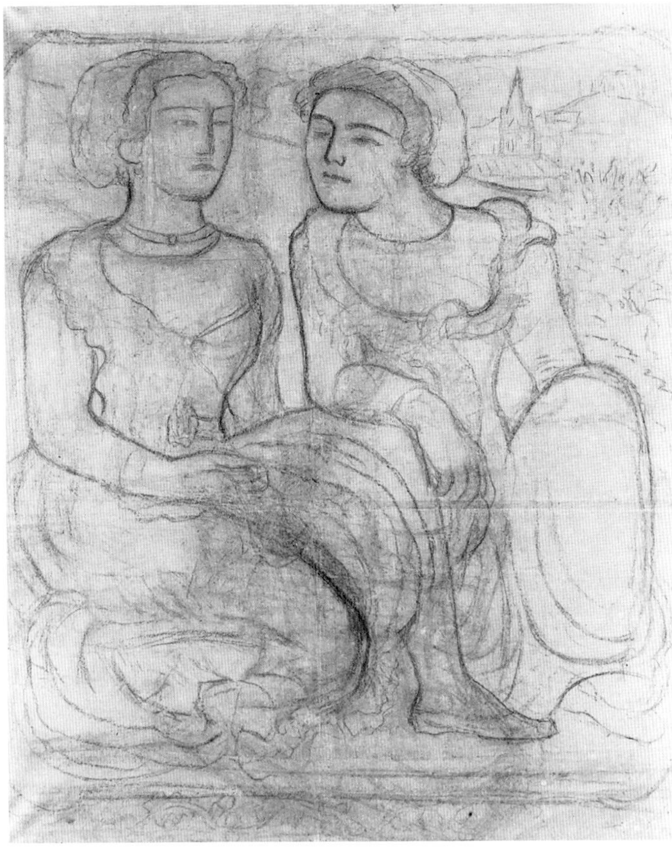

Angélique und Clotilde in katalanischer Tracht, um 1900, Kohle (Kat. 89)

erhebliches künstlerisches Einfühlungsvermögen verlangt.«[17] Maillol selbst erklärte: »Ich habe eine Stichart von großer Einfachheit ausgedacht, so daß ich meine Tapisserien auch von wenig intelligenten Frauen ausführen lassen kann.«[18]

Die Stickerei war für Maillol im Grunde ein Notbehelf, er zog gewirkte Tapisserien vor. Ein großer Auftrag versetzte ihn schließlich in die Lage, einen Webstuhl anzuschaffen. Erfreut berichtete er Rippl-Rónai 1902: »Ich werde einen großen Gobelin-Auftrag ausführen.«[19] Er wollte einen gewirkten Bildteppich, vergleichbar den Werken aus der Zeit Ludwigs XIV., herstellen. Diese Arbeit wurde durch Maillols Augenkrankheit unterbrochen, als ein Drittel des Gobelins gewirkt war, zur Vollendung kam es nicht.[20]

Maillol entwarf die Tapisserien, doch ausgeführt wurden sie von seinen Arbeiterinnen. Eine der ersten Stickerinnen kennt man vermutlich von einem Porträt; wenn man Frère beziehungsweise Maillol glauben darf, stellt eines der besonders schönen Profilbildnisse die Geliebte des Künstlers dar, die für ihn arbeitete, bevor er seine spätere Frau kennenlernte.[21] Diese Episode muß vor dem Herbst 1894 liegen, denn damals stellte Maillol aufgrund jenes schon erwähnten großen Auftrags zwei neue Arbeiterinnen ein, die Schwestern Angélique und Clotilde Narcis, letztere wurde 1896 seine Ehefrau.[22] (Ihr Mädchenname ist in der Literatur meist in »Narcisse« umgeformt worden.)[23] Die beiden Schwestern führten nicht nur die Stickereien aus, sie standen auch Modell. So ist als Titel für den Karton eines vermutlich nicht ausgeführten Bildteppichs *Angélique und Clotilde in katalanischer Tracht* überliefert (Kat. 89, Abb.

Abb. S. 81) sind sicher chemischen Ursprungs. Insgesamt sind sowohl frühe Tapisserien als auch spätere, bei denen Pflanzenfarben verwendet worden sein dürften, mehr oder weniger verblaßt. Wie für die Farben, so interessierte sich Maillol auch für geeignetes Stickgarn, zum Beispiel für besonders geschmeidige Wolle, die Prinzessin Bibesco für ihn in Rumänien besorgen ließ.

Die Wandteppiche Maillols sind nicht gewirkt, sondern sind Stickereien. Die farbigen Flächen und Strukturen wurden auf neutralen Untergrund aufgestickt. Gabriele Howaldt beschreibt detailliert die Herstellungsweise der Tapisserien Maillols: »Als Ausführungstechnik benutzte Maillol die sog. Plattstickerei, eine relativ einfache Technik, bei der die Nadel je nachdem vor oder zurück zur Seite setzend von unten durchgeholt und auf der Oberfläche ein Stich von jeder beliebigen Länge und in jeder Richtung auf den Grund gelegt werden kann. Hier sind die Stiche in Reihen von etwa 1 cm Höhe zusammengefaßt, die teilweise leicht schwingen, aber vorwiegend waagerecht laufen. Die Borte und die Gesichter und kleineren Formen sind glatt, d. h. ohne riefelförmige Zusammenlegung der Stiche gestickt. Wo Konturlinien die Flächen begleiten, läuft der Stich mit dem Umriß. Im ganzen handelt es sich also um eine nur an lockere Prinzipien gebundene Stickweise, die der ausführenden Person in eben dem Maße freie Hand läßt, wie sie von ihr ein

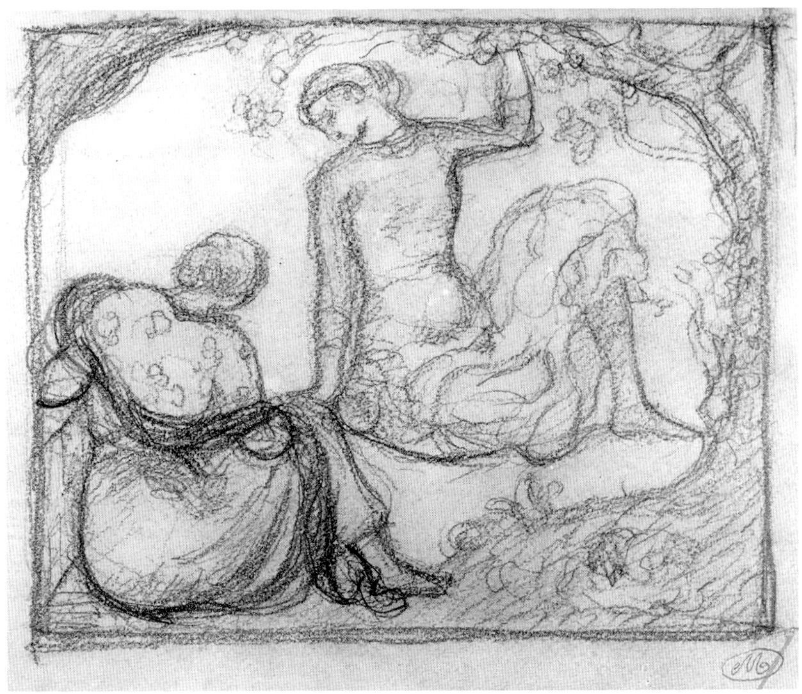

Zwei Frauen unter einem Baum, um 1900, Bleistift. Entwurf für eine Tapisserie (Kat. 92 verso)

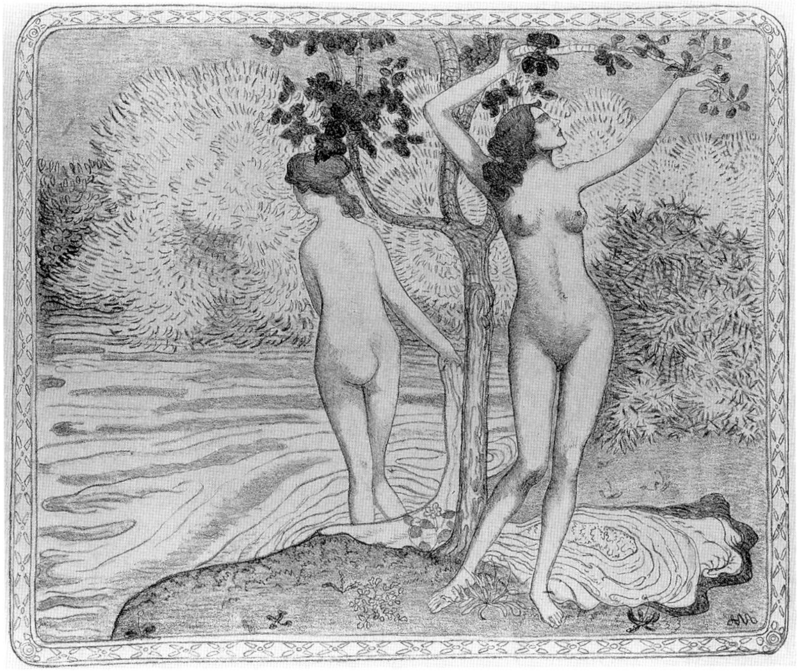

Zwei Badende unter einem Baum, 1895, Zinkographie (Kat. 134)

S. 32). Nicht nur bei Maillol, auch bei seinen Künstlerfreunden sind es die Gattinnen oder Gefährtinnen, die die Wandteppiche sticken: France Ranson für ihren Ehemann oder Lazarine Boudrion für Rippl-Rónai.[24]

In dem schon zitierten Brief, in dem sich Maillol grundsätzlich zur Tapisserie äußert, gibt er an, welche Arbeitsschritte er selbst ausführt: »[...] ich überwache die Tapisserie-Arbeit, ich gebe meinen Arbeiterinnen die Farbtöne an, gleichzeitig bin ich stets mit den originalgroßen Ausführungszeichnungen beschäftigt...«.[25] Maillol entwarf und kontrollierte demnach die Ausführung der Tapisserien.

Die Herstellung großformatiger Wandteppiche war langwierig und kostspielig. Aus diesem Grund hat Maillol sicher eine große Arbeit nicht ohne Bestellung in Angriff genommen. Um jedoch Aufträge zu erhalten, mußte er Interessenten Entwürfe präsentieren können, von denen eine beachtliche Zahl nachweisbar ist. Die Zahl geht über die in den Werkverzeichnissen von Slatkin und Breker aufgelisteten Skizzen deutlich hinaus. Im vorliegenden Band werden mehrere bisher unpublizierte Werke vorgestellt.

In kleinem Format legte Maillol zuerst die Komposition fest (vgl. Kat. 92). Zwei Entwürfe für Tapisserien reproduzierte Maillol 1895 in Zinkographien, die in der Graphikmappe »L'Épreuve« aufgelegt wurden (Kat. 132, 134, Abb. S. 33), eine weitere Zinkographie gibt einen Teppichentwurf wieder (Kat. 136). Die Farbgebung wurde in Ölskizzen oder mit Deckfarben ausprobiert; für die beiden Tapisserien im Auftrag von Hélène Prinzessin Bibesco sind Farbskizzen erhalten (Abb. S. 34, vgl. Abb. S. 83). Sie sind weder gleichmäßig durchgestaltet, noch entsprechen sie der Farbgebung des ausgeführten Teppichs. Wie Maillol in dem oben zitierten Brief darlegt, gab er den Stickerinnen während ihrer Arbeit die Farbtöne an. Sehr skizzenhaft sind auch die farbigen Entwürfe für das unvollendet gebliebene letzte Werk dieser Gattung (Kat. 12f., Abb. S. 80).[26] Von den Entwurfszeichnungen in Originalgröße, die Maillol im gleichen Brief erwähnt, ist neben dem Entwurf für *Die Frau im Bade* (Abb. S. 36)[27] ein Beispiel erhalten: ein unpublizierter Karton von einem Meter Höhe (Kat. 89, Abb. S. 32). Zur Ausführung dieses und mehrerer anderer Entwürfe ist es offensichtlich nicht gekommen. Insgesamt übertrafen Maillols Pläne für Tapisserien die ausgeführten Werke bei weitem. Im Rückblick erschien ihm seine Tätigkeit auf diesem Gebiet als unvollendet. Judith Cladel gestand er: »[...] ich glaube, ich hätte schöne Dinge, wirkliche Kreationen auf diesem Gebiet schaffen können... leider fehlte mir das notwendige Geld«.[28]

Eine der Zinkographien aus »L'Épreuve«, *Zwei Badende* (Kat. 134, Abb. S. 33), ist eng verwandt mit einer kleinen Tapisserie *Zwei badende Mädchen* (Kat. 15, Abb. S. 81), die der deutsche Sammler Karl Ernst Osthaus erwarb. Zwei nackte Frauen werden jeweils neben einem dekorativ sich ausbreitenden Baum am Rand des Wassers dargestellt. Während bei der Graphik noch die Tiefenperspektive eingesetzt ist, ist die Darstellung in der Tapisserie flächig und zudem unrealistisch, denn der Grundton dieser Szene ist ein kräftiges, kühles Rot. Himmel, Erde und Wasser sind in diesem Rot dargestellt, eine solch kühne Farbgebung hat Maillol in seiner Malerei nicht gewagt. Deutlicher als in dem graphischen Entwurf breitet sich der blühende Baum zum beherrschenden dekorativen Motiv aus. Die weiblichen Gestalten sind schlank und elegant und gleichen darin den bekleideten Frauen in der Tapisserie *Verzauberter Garten* (Abb. S. 30). Diese Werke sind charakteristisch für die erste Phase von

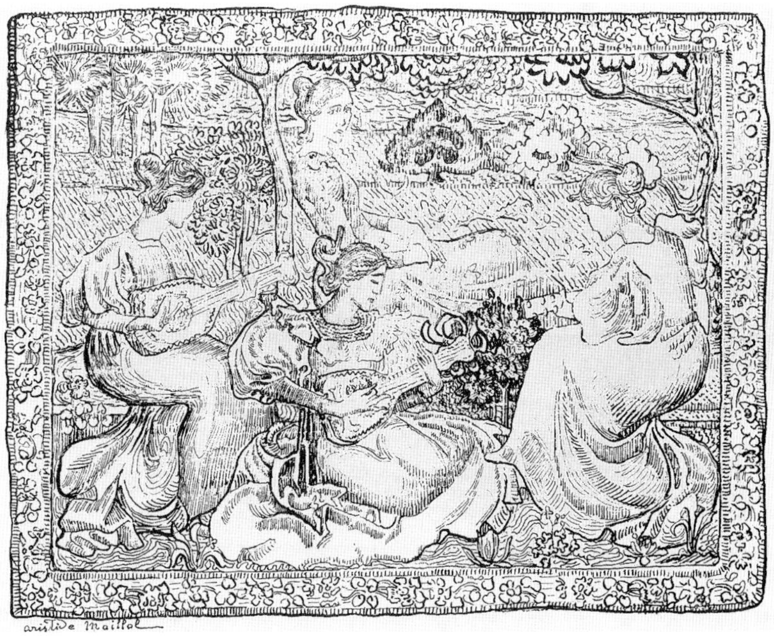

Konzert im Freien, 1895, Zinkographie (Kat. 132)

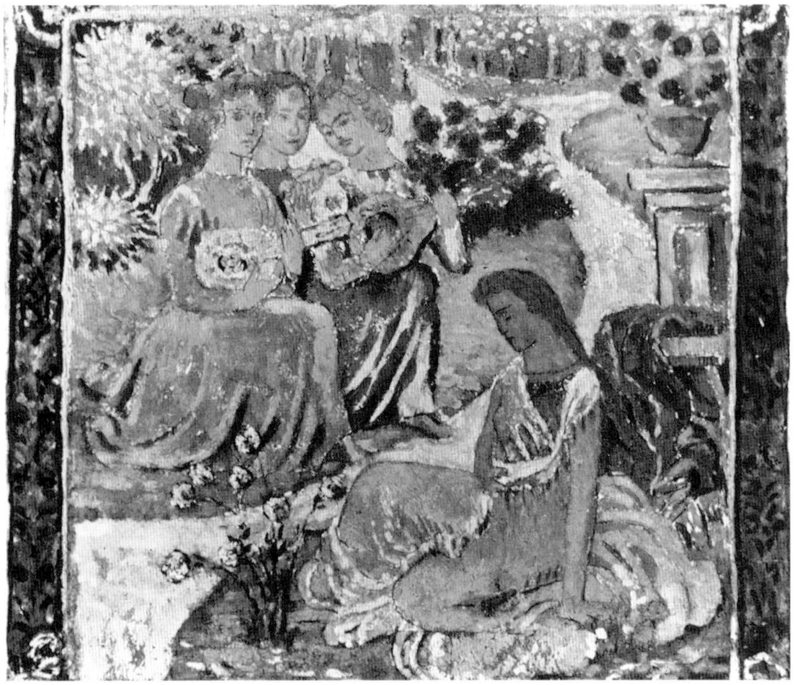

Entwurf für die Tapisserie *Musik für eine sich langweilende Prinzessin*, um 1902, Aquarell; Privatbesitz, USA

Maillols Beschäftigung mit der Tapisserie. In die gleiche Zeit fällt die Zinkographie nach dem Entwurf für die große Tapisserie *Konzert der Frauen* (Kat. 16, Abb. S. 82), die allerdings, wie im folgenden gezeigt wird, erst später realisiert wurde. In den meisten Publikationen über Maillol werden seine kunstgewerblichen Arbeiten sämtlich in die Mitte der neunziger Jahre des 19. Jahrhunderts datiert. Dies ist offensichtlich durch das überlieferte Bild begründet, das man sich von Maillols Entwicklung macht. Seit der Monographie von Judith Cladel von 1937 wird sein frühes Schaffen in verschiedene Phasen gegliedert: Auf »Die Zeit der Malerei« folgt »Die Periode der Tapisserie«, und erst danach beginnt er »Die ersten Skulpturen«. Zwar gab Maillol die Malerei zugunsten der Tapisserie auf, eine gänzlich auf die Tapisserie beschränkte Phase gab es jedoch in seiner Entwicklung nicht. Im gleichen Zeitraum hat er vereinzelt wieder gemalt, aber bereits auch geschnitzt, modelliert und Bronzen gießen lassen, außerdem entstand damals eine Reihe bedeutender Graphiken.

Das Ende seiner Beschäftigung mit der Tapisserie wird unterschiedlich datiert. Als Grund für die Aufgabe dieser Tätigkeit wird von Zeitzeugen eine schwere Augenkrankheit angeführt. Man könnte an dieser Erklärung zweifeln, da Maillol nur die Entwürfe geliefert und nicht selbst gestickt hat, aber auch die Kontrolle der Arbeit seiner Stickerinnen muß anstrengend gewesen sein. Es wird im folgenden gezeigt, daß seine Augenkrankheit und die Aufgabe der Tapisserie-Herstellung tatsächlich zeitlich zusammenfallen. In der Maillol-Literatur wurde das Datum für die Augenkrankheit verschieden angesetzt, zuletzt sogar auf 1894.[29] Die

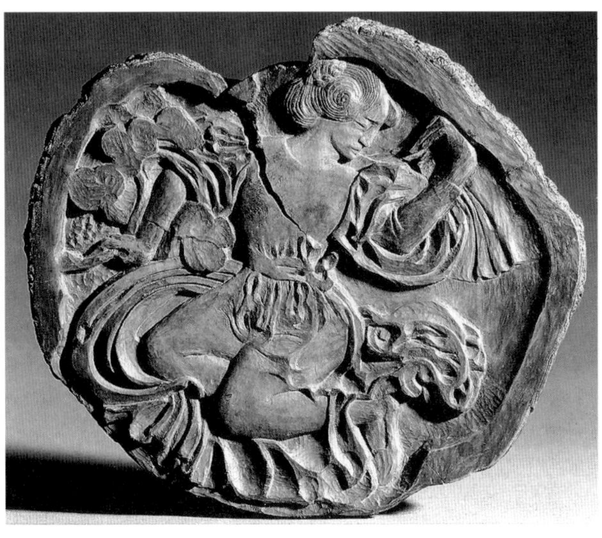

Tänzerin, um 1896, Holz; Musée d'Orsay, Paris, Provenienz Thadée Natanson

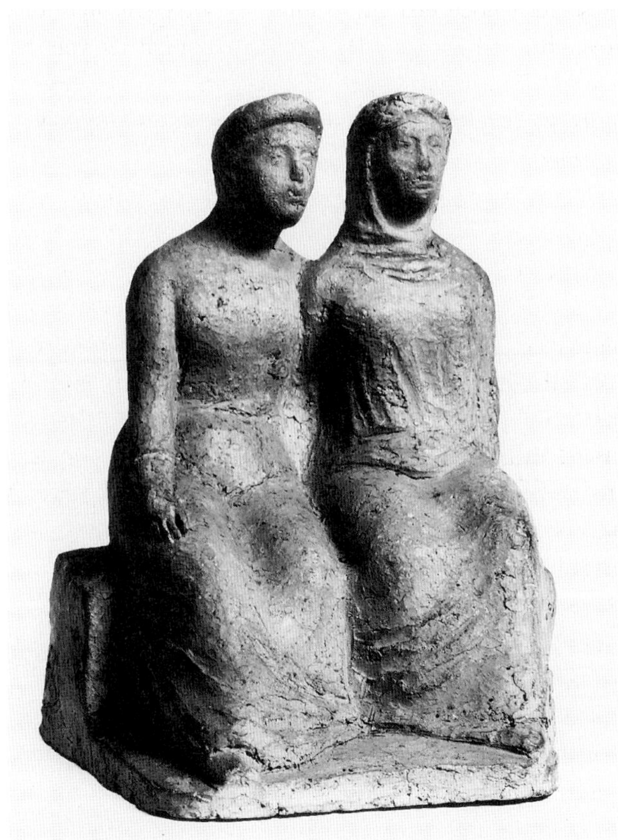

Zwei sitzende Frauen, um 1898, Terrakotta; Musée du Petit Palais, Paris, Provenienz Jacques Zoubaloff

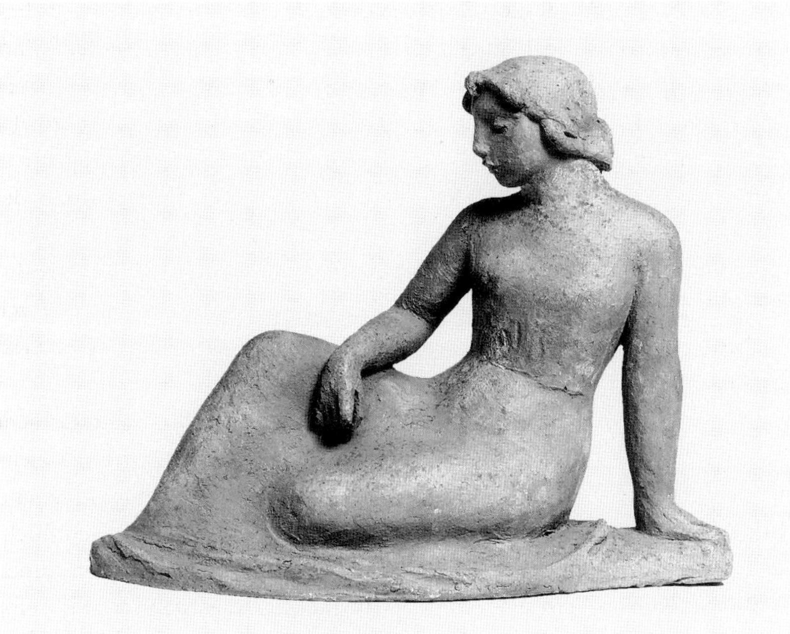

Sitzende Frau, um 1900,
Terrakotta; Musée du Petit Palais, Paris, Provenienz Jacques Zoubaloff

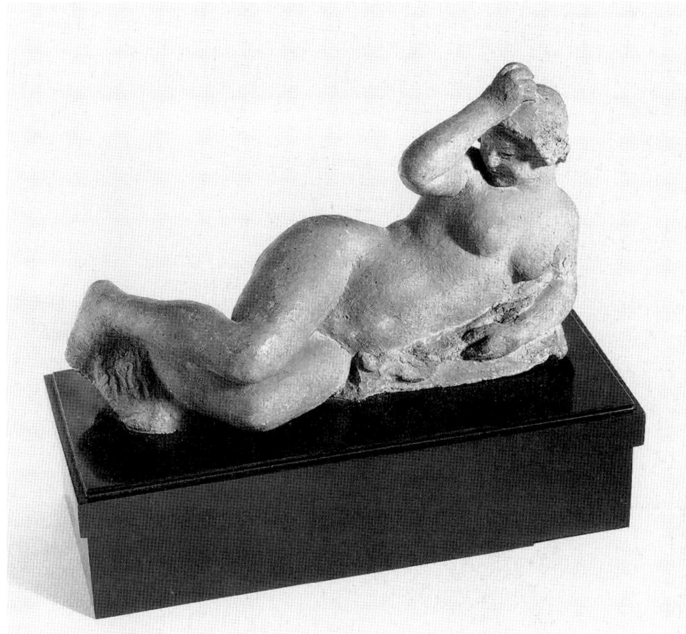

Liegende, um 1900, Terrakotta (Kat. 43)

Krankheit setzte jedoch erst im Winter 1903/04 ein. Maillol berichtet seinem Jugendfreund François Bassères in einem Brief vom 11. Januar 1904 von seinen Beschwerden und Ängsten. In einem späteren Schreiben vom 12. Juni 1904 teilt Maillol mit, daß er einen berühmten Augenarzt konsultiert habe.[30]

Bis Ende des Jahres 1903 war Maillol mit der Planung und Herstellung von Wandteppichen befaßt. Die »Periode der Tapisserie« endete demnach nicht in der Mitte beziehungsweise gegen Ende der neunziger Jahre, wie dies bisher allgemein behauptet wurde, obwohl veröffentlichte Quellen das Gegenteil beweisen. So geht aus den 1953 publizierten Briefen an Jószef Rippl-Rónai hervor, daß sich Maillol im Winter 1902/03 mit der Herstellung eines Gobelins und eines weiteren gestickten Wandbehangs beschäftigte (vgl. Kat. 12f.).[31] Der Zeitraum, in dem Maillol Tapisserien herstellte, erstreckt sich demnach über zehn Jahre. Am Ende dieser Phase scheint die Tapisserie aufgrund der Aufträge von Hélène Prinzessin Bibesco noch einmal eine zentrale Rolle zu spielen. Bisher wurden diese Werke allgemein in die Mitte beziehungsweise in die zweite Hälfte der neunziger Jahre datiert, sie sind mit Sicherheit jedoch erst nach 1900 entstanden.

Die Bekanntschaft mit Emmanuel Prinz Bibesco sowie dessen Mutter Hélène und Bruder Antoine, die mit Marcel Proust verkehrten, verdankte Maillol seinem Malerfreund Édouard Vuillard. Maillol erwog damals aus Verzweiflung darüber, daß kaum jemand seine Werke erwarb, Paris zu verlassen und endgültig in seine Heimat im Südwesten Frankreichs zurückzukehren. In dieser Situation erfolgten die Ankäufe und Aufträge der Familie Bibesco. »Vuillard verdanke ich alles«, vertraute er 1904 Graf Kessler an.[32] Vuillard pflegte seit ungefähr 1900 engere Beziehungen zu den Prinzen Antoine und Emmanuel Bibesco.[33] Als Vuillard, Pierre Bonnard und die Bibesco-Brüder im Januar 1901 nach Spanien reisten, besuchten sie unterwegs Maillol in seinem Heimatort Banyuls nahe der spanischen Grenze und brachten dem Freund die in Rumänien besorgte Stickwolle mit.[34] Zu diesem Zeitpunkt muß also die Arbeit an den großen Tapisserien unmittelbar bevorgestanden haben. Als Louis Codet, wie Pierre Camo berichtet, im Frühjahr des gleichen Jahres Maillol in Banyuls besuchte, arbeitete dieser an einem der drei Bibesco-Wandteppiche.[35] 1902 zeigte Maillol in seiner ersten Einzelausstellung in der Galerie Vollard elf Tapisserien, darunter drei großformatige. Nach Cladel soll nur einer von Prinzessin Bibesco ausgeliehen worden sein.[36] 1902 ist somit der Terminus ante quem für zumindest einen der Wandteppiche, vermutlich *Konzert der Frauen* (Kat. 16, Abb. S. 82). Es erscheint als sehr wahrscheinlich, daß die zweite große Tapisserie *Musik für eine sich langweilende Prinzessin* im Frühjahr 1902 noch nicht fertiggestellt war (Kat. 17, Abb. S. 83).

Als Maillol begann, Wandteppiche zu entwerfen, war er noch ausschließlich Maler, am Ende seiner Beschäftigung mit der Textilkunst hatte er schon zahlreiche Skulpturen geschaffen, darunter einige seiner bedeutendsten. Maillols Tapisserien entstanden in seiner interessantesten Werkphase, in der sich die verschiedenen Gattungen gegenseitig durchdrangen. Aufschlußreich ist eine Zeichnung, die auf der Vorderseite eine mit Maillols Hauptwerk *Méditerranée* (Kat. 47, Abb. S. 99) verwandte Aktdarstellung zeigt und auf der Rückseite eine Entwurfskizze für eine Tapisserie (Kat. 92).

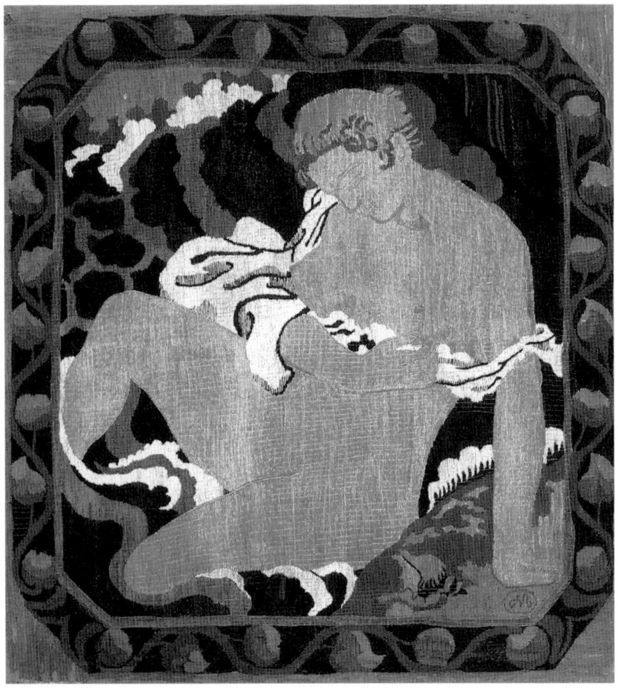

Frau im Bade - Die Woge, um 1902,
Tapisserie, gestickt; Musée Maillol, Paris, Provenienz Sammlung Bibesco

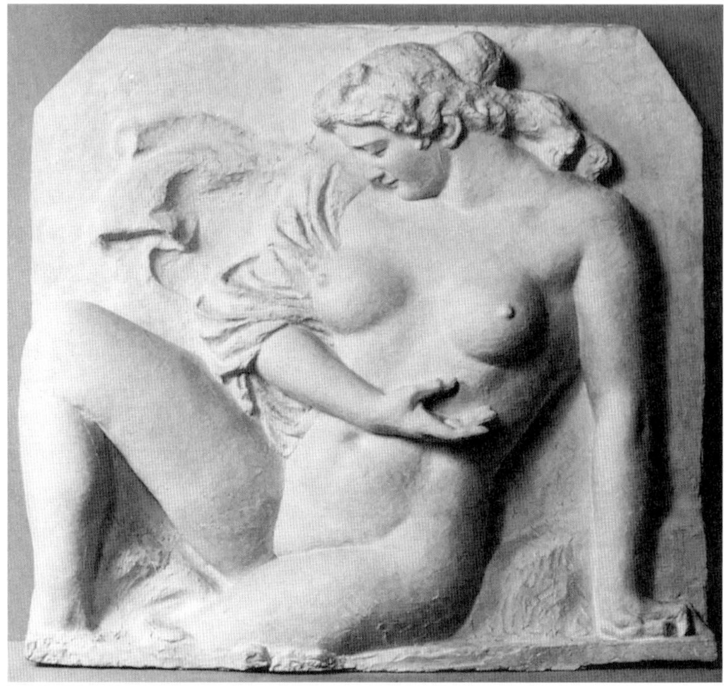

Frau im Bade - Die Woge, um 1902, Gips; Musée d'Orsay, Paris

Der Vergleich der beiden großen Tapisserien für Prinzessin Bibesco, die thematisch eng verwandt sind, macht die stilistische Entwicklung Maillols deutlich. *Konzert der Frauen* (Kat. 16, Abb. S. 82) geht auf einen Entwurf von ungefähr 1895 zurück (Kat. 132, Abb. S. 33). Die in dekorative, faltenreiche Gewänder gekleideten Frauen, ähnlich wie im Wandteppich *Verzauberter Garten* (Abb. S. 30), sind nun sitzend dargestellt, ihre Röcke bilden fast jugendstilhafte Ornamente. Die gleiche Art der flächig-dekorativen Darstellung der Frau zeigt sich auch in den ersten Skulpturen Maillols, kleinen geschnitzten Reliefs, wie der *Tänzerin*, die aus dem Nachlaß von Thadée Natanson ins Musée d'Orsay, Paris, gelangte (Abb. S. 34). Derartige Reliefs waren 1896 im Salon nationale des Beaux-Arts ausgestellt[37] – es sind Skulpturen eines Malers. Am Ende des Zeitraums, in dem sich Maillol mit der Tapisserie beschäftigte, hatte sich das Verhältnis der Gattungen umgekehrt, nun wirkten plastische Werke auf die Konzeption der Tapisserien ein.

Man muß Howaldt zustimmen, den Höhepunkt unter Maillols Tapisserien stelle *Konzert der Frauen* (Kat. 16, Abb. S. 82) dar, »mit seinem ruhenden Bildaufbau, der lockeren Flächenfüllung, dem leichten anmutigen Faltenfluß der Gewänder«.[38] Hier ist das Hauptthema von Maillols Tapisserien, die Darstellung junger Frauen im Einklang mit der Natur, erfüllt von musikalischen Harmonien, mit der Komposition und Ausführung in Einklang gebracht. Das zweite große Werk für Prinzessin Bibesco ist ohne Zweifel als Pendant geplant, doch seine Komposition, wohl erst um 1902 entworfen, wirkt anders.

Im Vergleich mit dem früheren Teppich kritisierte Howaldt *Musik für eine sich langweilende Prinzessin* (Kat. 17, Abb. S. 83): »Die Flächenfüllung ist jedoch nicht so vollkommen harmonisch ausgewogen [...]. Das Gleichgewicht wird durch das perspektivische Element gestört [...]. Wenn der Zauber jedoch, den auch dieser Wandteppich besitzt, durch die ziemlich plumpe Gestaltung der drei musizierenden Mädchenfiguren beeinträchtigt wird, so geht diese Wirkung auf die Ungeschicklichkeit des Auszuführenden zurück.«[39] Mit Sicherheit geht die andersartige Wirkung von *Musik für eine sich langweilende Prinzessin* nicht auf die Ausführung der Stickerin zurück. Während Maillol für *Konzert der Frauen* eine Komposition aufgriff, die aus der Zeit stammte, in denen er vollkommene Flächigkeit anstrebte, zeigt sich im späteren Pendant die Handschrift des Bildhauers, der die Landschaft und die Figuren plastisch herausarbeitet. Jene »plumpen« Musikantinnen entsprechen dem Figurentyp, der für Maillols Plastik charakteristisch ist und der durch die Gattin des Künstlers inspiriert wurde.[40] Während im früheren Teppich grazile Schönheiten dargestellt sind, sind es nun die kleinwüchsigen, kräftigen Mädchen aus Maillols katalanischer Heimat.

Die Gestalten auf der vermutlich letzten großen Tapisserie Maillols sind verwandt mit Plastiken. Eine Terrakottaskizze zweier sitzender Mädchen (Abb. S. 34) erinnert an die Musikantinnen, aber auch an den Karton *Angélique und Clotilde in katalanischer Tracht* (Kat. 89, Abb. S. 32), die sitzende Prinzessin im Vordergrund ist verwandt mit einer bekleideten sitzenden Figur, ebenfalls aus Terrakotta (Abb. S. 35). Offensichtlich modellierte Maillol plastische Skizzen speziell für die Umsetzung in die Tapisserie. Bei der Aktfigur einer *Liegenden* (Kat. 43, Abb. S. 35) vermerkte Bouvier, daß es sich um eine Kompositionsstudie für eine Tapisserie handele, allerdings ist kein entsprechender Teppich bekannt.[41]

Besonders eng werden die Zusammenhänge zwischen Skulptur und Textilkunst bei einem dritten, aber kleineren Teppich für Prinzessin Bibesco, *Frau im Bade – Die Woge* (Abb. S. 36), in der die Pose der sitzenden einzelnen Figur aus *Musik für eine sich langweilende Prinzessin* zitiert wird. Die junge Frau ist unbekleidet und nicht mehr in eine große Flächenkomposition einbezogen. Hier zeigt sich das Formgefühl des Bildhauers Maillol, der die Komposition auch ins Relief umsetzte (Abb. S. 36). Als Maillol 1903 dieses plastische Werk für den Salon de la société nationale des Beaux-Arts einreichte, räumte Rodin ihm in der Ausstellung einen Ehrenplatz ein, erstmals war Maillol damit nicht mehr der Kunstgewerbesektion zugeordnet.[42] Bisher wurden Tapisserie und Relief 1896 datiert, das kann jedoch nicht zutreffen. Das große Relief mit seiner starken Plastizität ist jedoch ein reifes Werk und weit entfernt von den flächigen Schnitzereien aus der Mitte der neunziger Jahre (Abb. S. 34). Unverständlich wäre auch, wenn Maillol im Salon als erstes großformatiges Werk eine ältere Arbeit gezeigt hätte, dort präsentierten die Künstler generell ihre neuesten Werke. In dem Relief zeigt sich bereits die Kraft des Bildhauers Maillol, es erinnert jedoch in der Darstellung der Wellen und der Draperie noch an Maillols Herkunft aus der dekorativen Flächenkunst.

Maillol gab 1903/04 die Herstellung von Tapisserien auf. Mag die Augenkrankheit die Ursache gewesen sein oder die Begründung, die er Graf Kessler gab: »Dann habe er aber [...] entdeckt, dass die mechanische Arbeit der Stickerei zu gross sei; er musste zu viel Anderen überlassen, ›wenn ich nicht von der Arbeit erdrückt werden wollte‹, und so sei er zur Skulptur gekommen.«[43] Der Vergleich der letzten Bibesco-Tapisserie mit dem Relief *Frau im Bade* und der *Méditerranée* macht deutlich, daß Maillol die Wahl längst vollzogen hatte, er war Bildhauer geworden.

1 Salon national des Beaux-Arts 1893, Nr. 346: »essai de tapisserie«.

2 Breker 1992, S. 84ff.; Abb. eines der Fragmente bei Lorquin 1994, S. 18f.

3 Cladel 1937, S. 39; Bouvier 1945, S. 30; Breker 1992, S. 84ff. Dina Vierny teilte Breker mit, daß Maillol ihr gesagt habe, er selbst hätte das Bild zerschnitten. Cladel gegenüber hatte er geäußert, daß er nichts über seinen Verbleib wisse.

4 Cladel 1937, S. 39.

5 Ebda., S. 50. »C'est par la tapisserie que j'ai commencé à faire de la composition [...]. Je n'ai pas trouvé mon expression dans la peinture, je l'ai trouvée dans la tapisserie.«

6 Kessler, Tagebuch (Deutsches Literaturarchiv, Marbach; im folgenden zitiert: DL/M), 23. 8. 1904. »Über seinen Lebensgang: er sei Schüler von Cabanel auf der École des Beaux-Arts gewesen. Er spricht von C. mit einer gewissen Verehrung: ›il ne m'a jamais donné un mauvaus conseil.‹ Aber er habe sich doch in dieser Schule gewisse Maniriertheiten (habiletés) der malerischen Technik angewöhnt, die er nicht wieder loswerden konnte, so dass ihn seine Malerei nie befriedigt habe; ›je ne m'y reconnais pas.‹ Deshalb habe er sich der Stickerei zugewendet, ›parce que là je me disais que je serais bien obligé de mettre un ton à côté de l'autre, sans cette trop grande habileté‹.«

7 Pierre Vaisse: La querelle de la tapisserie au début de la IIIe République, in: Revue de l'art, Nr. 22, 1973, S. 66-86.

8 Cladel 1937, S. 50. »La tapisserie [...] peut être considérée comme de la grande peinture. C'est un art plus beau, plus signicatif que celui du tableau.«

9 Howaldt 1964, S. 42ff.

10 Siehe den Beitrag von J. Zutter, S. 19, 24.

11 Siehe Cladel 1937, S. 54; Le Romain-Normand 1994, S. 31.

12 Zitiert nach Ausst.Kat. Zürich 1993, S. 377 (ohne Angabe über den Standort des Briefes, Verweis auf die bevorstehende Maillol-Publikation von Michel Hoog). »J'ai eu l'idée de reconstituer la belle tapisserie ancienne parce que les Gobelins l'ont amenée au dernier degré de bêtise – j'aime énormément la tapisserie – et la passion que j'ai pour elle m'a permis de supporter des difficultés énormes.« In dem undatierten Brief gibt Maillol an, sich drei Jahre mit Tapisserien zu beschäftigen, demnach wurde er vermutlich 1896 geschrieben.

13 Rewald nennt *Junge Mädchen in einem Park* (1939, Abb. S. 34), später jedoch *La Musique* (1950, o. S.). Nach Cladel (1937, S. 53) wurde der erste Bildteppich für Comte d'Esmont, Fécamp, geschaffen, er ist nicht nachweisbar. Slatkin (1976, Nr. 49) folgt Rewald (1939), Breker (1992, S. 127) und Cladel (1937).

14 Wertheimer 1953, S. 113. »Jusqu'ici j'ai été dans un grand ennui – et enfin j'ai pu arriver à payer mon terme et l'on viend de me commander une tapisserie de 1500 francs. J'ai pris deux ouvrières très jolies qui me font la tapisserie très bien – je commence maintenant à travailler.«

15 Ausst.Kat. Zürich 1993, S. 209.

16 Zitiert nach Ausst.Kat. Zürich 1993, Nr. 208.

17 Howaldt 1964, S. 50f.

18 Ausst. Kat. Zürich 1993, S. 377. »J'ai inventé un point d'une simplicité très grande de telle façon que je puis faire exécuter mes tapisseries par les femmes les moins intelligentes.«

19 Wertheimer 1953, S. 114. »Je fais faire un immense métier de gobelins.«

20 Cladel 1937, S. 55.

21 Frère 1956, S. 136; Frère 1961, S. 138; Rewald 1939, Abb. S. 35. Das Porträt befand sich 1937 in der Galerie Dr. Raeber, Basel; heute verschollen.

22 Siehe Wertheimer 1953, S. 113.

23 Die Schreibweise »Narcis« erscheint jedoch bei Frère 1956, S. 342, Frère 1961, S. 360. Der Name Narcis steht in der Todesanzeige für Jules March, den Ehemann von Maillols Schwägerin Angélique (Kessler-Nachlaß, DL/M).

24 Ausst.Kat. Zürich 1993, Abb. S. 14: France Ranson im Tapisserie-Atelier.

25 Ebda., S. 377. »[...] je dirige ma tapisserie, je dicte les tons aux ouvrières pendant que je travaille toujours le dessin grandeur d'exécution...«.

26 Entwurf für *Konzert der Frauen*, siehe Ausst.Kat. Zürich 1993, Nr. 199; Lorquin 1994, S. 29.

27 Siehe Lorquin 1994, Abb. S. 26.

28 Cladel 1937, S. 50. »[...] je crois que j'aurais fait de belles choses, de véritables créations... mais, je n'avais pas d'argent«.

29 Lorquin 1994, S. 160; allerdings werden nach seiner Darstellung noch 1896 Tapisserien in Auftrag gegeben (ebda., S. 161).

30 Bassères 1979, S. 91. Das Datum 1904 für die Krankheit nennen Le Normand-Romain (1994, S. 31) und Breker (1992, S. 40), dennoch datiert Breker keine der Tapisserien nach 1898 (ebda., S. 206f.).

31 Wertheimer 1953, S. 114.

32 Kessler, Tagebuch (DL/M), 3. 9. 1904. Unzutreffend ist Hoogs These, Maillol könne Prinzessin Bibesco schon früher gekannt haben, noch bevor er Vuillard kennenlernte (Hoog 1993, S. 259).

33 Juliet Wilson Bareau: Édouard Vuillard et les princes Bibesco, in: Revue de l'art, 1986, S. 37-46, hier S. 39. Gloria Groom dagegen geht davon aus, daß Vuillard Prinzessin Bibesco schon 1895 kennengelernt haben muß, dabei beruft sich – unglücklicherweise – auf die (durch nichts belegten) Beziehungen zwischen Maillol und der Familie Bibesco in der Mitte der neunziger Jahre, die Vuillard arrangiert habe. Die Ausführung der Tapisserien für Prinzessin Bibesco jedoch erfolgte nach Groom sechs Jahre später (Gloria Groom: Édouard Vuillard. Painter – Decorator. Patrons and Projects 1892-1912, New Haven und London 1993, S. 150).

34 Groom (wie Anm. 33), S. 150, Anm. 59; siehe auch Cladel 1937, S. 53.

35 Camo 1950, S. 19.

36 Cladel 1937, S. 63.

37 Salon national des Beaux-Arts, Paris 1896, Nr. 317ff.; vgl. auch Kat. 21.

38 Howaldt 1964, S. 53.

39 Ebda., S. 55.

40 Siehe den Beitrag von U. Berger, S. 45.

41 Bouvier 1945, S. 79; es ist allerdings kein entsprechender Teppich bekannt.

42 Siehe den Beitrag von A. Le Normand-Romain, S. 119ff.

43 Kessler, Tagebuch (DL/M), 23. 8. 1904. »[...] er musste zu viel Anderen überlassen, ›si je ne voulais pas être écrasé de travail‹, und so sei er zur Skulptur gekommen«.

KONZEPTION UND AUSFÜHRUNG IN MAILLOLS PLASTISCHEM WERK

Ursel Berger

In den bisher erschienenen Monographien ist das bildhauerische Werk von Aristide Maillol chronologisch behandelt worden oder unter dem Blickwinkel bestimmter Aufgaben und Aufträge. Der folgende Beitrag versucht, Maillols Konzeptions- und Arbeitsweise darzulegen, um auf diesem Weg zum Verständnis für die Besonderheit seines plastischen Schaffens beizutragen. Mit Hilfe ausgewählter Werkbeispiele und zahlreicher ›Selbstaussagen‹ sollen Maillols Denken und sein künstlerisches Arbeiten exemplarisch vorgestellt werden.

Maillol war, anders als sein Freund Maurice Denis, kein Theoretiker von Rang. Es fiel ihm schwer, über die Beweggründe seines Schaffens zu sprechen. So antwortete er 1905 auf eine entsprechende Frage des deutschen Sammlers Oskar Schmitz: »Sie fragen mich nach meinen Vorstellungen von der Kunst. Es ist, verehrter Herr, sehr schwierig, in einem Brief seine Ideen darzulegen. Darüber müßte ich lange nachdenken. Davon abgesehen kann ich mich mit der Feder nicht so ausdrücken wie mit meiner Hand. [...] Jedes Werk, sei es schlecht oder gut, hat eine Botschaft, das Werk sagt etwas aus. Wenn Sie den Artikel, den Maurice Denis mir gewidmet hat, heranziehen, dann finden Sie dort meine Ideen oder auch im Artikel von Mirbeau.«[1] Im Laufe seines langen Lebens hat Maillol jedoch häufig über seine Arbeits- und Konzeptionsweise gesprochen, und Zeitzeugen haben diese Ausführungen aufgezeichnet. Diese Veröffentlichungen betreffen vor allem Maillols letzte Lebensphase, und sie sind geprägt von der Selbststilisierung des Bildhauers, dem es darum ging, die eigene Künstlerlegende zu bekräftigen. Aufschlußreicher erscheinen deshalb Aussagen aus der Frühzeit seiner Entwicklung, als er im Begriff war, seinen eigenen Stil zu finden und zu festigen. Solche Selbstinterpretationen des Künstlers zeichnete Harry Graf Kessler in seinem Tagebuch auf, umgehend und so wörtlich wie möglich schrieb er Maillols Aussagen nieder. Kesslers Notizen können – in den meisten Fällen – als authentischer eingeschätzt werden als die später publizierten Erinnerungen an den Künstler. Im folgenden wird Zitaten aus Kesslers Tagebüchern der Vorrang gegenüber vergleichbaren Ausführungen aus den bekannten Veröffentlichungen von Henri Frère, Judith Cladel und anderen eingeräumt, zumal die entscheidenden Niederschriften Kesslers bisher bis auf wenige Passagen unpubliziert sind.[2] Da Kessler diese Erläuterungen durch gezielte Fragen provozierte, sind seine Tagebuchaufzeichnungen ergiebiger für die Erforschung von Maillols Denken und Schaffen als die meisten Briefe des Bildhauers. Es darf jedoch nie außer acht gelassen werden, daß Maillols Worte hier von einem Fremden aufgezeichnet worden sind.

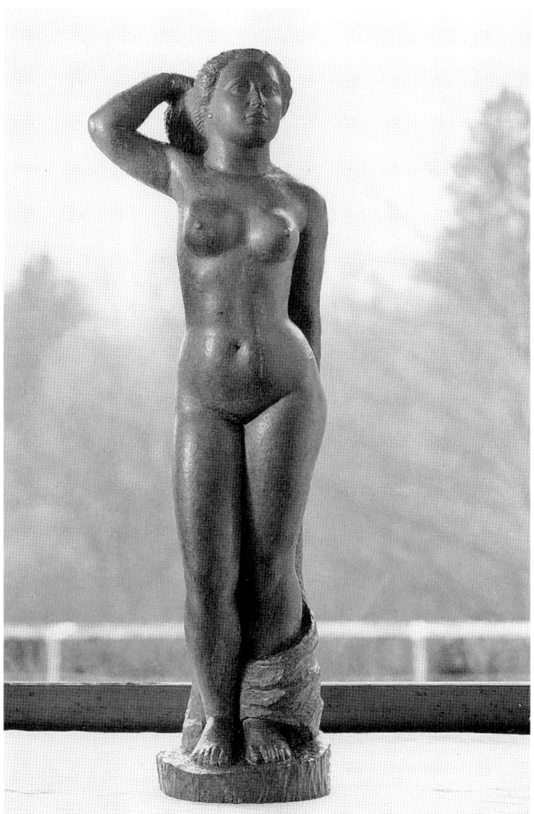

Stehende Badende, um 1898, Holz; Sammlung Oskar Reinhart, Winterthur, Provenienz Harry Graf Kessler.
Die Skulptur ist die zweite Holzstatuette, die Maillol geschaffen hat

Die überlieferten Kommentare Maillols zu seiner Arbeit und zur Kunst im allgemeinen wirken meist sehr apodiktisch. Wenn man jedoch die Notizen seiner verschiedenen Freunde vergleicht, ergeben sich zahlreiche Widersprüche. Bei näherem Hinsehen und unter Berücksichtigung weiterer Quellen wird deutlich, daß Maillol in seiner Konzeptions- und Arbeitsweise recht variabel war. Es scheint sogar typisch für ihn, daß er von den Regeln, die er selbst proklamierte, häufig abwich.

Die Anfänge

Aristide Maillol war ausgebildeter Maler, die Grundlagen der Bildhauerei hatte er folglich an der Kunstakademie nicht erlernt und mußte sie sich selbst beibringen. Allerdings hatte er schon früh sein Interesse an dieser Kunstgattung gezeigt: Nach der Schulzeit nahm er in Perpignan Unterricht bei einem Bildhauer, und in Paris schrieb er sich 1883 in der Bildhauerklasse der Kunstgewerbeschule ein. Beide Male brach er jedoch die Ausbildung bald ab. Über zehn Jahre später – in der Mitte der neunziger Jahre des vorigen Jahrhunderts – gelangte er fast zufällig zum plastischen Gestalten. Zuerst schnitzte er Ornamente, der Legende nach für die Wiege seines 1896 geborenen Sohnes (Musée Maillol, Paris), dann Reliefs und Statuetten und begann allmählich, in Ton zu modellieren. Wie seine erste Holzstatuette entstand, erzählte er später seinem jungen Künstlerfreund Henri Frère: »Als ich meine erste Statue schnitzte, da wußte ich noch nicht einmal, was ich eigentlich machen wollte. Ich konnte nicht zeichnen. Und so habe ich einen Kopf gemacht, dann einen Hals, Schultern, Brüste, einen Leib und Beine, eines nach dem anderen. Man weiß doch ungefähr, wie ein Hals und Brüste gebaut sind... Das sah gar nicht schlecht aus.«[3]

Entgegen der bisherigen Einschätzung seines Werdegangs arbeitete Maillol, nachdem er zur Bildhauerei gekommen war, noch fast ein Jahrzehnt lang gleichzeitig auch als Maler und Entwerfer von Wandteppichen. Dennoch war der Beginn des Bildhauers Maillol nicht zögernd, denn schon sehr bald – und zwar in den Holzstatuetten (Kat. 27, 32, 48 und Abb. S. 39) – fand er den für ihn eigentümlichen Stil der plastischen Vereinfachung und Zusammenfassung bei klarem Aufbau und äußerster Plastizität. Diese künstlerische Sicherheit und Entschiedenheit muß um so mehr verwundern, als seine malerischen Werke, vor allem aber seine Tapisserien, einen zu seinem plastischen Schaffen gegensätzlichen Charakter aufweisen: Es sind äußerst dekorative, flächenhafte Kompositionen

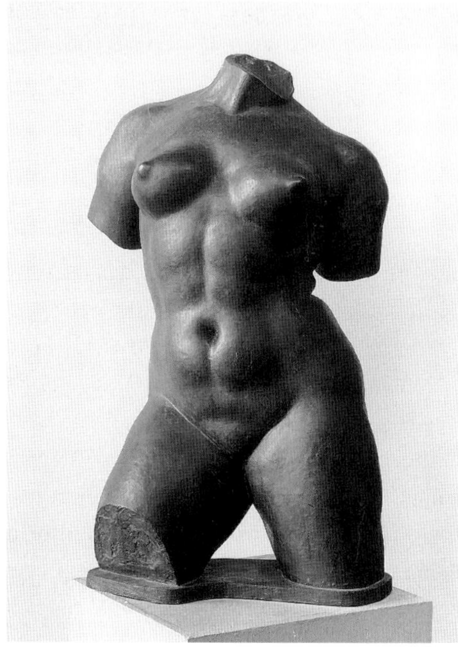

Torso Action enchaînée, 1906, Bronze,
Kunstmuseum, Basel

von subtiler Farbigkeit. Nur in den frühesten Reliefs und in wenigen Skulpturen, wie der *Waschfrau* (Kat. 8, 22, Abb. S. 78, 87), gibt es enge stilistische und motivische Gemeinsamkeiten zwischen Skulpturen und gleichzeitigen Gemälden und Tapisserien. Maillol hat flächigdekorative Kompositionen auch noch in späterer Zeit ausgeführt, vor allem in seinen Holzschnittillustrationen.

Wenn man in den Erinnerungsbüchern der Freunde über Maillols jahrelangen Kampf um die nicht vollendete letzte Statue *Harmonie* (Kat. 86, Abb. S. 113) liest, könnte man vergessen, daß er als ein Bildhauer mit leichter Hand begann. Um die Jahrhundertwende modellierte er eine große Zahl von Kleinplastiken, die für die damalige Zeit neuartig waren. Damals, in der Spätphase der Belle Époque, überschwemmten große Gießereien den Markt mit gefälligen, dekorativen Bronzestatuetten für das bürgerliche Wohnzimmer. Maillols formenstrenge kleine Frauengestalten fielen, wie Rodin bemerkte, vor diesem Hintergrund gerade deshalb auf, weil sie sich nicht aufdrängten.[4]

Maillols frühes plastisches Schaffen ist nicht nur stilistisch erstaunlich, es überrascht auch durch seinen großen Umfang. Es beginnt wie eine schöpferische Explosion, an der gemessen das spätere Werk wie ein mühsames, langsames Voranschreiten wirkt. Im Grunde sind fast alle Formideen seines gesamten bildhauerischen Werks schon in den frühen Schöpfungen enthalten. Maillol arbeitete damals, wie er es später darstellte, gleichsam instinktiv, ohne Beeinflussung durch ältere oder zeitgenössische Vorbilder. Über die frühen Statuetten soll er, nach Auskunft von Frère, gesagt haben: »Das machte ich ohne Modell. Ich habe alle meine Statuetten ohne Modell, sogar ohne Zeichnung gemacht. Ich habe sie einfach gearbeitet, sie ganz und gar erfunden. Darum wirken sie wahr.«[5]

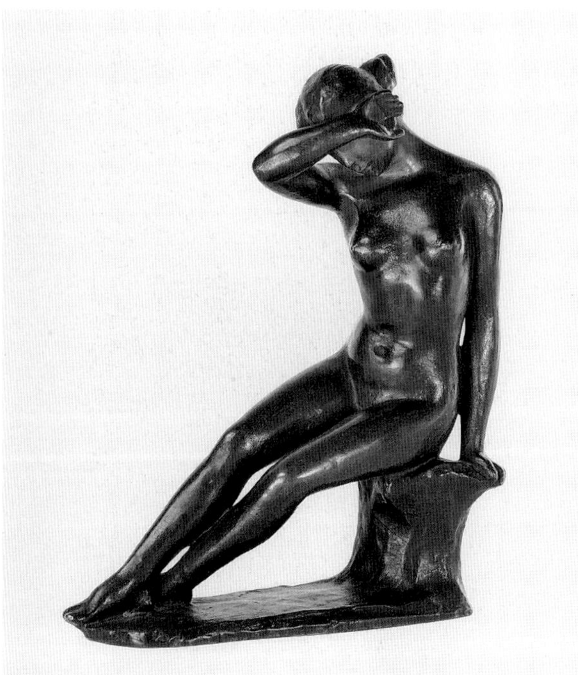

Sitzendes Mädchen, sich die Augen verhüllend, um 1900,
Bronze (Kat. 40b)

Von Maillols reizvollen, um 1900 entstandenen Figuren sind vor allem jene bekannt, die der Kunsthändler Ambroise Vollard in Bronze-Editionen verlegte. Doch das damalige Schaffen war sehr viel umfangreicher, manches Terrakotta-Unikat dürfte für immer verloren sein, so daß der volle Umfang des kleinplastischen Frühwerks nicht bekannt ist. Die um 1900 entstandenen Werke bilden im vorliegenden Band den Hauptakzent.

Die spontane Arbeitsweise mag bei kleinformatigen Figuren nicht überraschen, doch Maillol realisierte auch einige der großen Hauptwerke in ungewöhnlich kurzer Zeit, worauf er mehrfach – nicht ohne Stolz – hingewiesen hat. Den Torso der *Ile de France* (Kat. 71, Abb. S. 109) will er an einem einzigen Nachmittag modelliert haben. Für die Vollendung der *Flora* (Abb. unten) benötigte er ungefähr zwei Wochen, für den Torso der *Action enchaînée* (Abb. S. 40) zehn Tage.[6] Die Arbeit an diesem Werk vollzog sich fast wie im Rausch, worüber sich Maillol noch Jahrzehnte später wunderte. Henri Frère zitiert ihn: »Wenn ich es jetzt sehe, dann denke ich: Wer hat denn das gemacht? Warst Du das? Ich kann es nicht glauben, ich erfand die Figur, ich konnte sie machen.«[7] Derartige ›Geniestreiche‹ ließen sich jedoch nicht beliebig wiederholen. In späterer Zeit war es eher die Regel, daß Maillol an Großplastiken langsam und mühevoll arbeitete.

Gegenüber seiner Geschicklichkeit, Kleinplastiken schnell und spontan zu modellieren, wurde Maillol selbst bald mißtrauisch. Er warnte vor eigenen Figuren, die er mit leichter Hand geschaffen hatte. Zum Beispiel riet er Graf Kessler ab, eine bestimmte Terrakotta zu erwerben: »Ja, das ist hübsch, elegant. Aber von Clodion gibt es solche Dinge. Das ist nicht nach der Natur gemacht, das ist lediglich dekorativ.«[8]

Die folgenden Ausführungen von 1907, die wieder aus dem Tagebuch Graf Kesslers stammen, verdeutlichen, daß sich Maillol damals bewußt von der Art, wie er seine ersten Kleinplastiken geschaffen hatte, distanzieren wollte: »Seine kleinen Figuren kosteten ihn ebensoviel Zeit wie grosse: ›weil ich die Natur befragen muß. Wenn man so vorgeht, kann man Dinge machen, die in sich zusammenhängen; wenn man die Form skizziert, erhält man dagegen Dinge, die wie nach Gebrauchsanleitung hergestellt sind, vergleichbar Tanagra-Figuren. Ich möchte solche Gebrauchsanweisungen weder benutzen, noch für mich erfinden. Ich möchte die Form nicht nur skizzieren; ich will nur noch ganz gediegen arbeiten. Man muß sich entwickeln; ich kann doch nicht immer so weitermachen wie in meinen Anfängen, als ich eine Statuette gleichsam aus dem Nichts geschaffen habe.‹«[9]

In seiner Ablehnung des Skizzenhaften[10] stand Maillol kontrovers zur plastischen Kompositionsweise von Henri Matisse, mit dem er freundschaftlichen Umgang pflegte. Der Maler beschwor ihn einmal, eine Plastik, an der Maillol gerade modellierte, nicht weiterzubearbeiten: »Lassen Sie das so – so ist es gut. Sie werden alles zerstören.«[11] Maillol jedoch wollte die Figur zu einer Vollendung führen, wie sie seiner Vorstellung entsprach.

Die Selbstverpflichtung, seine Skulpturen fortan »sehr gediegen« zu arbeiten, führte Maillol im ersten Jahrzehnt des 20. Jahrhunderts zu strengem, überlegtem Aufbau, statuarischer Wirkung und auch zum großen Format. Dabei ging einiges von dem Charme und der Unmittelbarkeit der frühen Statuetten verloren.

Natur

Maillols Aussagen über seine Schaffensweise drehen sich um zwei gegensätzliche Begriffe: Natur und Idee. Während er mit Idee seine Vorstellung von der Komposition bezeichnet, versteht er unter Natur das Aktmodell mit seinen individuell ausgeprägten Körperformen. Die Aussagen, die Maillol über den Wert der Natur gemacht haben soll, schwanken zwischen Verehrung und Ablehnung. Darin ist jedoch kein Widerspruch zu sehen; denn es kam für ihn weder eine Arbeit ohne Orientierung am menschlichen Modell in Frage noch die sklavische Nachahmung des Naturvorbildes. Das Maß, in dem er sich am Modell orientierte, war in den verschiedenen Phasen seiner Entwicklung unter-

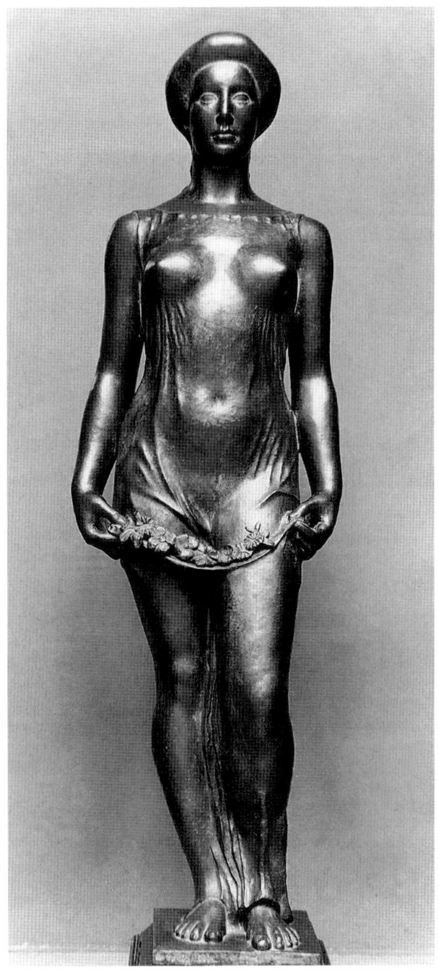

Flora, 1911-12, Bronze; Bayerische Staatsgemäldesammlungen, München, Provenienz Sammlung Wolff, Berlin

schiedlich, manchmal änderte es sich auch im gleichen Zeitraum von Skulptur zu Skulptur. So entstand neben der *Flora* (Abb. S. 41), die er, wie Maillol beteuerte, ganz ohne Modell geschaffen hatte, die *Pomona* (Kat. 63, Abb. S. 107), in der sich Natur und Erfindung ergänzen, wenig später modellierte er den Torso *Jeunesse* (Kat. 65, Abb. unten) weitgehend »nach der Natur«.[12]

Daß Maillol im Gegensatz zu vielen seiner Kollegen immer wieder auch ohne Modell arbeitete, mag damit zusammenhängen, daß er vor allem zu Beginn seiner bildhauerischen Tätigkeit Schwierigkeiten hatte, Modelle zu finden. Im heimatlichen Banyuls war es für ein wohlanständiges junges Mädchen unmöglich, einem Künstler nackt zu posieren. Wie Maillol versicherte, waren seine frühesten Statuetten ohne Modell entstanden: »Aber ich hatte das Modell in meiner Vorstellung. Auf der École des Beaux-Arts habe ich überhaupt nichts gelernt, immerhin habe ich das Modell oft genug betrachtet. Ich kannte es auswendig.«[13]

War es am Anfang die Schwierigkeit, überhaupt Aktmodelle zu finden, so später die Eifersucht seiner Frau, die Maillol veranlaßte, die Arbeit nach dem Modell einzuschränken. Sein gutes Gedächtnis kam ihm zu Hilfe, als alter Mann bedauerte er: »Heute habe ich kein Gedächtnis mehr, ich kann nicht ohne Modell arbeiten.«[14] Deshalb konnte er während der Abwesenheit seines damaligen Modells, Dina Vierny, die von der deutschen Besatzungsmacht interniert worden war, an seiner letzten Statue, der *Harmonie,* kaum weiterarbeiten.

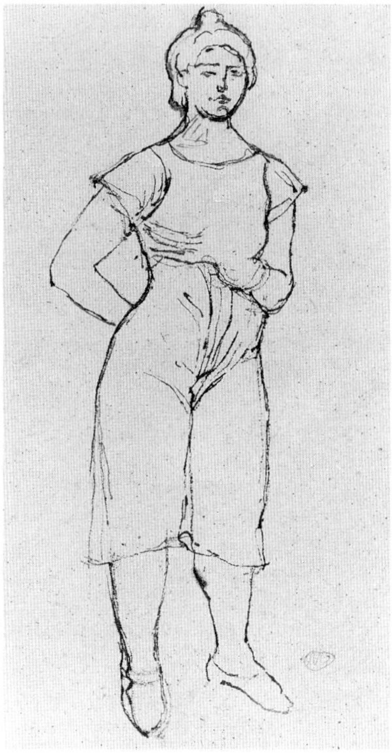

Stehendes Modell, halb entkleidet, 1896 (?), Tinte (Kat. 88)

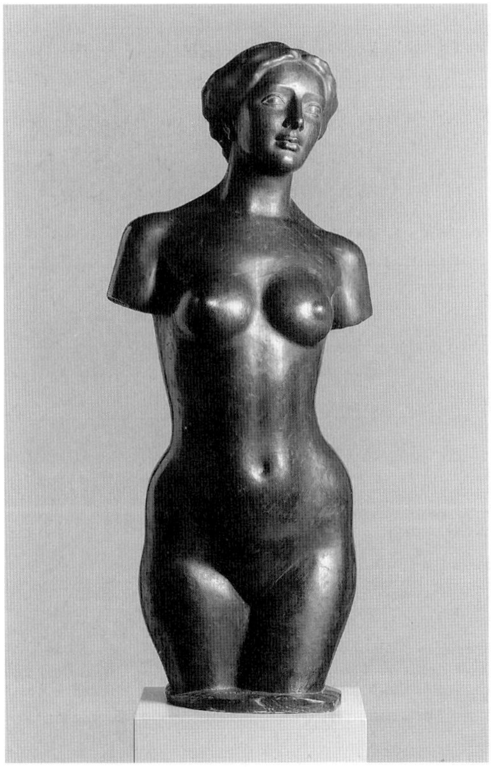

Jeunesse, 1910, Bronze (Kat. 65)

Nicht nur auf seine Erinnerung stützte sich Maillol, wenn er ohne Modell plastisch arbeitete, auch auf Aktphotos oder Abbildungen aus pornographischen Broschüren[15], vor allem aber auf eigene Zeichnungen. In Maillols Schaffen spielen Zeichnungen eine überaus wichtige Rolle. Neben Kompositionsstudien und Vorentwürfen für bestimmte Figuren diente das zeichnerische Medium vor allem dazu, Natur aufzunehmen. Maillol muß unermüdlich gezeichnet haben, nicht nur im Atelier, auch am Strand, auf der Straße und auf Reisen, wie dies Graf Kessler berichtet: »Früh dreiviertel zehn mit Maillol nach London abgereist. Er beobachtet und skizziert beständig; z. B. den auffallend breiten, griechischen Halsansatz einer jungen Engländerin; ›das hilft mir bei der Skulptur.‹ Er sagt, er mache seine Skulpturen fast nur auf Grund von Zeichnungen; weit weniger Modellieren nach der Natur.«[16]

Das zeichnerische Medium diente Maillol, die Umwelt zu erkunden; reizvoll sind die Skizzen, die er von seiner Umgebung macht, zum Beispiel beobachtet er Modelle in unspektakulären Posen, manchmal noch nicht ganz entkleidet (Kat. 88, Abb. oben). Es sind nicht sehr viele solcher Zeichnungen bekannt, sicher gab beziehungsweise gibt es sehr viel mehr, vor allem in Skizzenbüchern. Überhaupt ist der Umfang von Maillols zeichnerischem Schaffen nicht abschätzbar. Photographien aus seinen Wohnungen und Ateliers zeigen Stapel und Mappen voller Zeichnungen.[17] John Rewald erinnerte sich: »Maillol erklärte, daß er sich von keiner trennen würde, ›nicht einmal für eine Million‹, denn er brauche sie dauernd für seine Arbeit und vermißte diejenigen, die er vor langer Zeit verkauft hatte. ›Verstehen Sie‹, sagte er, ›damals dachte ich, ich könnte immer wieder neue machen, aber die Zeit reicht nicht aus, und man findet nicht immer das passende Modell.‹«[18]

Häufig kam es vor, daß er auf Blättern mit vollendeten Zeichnungen erneut zu skizzieren begann, er nahm die Rückseite oder drehte das Blatt auf den Kopf, wenn er sich keine Zeit nehmen wollte, ein frisches Blatt Papier zu besorgen. Judith Cladel erklärte er im Hinblick auf großformatige Aktdarstellungen: »Solche Zeichnungen habe ich zu Hunderten gemacht, sehr schnell, sehr nervös, wobei ich irgendwelches Papier benutzte, sogar Packpapier, um den künstlerischen Elan nicht zu verlieren.«[19] So zeichnete er zum Beispiel mehrere Skizzen auf die Rückseite vom Titelblatt eines Modejournals (Kat. 107, Abb. S. 50).

Wenn Maillol mit einem neuen Modell zusammentraf, dann begann er zuerst zu zeichnen, zum Beispiel nach dem jungen Mann und der jungen Frau, die Graf Kessler ihm 1907 für seine eigenen Aufträge – *Le Désir* und *Radfahrer* – ins Atelier brachte. Auch als Waslaw Nijinsky ihm 1911 Modell stand (vgl. Kat. 111, Abb. S. 155), machte er einige Zeichnungen. In solchen ersten Skizzen ging es nicht vorrangig darum, die Haltung der späteren Figur festzulegen, denn es werden auch variierende Bewegungsmotive dargestellt. Der Künstler versuchte, mit dem Modell bekannt zu werden, es sich zeichnend einzuprägen. Von den Skizzen nach dem jungen Gaston Colin[20], der als Radfahrer und Jockey arbeitete, heftete Maillol mehrere an die Wand des Ateliers, so daß er sie bei der späteren plastischen Arbeit immer im Blickfeld hatte (Abb. S. 12). Auf die gleiche Weise ging Maillol noch bei seiner letzten Statue, der *Harmonie*, vor. Photographien zeigen den unvollendeten Torso vor einer Wand, an der entsprechende Zeichnungen hängen (Abb. S. 16).

Als Kessler Maillol fragte, wie oft er den jungen Colin zum Modellstehen benötigte, antwortete Maillol: »Zweimal! Beim ersten Mal habe ich Zeichnungen gemacht, beim zweiten Mal mit der Arbeit in Ton begonnen. Ich werde ihn nicht mehr häufig brauchen, weil ich ein sehr gutes Gedächtnis habe. Bei Rodin ist das anders, weil seine Fähigkeiten andere sind: nämlich, die Natur wiederzugeben. Ich dagegen suche das Ornament, die Kraft oder Eleganz oder die Feinheit oder die Vornehmheit der Linien.«[21] Hier wird Maillols Überzeugung deutlich, daß ›zu viel Natur‹ ihn an der Realisierung seiner Vorstellung hindern könne. Allerdings verlief die Arbeit an der Figur des *Radfahrers* anders als geplant. Wie aus Kesslers Aufzeichnungen und den Photos, die er im Atelier machte, zu entnehmen ist, war der junge Colin über einen langen Zeitraum sehr häufig im Atelier des Bildhauers. Anders als es seiner damaligen Praxis entsprach, orientierte sich Maillol dieses Mal auch beim Modellieren unmittelbar am Modell. Kessler beobachtete erfreut: »Er ging jetzt beim Arbeiten immer mehr nach der Natur in die Einzelheiten der Form ein indem er mit einem kleinen Holzspachtel winzige, kaum erbsengrosse Thonstücke ganz zart aufstrich und mit dem Finger weich und liebevoll nachmodellierte. ›Wie schön die Natur ist. Die Pobacken sind rund wie Äpfel... Es gibt nichts schöneres als den Hintern einer Frau oder eines jungen Mannes.‹«[22]

So sehr Maillol die Arbeit »nach der Natur« Spaß zu machen schien, mit dem Ergebnis war er nicht zufrieden. Kessler beobachtete, wie der Bildhauer mißmutig an der Jünglingsfigur arbeitete. »Er wird ihrer offenbar noch immer nicht recht froh.«[23]

Aufschlußreich ist Maillols Reaktion, als ihm Kessler Photographien der im Tonmodell weitgehend fertiggestellten Figur zeigte: »Er war vom Aussehen seiner Statue auf ihnen offenbar betroffen. Er sah die Photographien und dann die Statue immer wieder an und meinte dann: ›Zuviel Natur, unglaublich, viel zuviel Natur. Diese Pose...‹ Ich sagte, die Griechen seien doch nach seiner Ansicht, und thatsächlich, noch viel näher an die Natur herangegangen; in den Aegineten, zum Beispiel. Maillol: ›Ja, aber dabei sind sie immer von einer übergreifenden Idee ausgegangen. Als ich mit dieser Statue begann, hatte ich nicht daran gedacht. Ich habe sie wie eine Studie nach der Natur angefangen. Was an ihr allgemein gültig ist, das ist ohne es zu wollen, eingeflossen, vielleicht deshalb, weil ich im Grunde nicht anders arbeiten kann. Die Figur wird immer eine Sonderstellung in meinem Werk einnehmen.‹«[24]

Das weibliche Modell

Die Figur des *Radfahrers* nimmt auch deshalb eine Sonderstellung im Werk Maillols ein, weil er sonst fast ausschließlich weibliche Figuren geschaffen hat. Von wenigen Ausnahmen abgesehen, steht im bildhauerischen Schaffen Maillols die weibliche Figur im Mittelpunkt.

Graf Kessler brachte seine Verwunderung über diese einseitige Ausrichtung in einer der ersten Unterhaltungen mit dem Bildhauer zur Sprache: »Unterwegs fragte ich Maillol, warum er immer nur Frauen mache, nie männliche Figuren. ›Nun, weil ich kein Modell habe. Rodin kann so viele Modelle bezahlen, wie er will, wir anderen Künstler aber müssen in der Regel mit unseren Ehefrauen Vorlieb nehmen. Ich wollte schon immer einmal eine Männerfigur machen; ich finde den männlichen Körper viel schöner als den der Frau; aber bei mir wird es immer wieder eine Frau.‹«[25] Maillols Antwort kann nicht ganz aufrichtig gewesen sein, offensichtlich redete er seinem neuen Mäzen nach dem Mund. Kessler jedoch scheint Maillols Erklärungen für bare Münze genommen zu haben: Er gab Maillol Aufträge für männliche Figuren, er engagierte Gaston Colin und trug einen Teil der Kosten für das Modellstehen.[26] Die einzigen männlichen Figuren, der *Radfahrer* (Abb. S. 103) und die in Griechenland modellierte Statuette *Junger Mann* (Kat. 62, Abb. S. 147), wären ohne Kesslers Anteil- und Einflußnahme nicht entstanden.

Maillol war jedoch ein Künstler, der sich nur mit Themen befassen wollte und konnte, die ihn persönlich interessierten. Drastisch schilderte er, wie er über einer ungeliebten Aufgabe – dem Porträt seines alten Freundes Georges-Daniel de Monfreid – aus Verzweiflung regelrecht krank und arbeitsunfähig geworden war.[27] Die langwierige, oft mißmutige Arbeit an der Figur des *Radfahrers* und die Weigerung, eine Apollo-Statue für das Nietzsche-Denkmal in Weimar in Angriff zu nehmen[28], haben ihre Ursache in Maillols Desinteresse an der Gestaltung männlicher Figuren. Nur was er liebte, konnte und wollte Maillol darstellen: Das sind einerseits die Landschaft seiner Heimat, ihre Tier- und Pflan-

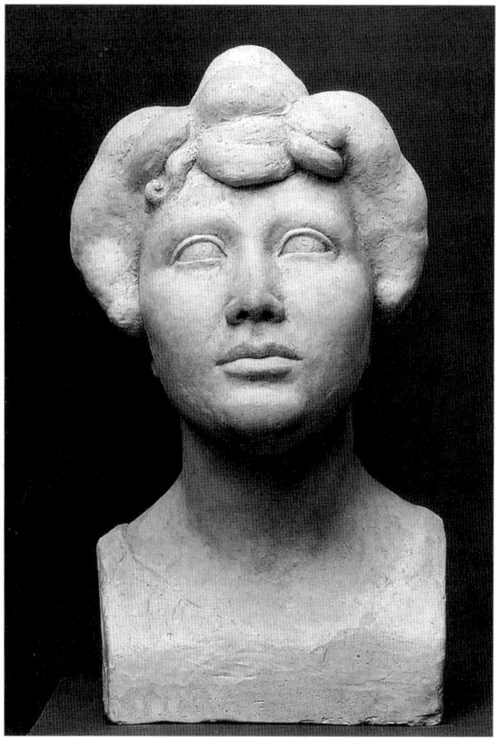

Porträt Clotilde Maillol, 1903-05, Terrakotta (Kat. 49)

zenwelt, die er in Gemälden und Holzschnitten liebevoll wiedergibt, und andererseits – dies jedoch vorrangig – die Frauen, die ihn zur künstlerischen Gestaltung reizen.

Meier-Graefe benannte die Wurzel von Maillols bildhauerischem Werk auf drastische Weise: »Maillol wäre, gäbe es keine Frauenbrüste und Schenkel, nicht Künstler geworden.«[29] Daß es zwischen Maillols erotischem Interesse und seinem künstlerischen Schaffen enge Zusammenhänge gab, war für die Zeitgenossen offensichtlich. Thadée Natanson, der Maillol schon früh kennengelernt hatte, schrieb: »Wenn seine Hände die Rundungen einer Bronze liebkosen, kann man sich vorstellen, wie sie mit Vergnügen lebendige weibliche Formen umfassen.«[30]

Ein gutes Jahrzehnt lang war Maillol in der glücklichen Lage, daß seine Lebenspartnerin zugleich sein Idealmodell war. Am 14. September 1894 schrieb er seinem ungarischen Malerfreund Jószef Rippl-Rónai, daß zwei sehr hübsche junge Frauen in seinem Tapisserie-Atelier arbeiteten, und er fuhr fort: »Meine Arbeiterinnen dienen mir als Modelle. Endlich werde ich nun arbeiten können.«[31] Von den beiden Schwestern Angélique und Clotilde Narcis wurde die letztere bald seine Lebensgefährtin und 1896 seine Ehefrau. Die Jahre, in denen sie Maillols bevorzugtes, wenn nicht gar einziges Modell war, sind die entscheidenden in der Entwicklung des Bildhauers. Auf Rodin machte der jüngere Bildhauer damals den Eindruck eines rundum glücklichen Künstlers, im besonderen wegen seiner Frau mit ihrem schönen Körper.[32] »Ich lüpfte ihr Hemd und fand Marmor«, wird Maillol zitiert.[33] Die bedeutende Rolle, die Clotilde Maillol für das Werk ihres Mannes spielte, ist bisher kaum gewürdigt worden. Das Bild dieser Frau wird dagegen von den Schilderungen der Freunde Maillols geprägt, die sie in den späten Jahren – sicher nicht zu Unrecht – als unsensibel, übellaunig und eifersüchtig charakterisieren.[34]

Clotilde war in jener Phase Maillols Modell, als der Bildhauer seine Formensprache entwickelte und präzisierte. Ihre Gestalt war für ihn damals so prägend, daß er, als es um das Denkmal für Louis Auguste Blanqui ging, nichts anderes in Erwägung zog als eine Aktfigur nach seiner Frau, so entstand die *Action enchaînée* (Abb. S. 123). Maillols naive Erklärungen in dem Tenor, seine nackte Frau sei viel schöner als Blanqui, verursachten einen kleinen Skandal, der ihn jedoch nicht den Auftrag kostete.[35]

Clotilde Maillol konnte ihre dominierende Stellung als Idealmodell nicht auf Dauer halten. Das deutet sich schon beim ersten Besuch Kesslers in Marly an: »Sehr bieder in seiner bäuerlichen Art machte es sich, wie Maillol uns an der kleinen Figur zeigte, wie die Schenkel und Beine so gut seien, weil diese bei seiner Frau, die ihm Modell sässe, so schön seien; dagegen haben ihre Brüste und der Bauch unter dem Kinderkriegen gelitten. Er sagte dies ganz naïv und ohne, dass es verletzend wirkt.«[36] Kessler berichtete drei Jahre später von einer der Eifersuchtsszenen zwischen Maillol und seiner Ehefrau, der viele weitere folgen sollten.[37] Clotilde bekämpfte die weiblichen Modelle, da sie befürchtete, daß diese ihr nicht nur die Position als Idealmodell, sondern auch als Geliebte Maillols streitig machen könnten.

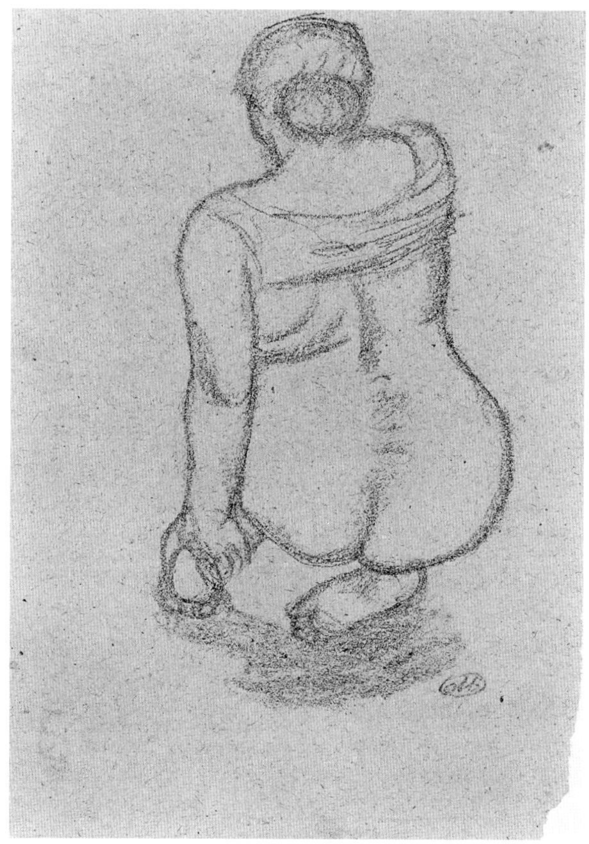

Weiblicher Akt, hockend, um 1900 (?), schwarze Kreide (Kat. 97)

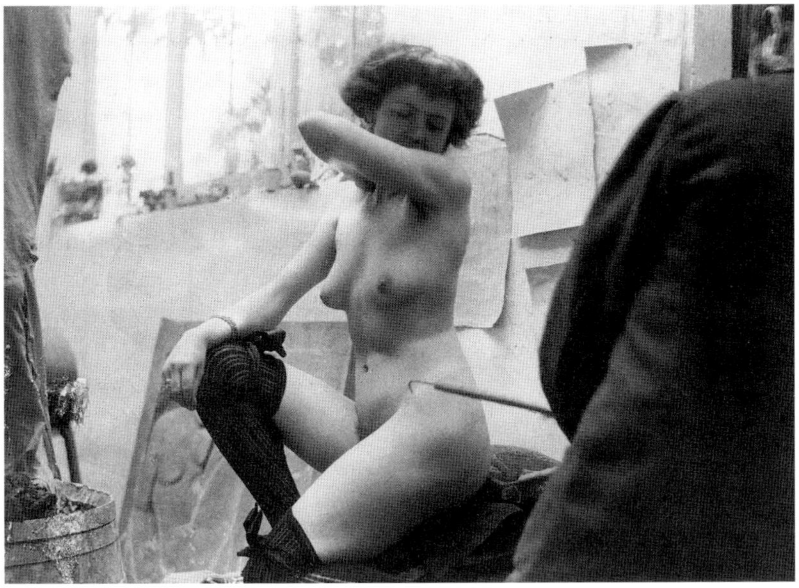

Maillol mit dem Modell Mademoiselle Grinbert, 1907.
Photographie von Harry Graf Kessler

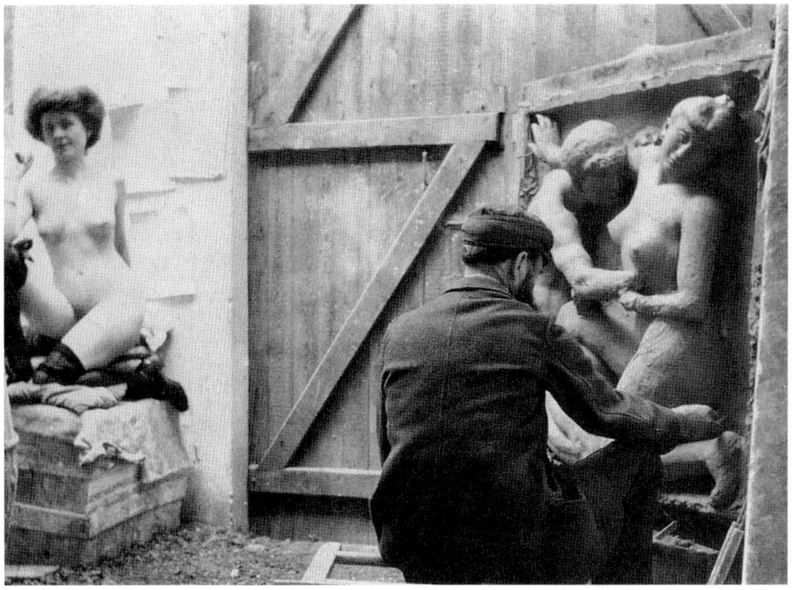

Maillol bei der Arbeit an dem Relief *Le Désir,* 1907.
Photographie von Harry Graf Kessler

In der Folgezeit, in der Clotilde Maillol nicht mehr selbst Modell stand, blieben jedoch ihr Typ und ihre Proportionen für Maillol prägend, immer wieder versuchte er, ähnliche Modelle zu finden. Maillols Frauentyp, klein, kurzbeinig, untersetzt, rief immer wieder Diskussionen und Kritik hervor. Misia Edwards, die bekannte Künstlermuse im Paris der Jahrhundertwende, brachte eine weit verbreitete Einschätzung zum Ausdruck, als sie sagte: »Maillol, ich liebe Ihre Plastik, aber ich verabscheue Ihre Frauen, Ihre dicken Frauen.«[38]

Auch in den Gesprächen mit Kessler waren die Proportionen der Frauengestalten Maillols ein häufig wiederkehrendes Thema. 1925 erklärte Maillol resümierend: »Ich habe eine kleine Frau geheiratet. Ich habe immer kurze Beine vor Augen gehabt. Deshalb suchte ich die Harmonie der kurzen Beine. Wäre ich mit einer langbeinigen Pariserin verheiratet, dann hätte ich vielleicht die Harmonie der langen Beine gesucht.«[39] Doch Kessler begnügte sich nicht mit Diskussionen, er versuchte auf den Künstler einzuwirken, zum Beispiel wünschte er sich für die *Méditerranée,* die Maillol in seinem Auftrag ausführte, schlankere Proportionen, während Maurice Denis dem Bildhauer riet, »wieder Madame Maillol nachzubilden, wie er das immer getan habe«.[40] Maillol ließ sich durch Kessler nicht von seinem Schönheitsideal abbringen.

1911 empfahl Kessler dem Bildhauer eine Korrektur seiner Statue *Sommer* (Abb. S. 163), an der ihn die kräftigen Gelenke störten: »Ich schlug ihm die Mulattin als Modell vor, sie habe einen schönen Oberkörper, schöne feine Beine, er könne nach ihr vielleicht die etwas groben Attaschen seiner Statue ändern. Maillol: ›Die Gelenke? Aber man kann ein Detail nicht einfach so ändern: man muß das Ganze sehen. In der Natur hängt alles zusammen. Wenn Sie das Fußgelenk ändern, müssen Sie auch das Ohr ändern. Es gibt geheimnisvolle, vermutlich aber doch ganz einfache Harmonien, die einen menschlichen Körper beherrschen.‹«[41]

Für den Entstehungsprozeß des von Kessler in Auftrag gegebenen Reliefs *Le Désir* lassen sich die unterschiedlichen Schönheitsvorstellungen von Künstler und Mäzen in Wort und Bild belegen. Eines dieser Gespräche im August 1907 beschreibt Kessler in seinem Tagebuch: »Nachmittags bei Maillol, dem ich gestern die kleine Grinbert als Modell für die Frau auf dem Relief geschickt habe. Er findet sie sehr hübsch, ›der Rücken glatt wie ein Fisch‹, aber er habe die Figur nach seiner Frau schon in einem anderen Stil konzipiert, in kurzen starken Formen. [...] ›Das junge Mädchen eignet sich besser als meine Frau; aber ich hätte sie vor einem Monat kennenlernen müssen, bevor ich mit dem Relief begonnen habe [...]. Das Schwierige ist jetzt, alles unterzubringen, ich muß hier fünf Zentimeter gewinnen‹ (auf die Weichen und Hüften zeigend).«[42] Eine Photographie Kesslers zeigt Maillol, wie er mit einem Proportionszirkel die Beine des neuen Modells ausmißt (Abb. oben links). Drei Tage später notierte Kessler: »Wieder bei Maillol. Er hat nach der kleinen Grinbert Zeichnungen gemacht und will das Relief nun doch nach ihr ändern.«[43] Auf einer weiteren Photographie ist zu sehen, wie Maillol die Oberschenkel der Frauengestalt auf dem Relief nach dem neuen Modell zu ändern beginnt (Abb. oben rechts). Doch diese Korrektur wurde nicht weitergeführt; Maillols Frau vertrieb durch ihre Eifersucht die junge Pariserin.[44] Der Künstler blieb schließlich doch bei seinem »Stil der kurzen starken Formen«.

Diese Episode scheint jedoch Maillols Interesse für neue Modelle und auch – zwischenzeitlich immer wieder einmal – für schlank gewachsene Frauen geweckt zu haben, so entstand kurze Zeit nach der kräftigen *Pomona* die schlanke Figur *Frühling* (Abb. S. 107, 106), die allerdings auf Graf Kessler »unangenehm mager« wirkte.[45]

Die Suche nach Modellen, die seinen Vorstellungen entsprachen, war für den Bildhauer anstrengend und anregend zugleich. Offensichtlich mußte er sich zurückhalten, damit sein Interesse an weiblichen Formen sich nicht – wie zu Beginn seiner bildhauerischen Tätigkeit – in zahlreichen reizvollen, mit leichter Hand geschaffenen Frauenfiguren niederschlug, vergleichbar den Aktgemälden von Auguste Renoir. Graf Kessler vertraute er an: »Ich glaube, es fiele mir ziemlich leicht, plastische Renoirs zu modellieren. Aber ich halte mich zurück. Ich will mich nicht gehenlassen, denn ich meine, daß in der Kunst auch die Sinnlichkeit eine gewisse Ernsthaftigkeit bewahren muß.«[46]

Bezugnehmend auf die oben zitierte Bemerkung von Misia Edwards, die zwischen Maillols Skulptur und dem dargestellten Frauentyp unterscheidet, meinte Graf Kessler: »[...] bei einer Frauenstatue denke man schließlich auch an die Frau. Maillol lachte. ›Natürlich denkt man an die Frau. Wenn ich nichts zwischen den Beinen hätte, würde ich vermutlich keine Frauen darstellen. Aber andererseits gibt es auch die Idee, zumindest, wenn man so arbeitet wie ich. Rodin kopiert die Natur, ich jedoch folge, auch wenn ich kopiere, meiner vorgefaßten Idee‹«.[47]

Komposition

Bei der plastischen Arbeit ging Maillol, wie er immer wieder betonte, von einer Idee aus, dabei handelte es sich nicht um einen bestimmten Inhalt, den er darstellen wollte, sondern um eine Formidee, eine kompositionelle Vorstellung. Zwischen der ersten Idee und dem Beginn der tatsächlichen plastischen Arbeit konnten mehrere Jahre liegen. So hatte Maillol offensichtlich schon 1907 die *Ile de France* vor Augen (Kat. 71, 72, Abb. S. 108f.). Als ihm Graf Kessler die »kleine Grinbert« (Abb. S. 45) ins Atelier brachte, erschien sie ihm als ideales Modell für die in der Phantasie schon konzipierte Statue.[48] Allgemein geht man davon aus, daß Maillol erst drei Jahre später tatsächlich mit der plastischen Arbeit am Torso der *Ile de France* begann.

Als Graf Kessler Maillol fragte, in welcher Reihenfolge er konzipiere, anwortete dieser: »Am Beginn denke ich an die Massen. Eine Statue bedeutet für mich zuerst die Verteilung von Massen.«[49] Er dachte offensichtlich zuerst an ein vom Motivischen losgelöstes Kompositionsschema. Dies belegt die Beobachtung Kesslers, als er ihm Aufnahmen des unvollendeten Reliefs *Le Désir* zeigte: »Er nahm die Photographien, die das Relief in seinen verschiedenen Stadien darstellen, zur Hand, drehte den Kopf zu unterst und hielt sie so nebeneinander. ›So muß man sie sich ansehen, wenn man sich kontrollieren will, denn dann sieht man nur noch die Massen.‹«[50]

Maillol ging also von plastisch-räumlichen Elementen aus, für deren Ausbildung und Verteilung er geometrische beziehungsweise stereometrische Formen benutzte. Häufig ist auch von der Architektur seiner Plastiken die Rede, ein Begriff, mit dem sowohl auf die stereometrischen Einzelelemente – die Bausteine – wie auch auf das gesetzmäßig Konstruierte und die Festigkeit von Maillols Skulpturen verwiesen wird. Diese Aussagen von Maillol wie auch seinen Interpreten scheinen zu belegen, daß die Grundlage für die Plastiken des Bildhauers abstrakte Formen waren. Aus diesem Grund wurde Maillol zum Vater der abstrakten Skulptur erklärt.[51] Wenn er auch für manche avantgardistischen Bildhauer ein wichtiges Vorbild gewesen sein mag[52], so ist doch bei einer Einordnung Maillols als Vorläufer der Abstraktion Vorsicht geboten, hat er doch selbst auf diesem Weg keinen Schritt vorwärts getan. Im Gegenteil, abstrakte Prinzipien werden in seinen späteren Werken weniger deutlich angewendet als in der *Méditerranée* (Kat. 47, Abb. S. 99) oder der *Nacht* (vgl. Kat. 52).

Als Maillol Ende 1905 Graf Kessler die im Gipsmodell fertiggestellte *Méditerranée* vorführte, notierte der Auftraggeber: »Er zeigte mir das durch die Silhouette ausgefüllte Viereck: ›Sehen Sie, es ist ausgefüllt, es gibt keine Löcher, genau das habe ich gewollt.‹«[53] Aussagen wie diese darf man nicht so verstehen, daß Maillol ein »ausgefülltes Viereck« darstellen wollte. Geometrische Formen sind nicht das Ziel seiner Darstellung, sondern nur das Mittel zum Zweck, den menschlichen Körper zu einer schlüssigen Komposition umzubilden. Um dieses Ziel zu erreichen, dürfen Details verformt werden. Kessler hatte zum Beispiel moniert, daß eine Hand der Frau im Relief *Le Désir* (Kat. 56, Abb. S. 101) zu kräftig sei, worauf Maillol entgegnete: »Darum geht es nicht. Jeder kann einen Schenkel oder eine Hand machen, aber alles an seinen richtigen Platz zu bringen, damit alle Formen den erwünschten Abstand vom Untergrund haben, das ist das Schwierige.«[54]

Maillol ging jedoch bei der Verformung des Naturvorbilds zugunsten der Komposition nicht sehr weit[55], und er kritisierte befreundete Künstler, die sich entschiedener vom Naturvorbild absetzten. Über kubistische

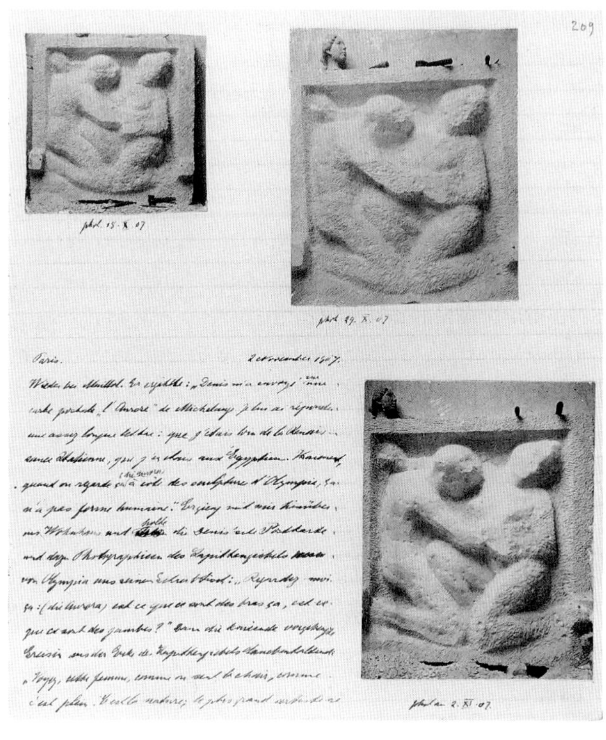

Tagebuch Graf Kesslers, 2. November 1907, mit Aufnahmen des unvollendeten Steinreliefs *Le Désir*

Porträts von Picasso mokierte er sich in einem Brief an Jószef Rippl-Rónai[56], und vom Stil der Gemälde seines Freundes Matisse distanzierte er sich. »Matisse und seine Schule, die die ornamentale Formenverschiebung bis zur Karikatur trieben, seien auf Irrwegen. Man dürfte die Natur nicht in diesem Masse dem Ornament zuliebe ändern. ›Ich dagegen lasse, wie Sie sehen, meine Zeichnungen (die Zeichnungen, die er direkt nach den Akten macht) in die Komposition einfließen und trotzdem erhalte ich die Massen, die ich haben will.‹«[57] Natur und Idee waren für Maillol von gleicher Bedeutung, ihre Synthese strebte er an.

Höchste Verehrung empfand er für Cézanne, dessen ›System‹ er anhand einer Ansicht vom Mont Sainte-Victoire analysierte: »Überall der gleiche Ton. Alles ist gut ausgefüllt, wie ein schöner Teppich. Das Bild ist ganz flach, es gibt kein Loch, und doch hat es eine unendliche Tiefe.«[58] Mit ähnlichen Worten charakterisierte er seine eigenen Werke, vor allem das Relief *Le Désir*. Während der Arbeit an diesem Werk unterhielten sich Kessler und Maillol häufig über Relieftheorien. Kessler notierte: »Nachmittag nach Marly, Maillol besuchen. Ich frage ihn (um das Verhältnis seiner Ideen zu denen Hildebrands zu prüfen), was er neulich damit gemeint habe, dass in einem Relief gewisse Punkte ›im gleichen Abstand zum Hintergrund‹ sein müssten. Wir standen vor einer grossen Steinplatte, die für mein Relief bestimmt ist. Er fuhr mit der Hand über die Fläche: ›[...] Die wichtigsten Punkte müssen hier liegen.‹ [...] Ich fragte ihn, warum er diese ›Theorie‹ aufstelle? ›Aber das ist keine Theorie, das sieht man doch; das ist notwendig im Hinblick auf die Lichtverteilung. Die wichtigsten Punkte müssen vom Licht in gleicher Weise getroffen werden.‹«[59] Am meisten kämpfte er bei diesem Relief gegen die »Löcher«, denn er wünschte sich eine gleichmäßige Verteilung der Motive auf der Bildfläche, wie er dies in Gemälden Cézannes bewunderte. Als Kessler ihm Photographien der unfertigen Steinfassung zeigte (Abb. S. 46), schien ihm auf den ersten Blick diese abstraktere Version seines Reliefs überzeugender: »Ich gab ihm meine letzte Photographie des angefangenen, punktierten Steinreliefs (vom 29. X.). Er sah sie sich lange an: ›So hätte man's machen müssen, [...] nicht Löcher wie beim Gips.‹«[60]

Beeinflußt von den Nabis-Malern, betonte Maillol häufig, daß er eine dekorative Wirkung anstrebte. Er erzählte Graf Kessler von einem Besuch bei Rodin: »Während er [Rodin] einige Antiken zeigte [...], sagte er: ›Das ist dekorativ‹, und er fuhr fort: ›Das ist uninteressant, das ist dekorativ!‹ Bei mir ist das ganz anders, denn ich gehe von der großen dekorativen Linie aus.«[61]

Maillol suchte die einprägsame, schlüssige Silhouette, die sich erst aus einem bestimmten Abstand deutlich erkennen läßt.[62] Bei einem rundplastischen Werk ergeben sich zahlreiche Ansichten, bei denen sich die »Massen« nicht immer mit der gleichen Stringenz zusammenfügen. Maillol erklärte dazu: »Natürlich können die Massen an einer Seite besser verteilt sein als an einer anderen. Deshalb muß man immer um die Plastik herumgehen. Man muß versuchen, daß sich die Massen so gut wie möglich an allen Seiten zusammenfügen...«[63] Seine Suche nach Silhouetten, die aus mehreren Blickwinkeln überzeugen, erinnert an Rodins Profil-Theorie, die Maillol jedoch für sich nicht gelten lassen wollte. Kessler

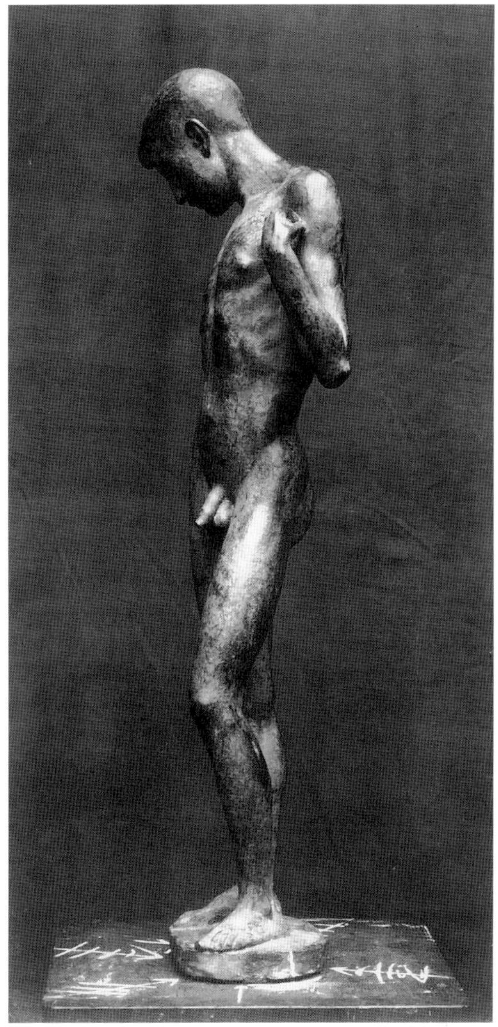

Gipsmodell der Figur *Radfahrer*, auf dem Sockel in Kreide aufgezeichnete Hinweise für den Photographen Eugène Druet, um 1908

beobachtete Maillol im August 1907 bei der Arbeit an der Figur des *Radfahrers*: »Währenddessen arbeitete er am linken Oberschenkel des Knaben, und allmählich kam ein erstaunlicher Fluss in die Linie von der Achselhöhle bis zur Kniekehle. Ich fragte ihn, ob er an dieses Profil gedacht habe. Maillol: ›Nein, ich denke nur an Formen. Denis sagte mir eines Tages: ‚Die Profile kommen von selbst.' Genau das glaube ich auch.‹«[64]

Zwei Monate später drehte sich das Gespräch um das gleiche Thema. Kessler notierte: »Ich sagte ihm, ich müsse mich immer wieder wundern, dass er, der nicht auf Profile ausgehe, überall klare, schöne Profile schaffe, während bei Rodin, der immer von Profilen spreche, gerade die Profile häufig schwach und undeutlich seien. Maillol: ›Weil es bei Rodin zu viele gibt.‹«[65]

In der Tat arbeitete Maillol bei seinen Rundplastiken einige wenige Ansichten, die für ihn gültig waren, deutlich heraus, nicht jedoch eine Vielzahl von Profilen. Dies zeigt sich deutlich in den Aufnahmen von Eugène Druet, der zuvor als Photograph bei Rodin durch ungewöhnliche

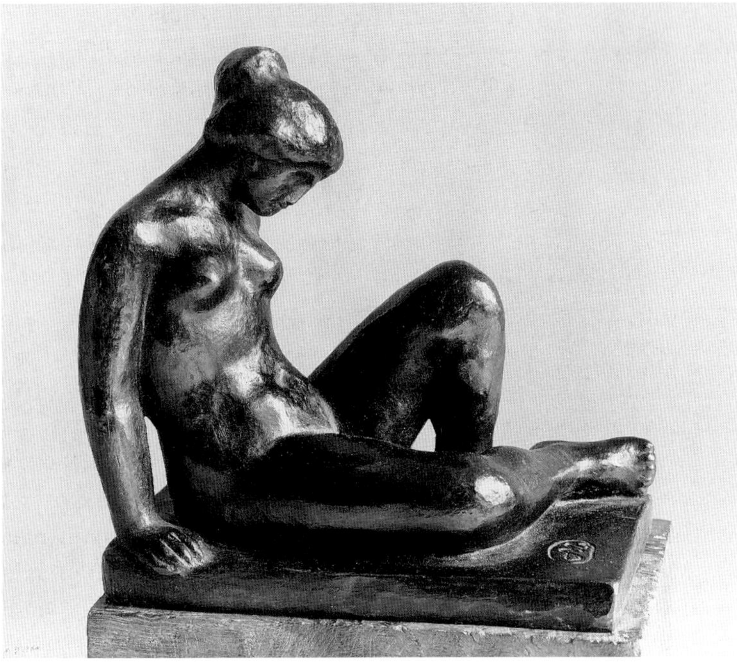

Entwurf Méditerranée, um 1900, Bronze (Kat. 44)

Blickwinkel, Arrangements und Beleuchtungseffekte brilliert hatte.[66] Bei Maillol dagegen wurde er auf einige wenige Ansichten festgelegt; diese waren mit Kreide auf dem Sockel markiert (Abb. S. 47).[67] Für photographische Aufnahmen überprüfte Maillol den Umriß einer Figur erneut und korrigierte gegebenenfalls, zum Beispiel als Druet Ende 1907 die *Méditerranée* photographierte. Es störte ihn »ein Stück Stein, das an der Schulter stehen geblieben war: eine Linie war dadurch noch verdeckt. Maillol nahm, ohne sich zu besinnen, Hammer und Meißel und hieb das Profil schnell heraus.«[68]

Bei der Konzeption seiner Figuren berücksichtigte Maillol – wenn möglich – den späteren Standort. Den Unterschied zwischen der *Méditerranée* und der *Action enchaînée* erklärte er Kessler: »Ihre Frauenfigur ist für eine Rasenfläche geschaffen; diese dagegen [...] für eine Aufstellung nahe einem Gebirge, das ist der Unterschied.«[69] Maillol nannte die für Kessler ausgeführte Skulptur deshalb zuerst *Statue pour un parc tranquille*[70]; bedauerlicherweise hat Kessler diesen Titel mit *Statue pour un parc ombragé* später nicht ganz richtig zitiert.[71] Die Frauengestalt, die Maillol erst Anfang der zwanziger Jahre in *Méditerranée* umbenannte[72], läßt sich überzeugender mit Stille assoziieren als mit Schatten.

Plastische Vorstudien

In dem Moment, in dem Maillol für eine bestimmte Figur erstmals Ton in die Hand nahm und zu modellieren begann, war meist eine längere Konzeptionsphase – in der Phantasie und auf dem Zeichenpapier – vorausgegangen. Doch auch in diesem Stadium ging die Entwurfstätigkeit weiter. Maillol nutzte verschiedene Methoden zur Formfindung und -klärung im plastischen Medium. Anhand charakteristischer Beispiele werden diese Vorgehensweisen im folgenden vorgestellt.

Für seine erste Skulptur im großen Format, die *Méditerranée*, bereitete sich Maillol mit zahlreichen Entwürfen – Zeichnungen und plastischen Skizzen – vor. Diese Methode hat er auch später angewendet, häufiger bei sitzenden oder liegenden Figuren, bei denen die räumliche Anordnung von Rumpf, Armen und Beinen genauer durchkalkuliert werden mußte als bei aufrechten Statuen. Die Komposition für die *Nacht* (siehe Kat. 52) zum Beispiel wurde im kleinen Format geklärt, danach modellierte Maillol die große Fassung, wobei er dem Entwurf recht getreu folgte (Abb. S. 58). Meist blieb es bei einigen wenigen plastischen Vorentwürfen, nur der *Méditerranée* und der liegenden Frau für das Cézanne-Denkmal ging eine große Zahl von Bozzetti voraus.

Die Entstehungsgeschichte der *Méditerranée* ist mehrfach dargestellt worden[73], ohne daß die Tagebücher von Graf Kessler, der im August 1904 die große Steinskulptur in Auftrag gab, berücksichtigt wurden. Die Genese der *Méditerranée* ist folglich – zumindest für die Endphase der Entwicklung – neu zu schreiben.[74]

Schon einige Jahre vor der Auftragserteilung – 1900 oder gar 1899 – hatte Maillol mit der Arbeit an einer *Kauernden Frau* begonnen. Judith Cladel berichtet, daß er im Frühjahr 1900 ein Tonmodell in großem Format mit nach Paris brachte und daß dieser ersten monumentalen Version zahlreiche plastische Studien vorausgegangen seien.[75] Die Komposition klärte er vor allem mit Hilfe von Zeichnungen.

Mehrfach ist der Versuch gemacht worden, die Konzeption der *Méditerranée* – anhand von kleinen Bozzetti – zu rekonstruieren. Nach Meinung der Autorin wurden dabei jedoch in großem Maß Skizzen einbezogen, die gar keine Entwürfe, sondern spätere Variationen der *Méditerranée*

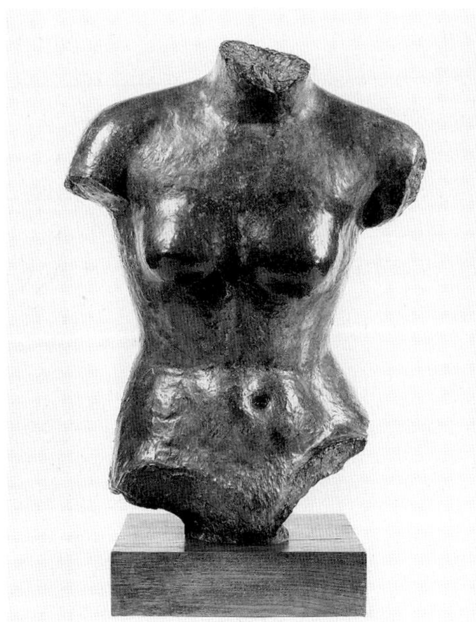

Torso Méditerranée, 1900, Bronze (Kat. 46)

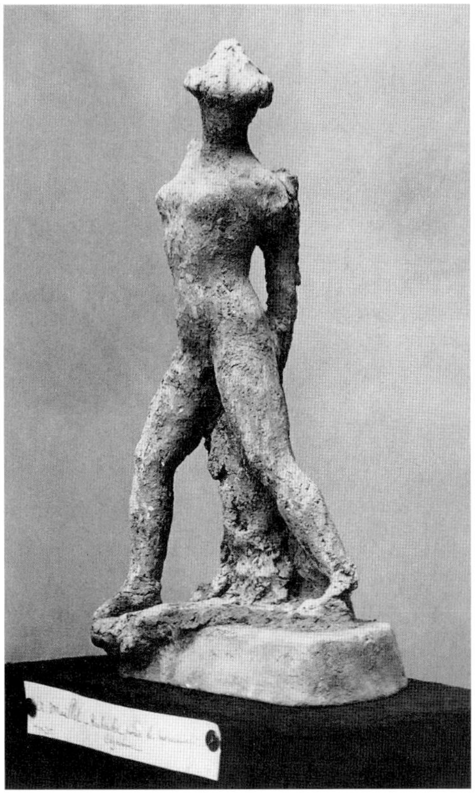

Denkmalsentwurf, 1907 (?), Gips

sind.[76] Deshalb mußte der Eindruck entstehen, Maillol habe jahrelang mit Projekten recht unterschiedlicher Art experimentiert, ohne daß eine zielgerichtete Entwicklung erkennbar war. Dies trifft nach Einschätzung der Autorin jedoch nicht zu.

Maillol dienten kleinplastische Skizzen dazu, mit Hilfe von leichten Variationen die optimale Komposition für eine Aufgabe, die er sich gestellt hatte, ausfindig zu machen. Der Entwicklungsgang war also zielgerichtet, wie sich dies mit den Vorarbeiten zum Cézanne-Denkmal deutlicher belegen läßt. Als erste Entwürfe für die *Méditerranée* können sitzende, bekleidete Frauenfiguren gelten, wie sie in der Sammlung Zoubaloff vertreten waren.[77] Danach erprobte Maillol in etwas größerem Format Aktversionen, von denen zwei hier vorgestellt werden (Kat. 44, 45, Abb. S. 48, 98). Diese unterscheiden sich in der Haltung der Beine, der Neigung des Kopfes und in der Ausrichtung; spiegelbildliche Varianten erprobte Maillol auch in anderen Fällen[78], wie ihn auch das Variieren von Akt und verhüllter Figur immer wieder interessierte. Die beiden Entwürfe für die *Kauernde Frau* sind mit dem monumentalen Torso verwandt (Kat. 46, Abb. S. 48), bei dem es sich um ein Relikt der ersten großen Version von 1900 handeln dürfte. Die Armstümpfe und die Beinansätze verweisen nicht auf die endgültige Komposition, sondern entsprechen der Haltung der beiden Bozzetti: Die Arme sind nach unten geführt, die Beine weniger stark angewinkelt. Nach dem Auftrag Kesslers machte sich Maillol seit Sommer 1904 erneut an die – nun geänderte – Konzeption seiner ersten *Kauernden Frau*, offensichtlich wurde das Motiv des erhoben angewinkelten, aufgestützten Armes erst 1905 eingeführt.

Noch zahlreicher als die Entwürfe für die *Méditerranée* sind plastische und zeichnerische Skizzen für das Cézanne-Denkmal (Abb. S. 50f.).[79] Für diesen bedeutenden Auftrag bereitete sich Maillol offensichtlich besonders sorgfältig vor. Die Bozzetti werden bisher 1912 bis 1925 datiert, zwischen die Jahre, die für die Auftragsvergabe und die Fertigstellung der Steinskulptur stehen. Es ist jedoch sehr wahrscheinlich, daß alle Skizzen bereits zwischen 1907 und 1913/14 entstanden sind. Bisher war nicht bekannt, daß Maillol schon lange vor 1912 an dem Projekt arbeitete und auch das Denkmalskomitee sich nicht erst in jenem Jahr konstituierte.[80] Rundschreiben im Nachlaß von Harry Graf Kessler belegen, daß es schon 1908/09 tagte.[81] Maurice Denis engagierte sich bereits 1909 für das Projekt.[82] Kessler, der 1909 wegen des Denkmals mit dem Bürgermeister von Aix-en-Provence verhandelte[83], hatte sogar schon 1907 erste Vorentwürfe Maillols gesehen.[84] Der Auftrag dürfte nicht erst 1912, sondern schon ein Jahr zuvor im Zusammenhang mit einer Auktion zugunsten des Denkmalsfonds erteilt worden sein.

Mit dieser großen Aufgabe beschäftigte sich der Bildhauer also sehr bald nach der Fertigstellung der *Méditerranée* und der *Action enchaînée*, und an diesen beiden Skulpturen scheint er sich zunächst orientiert zu haben. Zwei Statuetten, die bisher nicht im Zusammenhang mit dem Cézanne-Denkmal gesehen wurden, waren als Vorstudien präsentiert worden: Von beiden Figuren existieren Photographien, die eine handschriftliche Bezeichnung am Sockel zeigen: »Recherche pour le monument Cézanne«.[85] Einmal handelt es sich um eine bisher offensichtlich unpublizierte schreitende Figur (Abb. oben), bei der es sich nach Aussage von Dina Vierny jedoch um einen Entwurf für die *Action enchaînée* handelt. Photographien vom zweiten Entwurf sind dagegen publiziert, allerdings wurde bei den Abbildungen der Sockel mit der Beschriftung nicht wiedergegeben. Bei Bouvier wird der Entwurf mit »Idée pour le monument« bezeichnet, was immerhin in die richtige Richtung weist.[86] Dieser Entwurf zeigt eine sitzende Frau mit hoch aufgerichtetem, flächig nach vorn gedrehtem Oberkörper. Ein auf den Boden aufgestützter Arm und ein höher angewinkeltes Bein verweisen auf die Kompositionen der *Méditerranée* und der wenig später entstandenen *Sérénité* (Abb. S. 99, 161).

Von den beiden sehr unterschiedlichen Varianten der ersten »Recherche«, die vielleicht mit den Entwürfen, die Kessler 1907 gesehen hatte, identisch sind, wurde die schreitende Frau offensichtlich sofort ausgeschieden. Den zweiten Entwurf dagegen griff Maillol auf und variierte ihn, möglicherweise erst mit zeitlichem Abstand, denn die Reihe der folgenden Bozzetti zeigt eine gleichbleibend schlanke, elegante Frau, die sich von der kräftig proportionierten Gestalt des früheren Projekts unterscheidet. Auf die stark variierenden ersten Entwürfe für das Cézanne-Denkmal folgt nun eine Reihe von Skizzen, die sich nur geringfügig unterscheiden, vor allem in der Bewegung des linken Armes und der Haltung der Beine, in dieser Serie gibt es auch wieder spiegelbildlich komponierte Entwürfe (Abb. S. 51, Kat. 67, 69). Ein Bozzetto mit zum Kopf geführtem, angewinkeltem Arm ist in der Literatur mehrmals als erste

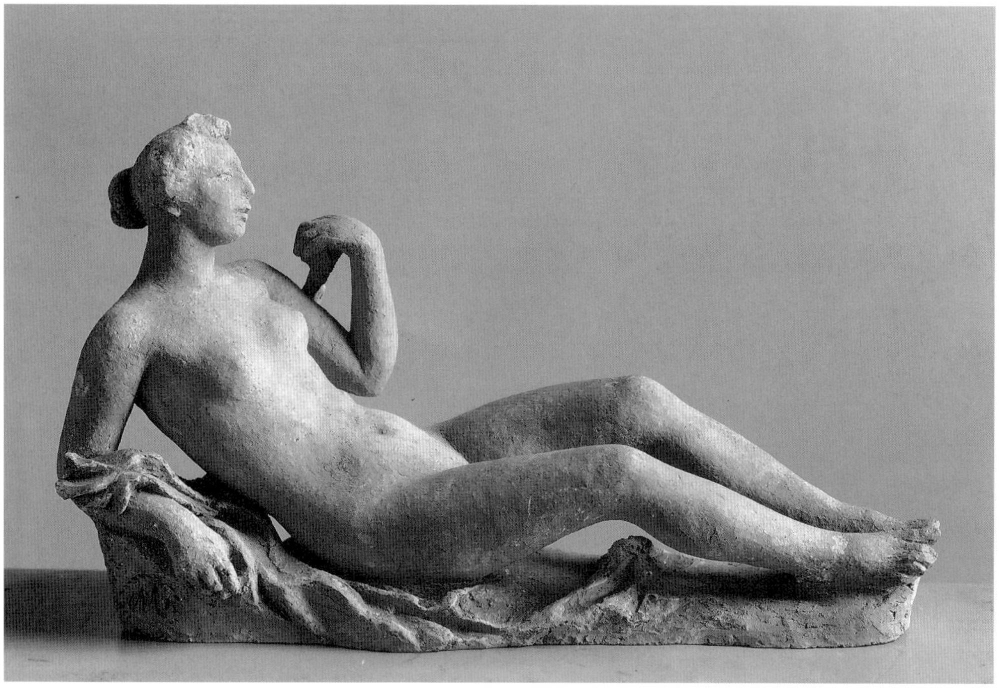

Entwurf Cézanne-Denkmal, um 1910, Terrakotta (Kat. 66)

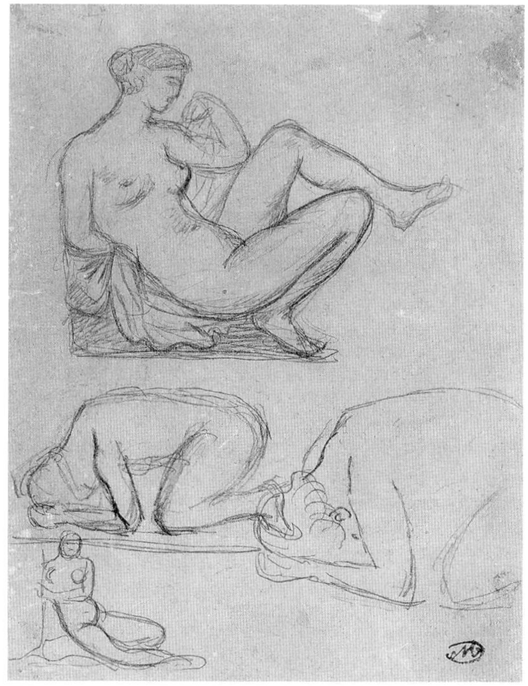

Studien für das Cézanne-Denkmal und eine Kauernde, 1909, Bleistift (Kat. 107)

Studie für das Cézanne-Monument bezeichnet worden[87]; er könnte zumindest einer der ersten der nun folgenden Reihe sein, denn er schließt in seiner Bewegung an Kleinplastiken an, die auf die *Méditerranée* folgen.[88]

Eine Entwurfsgruppe, bei der die Frau den linken Arm mit einem Tuch emporhebt, ist ungefähr datierbar. Der aus der Sammlung Zoubaloff stammende Terrakottaentwurf (Kat. 66, Abb. oben links) ist mit zwei Zeichnungen verwandt (Kat. 107, 108, Abb. oben rechts), die jeweils Skizzen für eine *Kauernde* und für die Frauenfigur des Cézanne-Denkmals zeigen. Die Zeichnung aus der Graphischen Sammlung in München befindet sich auf der Rückseite des Titelblatts eines Modejournals vom 8. November 1909. Damit ist der Terminus post quem festgelegt; andererseits ist wahrscheinlich, daß die Zeichnung nicht lange nach dem Erscheinen der Zeitschrift entstanden ist. Somit können die vergleichbaren Entwürfe um 1909/10 datiert werden. Von diesen bewegten und durch die Drapierung des Tuches ornamental wirkenden Entwürfen nahm Maillol in den folgenden Jahren Abstand.

1912, als er offensichtlich schon am großen Modell arbeitete, nahm er deutliche Änderungen in der Haltung vor. In einem Brief an Maurice Denis schrieb er, seine bisherigen Entwürfe erschienen ihm etwas zu »heroisch«, die Figur solle ruhiger und gefestigter wirken. In diesem Brief skizzierte Maillol die geänderte Haltung des linken Arms, der ungefähr waagerecht ausgestreckt wird.[89] Aufgrund dieser Haltung sind die plastischen Skizzen um 1912 zu datieren, bei denen der linke Arm nach vorn gestreckt ist, entweder auf den Beinen aufliegend, wie bei einem bisher unpublizierten Terrakottabozzetto (Kat. 69, Abb. S. 51), oder schwebend beziehungsweise durch eine Drapierung gestützt, wie dies der ausgeführten großen Fassung entspricht. Die 1914 von der Galerie Bernheim Jeune herausgegebene prachtvolle Cézanne-Monographie enthält einen lithographierten Entwurf (Kat. 139, Abb. S. 51), bei dem die Frau einen Kranz in der linken Hand hält, die Haltung der Arme und Beine steht ansonsten dem erwähnten Bozzetto in Terrakotta (Kat. 69, Abb. S. 51) und der Skizze in dem Brief an Denis nahe. Statt des Kranzes präsentiert die ausgeführte Statue (Kat. 70, Abb. S. 111) Lorbeerzweige. Darin stimmt sie mit einem plastischen Entwurf überein, der auch in der übrigen Komposition der Großplastik am ähnlichsten ist und deshalb als der späteste Vorentwurf gelten kann.[90] Das große Modell soll Maillol angeblich sehr schnell, innerhalb von drei Monaten, aufgebaut haben.[91] Die detaillierte Vorbereitung durch zeichnerische und plastische Skizzen hatte offensichtlich die Arbeit im großen Format erleichtert. Zur Verzögerung bei der Fertigstellung kam es, wie Maillol gegenüber Henri Frère betonte, durch den Ersten Weltkrieg. Am Ende eines langen Arbeitsprozesses steht eine elegante Frauengestalt, die in ruhiger, gelassener Haltung den Lorbeer präsentiert: Maillols Hommage an den von ihm so sehr bewunderten Maler Cézanne, den er selbst noch gekannt hat.

Vom Torso zur Ganzfigur

Maillol führte seine großen Statuen in mehreren unterscheidbaren Arbeitsschritten aus, eine Arbeitsweise, die vor allem für seine stehenden Figuren dokumentiert ist. Am Anfang stand in der Regel ein Torso, an den nachträglich Arme und Beine beziehungsweise Unterschenkel und

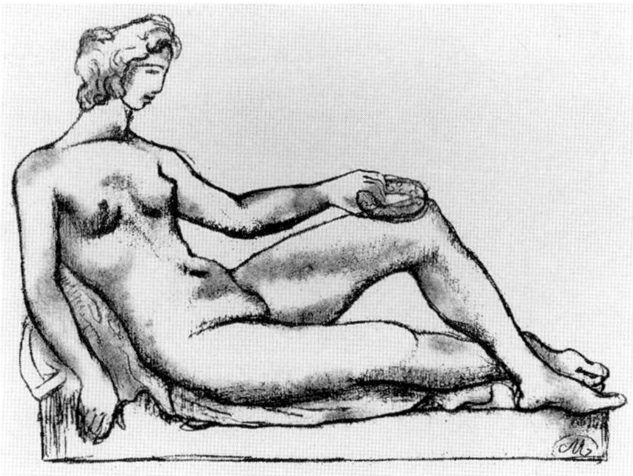

Entwurf Cézanne-Denkmal, um 1912-14, Lithographie (Kat. 139)

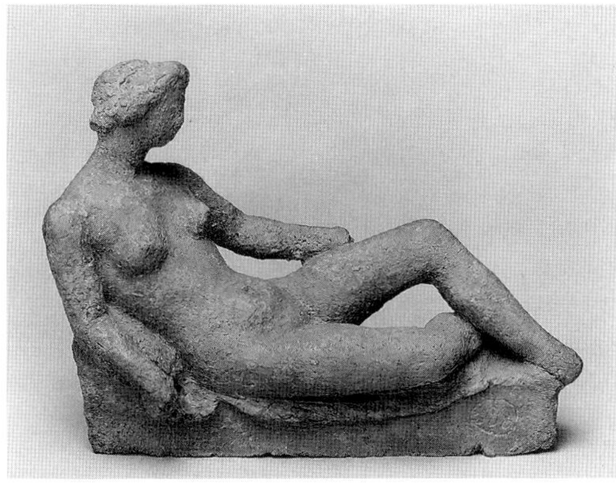

Entwurf Cézanne-Denkmal, um 1912, Terrakotta (Kat. 69)

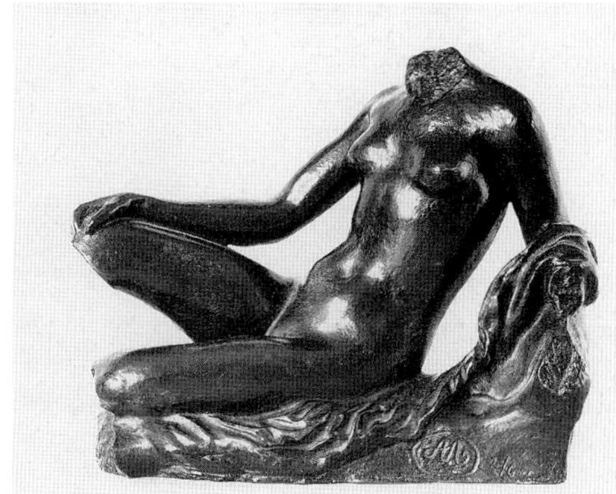

Entwurf Cézanne-Denkmal, um 1910-12, Bronze (Kat. 67)

der Kopf angefügt wurden. Auf zahlreichen Atelierphotos sind unvollendete Figuren – meist ohne Arme – zu erkennen, bei manchen Gipsmodellen markieren Nähte die Stellen, an denen Extremitäten angesetzt wurden. Wie Maillol beim Anmodellieren von Körperteilen vorging, zeigt eine Aufnahme vom Modell zum Denkmal für Claude Debussy (Steinfassung im Musée Maurice Denis, Saint-Germain-en-Laye), bei dem die Arme und der linke Unterschenkel in feuchtem dunklen Ton an den Rumpf aus hellem Gips angefügt sind (Abb. S. 52).

Maillol ließ in einigen wenigen Fällen Torsoversionen, die Ganzfiguren vorausgehen, als eigenständige Kunstwerke gelten. Sie wurden zu seinen Lebzeiten gegossen, ausgestellt und in Photographien veröffentlicht: so der Torso der *Action enchaînée* und der der *Ile de France* (Abb. S. 40, 109). Ein Teilstück der Gipsfigur für das Blanqui-Denkmal (*Action enchaînée*) präsentierte Maillol zwar schon 1911 in der ›Ausstellung‹, die er in seinem eigenen Garten veranstaltete (Abb. S. 59), doch erst in den zwanziger Jahren wurden Bronzegüsse des Torsos (mit kürzeren Beinstümpfen) der Öffentlichkeit vorgestellt.[92] Erst damals scheint Maillol seine Zurückhaltung gegenüber der Präsentation unvollständiger Figuren aufgegeben zu haben. Zuvor waren lediglich einige wenige kleinplastische Torsi von Maillol bekannt, zum Beispiel ein Entwurf für das Blanqui-Denkmal (siehe Abb. S. 152) oder ein Entwurf für eine *Badende* (Kat. 51, Abb. S. 158). In den zwanziger Jahren wurden offensichtlich mehrere Torsi – auch ältere – gegossen und in den Kunsthandel gebracht.[93]

Die anfängliche Zurückhaltung verdeutlicht, daß für Maillol der Torso in erster Linie ein Durchgangsstadium auf dem Weg zur Ganzfigur war, obwohl mehrfach berichtet wird, daß er Figuren ohne Arme bevorzugte.[94] Bei seiner Arbeit hielt er offensichtlich häufig Zwischenstadien durch Gipsabgüsse oder Negativformen fest, die den Schritt zurück zu einem früheren Stadium ermöglichten; er war abgesichert, falls er bei der Arbeit am Originalmodell in eine Sackgasse geriete.

Für viele Figuren Maillols sind folglich Gipsmodelle oder Negativformen von Versionen erhalten, die der endgültigen Fassung vorausgehen. Sie sind zu Lebzeiten des Künstlers weder gegossen noch publiziert worden. Inzwischen allerdings wurden solche Fassungen – durch Bronzeabgüsse – in zunehmendem Maße bekannt. Postum wuchs das Werk Maillols auf diese Weise an.[95]

Eine Ausnahme in Maillols Werk bildet die *Ile de France*, denn von dieser Statue hat Maillol zu seinen Lebzeiten neben der Ganzfigur verschiedene Torsofassungen gießen lassen. Die *Ile de France* ist auch insofern ein Sonderfall, als Maillol hier nicht von Anfang an die später realisierte Ganzfigur vor Augen hatte. Sein ursprüngliches Projekt sah die Darstellung einer Frau vor, die durchs Wasser schreitet. Deshalb waren Füße und Unterschenkel anfangs nicht vorgesehen. Wie oben dargelegt, hatte er eine solche Gestalt schon 1907 geplant[96], nach kleinen Skizzen[97] muß er dann innerhalb kürzester Zeit – 1910? – den großen Torso abbozziert haben, den er auf Bestellung einer Amerikanerin 1920 vollendete. Dieser früheste Guß befindet sich heute im Museum of Modern Art in New York.[98] 1922 wurde die Bronze gegossen, die sich im Musée cantonal des Beaux-Arts, Lausanne, befindet und die eine höhere und präziser ausgeformte Plinthe besitzt (Kat. 71, Abb. S. 109). Weitere Fassungen variieren die Plinthenform, darüber hinaus gibt es eine größere Version des Torsos der *Ile de France*, bei dem die Beine nicht mehr unter dem Knie, sondern mitten in der Wade torsiert sind und auf der Oberfläche der Plinthe sich kräuselndes Wasser angedeutet ist. Vermutlich befindet sich der erste Guß dieser Fassung im Kunstmuseum Winterthur.[99] Diese Version nähert sich mit ihren verlängerten Beinen der Ganzfigur, die 1925 fertiggestellt war (Kat. 72, Abb. S. 108). Hier sind nun auch die Beine voll ausgebildet, damit wurde auf das ursprüngliche Motiv der durchs Wasser schreitenden Frau verzichtet. Eine Marmorfassung im Musée d'Orsay jedoch, 1933 fertiggestellt, dokumentiert einen Zwischenzustand: eine untorsierte Gestalt, die durchs Wasser schreitet (Abb. S. 52 oben).[100]

Das Ziel, vom Torso zur Ganzfigur zu gelangen, hat Maillol bei seiner letzten Statue, der er sich mit großer Intensität widmete, der *Harmonie*, nicht mehr erreicht, sie blieb Torso (Kat. 86, Abb. S. 113). Zwar gelang es ihm, die Beine zu modellieren und den Kopf anzusetzen, die Arme jedoch fehlen. Allerdings zeigen die etwas undifferenzierte Form der Füße und der kurze Hals, daß selbst die Torsoversion noch nicht ganz ausgearbeitet ist.

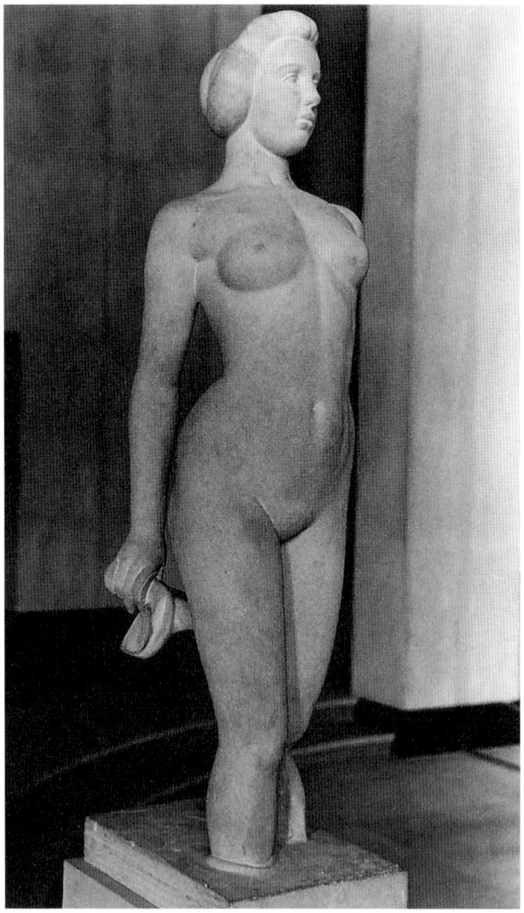

Ile de France, 1907-33, Marmor; Musée d'Orsay, Paris

Selbstzitate

Die beiden vorgestellten Arbeitsmethoden – die Vorbereitung durch kleine Modelle und die Ausarbeitung im großen Format vor allem bei der Ergänzung des Torsos zur Ganzfigur – waren sehr zeitaufwendig. Maillol hatte jedoch schon früh damit begonnen, sich die Arbeit zu erleichtern, indem er sich selbst zitierte. Wenn Maillol zahlreiche Entwurfskizzen anfertigte oder lange an einer Statue feilte, war es sein Ziel, für eine bestimmte Aufgabe die optimale, die einzig richtige Lösung zu finden. Eine solche Suche ließ sich im Genre der Figurenbildnerei mit ihrer motivischen Beschränkung nicht unbegrenzt wiederholen. Und in der Tat ist es Maillol trotz vieler Versuche nicht gelungen, nach der *Méditerranée* eine weitere kauernde Frau von gleicher Qualität und kompositioneller Stringenz zu schaffen.

Der Bildhauer konnte es sich natürlich nicht leisten, sein Lebenswerk auf die eine, die endgültige Kauernde, Stehende oder Liegende zu beschränken; er mußte seinen Unterhalt verdienen und Aufträge annehmen. Das Streben nach den unangreifbar perfekten Lösungen scheint eine Ausweitung seines Werkes behindert zu haben. Maillol behalf sich mit dem Selbstzitat. Variationsmöglichkeiten, die er schon bei Entwurfsserien oder den frühen Statuetten entwickelt hatte, dienten ihm gleichermaßen dazu, eine einmal gefundene Form leicht verändert wieder aufzugreifen. Der Wechsel von Nacktheit und Verhüllung, wie bei der *Eva* und der verwandten Holzskulptur (Kat. 27, 28, Abb. S. 89), wurde auch später wieder aufgegriffen, vor allem bei den Kriegerdenkmälern der zwanziger Jahre. Für die Städte Céret, Elne und Port-Vendres in seiner südfranzösischen Heimat schuf er Variationen der *Méditerranée*, der *Pomona* und der Figur für das Cézanne-Denkmal. Diese neuen Frauenfiguren wurden verhüllt dargestellt, um nicht – als Kriegerdenkmäler – Anstoß zu erregen.

Wahrscheinlich im Zusammenhang mit der Vorbereitung des Monuments für Elne variierte Maillol nach 1920 die *Pomona* mehrfach: als große Aktfigur mit gesenkten Armen, die er auch in Marmor ausführte (Musée du Petit Palais, Paris), und mit glattem beziehungsweise faltigem Gewand. Die letzte Komposition wurde in kleinem Format von der Galerie Vollard vertrieben und ist deshalb weit verbreitet.[101]

Mehrfach hat Maillol Kleinplastiken – manchmal in großem zeitlichen Abstand – in vergrößertem Maßstab wiederholt. Die *Kniende* von 1906/07 geht auf eine Kleinplastik, die um 1900 entstanden ist, zurück (Kat. 39, 50, Abb. S. 157). Der *Badenden*, Vorentwurf für eine mittelgroße Steinfigur (Abb. S. 158), folgt nach dem Ersten Weltkrieg die lebensgroße Bronze (Kat. 74, Abb. S. 158). Die reizvolle, 1898 erstmals von Vollard gegossene Figur *Badende, ihr Haar ordnend* wurde in den zwanziger Jahren in halber und ganzer Lebensgröße wiederaufgenommen (Kat. 26, 80). Ausgangspunkt für die Vergrößerung dürfte ein Auftrag von Johannes Rump, einem bedeutenden Sammler aus Kopenhagen, gewesen sein. Dessen Bronze ist 1924 bestellt und 1928 bezahlt worden.[102] Bisher datierte man die Figur wie auch eine doppelt so große Ver-

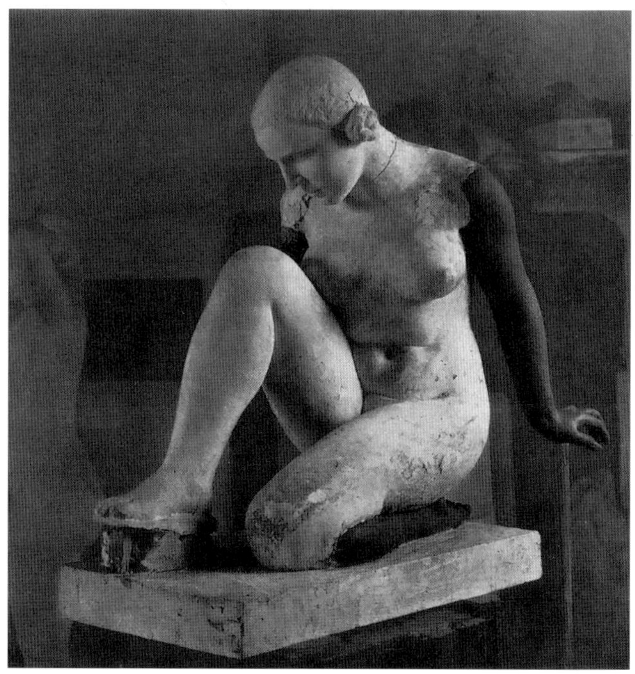

Das Modell für das Debussy-Denkmal in Gips
mit Ergänzungen in Ton, um 1930

sion auf 1930. Erstaunlich ist, daß die fast dreißig Jahre zuvor entstandene Komposition in großem Format sowohl beim Künstler, zu dessen bevorzugten Werken sie gehört haben soll[103], wie auch bei Sammlern auf besonders große Resonanz stieß. Maillol zeigte sie Graf Kessler bei dessen Besuch am 4. September 1927: »[...] die Vergrößerung einer älteren Statuette von einer Frau, die sich mit beiden Händen das Haar auf dem Kopf zusammendreht; er hat aus dieser Vergrößerung eines seiner Meisterwerke gemacht«.[104] Auch François Bassères, ein Jugendfreund des Künstlers, der Maillol im gleichen Zeitraum besuchte, bewunderte vor allem die *Badende, ihr Haar ordnend*. Das Gipsmodell war damals – weitgehend – fertiggestellt und sollte zum Gießer gebracht werden. Die vorgesehenen Bronzegüsse waren, nach Bassères, der Maillols Angaben protokollierte, schon im voraus alle verkauft.[105] Daß Maillols plastisches Werk kaum eine stilistische Entwicklung aufweist, zeigt sich an diesem Beispiel besonders deutlich. Eine seiner typischen Kleinplastiken der Jahrhundertwende wird – in größerem Maßstab – sowohl für den Künstler wie auch für seine Bewunderer zu einem der Hauptwerke der zwanziger Jahre.

Dies war nicht der einzige Fall, bei dem Maillol in den zwanziger oder gar dreißiger Jahren gleichsam in der Formensprache seines Frühwerks arbeitete. In größerem Maße als bisher bekannt hat er frühere Werke kopiert, das heißt in gleichem Maßstab nahezu wörtlich zitiert. Einige Kleinplastiken, die als Werke der zwanziger Jahre gelten, sind schon vor dem Ersten Weltkrieg nachweisbar, zum Beispiel die *Frau mit Krabbe* (Kat. 54) und die *Kauernde, sich beide Füße haltend*. Von dieser Figur, die bisher allgemein 1920 datiert wird, erwarben Bassères Anfang 1906 einen Bronzeguß und Graf Kessler Ende 1905 eine Terrakotta, die mit dem Exemplar in der Sammlung Oskar Reinhart identisch sein muß (Abb. oben).[106] Die ursprüngliche Auflage der Statuette betrug – nach Bassères – nur vier Bronzen. Ausgehend von einer Terrakotta muß es später zu einer zweiten Bronzeauflage gekommen sein, dies verdeutlicht das Größenverhältnis zwischen Terrakotta und Bronzeguß.[107]

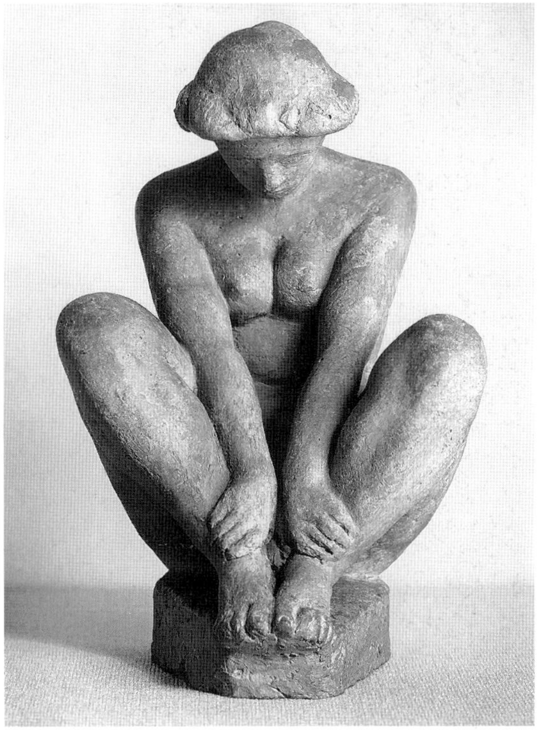

Kauernde, 1905, Terrakotta; Sammlung Oskar Reinhart, Winterthur, Provenienz Graf Kessler

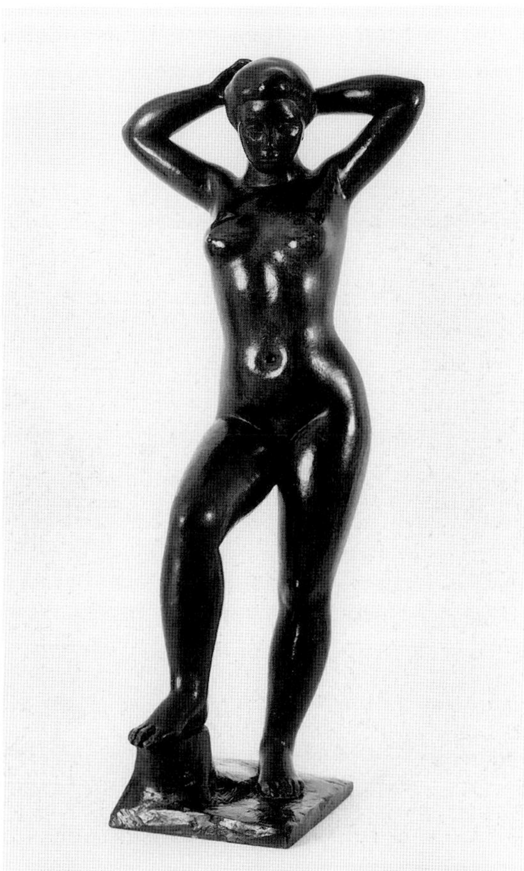

Badende, ihr Haar ordnend, um 1926, Bronze (Kat. 80)

Es dürften manchmal äußere Gründe dafür ausschlaggebend gewesen sein, daß Maillol ältere Figuren wieder aufgriff, zum Beispiel dann, wenn die Gipsmodelle verlorengegangen waren. Atelierphotographien zeigen nicht selten stark beschädigte Modelle; einer der Gründe hierfür war, daß Maillol häufig Gipse im Freien aufbewahrte. Deshalb ging, wie Henri Frère berichtet, das Modell der *Flora* (Abb. S. 41) verloren.[108] Nach Mitteilung von Judith Cladel sollen auch die Gipse für zwei weitere für Iwan Morosow geschaffene Figuren – *Sommer* und *Frühling* (Kat. 64, Abb. S. 163, 106) – nicht im Besitz des Künstlers verblieben sein.[109] Diese Gipse hatte Maillol 1930 dem Museum of Modern Art, New York, gestiftet. Die Gipsmodelle der drei Statuen muß er – für spätere Güsse – auf eine nicht bekannte Weise rekonstruiert haben.[110]

Offensichtlich modellierte Maillol auch die Figuren nach, deren ursprüngliche Modelle er an Ambroise Vollard verkauft hatte und die dieser exzessiv abgießen ließ. Diese neuen Modelle, die die Grundlage für die sogenannte Edition Maillol waren, unterscheiden sich offensichtlich stets leicht vom Typ der Vollard-Güsse, wofür vielleicht auch juristische Gründe ausschlaggebend waren. Wenn ein Künstler Modelle zur Verwertung an einen Verleger verkauft hatte, was im späten 19. Jahrhundert gebräuchlich war, so durfte er in der Regel vom gleichen Modell selbst keine Bronzen mehr herstellen lassen. Die Güsse der Edition Maillol variieren häufig in der Plinthenhöhe, bei der *Kauernden* ist die Signatur einmal an der rechten, das andere Mal an der linken Seite des Sitzes angebracht, der im übrigen bei der späteren Version in härteren Formen modelliert ist (Kat. 37a-c, Abb. S. 90). Bei der *Leda* (Kat. 42, Abb. S. 97, 119) wurde ebenfalls die Form des Sitzes verändert, die neue Fassung weist nicht mehr das vorkragende Profil der ersten Version auf. Eugène Druet dokumentierte die Herstellung des neuen Gipsmodells der *Leda* in einer sicher vor 1910 entstandenen Aufnahme (Abb. unten).[111] Selbst in den dreißiger Jahren kopierte Maillol noch eines seiner Frühwerke, eine *Stehende Badende*, deren Holzfassung Graf Kessler besessen hatte (Abb. S. 39). Frère berichtet, wie Maillol 1933 an der »Epidermis« der Figur arbeitet, und im gleichen Jahr wird ein Photo der unfertigen Gipsfigur veröffentlicht.[112] Die bekannten Bronzegüsse dieser Figur, wie der im Musée d'Orsay, Paris, gehen also auf eine späte Wiederholung zurück; die schon 1913 angekaufte Bronze in der Mannheimer Kunsthalle dagegen folgt einem früheren Modell (Kat. 35, Abb. S. 183). Auch diese Beispiele zeigen, daß Maillol über Jahrzehnte der Formensprache seiner Frühzeit verhaftet blieb.

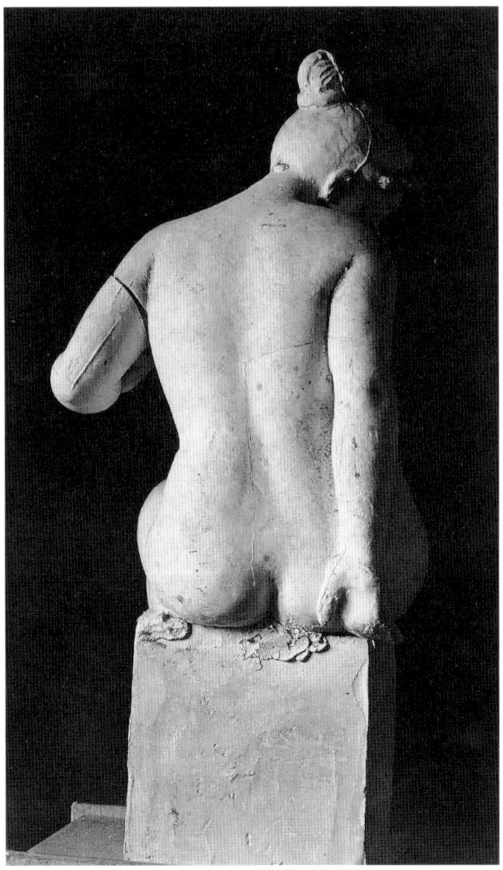

Arbeit am Gipsmodell für die Neuauflage der *Leda*, vor 1910

Wenn Maillol sich selbst zitierte, dann modellierte er die neue Variante nicht immer von Grund auf neu, sondern benutzte Gipsabgüsse, oft in fragmentierter Form. Eine der Grundlagen für dieses Vorgehen war die für Maillol typische Figurenkonzeption, die vom Torso ausging. Das Zusammensetzen von Teilstücken zu einer Ganzfigur war bei ihm üblich. Naheliegend war auch, die Möglichkeit zu nutzen, aus einem vorhandenen Modell durch Zerteilen und Neuzusammensetzen eine neuartige Figur zu schaffen. Auf diese Weise entstand aus dem Gipsmodell für das *Gebirge* die gleichermaßen monumentale Skulptur der *Fluß*.[113] Dabei legte Maillol selbst kaum Hand an, die Arbeit besorgte Robert Couturier. Dies geht aus den Aufzeichnungen von Henri Frère deutlich hervor: »Dann berichtete er mir von einer neuen Statue. ›Couturier hat mir geschrieben. Er arbeitet jetzt wieder in seinem Atelier und hat den Gips des *Berges* [*Gebirges*] dorthin schaffen lassen, um das Denkmal für Barbusse zu machen. Das wissen Sie nicht? Man hat mich gebeten, ein Denkmal für Barbusse zu machen. Man hat mich gedrängt. Ich habe noch einen Gips des *Berges*, man muß ihn zersägen und mit den Armen und Beinen eine neue Statue machen. Couturier schreibt mir, daß er das machen will.‹«[114] In Briefen, die auch kleine Skizzen enthalten, gab Maillol seinem Mitarbeiter Anweisungen, wie die neue Figur zusammenzufügen sei.[115] Das große Modell vollendete Couturier in seiner eigenen Werkstatt. Auf vergleichbare Weise hatte Maillol, wie Frères Ausführungen bezeugen, schon die monumentale Skulptur *Luft* entwickelt, natürlich aus dem verwandten Modell für das Cézanne-Denkmal.[116] Bei diesem Werk hat er jedoch die Ausführung nicht gänzlich einem Mitarbeiter überlassen, denn die Skulptur wurde in Maillols Atelier vollendet. Eine Photographie von John Rewald demonstriert, wie sich Maillol bei der Fertigstellung an einem der frühesten Vorentwürfe für das Cézanne-Denkmal orientierte (Abb. S. 55).

Bei einem Künstler wie Maillol, der bekannt hatte: »Man muß von sich selbst das Höchste fordern«[117], ist es verwunderlich, wie nachlässig er selbst einen so großen Auftrag wie das Barbusse-Denkmal behandelte. Maillol hatte jedoch schon früher unterschieden zwischen Werken, die ihm wichtig waren und die er zu absoluter Vollendung bringen wollte, und Auftragsarbeiten, die ihn nicht interessierten und die er deshalb mit möglichst geringem Zeitaufwand realisierte. Höchst aufschlußreich sind diesbezügliche Notizen Graf Kesslers von 1907, die er jedoch – vermutlich wegen ihrer Brisanz – im Manuskript seines Tagebuches durchstrich: Demnach konzentrierte sich Maillol auf die »Arbeit und Ausfertigung [...] nur bei einzelnen Werken, die ihn besonders interessieren; bei bestellter Arbeit, die ihm gleichgültig ist, giebt er irgendetwas. So in früheren Fällen an Vitta, als ihm dieser einmal eine kleine Figur refüsiert hatte; er hat mir wiederholt erzählt, er habe ihm darauf in drei Tagen drei Figuren ›n'importe quoi‹, gemacht. So auch für Mutzenbecher, als

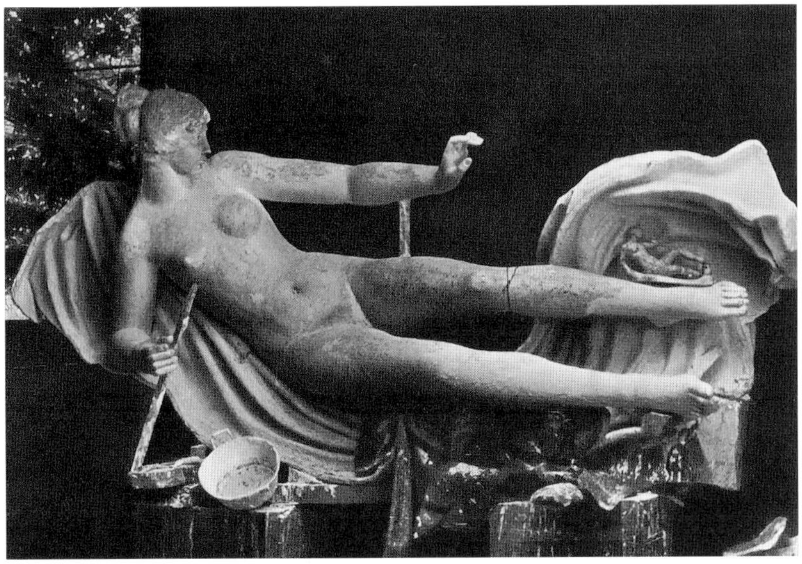

Arbeit an der Skulptur *Luft* unter Verwendung
eines kleinen Entwurfs für das Cézanne-Denkmal, um 1938

dieser ihm für eine kleine Figur einen ihm nicht genügenden Preis bot. So einmal, ganz am Anfang unserer Bekanntschaft bei einem Grabmal für eine Familie. Er liefert dann irgendetwas, nur um das Geld einzustreichen«.[118]

Es soll kein Zweifel daran aufkommen, daß es im Ermessen eines Künstlers liegt, mit welchem Engagement er die Werke, die unter seinem Namen an die Öffentlichkeit gelangen, ausführt. Maillol entschied sich nicht dafür, allen seinen Werken die gleiche Aufmerksamkeit zu schenken. Vermutlich konnte er den enormen Aufwand an Zeit und Kraft, den er in einige wenige seiner Skulpturen investierte, nur deshalb aufbringen, weil er andere vernachlässigte.

Vollendung und Aufstellung

Wenn das Gipsmodell einer Figur vollendet ist, dann ist eine wichtige Wegstrecke zurückgelegt, aber das Ziel noch nicht erreicht. Zwar hat Maillol Gipsfassungen in Ausstellungen gezeigt, aber diese waren für ihn nicht die angestrebten Endprodukte. Die Umsetzung in ein anderes Material – Stein, Ton, Bronze oder Blei – beschäftigte Maillol in großem Maße. Mit dieser Haltung stand er im Gegensatz zu den meisten französischen Bildhauern des späten 19. Jahrhunderts, die eigentlich nur Modelleure waren. Ihre plastischen Skizzen wurden von fremder Hand vergrößert, in Stein umgesetzt oder ohne Kontrolle des Künstlers in Bronze gegossen. Maillol war sicher enttäuscht, als ihm Rodin, auf seine Frage, ob die Arbeit in Marmor schwieriger sei als in Kalkstein, antwortete: »Nein, das ist das gleiche. Die Bearbeitung von Stein oder Marmor unterscheidet sich nicht. Diejenigen, die gewaltige Meißelspuren im Stein hinterlassen, behaupten dies zwar. [...] Wichtig ist aber nur eines, nämlich die Fähigkeit, gut in Ton zu modellieren.«[119] Maillol dagegen lag nicht nur das Modellieren am Herzen, sondern auch die weitere Ausführung seiner Werke. Deshalb interessierte er sich auch für die Besonderheiten von Bildhauermaterialien. Von der Griechenland-Reise, die er 1908 mit Graf Kessler unternommen hatte, brachte er Blöcke von pentelischem Marmor mit nach Frankreich, von denen er einen für eine *Pomona* verwendete (Musée du Petit Palais, Paris).[120] Den lothringischen Kalkstein für die *Méditerranée* und die *Nacht* oder den rosa schimmerndern Marmor aus Canigou in den Pyrenäen für die Figur des Cézanne-Denkmals wählte Maillol bewußt aus; aus dem zuletzt genannten Stein besteht auch die kleine *Kauernde* der Hamburger Kunsthalle (Kat. 81, Abb. S. 112, 175).

Zwischen Formgebung und Material besteht bei Maillol ein Zusammenhang. Mit diesem erklärte er 1907 den Unterschied der Skulpturen *Méditerranée* und *Sérenité* (Abb. S. 99, 161) zur *Action enchaînée*, der ersten für Bronze konzipierten monumentalen Statue. Kessler notierte, wie verwundert Maillols Freunde über jenes Werk waren: »Denis [...] platzte heraus: ›Dieses Mal, Maillol, ist es nicht mehr Antike, sondern Michelangelo.‹ Denis machte gleich Bemerkungen über den Stil des ›modelé‹, der ganz anders sei als bei den zwei grossen Figuren in Stein, die daneben standen. ›Aber natürlich‹, sagte Maillol, ›weil die neue Figur aus Bronze ist.‹«[121] Von den vorgenannten Werken ließ Maillol auch Metallgüsse herstellen. Schon 1908 wurde eine Bronze der *Méditerranée* für das Rathaus in

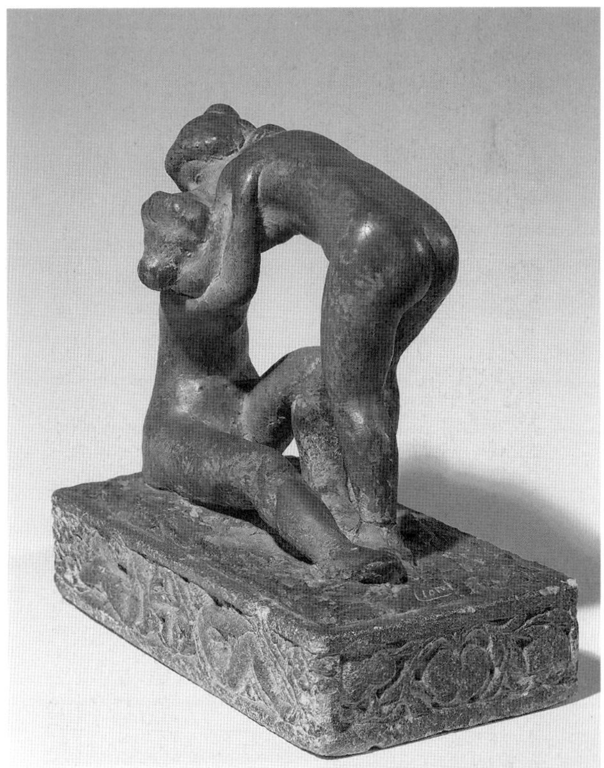

Joaquin Claret, *Sich umarmende Frauen*, Terrakotta;
ehemals Sammlung Henry van de Velde

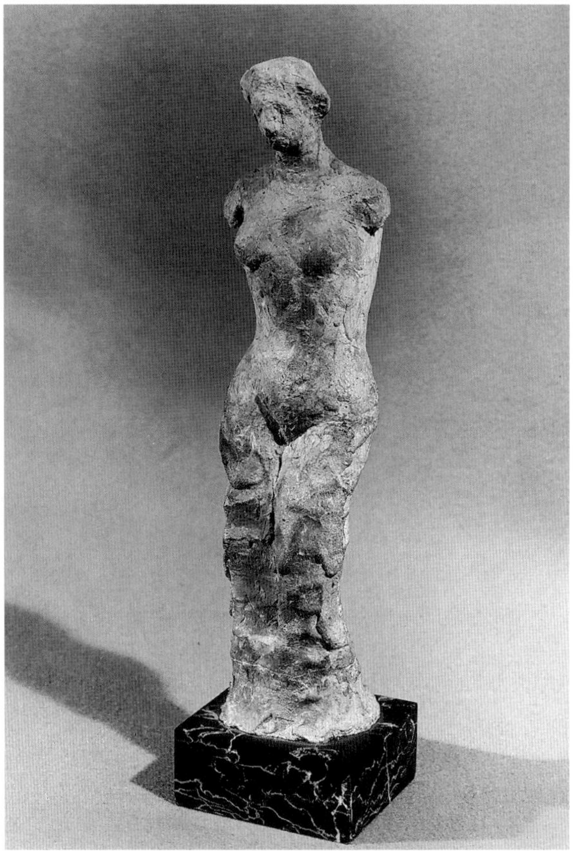

Frauentorso, um 1896, Terrakotta (Kat. 24)

Perpignan gegossen, von der Skulptur *Nacht* wurden zu Lebzeiten Maillols ein Bleiguß und drei Bronzen ausgeführt.[122] Das Gipsmodell des Reliefs *Le Désir*, das für Stein konzipiert war, ist in Terrakotta abgeformt und in Blei gegossen worden (Kat. 56, Abb. S. 101).[123]

Maillol, der als Bildhauerdilettant über handwerkliche Tätigkeiten – Schnitzen und Formen in Ton – zur Skulptur gekommen war, erarbeitete sich eigenständig die verschiedenen Techniken. Seine erste große Steinfigur, die *Méditerranée*, hat er eigenhändig ausgehauen, obwohl er darin völlig ungeübt war. Frère fragte Maillol, ob diese Statue besser sei als die Marmor-Version der zwanziger Jahre (ehemals in den Tuilerien, heute im Musée d'Orsay, Paris). Maillol antwortete: »Das will ich wohl meinen. Die in den Tuilerien ist aus Marmor, und Marmor sieht nicht so gut aus. Ich habe sie auch nur überarbeitet. Die Steinfassung dagegen ist ganz von meiner Hand. Ich selbst habe sie vollständig ausgehauen. Dabei müssen Sie wissen, daß ich das noch niemals gemacht hatte. Ich hatte noch nie die entsprechenden Werkzeuge angerührt. Zuerst habe ich auf einem Stein versucht, wie man mit dem Werkzeug umgeht, und dann bin ich an die Statue gegangen. Sie ist ein Stück ernsthafter Arbeit, diese Figur. Alles habe ich sehr sorgfältig gemacht. Ungefähr einen Winter habe ich dazu gebraucht. Ach, das war eine Arbeit…«[124]

Trotz der Begeisterung bei der Arbeit an der *Méditerranée*, die noch nach Jahrzehnten in seiner Erzählung nachklingt, hat sich Maillol später nur noch wenig auf die direkte Steinarbeit eingelassen. Der Methode der ›taille directe‹ stand er ambivalent gegenüber.[125] Er führte keine seiner späteren großen Steinskulpturen eigenhändig aus, jedoch einige kleinere (Kat. 81, Abb. S. 112, 175). Schon für das von Graf Kessler 1907 bestellte Relief *Le Désir* verwendete Maillol die traditionelle Punktiermethode (Abb. S. 154), mit der die Niveauunterschiede vom Gipsmodell auf den Stein übertragen werden. Außerdem stellte er für diesen Auftrag einen Mitarbeiter ein, den jungen Katalanen Joaquin Claret, der auf Atelieraufnahmen, die Kessler 1907 machte, häufig zu sehen ist (Abb. S. 130).[126] Claret arbeitete mehrere Jahre mit Maillol zusammen; in seinem eigenen bildhauerischen Werk war Claret anfangs von dessen großem Vorbild beeinflußt. Dies belegt zum Beispiel eine kleine Gruppe zweier sich umarmender Frauen, die aus der Sammlung von Henry van de Velde stammt (Abb. S. 55).

Die große Skulptur *Sérénité* (Abb. S. 161) ließ Maillol in der Werkstatt eines Steinmetzen abbozzieren, womit er sehr unzufrieden war.[127] Solche Konflikte sollten sich wiederholen, Maillol beklagte mehrfach, daß ihm ein Steinmetz seine Arbeit verdorben habe.[128] Daraus zog er jedoch nicht die Konsequenz, nur noch eigenhändig zu arbeiten. Der Aufwand an Zeit und Kraft, der zur Ausführung einer großen Steinskulptur notwendig war, wird ihm zu groß gewesen sein.

Anders als bei Gemälden muß man sich bei Bildhauerwerken stets die Frage stellen, wie authentisch sie eigentlich sind. Zu bedenken ist, daß bei der für die damalige Zeit typischen Arbeitsweise, die Maillol zumindest in seiner Frühzeit anwandte, die ›Urform‹ nicht erhalten bleibt. Die erste plastisch realisierte Version ist das Modell in feuchtem Ton, das entweder bei der Abformung in Gips verlorengeht oder beim Brennen seine Form, Farbe und Größe ändert. Auch Terrakotten unterscheiden sich folglich von dem, was der Bildhauer ursprünglich modelliert hat, wobei vor allem die erhebliche Verminderung des Volumens, die über zehn Prozent betragen kann, ins Gewicht fällt. Dennoch stehen Maillols Terrakotten in der Regel den ›Urversionen‹ näher als seine Plastiken in anderen Materialien, dies trifft vor allem auf Unikate zu, die er direkt aufbaute (vgl. Kat. 49, Abb. S. 96). Die in mehreren Exemplaren vorkommenden Terrakotta-Figuren dagegen sind mit Hilfe von Negativformen hergestellt worden (Kat. 38, 40a, Abb. S. 91, 86). Maillol hatte eine besondere Vorliebe für Terrakotta. Häufig holte er sich die Tonerde aus der Umgebung von Marly oder Banyuls, manche Terrakotten weisen deshalb ein recht poröses Material mit Verunreinigungen auf, die sie äußerst lebendig erscheinen lassen.

Neben Holzstatuetten gehören Terrakotten zu den frühesten plastischen Werken Maillols. Er brannte sie zuerst bei dem befreundeten Maler Georges-Daniel de Monfreid, später in Villeneuve-Saint-Georges, wo Ambroise Vollard in seinem Landhaus einen Brennofen installiert hatte, der 1907 zu Maillol nach Marly transferiert wurde.[129] Größere Terrakotten, vermutlich auch glasierte Figuren und Reliefs, wurden um 1905 von dem Keramiker André Metthey hergestellt, der auf Veranlassung von Vollard mit mehreren Künstlern des Nabis-Kreises zusammenarbeitete. In seiner Werkstatt in Asnières wurde das Bildnis von Maillols Ehefrau für Oskar Schmitz (Kat. 49, Abb. S. 96) gebrannt wie auch mehrere Ausformungen der *Badenden mit erhobenen Armen* (Abb. S. 159). Angeregt durch Vollard bemalte Maillol Vasen von Metthey (Kat. 18-20, Abb. S. 85). Der Keramiker zeigte 1907 im Salon d'Automne eine Sonderausstellung, in der Werke, die in Zusammenarbeit mit bildenden Künstlern entstanden waren, dominierten.

Vollard regte die Künstler seiner Galerie nicht nur zu keramischer Produktion an, er war auch dafür verantwortlich, daß Figuren von Maillol in Bronze gegossen wurden. In seinen Lebenserinnerungen berichtet er: »Ich war bei Maillol im Atelier, als er eben eine Holzstatuette vollendete. Da kam mir ein neuer Gedanke: ›Wollen wir nicht einen Bronzeabguß davon machen lassen?‹ fragte ich ihn. ›Einen Bronzeabguß?‹ ›Vertrauen Sie mir die Figur an, ich veranlasse alles Weitere.‹ Maillol war einverstanden, und so brachte ich die erste Bronze heraus, der noch manches Stück folgen sollte.«[130] Vollard ließ nach Gipsmodellen oder Terrakotten – mit Genehmigung Maillols – Bronzegüsse herstellen, die als Edition Vollard bezeichnet werden. Diese Auflagen sind unlimitiert und widersprechen damit der heutigen Definition von Originalkunstwerken. John Rewald berichtete von Gesprächen über Vollard, »dessen Name Maillol immer wie ›voleur‹ (Dieb) aussprach. Er erzählte mir, wie Vollard in den ersten Jahren seine kleinen Terrakotten kaufte, um sie in Bronze gießen zu lassen, und wie er, Maillol, angab, daß die Auflage auf zehn Güsse begrenzt

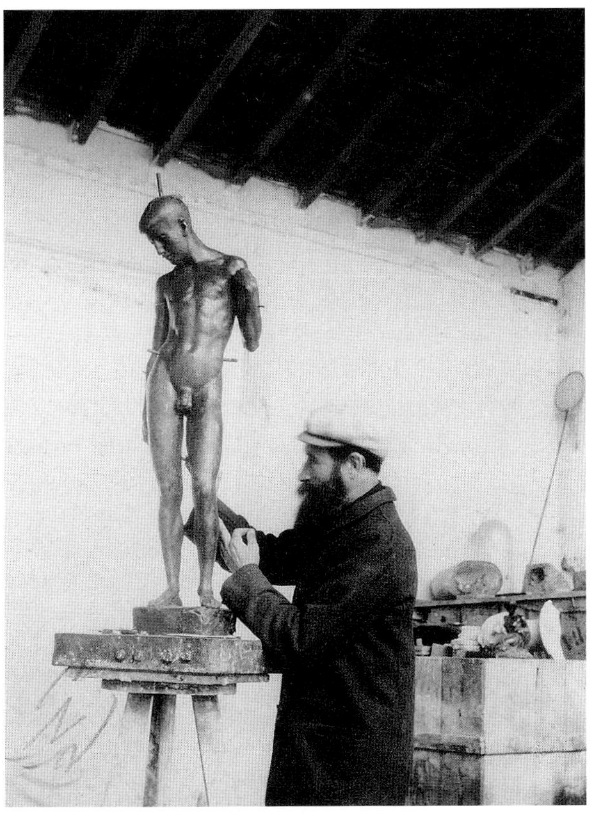

Arbeit am Wachsmodell des *Radfahrers*, 1908.
Photographie von Harry Graf Kessler

sein sollte. Er fügte mit Resignation hinzu: ›Nun, er machte zwar zehn Güsse, nur waren es zehn Tausend.‹«[131]

Nicht nur über die hohen Auflagen, sondern auch über die mangelnde Qualität der Vollard-Güsse beklagte sich Maillol häufig. In der Tat lassen nicht wenige Vollard-Bronzen, sogar schon einige der frühesten, nicht reparierte Gußfehler erkennen. So weist das Exemplar der *Badenden*, das Rodin erworben hatte (Abb. S. 120), Löcher auf ebenso wie ein 1908 angekaufter Guß der gleichen Figur in der Städtischen Galerie, Frankfurt a. M. Insgesamt wurden die Vollard-Bronzen relativ wenig ziseliert. Maillol hat deshalb solche Bronzen für Sammler, die ihm nahestanden, nachziseliert. So erhielt er von Graf Kessler, der schon 1903, also vor seiner Bekanntschaft mit Maillol, bei Vollard Figuren erworben hatte[132], 1905 Güsse zur Nachbearbeitung. Maillol schrieb danach an Kessler: »Ich habe drei Statuetten erhalten, von denen nun zwei gänzlich ziseliert worden sind. Die dritte Bronze habe ich nicht ziseliert, weil sie zu schlecht ist, es lohnt sich nicht, dafür noch Geld auszugeben.«[133] Über zwanzig Jahre später ist ein ähnlicher Fall dokumentiert: Der dänische Sammler Johannes Rump hatte 1927 im Kunsthandel in London und Berlin drei Bronzen erworben, die im folgenden Jahr nachziseliert wurden, diesmal jedoch nicht vom Künstler selbst, sondern – unter dessen Anleitung – von seinem Mitarbeiter Ernst Suter.[134]

Obwohl Maillol so unzufrieden mit den Vollard-Editionen war, ging er auch später auf ähnliche Angebote ein: Vollard verlegte das 1907 entstandene Renoir-Bildnis (vgl. Kat. 58), nach dem Ersten Weltkrieg bot er eine bekleidete *Pomona* in halber Lebensgröße an. Mitte der zwanziger Jahre wurden in der Berliner Gießerei Noack im Auftrag des Galeristen Alfred Flechtheim einige Maillol-Bronzen gegossen, was nicht ohne Einwilligung des Künstlers geschehen sein kann, denn Flechtheim war damals dessen wichtigster Kunsthändler außerhalb Frankreichs, mit dem er auch später eng zusammenarbeitete.[135]

Maillols Verhalten, das duch seine finanziellen Probleme bedingt war, kommentieren zwei Zeitzeugen. Thadée Nathanson erklärte das Verhalten des Bildhauers mit dessen Geiz: »Aus der Zeit seiner schwierigen Anfänge als Bildhauer kommt zweifellos Maillols Angewohnheit, nie mehr als unbedingt nötig auszugeben. Auch wenn es sich um das Brennen einer Terrakotta oder den Bronzeguß handelt. Durch diese Angewohnheit ist er damals und seitdem immer wieder in die Hände von Händlern und Produzenten geraten, die ihn womöglich ausnützten. Dieser Mißbrauch hat ihn sehr verärgert, dennoch behielt er diese Angewohnheit länger als nötig bei.«[136]

Kessler schätzte das seit der Antike praktizierte Wachsausschmelzverfahren und war über die Qualität zeitgenössischer Sandgüsse nicht informiert: »Er begnügt sich für die kleinen Werke mit dem ›ungefähr‹ des Sandgusses, den er etwas ziseliert...« Bei der Figur des *Radfahrers* wollte sich der Mäzen mit diesem Gußverfahren jedoch nicht zufriedengeben. Kessler: »Ich betonte nochmals, ich wollte durchaus dass meine Figur eine ›cire perdue‹ werde. Dieses verursachte bei ihm einen Ausbruch. ›Ich werd's für Sie machen, weil ich es versprochen habe, aber das ist das letzte Mal, daß ich so etwas mache. Das ist eine furchtbare Arbeit. Man

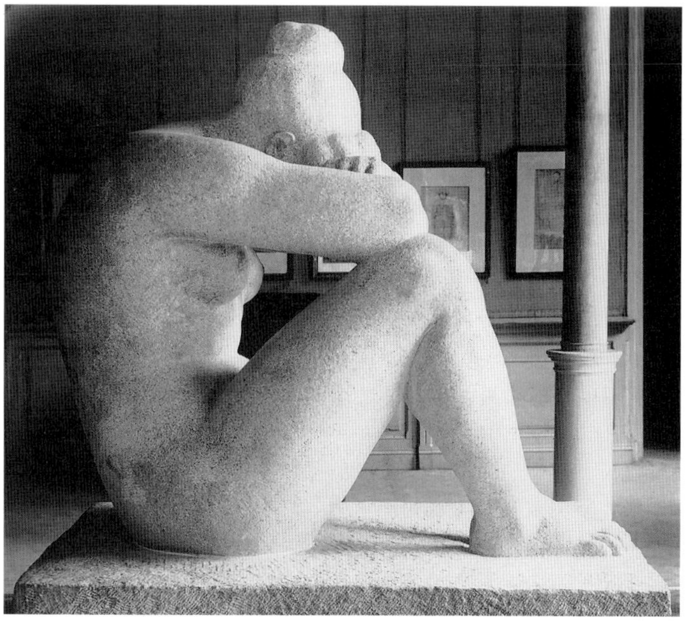

Die Steinskulptur *Nacht* in der Galerie Druet; heute Kunstmuseum, Winterthur

muß die ganze Figur überarbeiten...‹« Kessler ergänzte in der nachträglich durchgestrichenen Passage, aus der bereits zitiert wurde: »[Es] zirkulieren von ihm so viele abscheulich schlecht gegossene Bronzen, die wahre Karikaturen seiner Originalarbeiten sind; er weiss es, ärgert sich etwas darüber, schimpft etwas auf Vollard, dessen Giesser so billig und schlecht seien, aber er lässt es doch des Geldes wegen ruhig geschehen.«[137] Maillol hatte keine rechtliche Möglichkeit, auf die Qualität und Auflage der Bronzen, die Vollard nach den von ihm erworbenen Modellen gießen ließ, Einfluß zu nehmen.

Kessler setzte sich durch, und Maillol überarbeitete das Wachsmodell des *Radfahrers* (Abb. S. 57). Im Wachsausschmelzverfahren – ›cire perdue‹ – wurde die Bronze am 10. Januar 1909 in der Gießerei Bingen et Costenoble gegossen. Kessler war dabei und kehrte am nächsten Tag nochmals zurück: »Mittags wieder bei Bingen und die Bronce, die eben von Erde gereinigt worden war, für Maillol abgeholt, damit sie nicht von Bingens Arbeitern verdorben wird.«[138] Maillol mußte die Figur daraufhin noch ein weiteres Mal eigenhändig überarbeiten.[139] Seine Ziselierung des Gusses, der sich im Kunstmuseum Basel befindet, ist äußerst zurückhaltend, so sind die Eisenstäbe des Gerüstes, die die Wachsschicht des Modells durchstoßen hatten, noch erkennbar ebenso wie Reste des Formmantels; demnach war offensichtlich keine künstliche Patinierung vorgenommen worden. Nur ein zweiter Guß des *Radfahrers* wurde im Wachsausschmelzverfahren ausgeführt, die Bronze für Karl Ernst Osthaus (Kat. 57a, Abb. S. 103). Die übrigen Versionen, im Sandguß hergestellt, weisen nicht die gleiche Feinheit auf (dies betrifft die Exemplare im Musée d'Orsay und den Guß in der Neuen Pinakothek, München, Kat. 57b).

Es soll hier nicht der Eindruck entstehen, daß Maillol die Ausführung seiner Werke in Bronze wenig interessiert habe, das Gegenteil trifft zu. Er hat bei Bingen et Costenoble eine Weile mitgearbeitet, um die Techniken des Bronzegusses vor Ort kennenzulernen.[140] Mehr als andere Bildhauer seiner Generation hat er selbst ziseliert. Vor dem Ersten Weltkrieg richtete er in Belleville eine kleine Gießerei ein, in der er einige Kleinplastiken goß und auch die *Pomona* ziseliert wurde, die in die Prager Nationalgalerie gelangte; in Maillols Augen ist diese Figur seine schönste Bronze überhaupt.[141]

Maillol lebte die Hälfte des Jahres in Marly, die andere Hälfte aber in Banyuls. Dort schöpfte er neue Kraft und konzentrierte sich auf andere Werke. Manche Arbeit ließ er unfertig zurück. So hat er zum Beispiel das von Oskar Schmitz erworbene Bildnis in Terrakotta nach dem Brand nicht gesehen (Kat. 49, Abb. S. 96). Nach intensiven Arbeitsphasen in Marly benötigte Maillol dringend Erholung im heimatlichen Banyuls. Aufschlußreich ist die folgende Szene, die Graf Kessler festhielt: »Heute sollte der letzte Arbeitstag an der Figur des kleinen Colin sein. Früh hinaus nach Marly. Maillol kam aber erst gegen halb zehn ins Atelier in Holzpantoffeln. Er brachte eine Tasse voll von warmen Kaffee mit und schluckte davon langsam mit verschlafenen Augen. Ich fragte ihn, ob er vielleicht krank sei? ›Nein, nicht krank, aber ganz einfach müde. Ich bin so hundemüde, nicht körperlich, aber geistig, daß ich den ganzen Tag hätte schlafen können. Wenn man mit einer Arbeit wie der Statue des jungen Mannes beschäftigt ist, dann wird man in der Nacht wach, man denkt nach, man kann nicht schlafen. Ich brauche Ruhe, den Anblick des blauen Meeres...«[142]

An den Vollard-Editionen bemängelte Maillol außer der Gußqualität die hohen, unlimitierten Auflagen. Natürlich war er nicht daran interessiert, ins andere Extrem zu verfallen und nur einen Guß herstellen zu lassen. Falls Unikate vom Auftraggeber erwünscht waren, waren sie erheblich teurer als Werke, die mehrfach hergestellt wurden. Maillol hatte Oskar Schmitz vor die Wahl gestellt, entweder ein Terrakotta-Unikat für 1.000 Francs zu erwerben oder eine Ausformung aus einer Serie zum Preis von 600 Francs (*Porträt Clotilde Maillol,* Kat. 49, Abb. S. 96).[143] Dem Schriftsteller André Gide bot der Bildhauer drei Statuen für 30.000 beziehungsweise 20.000 Francs an, im letzten Fall wäre Maillol frei gewesen, einige weitere Güsse herzustellen.[144]

Heute gilt eine Auflagenhöhe von sechs numerierten Exemplaren – 1/6 bis 6/6 – zuzüglich zwei unnumerierten Güssen, die manchmal mit »épreuve d'artiste« markiert sind, als die von Maillol festgelegte Norm. Wie Dina Vierny mitteilt, begann Maillol in Zusammenarbeit mit seiner Kunsthändlerin Lucie Druet um 1905 mit der Limitierung von Güssen in der vorgenannten Auflage. Die Bronzen der Editionen Maillol-Druet sind häufig unnumeriert, manchmal tragen sie Nummern ohne Auflagenangabe, wie »n° 3«.[145] Ein mit 2/6 bezeichneter Guß der Gruppe *Zwei Schwestern* (Kat. 31) stammt aus einer solchen Edition. Auf einigen dokumentierten alten Güssen gibt es (irrtümliche?) Verweise auf abweichende Auflagen – so bei der *Venus* (Kat. 78, Abb. S. 176) aus der Bremer Kunsthalle, die Hermann Bünemann vor 1939 erwarb und die mit 2/5 bezeichnet ist, oder dem Torso der *Ile de France* in Winterthur mit der Kennzeichnung 1/4.[146] 1927 erläuterte Maillol seinem Jugendfreund François

Bassères, daß er früher nur vier Güsse von einem Modell habe herstellen lassen, jetzt jedoch die Zahl erhöht habe.[147] In dem Gespräch mit Bassères ging es um die mittelgroße *Badende, ihr Haar ordnend*, von der der Guß im Museum in Saint-Tropez die Numerierung 3/12 aufweist (Kat. 80). Diese beliebte Figur ließ Maillol ausnahmsweise in einer höheren Auflage herstellen.

Bei großformatigen Skulpturen zog er Blei vor.[149] Dieses matt schimmernde Material, das Maillol von den Parkfiguren in Versailles her kannte und besonders schätzte, wandte er auch für einige Kleinplastiken an. Wenn man Maillols plastisches Werk überblickt, dann besteht es zum überwiegenden Teil aus Bronzen. In den zehner und zwanziger Jahren waren wegen ihres geringen Preises Terrakotten gefragt, wie sie vor allem Jacques Zoubaloff und Arthur Fontaine besaßen. Die für Maillol tätige Pariser Galerie Druet verkaufte offensichtlich in den Jahren 1925 bis 1929 nur drei Bronzen, aber achtzehn Terrakotten.[150]

Wenn ein Bildwerk Maillols in seinem endgültigen Material vollendet war, beschäftigte sich der Bildhauer häufig weiterhin mit ihm; etwas überspitzt hatte er 1928 zu Kessler gesagt: »Es ist schwieriger, eine Statue aufzustellen, als sie zu machen.«[151] Maillol gab, wann immer er gefragt wurde, genaue Anweisungen für die Aufstellung seiner Werke, die Beleuchtung und die Sockelhöhe.

Für die Aufstellung der *Nacht* im Kunstmuseum Winterthur empfahl er: »Das Licht sollte möglichst von der Rückseite herkommen, dann wäre der Rücken beleuchtet und das Gesicht läge in einem vorteilhaften Halbdunkel. Wenn das Licht durch die beiden Öffnungen, die die Arme um den Kopf bilden, eindringt, ergibt sich für den Rumpf eine geheimnisvolle Beleuchtung. Diese Art der Lichtführung wirkte in meinem Garten sehr gut, wo ich die Statue aufgestellt und sie – mit ihrem Rücken zur untergehenden Sonne – ausgeführt habe. Dort wirkte sie ganz anders als bei M. Druet, wo man sie kaum wiedererkannte (Abb. S. 58).«[152] Die Proportion und Form eines geeigneten Sockels gab der Bildhauer in seinem Brief mit Hilfe einer Skizze an.[153] Selbst bei kleineren Arbeiten hatte er konkrete Vorstellungen für deren Präsentation, so empfahl er dem Sammler Oskar Schmitz, das von ihm erworbene Terrakotta-Bildnis (Kat. 49, Abb. S. 96) von rechts zu beleuchten.

Maillol bevorzugte die Aufstellung von Skulpturen im Freien, wo sie seiner Ansicht nach eine lebendige Ausstrahlung entfalten könnten.[154] Auch für die Skulptur der *Nacht* hätte er sich dies gewünscht: »Wenn die Statue im Freien aufgestellt werden könnte, würde sie hundertfach an Wirkung gewinnen.«[155] An Oskar Schmitz schrieb Maillol die Aufstellung einer Statue in einem Garten betreffend: »Sie muß mit den Bäumen und Blumen so zusammenpassen, daß sie der Landschaft, dem Garten, etwas Neues hinzufügt, sonst ist sie meiner Meinung nach unnötig. Ich weiß, daß es Skulpturen gibt, die für sich allein gesehen gut sind. Aber das mag ich nicht. Sehen Sie, wie schön sich eine Antike im Freien macht, unter Bäumen, am Strand des Meeres. Die meisten modernen Statuen jedoch töten die Natur ab.«[156]

Die Ausstellung eigener Werke in seinem Garten in Marly im Sommer 1911 muß eben diese lebendige Wirkung gehabt haben, die sich Maillol generell wünschte (Abb. rechts). Rainer Maria Rilke hat – sicher nach Gesprächen mit dem Bildhauer – die wechselnde Erscheinung eines im Freien aufgestellten Porträts in poetische Worte gefaßt: »Draußen im Garten der einfache Kopf hatte von Zeit zu Zeit Sonne und war offen und lieblich in ihr; gestirnig ausgerichtet, wie das Blatt einer Sonnenuhr, ließ dieses Gesicht die Schatten auf sich gewähren, kommen und gehen, und blühte auf in jeder sich ausbreitenden Klärung. Kaum je habe ich eine Skulptur sich so atmosphärisch benehmen sehn, sie fühlte sich heimisch in der Jahreszeit und hat mit den Bäumen und Gesträuchen Gemeinsamkeit.«[157]

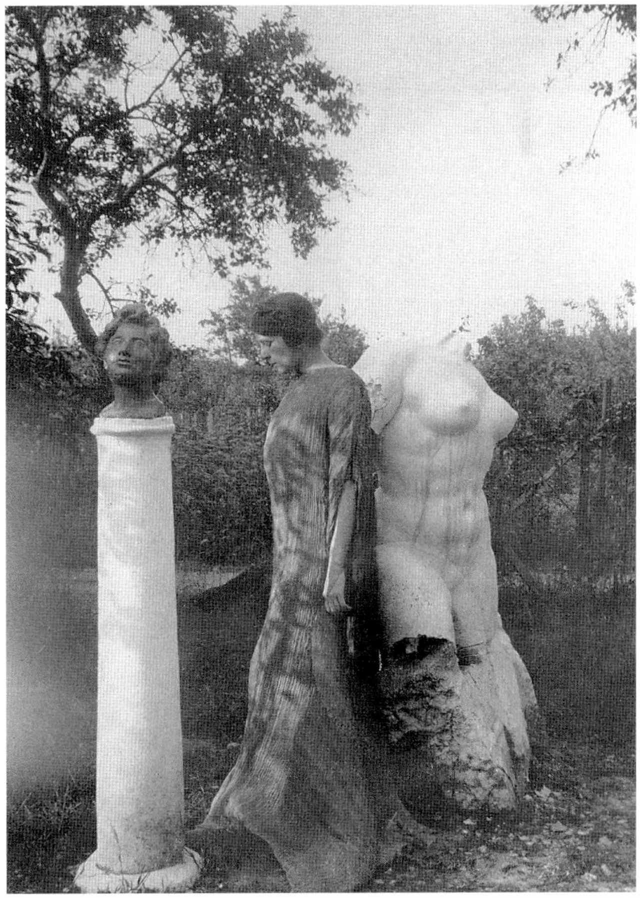

Maillol-Ausstellung im Garten des Künstlers in Marly
(mit Natascha Goloubeff), 1911,
Photographie von Harry Graf Kessler

1 Undat. Brief (Städtische Galerie, Frankfurt a. M.). »Vous me demandez quelles sont mes idées d'art – il est bien difficile cher monsieur dans une lettre de dire ses idées. Il faudrait y réfléchir longtemps, et malgré cela je ne m'exprimerai pas avec la plume comme avec ma main. [...] Toute œuvre est parlante – quelle soit bonne ou mauvaise – l'œuvre dit quelque chose – vous pourriez consulter l'article que m'a consacré Maurice Denis, vous y trouverez mes idées ou bien celui de Mirbeau.« Maillol verweist auf die 1905 erschienenen Aufsätze von Maurice Denis und Octave Mirbeau.

2 Sie stammen aus Tagebüchern, die erst 1985 vom Deutschen Literaturarchiv erworben werden konnten und die zuvor als verschollen galten (Ausst.Kat. Marbach 1988, S. 7; im Katalog sind einige wesentliche Passagen über Maillol veröffentlicht, siehe S. 226-240).

3 Frère 1961, S. 100. »Moi, quand j'ai taillé ma première statue, je ne savais même pas ce que j'allais faire. Je ne savais pas dessiner, n'est-ce pas. J'ai fait une tête, puis j'ai fait un cou, des épaules, des seins, un ventre, des jambes, tout à la suite. On sait tout de même à peu près comment est fait un cou, des seins... Et ça a fait quelque chose de pas mal.« (Frère 1956, S. 101) Eine Abbildung dieser ersten Holzfigur findet sich bei Fontainas 1931, S. 153.

4 Vgl. den Beitrag von A. Le Normand-Romain, S. 119ff.

5 Frère 1961, S. 139. »Je faisais tout cela sans modèle. J'ai fait toutes mes statuettes sans modèle, sans même un dessin. Je les faisais comme ça, n'est-ce pas, je les inventais entièrement. C'est pour cela que ça a l'air vrai.« (Frère 1956, S. 137)

6 Frère 1956, S. 171, 223.

7 Frère 1961, S. 139f. »[...] Qui est-ce qui a fait ça? C'est toi? Je n'arrive pas à le croire. Ça m'épate, comprenez-vous. Je l'inventais, je savais le faire.« (Frère 1956, S. 138)

8 Kessler, Tagebuch (Deutsches Literaturarchiv, Marbach, im folgenden zitiert: DL/M), 1. 6. 1905. »Oui, c'est joli, c'est élégant, mais Clodion a fait des choses comme ça, c'est pas fait d'après nature, c'est seulement décoratif.« Maillol verweist auf die zahlreichen charmanten Figurinen und Gruppen des französischen Rokoko-Bildhauers Clodion.

9 Ebda., 28. 7. 1907. »Seine kleinen Figuren kosteten ihn ebensoviel Zeit wie grosse: ›parceque je dois toujours consulter la nature. Au moins de faire ça, on peut faire des choses qui font bien dans l'ensemble, en esquissant la forme, ou bien des choses faites d'après des recettes, comme les Tanagra; mais je ne veux pas me servir de recettes, ni même en inventer pour moi-même. Et je ne veux pas esquisser la forme; je ne veux plus rien faire que de très solide. Il faut bien se développer; je ne peux pas toujours continuer à faire comme dans mes commencements, où je faisais une statuette avec rien.‹«

10 Vgl. auch den Beitrag von J.-P. Bouillon, S. 142, Anm. 39.

11 Frère 1961, S. 36. »N'y touchez plus. Ça fait bien. Vous allez tout démolir!« (Frère 1956, S. 38) Erhellend ist in diesem Zusammenhang auch eine Anekdote, die ebenfalls Frère überliefert. Maillol hielt einen kleinen, leicht drapierten Torso (vgl. Rewald 1939, S. 95) für wertlos und warf ihn weg, Matisse dagegen entdeckte und ›rettete‹ ihn. Er schätzte diese Studie vollkommen anders ein und sagte zu Maillol: »Vous n'avez jamais rien fait de mieux.« (Frère 1956, S. 138) »Sie haben niemals etwas besseres geschaffen.« (Frère 1961, S. 140)

12 Frère 1956, S. 223, 298, 138.

13 Frère 1961, S. 139. »Seulement j'avais le modèle dans l'oeil. A l'École des Beaux-Arts je n'ai rien appris, mais j'ai tout de même pas mal regardé le modèle. Je le savais par coeur.« (Frère 1956, S. 137)

14 Frère 1961, S. 140. »Maintenant que je n'ai plus de mémoire, je ne puis rien faire sans le modèle.« (Frère 1956, S. 138)

15 Vgl. Kessler 1961, S. 620.

16 Kessler, Tagebuch (DL/M), 2. 9. 1904. »Er beobachtet und skizziert beständig [...] ›ça m'aide dans ma sculpture.‹«

17 Siehe Bouvier 1945, S. 17.

18 Ausst.Kat. Baden-Baden 1978, S. 36.

19 Cladel 1937, S. 152. »Des dessins semblables, j'en ai fait des centaines. Très rapidement, très nerveusement, en attrapant n'importe quel papier, même du papier d'emballage, pour ne pas arrêter l'émotion.«

20 Vgl. Ausst.Kat. Baden-Baden 1978, Nr. 113.

21 Kessler, Tagebuch (DL/M), 28. 6. 1907. »Deux! La première fois j'ai fait des dessins, la seconde, j'ai tout de suite attaqué la terre. Je n'aurai plus besoin de lui beaucoup, parceque j'ai une très bonne mémoire. Pour Rodin c'est différent parceque sa donnée est différent [...]: La donnée de Rodin c'est de rendre la nature... Ce que je cherche, c'est l'ornement, la force ou la grâce ou la finesse ou le côté distingué des lignes.«

22 Ebda., 23. 8. 1907. »[...] ›C'est si beau la nature. Les fesses sont aussi rondes que des pommes... Il n'y a rien de plus beau que les fesses d'une femme ou d'un jeune homme.‹«

23 Ebda., 6. 11. 1907; 25. 11. 1907.

24 Ebda., 23. 11. 1907. »Er war vom Aussehen seiner Statue auf ihnen offenbar betroffen. Er sah die Photographien und dann die Statue immer wieder an und meinte dann: ›C'est trop nature, il n'y a pas à dire, c'est trop nature! La pose...‹ Ich sagte, die Griechen seien doch nach seiner Ansicht, und thatsächlich, noch viel näher an die Natur herangegangen; in den Aegineten, zum Beispiel. Maillol: ›Oui, mais toujours en partant d'une idée générale. En commençant cette statue j'ai oublié ça. Je l'ai commencée comme une étude d'après nature. Ce qu'il y a de général, je l'y ai mis sans le vouloir, probablement, parceque je ne peux pas faire autrement. A cause de cela, elle gardera toujours une position un peu particulière dans mon œuvre.‹«

25 Ebda., 25. 8. 1904. »Unterwegs fragte ich Maillol, warum er immer nur Frauen mache, nie männliche Figuren. ›Eh, parceque je n'ai pas de modèle. Rodin, lui, peut se payer autant de modèles qu'il veut; mais nous autres artistes nous devons ordinairement nous servir de nos femmes. J'ai toujours l'intention de faire un homme; je trouve le corps de l'homme beaucoup plus beau que celui de la femme; mais ça devient toujours une femme.‹«

26 Ebda., 24. 6. 1907: »Maillol einen kleinen Radfahrer und Jockey Gaston Colin zugeschickt als Modell für das Relief und den Narziss, den er für mich machen will. Da Maillol nur 5 frcs geben will und dafür nur schwer ein anständiges Modell findet, gebe ich dem Jungen das Übrige.«

27 Kessler 1961, S. 480.

28 Siehe den Beitrag von U. Berger, S. 155.

29 Meier-Graefe 1928.

30 Natanson 1948, S. 147. »Mais si ses mains caressent les rondeurs d'une fonte, on les devine capables de s'attarder aussi complaisamment sur des muscles féminins vivants.« An anderer Stelle wird Natanson noch deutlicher: »Mais aussi, lorsque ses doigts effilés modèlent dans l'air, plus précis que les mots, tel corps nu, bien massif et épanoui, Maillol a tout l'air de lui lever la chemise sur la circonférence d'une fesse ou le volume d'une cuisse et il semble que l'eau monte à sa bouche. Eh! Mon Dieu!« (Ebda., S. 138). »Wenn er aber mit seinen feinen Fingern – präziser als mit Worten – in der Luft einen üppigen, voll erblühten, nackten Körper modelliert, wirkt es so, als ob Maillol das Hemd von der Rundung des Hinterteils oder vom Volumen eines Schenkels streift. Und es läuft ihm gleichsam das Wasser im Mund zusammen. Oh! Mein Gott!« Natanson besaß Werke von Maillol, die ins Musée d'Orsay, Paris, gelangten, darunter eines der ersten Holzreliefs (Pingeot 1986, S. 188f.).

31 Wertheimer 1953, S. 113. »Mes ouvrières me serviront de modèle. Je vais pouvoir travailler enfin.«

32 Kessler, Tagebuch (DL/M), 14. 8. 1907: »[...] cette femme admirable que l'aide [...] de son beau corps«. Siehe den Beitrag von A. Le Normand-Romain, S. 122.

33 John Rewald, in: Ausst.Kat. Baden-Baden 1978, S. 38; vgl. auch den Beitrag von J.-P. Bouillon, S. 144, Anm. 83.

34 Vgl. jedoch die ausgewogene Darstellung von John Rewald, in: Ausst.Kat. Baden-Baden 1978, S. 38f.

35 Jean Renoir verwechselte offensichtlich das Zola- mit dem Blanqui-Projekt, als er Maillols Aussagen rekapitulierte, »Zola könne dabei nur gewinnen, denn sein Körper sei sehr viel weniger schön als Clotildes« (Renoir 1962, S. 328; vgl. auch Le Normand-Romain 1994, S. 74; Cladel 1937, S. 76f.). Maillol fühlte sich bemüßigt, seine diesbezüglichen Aussagen gegenüber Graf Kessler abzustreiten: »Die Geschichten, die über ihn erzählt werden, Blanqui Comitée Sitzung etc. Er protestierte lebhaft.« (Kessler, Tagebuch; DL/M, 29. 12. 1905). Unvorstellbar ist dagegen, daß Maillols angebliche verbale Entgleisung von Clemenceau, dem Vorsitzenden des Denkmalskomitees, freudig aufgenommen wurde. – »›Je vous ferai un beau cul de femme, ce sera la *liberté enchaînée*.‹ Cette réponse plaît à Clemenceau qui lui alloue immédiatement les sept mille francs réunis par le comité.« (Lorquin 1994, S. 55) »›Ich mache Ihnen einen schönen Frauenhintern und der wird die *Freiheit in Ketten* darstellen.‹ Diese Antwort erfreute Clemenceau, der ihm umgehend die 7.000 Francs, die das Komitee zusammengebracht hatte, zugestand.«

36 Kessler, Tagebuch (DL/M), 21. 8. 1904.

37 Ebda., 13. 8. 1907: »Die kleine Grinbert erzählt mir, die Sitzungen bei Maillol hätten abgebrochen werden müssen, wegen der Eifersucht der Frau. Am Freitag habe es eine Szene gegeben. Maillol habe beim Arbeiten plötzlich die Thür des Ateliers aufgerissen und die Frau dahinter horchend gefunden. Ein heftiger Wortwechsel in einer fremden Sprache [katalanisch] sei gefolgt. Beide hätten sehr laut geschrieen; dann habe Maillol die Arbeit wieder aufgenommen. Aber am andren Tag, als die Grinbert wiederkam, sei er ihr sehr verlegen entgegengetreten und habe ihr gesagt, seine Frau sei krank, sie liege zu Bett, er fürchte eine Lungenentzündung etc., worauf ihm die Grinbert gesagt habe, dann wolle sie lieber wieder gehen, was Maillol dankbar angenommen habe. Er habe hinzugefügt, ich werde seine Frau vielleicht beruhigen können und dann könnten die Sitzungen später weitergehen. – Nachmittags bei Maillol, der auf die Geschichte mit der Grinbert nur kleinlaut anspielte.« Vgl. die Photographien mit dem Modell, S. 45.

38 Ebda., 19. 6. 1911. »Maillol, j'aime votre sculpture, mais je déteste vos femmes, vos grosses femmes.« Maillol versuchte Misia Edwards, die zuerst mit Thadée Natanson und später mit dem spanischen Maler José-Maria Sert verheiratet war, als Modell für das Cézanne-Denkmal zu gewinnen (Arthur Gold und Robert Fizdale: Misia – Muse – Mäzenin – Modell. Das ungewöhnliche Leben der Misia Sert, Frankfurt a. M. 1991, S. 168).

39 Kessler 1961, S. 401f. »J'ai épousé une femme courte. J'ai toujours eu les jambes courtes devant les yeux; c'est pour ça que j'ai cherché l'harmonie des jambes courtes. Si j'avais épousé une Parisienne aux jambes longues, j'aurais peut-être cherché l'harmonie des jambes longues.«

40 Kessler, Tagebuch (DL/M), 28. 11. 1904. »[...] de refaire Mme Maillol, comme il l'a toujours fait«. Siehe auch den Beitrag von J.-P. Bouillon, S. 136f.

41 Ebda., 14. 8. 1911. »Ich schlug ihm die Mulattin als Modell vor, sie habe einen schönen Oberkörper, schöne feine Beine, er könne nach ihr vielleicht die etwas groben Attaschen seiner Statue ändern. Maillol: ›Les attaches? Mais on ne change pas un détail comme ça: il faut voir l'ensemble. Tout se tient dans la nature. Si vous changez l'attache du pied il faut changer aussi l'oreille; il y a des harmonies mystérieuses, et probablement très simples, qui régissent un corps humain.‹«

42 Ebda., 2. 8. 1907. »Nachmittags bei Maillol, dem ich gestern die kleine Grinbert als Modell für die Frau auf dem Relief geschickt habe. Er findet sie sehr hübsch, ›le dos lisse comme un poisson‹, aber er habe die Figur nach seiner Frau schon in einem anderen Stil konzipiert, in kurzen starken Formen. [...] ›Ce que donne la jeune fille (die kleine Grinbert) est mieux que ce que donne ma femme; mais il aurait fallu la con-

naître il y a un mois, avant de commencer le relief [...]. Le difficile, maintenant, est de tout emmancher; il faudrait gagner cinq centimètres ici‹ (auf die Weichen und Hüften zeigend).«

43 Ebda., 5. 8. 1907.

44 Vgl. Anm. 37.

45 Kessler, Tagebuch (DL/M), 15. 10. 1911.

46 Ebda., 25. 7. 1907. »Je pourrais assez facilement faire de Renoir en sculpture, je crois, mais je me retiens, je ne veux pas me laisser glisser, parceque je trouve qu'en art la volupté doit tout de même gardée quelquechose de grave.«

47 Ebda., 19. 6. 1911. »[...] bei einer Frauenstatue denke man schließlich auch an die Frau. Maillol lachte. ›Évidemment, on pense à la femme! Si je n'avais rien entre les jambes, je ne ferais peut être pas de femmes. Mais tout de même il y a aussi l'idée, du moins quand on travaille comme je travaille. Rodin lui copie la nature, mais moi, tout en copiant la nature, je suis mon idée.«

48 Ebda., 5. 8. 1907: »Er möchte auch gern seine Statue von der Frau im Wasser nach ihr machen.«

49 Ebda., 6. 9. 1904. »C'est par les masses que j'invente. Une statue, c'est pour moi d'abord un arrangement des masses.«

50 Ebda., 25. 8. 1907. »Er nahm die Photographien, die das Relief in seinen verschiedenen Stadien darstellen, zur Hand, drehte den Kopf zu unterst und hielt sie so nebeneinander. ›C'est comme ça qu'il faut les regarder, si on veut se rendre compte, alors on ne voit plus que les masses.‹« Judith Cladel berichtet, daß Maillol von der Negativform des Reliefs – eine andere Art der Verfremdung seiner Komposition – fasziniert war (Cladel 1937, S. 80).

51 Siehe den Beitrag von A. Hartog, S. 188.

52 Zum Beispiel für Henri Laurens; vgl. Lichtenstern 1994, S. 144ff.; siehe auch Abb. S. 13.

53 Kessler, Tagebuch (DL/M), 26. 12. 1905. »Er zeigte mir das durch die Silhouette ausgefüllte Viereck: ›Voyez c'est plein, il n'y a pas de trous, c'est ça que j'ai voulu.‹«

54 Ebda., 14. 8. 1907. »Il ne s'agit pas de ça, tout le monde peut faire une cuisse ou une main, – mais de mettre tout à sa place, que tout soit à la distance voulu[e] du fond, voilà ce qui est difficile.«

55 In seinen Holzschnitten entfernt er sich weiter vom Naturvorbild; siehe den Beitrag von S. Walter, S. 63.

56 Cifka 1983, S. 156f.

57 Kessler, Tagebuch (DL/M), 2. 8. 1907. »Matisse und seine Schule, die die ornamentale Formenverschiebung bis zur Karikatur trieben, seien auf Irrwegen. Man dürfte die Natur nicht in diesem Masse dem Ornament zuliebe ändern. ›Moi, vous le voyez bien, je fais entrer mes dessins (die Zeichnungen, die er direkt nach den Akten macht), dans la composition, et j'ai tout de même les masses que je veux.‹«

58 Frère 1961, S. 133f. »Le ton est égal partout. Tout cela est bien rempli, comme une belle tapisserie. C'est tout à fait plat. Il n'y a pas un trou, et cependant il y a une perspective immense.« (Frère 1956, S. 132)

59 Kessler, Tagebuch (DL/M), 28. 5. 1907. »Nachmittag nach Marly, Maillol besuchen. Ich frage ihn (um das Verhältnis seiner Ideen zu denen Hildebrands zu prüfen), was er neulich damit gemeint habe, dass in einem Relief gewisse Punkte ›à égale distance du fond‹ sein müssten. Wir standen vor einer grossen Steinplatte, die für mein Relief bestimmt ist. Er fuhr mit der Hand über die Fläche: ›[...] les points principaux doivent venir ici.‹ [...] Ich fragte ihn, warum er diese ›Theorie‹ aufstelle? ›Mais ce n'est pas une théorie; c'est le visible; c'est nécessaire par rapport à la distribution de la lumière. Il faut que les points principaux attrappent la lumière de même façon‹«.Kessler bezog sich auf die theoretische Schrift von Adolf von Hildebrand: Das Problem der Form in der bildenden Kunst, Straßburg 1893.

60 Ebda., 2. 11. 1907. »Ich gab ihm meine letzte Photographie des angefangenen, punktierten Steinreliefs (vom 29. X.). Er sah sie sich lange an: ›Voilà ce qu'il faudrait faire [...] pas de trous comme dans le plâtre.‹«

61 Ebda., 2. 9. 1904. »En montrant des choses antiques [...] il dit quelquefois: ›C'est décoratif‹, et il passe, ›ça ne l'intéresse pas: c'est décoratif!‹ Moi, c'est tout le contraire, c'est de là que je pars, de la grande ligne décorative.«

62 Ebda., 26. 8. 1907: »Er trat in die äusserste Ecke des Ateliers zurück und betrachtete von dort aus das Relief. ›C'est de loin que ça fait le mieux.‹« »Von weitem macht es sich am besten.«

63 Ebda., 6. 9. 1904. »Évidemment, elles peuvent s'arranger mieux d'un côté que de l'autre. C'est pour ça qu'il faut toujours tourner autour. Il faut chercher qu'elles s'arrangent le mieux possible de tous les côtés...«

64 Ebda., 23. 8. 1907. »Währenddessen arbeitete er am linken Oberschenkel des Knaben, und allmählich kam ein erstaunlicher Fluss in die Linie von der Achselhöhle bis zur Kniekehle. Ich fragte ihn, ob er an dieses Profil gedacht habe. Maillol: ›Non, je ne pense qu'aux formes.‹ Denis disait devant moi un jour: ›Les profiles viennes après.‹ C'est bien la ce que je pense.‹«

65 Ebda., 28. 10. 1907. »Ich sagte ihm, ich müsse mich immer wieder wundern, dass er, der nicht auf Profile ausgehe, überall klare, schöne Profile schaffe, während bei Rodin, der immer von Profilen spreche, gerade die Profile häufig schwach und undeutlich seien. Maillol: ›C'est qu'il y en a trop chez Rodin.‹«

66 Siehe Licht und Schatten. Rodin-Photographien von Eugène Druet, Ausst.Kat. Georg-Kolbe-Museum, Berlin 1994.

67 John Rewald gegenüber drückte er seine »Verachtung für Photographen, die ›originelle‹ Standpunkte einnahmen«, aus (Ausst.Kat. Baden-Baden 1978, S. 37).

68 Kessler, Tagebuch (DL/M), 21. 11. 1907.

69 Ebda., 25. 7. 1907. »Votre statue de jeune fille est faite pour une pelouse. Mais celle là (das Denkmal für Banyuls) est faite pour être près d'une montagne; c'est différent.« Da Maillol damals nicht an einem Denkmal für seine Heimatstadt arbeitete, muß Kessler Banyuls mit Puget-Théniers verwechselt haben.

70 Ebda., 5. 11. 1904. »Statue für einen stillen Park«.

71 Ausst.Kat. Berlin 1928, S. 21, 31.

72 Siehe den Beitrag von J.-P. Bouillon, S. 142f., Anm. 47.

73 Hackelsberger 1960; Hoetink 1963; Slatkin 1979; Ausst.Kat. Paris 1986; Breker 1992, S. 176-180.

74 Die Autorin plant eine umfassende Publikation über die *Méditerranée.*

75 Cladel 1937, S. 73.

76 Sie unterscheiden sich im Stil, in den Proportionen des Modells oder sind nicht in die Abfolge der gesicherten Entwürfe zu integrieren. Vgl. zum Beispiel Hoetink 1963, Abb. 9-11; Ausst.Kat. Paris 1986, Abb. 7, Nr. 6, 7, 11; siehe auch Breker 1992, S. 176-180, wo die Abfolge der in der Pariser Ausstellung gezeigten Skizzen offensichtlich als chronologische Entwicklung mißverstanden ist. Vgl. den Beitrag von U. Berger, S. 165, Anm. 67 und Kat. 103.

77 Petit 1927, Nr. 227. Zwei weitere Skizzen gleicher Provenienz im Musée du Petit Palais, Paris, Inv. Nr. PPS 1125, 1349. Vgl. auch Hoetink 1963, S. 32.

78 Eine Zeichnung zeigt die gleiche Ausrichtung wie die Terrakottaskizze (Ausst.Kat. Paris 1986, Nr. 10).

79 Pingeot 1986, S. 190f.

80 Lorquin 1994, S. 173. Die Gründung des Komitees wurde zuvor sogar erst 1925 angesetzt (zuletzt Ausst.Kat. Saint-Tropez 1994, S. 117).

81 Schreiben vom 25. 2. 1908 (auf Briefpapier der Galerie Bernheim Jeune, Paris) und vom 14. 5. 1909 (Briefpapier des Comité du Monument Cézanne; DL/M). Seltsamerweise verweist Frantz Jourdain, der Vorsitzende des Komitees, nur auf Sitzungen in den Jahren 1910/11 (Jourdain 1914, S. 55). Vgl. auch den Beitrag von J.-P. Bouillon, S. 127f.

82 Denis 1957, S. 113. Denis sollte im Auftrag des Komitees Maillols Tätigkeit beaufsichtigen (freundliche Mitteilung von Claire Denis).

83 Vgl. den Beitrag von J.-P. Bouillon, S. 141, Anm. 8.

84 Kessler, Tagebuch (DL/M), 23. 6. 1907: »Maillol brachte Skizzen für das Cézanne-Denkmal.«

85 Aufnahmen von Eugène Druet in der Bibliothèque nationale, Paris.

86 Bouvier 1945, S. 110; die Datierung 1912 ist unzutreffend; siehe Kuhn 1925, Abb. 19, 20.

87 Bouvier 1945, S. 106.

88 Rewald 1939, S. 52; Petit 1927, Nr. 233; Ausst.Kat. Paris 1986, Nr. 8, 11; vgl. auch den Cézanne-Entwurf bei Kuhn 1925, Abb. 27a.

89 Vgl. den Beitrag von J.-P. Bouillon, S. 141, Anm. 14.

90 Denis 1925, Abb. 21; Rewald 1939, Abb. S. 82, 83, dort fälschlicherweise als erster Entwurf bezeichnet.

91 Frère 1956, S. 223; vgl. den Beitrag von J.-P. Bouillon, S. 141, Anm. 14.

92 Vgl. Ausst.Kat. Frankfurt a. M. 1990, S. 306; siehe auch Ausst.Kat. Berlin 1928, Nr. 1 (identisch mit dem Exemplar der Sammlung Oskar Reinhart, Winterthur, ehemals Sammlung Hess, Berlin). Vgl. auch den Beitrag von A. Le Normand-Romain, S. 119.

93 Rewald 1939, S. 94f.

94 Kessler, Tagebuch (DL/M), 15. 10. 1928: »Überhaupt haßt Maillol die Arme, auch bei seinen eigenen Figuren weiß er nichts rechtes mit ihnen anzufangen. Seine *Venus* findet er ohne Arme schöner.« (Auch in: Kessler 1961, S. 572)

95 Das Erscheinen von zuvor unbekannten Werken, zeigt sich deutlich, wenn man die Abbildungen in den Monographien von Rewald 1939, George 1964 und Lorquin 1994 vergleicht.

96 Vgl. Anm. 48.

97 Ein erster, sehr kleiner Entwurf wird 1910 datiert (Le Normand-Romain, in: Bresc-Bautier 1986, S. 295).

98 Camo 1950, S. 61; Ausst.Kat. New York 1930, Nr. 9; Ausst.Kat. Buffalo 1945, Nr. 17, Abb. 80.

99 Ausst.Kat. Baden-Baden 1978, Nr. 63; diese Version mit der Numerierung 1/4 ist wohl schon zu Lebzeiten Maillols gegossen worden.

100 Pingeot 1986, S. 190f.

101 Linnenkamp 1960, Abb. 113; Lorquin 1994, S. 74, 76, 86-88.

102 Statens Museum for Kunst. Moderne udenlandsk Kunst. J. Rumps Samling etc., Kopenhagen 1964, S. 90.

103 Le Normand-Romain (wie Anm. 97), S. 300.

104 Kessler 1961, S. 352.

105 Bassères 1979, S. 129.

106 Ebda., S. 100ff., Abb. 85; Koella 1975, Nr. 149. Maillol skizzierte diese Terrakotta in seinem Brief vom 1. 12. 1905 an Graf Kessler. Dieses Schreiben befindet sich nicht im Kessler-Nachlaß, der im Deutschen Literaturarchiv, Marbach, verwahrt wird. Rolf Linnenkamp stellte freundlicherweise Photographien des Briefes zur Verfügung, die er aufgenommen hatte, als sich der Brief noch im Eigentum von Kesslers Neffen, Jacques de Michel-Duroc, Marquis de Brion befand.

107 Beim Brand einer Terrakotta vermindert sich das Volumen erheblich; die Schrumpfung beim Bronzeguß dagegen ist eher geringfügig. Wenn von dem gleichen Modell eine Terrakotta und eine Bronze hergestellt wurden, dann muß die Tonfigur deutlich kleiner sein. Wenn nicht die Terrakotta, sondern die Bronze kleiner ist, dann können beide nicht nach dem gleichen Gipsmodell hergestellt worden sein. In diesem Fall muß die Terrakotta-Version dem Bronzeguß zugrunde gelegen haben. Die *Kauernde, sich beide Füße haltend* in Terrakotta mißt 19 cm (Koella 1975, Nr. 149), die Bronze dagegen nur 18,4 cm Höhe (Ausst.Kat. Winterthur 1991, S. 126).

108 Frère 1956, S. 223.

109 Cladel 1937, S. 85.

110 Ausst.Kat. New York 1930, Nr. 11/12. Die Figur *Frühling* befindet sich seit 1951 im Metropolitan Museum of Art, New York.

111 Es kann sich nicht um die Entstehung der ersten Version um 1900 handeln, denn damals war Druet als Photograph ausschließlich für Rodin tätig. Vgl. die Gegenüberstellung der beiden Versionen bei George 1964, S. 137.

112 Guenne 1933, S. 196.

113 Gramberg 1959.

114 Frère 1961, S. 85 (Übersetzung teilweise korrigiert). »Il me parle ensuite d'une nouvelle statue: – Couturier m'a écrit. Il travaille de nouveau à son atelier. Il y a fait transporter le plâtre de la *Montagne*, pour faire le monument Barbus-

se. Vous ne savez pas? On m'a demandé de faire le monument à Barbusse. On a insisté. Alors j'ai pensé à faire comme pour la statue de *l'aviation*. J'avais un plâtre de la *Montagne*, on devait la scier, et avec les jambes, les bras, faire une autre statue. Couturier m'écrit qu'il va le faire.« (Frère 1956, S. 86f.)

115 Gramberg 1959, Abb. 1f., 8.

116 Vermutlich hat Maillol das Verfahren schon früher angewandt. Es erscheint am wahrscheinlichsten, daß aus einer Fassung der *Méditerranée* durch Zersägen und Neuzusammenfügen jene andere große Version entstanden ist, die allerdings als »erster Zustand« der Figur bezeichnet wird (Ausst.Kat. Paris 1986, Abb. 2, Nr. 5). Es handelt sich jedoch eher um eine spätere Variante; vgl. den Beitrag von U. Berger, S. 165, Anm. 67 und Kat. 47.

117 Bassères 1979, S. 128. »Il faut être très exigeant pour soi-même.«

118 Kessler, Tagebuch (DL/M), 5. 7. 1907. Zu Mutzenbecher siehe den Beitrag von U. Berger, S. 156ff.

119 Kessler, Tagebuch (DL/M), 14. 8. 1907. »Non, c'est la même chose. Il n'y a pas de métier de la pierre ou du marbre. Ceux qui laissent de grands coups de ciseau dans la pierre le prétendent. [...] Il n'y a qu'une chose, c'est de savoir bien modeler la terre.« Vgl. den Beitrag von J.-L. Rinuy, S. 173ff.

120 Linnenkamp 1960, Abb. 113.

121 Kessler, Tagebuch (DL/M), 10. 6. 1907. »Denis [...] platzte heraus: ›Cette fois ci, Maillol, ce n'est plus de l'Antique, c'est du Michelange.‹ Denis machte gleich Bemerkungen über den Stil des ›modelé‹, der ganz anders sei als bei den zwei grossen Figuren in Stein, die daneben standen. ›Mais naturellement‹, sagte Maillol, ›puisque c'est du bronze.‹«

122 Bouille 1989, S. 32; Ausst.Kat. Buffalo 1945, Nr. 8 (dieser Guß ist 1939 entstanden).

123 Harboe 1994, Nr. 43; Pingeot 1986, S. 189.

124 Frère 1961, S. 234 (Übersetzung teilweise korrigiert). »Je crois bien. Celle des Tuileries est en marbre. Le marbre ne fait pas aussi bien. Et je n'ai fait que la terminer. Tandis que la pierre est faite toute de ma main. Je l'ai taillée moi-même entièrement. Et voyez: c'est une chose que je n'avais jamais faite... Je n'avais jamais touché l'outil. J'ai d'abord essayé sur une pierre, pour voir le maniement, puis j'ai attaqué la statue. C'est un travail très sérieux, vous savez, cette statue. Tout est fait avec beaucoup de soin. Je m'en suis très bien tiré. J'y ai passé un hiver, peutêtre. Ah! c'est un travail...« (Frère 1956, S. 224)

125 Siehe den Beitrag von J.-L. Rinuy, S. 173ff.

126 Kessler, Tagebuch (DL/M), 10. 6. 1907: »Er hat jetzt einen ›Schüler‹ angenommen, d. h. einen jungen Maler, der ihm bei seinen Handhabungen hilft, und will gleich die grossen Reliefs anfangen, von denen ich eins bestellt habe.«

127 Siehe den Beitrag von U. Berger, S. 160.

128 Zum Beispiel beim Cézanne-Denkmal (Kessler 1961, S. 480).

129 Kessler berichtet am 5. 7. 1907 in seinem Tagebuch von der bevorstehenden Umsetzung (DL/M).

130 Vollard 1949, S. 244.

131 Ausst.Kat. Baden-Baden 1978, S. 23. Bisher hat sich nur Una E. Johnson mit Vollard-Bronzen nach Modellen Maillols befaßt. Der entsprechende Abschnitt ihres Katalogs ist jedoch auf groteske Weise irreführend, da mehrfach statt Bronzen aus Vollard-Editionen numerierte Güsse der »Edition Maillol« als Belege angeführt sind. Die daraus folgenden Angaben über die Auflage – sechs Güsse – und die ausführenden Gießereien treffen auf Vollard-Güsse gerade nicht zu (Johnson 1977, S. 169, Nr. 218-226; davon falsch klassifiziert: Nr. 219-222, 224).

132 Siehe den Beitrag von U. Berger, Anm. 27.

133 Brief vom 1. 12. 1905; Verbleib unbekannt, abgedruckt bei Hoetink 1963, S. 46. »[...] j'ai eu 3 statuettes en bronzes dont 2 sont entièrement ciselées. Je n'ai pas ciselé le 3e bronze parce qu'il était trop mauvais, ce n'est pas la peine d'y dépenser encore de l'argent«.

134 Statens Museum for Kunst (wie Anm. 102), S. 87f.

135 Ein Renoir-Bildnis mit Noack-Stempel befindet sich im Landesmuseum, Hannover (Gert von der Osten: Katalog der Bildwerke in der Niedersächsischen Landesgalerie Hannover, München 1957, Nr. 419). Vier Gipsmodelle sind in der Gießerei Noack erhalten.

136 Natanson 1948, S. 139. »Mais c'est de cette époque de ses débuts de sculpteur, débuts difficiles, que date sans doute chez Maillol l'habitude de ne dépenser que le moins possible. Même pour une cuisson ou la fonte. Cette habitude qui l'a dès lors, et même souvent depuis, mis dans les mains de marchands ou d'industriels, qui en ont peut-être abusé, abus qui l'ont si fort irrité, cette habitude a pu survivre à la necessité.«

137 Kessler, Tagebuch (DL/M), 5. 7. 1907. »Er begnügt sich für die kleinen Werke mit dem à peu près des Sandgusses, den er etwas ziseliert.« »Ich betonte nochmals, ich wollte durchaus dass meine Figur eine ›cire perdue‹ werde. Dieses verursachte bei ihm einen Ausbruch. ›Je le ferai pour vous, parceque je l'ai promis, mais c'est bien la dernière fois, que je le fait. C'est un travail terrible. Il faut refaire entièrement la figure...‹« Entgegen den Andeutungen Kesslers verdiente Maillol an seinen Jahre zuvor an Vollard verkauften Modellen nichts mehr.

138 Kessler, Tagebuch (DL/M), 11. 1. 1909.

139 Siehe den Beitrag von J.-P. Bouillon, S. 142, Anm. 46.

140 Freundlicher Hinweis von Dina Vierny.

141 Galerie nationale de Prague. L'art français des 19e et 20e siècles, Paris 1994, Nr. 64; Cladel 1937, S. 225; Frère 1956, S. 283. Gegossen wurde die Figur bei Godard, dort waren zuvor schon die vier großen Bronzen für Morosow hergestellt worden (Ausst.Kat. Essen 1993, Nr. 60/61, 69/70). Diese Gießerei arbeitet noch heute eng mit dem Maillol-Nachlaß zusammen.

142 Kessler, Tagebuch (DL/M), 23. 11. 1907. »[...] Ich fragte ihn, ob er vielleicht krank sei? ›Non pas malade, mais fatigué, tout simplement. Je viens de me lever. Je suis si éreinté, pas de corps, mais d'esprit, que j'aurais dormi toute la journée. Quand on a un travail comme cette statue du jeune homme, on se réveille la nuit, on pense, on ne dort pas. Il me faut du repos, voir la mer bleue...‹«

143 Vgl. Anm. 1.

144 Siehe Brief Maillols vom 5. 10. 1907 an Graf Kessler (DL/M; Ausst.Kat. Marbach 1988, S. 229f.). Zu dem Auftrag für Gide kam es nicht, vgl. den Beitrag von J.-P. Bouillon, S. 141, Anm. 23.

145 Der Ausstellungskatalog des Guggenheim-Museums enthält mehrere Bronzen mit solchen Numerierungen, darunter auch der *Fluß*, ein Bleiguß, der erst postum ausgeführt wurde (Ausst.Kat. New York 1975, Nr. 22, 43, 57, 62, 83, 86, 102, 106).

146 Vgl. Anm. 99, siehe auch den *Radfahrer*, Ny Carlsberg Glyptotek, Kopenhagen, mit der Numerierung 4/4.

147 Bassères 1979, S. 129.

148 Der Türklopfer, ebenfalls aus Saint-Tropez, ist 8/12 numeriert (Kat. 79). Alfred Flechtheim, damals Vertragshändler von Maillol, gibt in einem Brief vom 15. 9. 1932 an Oskar Reinhart für einen *Kopf der Venus* eine Auflage von zehn Exemplaren an (Stiftung Oskar Reinhart, Archiv, Winterthur).

149 Cladel 1937, S. 84; Fierens 1934, S. 155f.

150 In den Alben mit Photographien Eugène Druets (Bibliothèque nationale, Paris) sind nachträglich kleine Aufnahmen eingeklebt und Angaben über den Verkauf der abgebildeten Stücke notiert worden. Ob hier die gesamten Maillol-Verkäufe der Galerie Druet in diesem Zeitraum dokumentiert sind, bleibt unklar.

151 Kessler 1961, S. 572. »C'est plus difficile à placer une statue, qu'à la faire.«

152 Sutter 1949, S. 114, 118. Der Brief Maillols vom 4. 8. 1916 ist im Original reproduziert (S. 115-120). »[...] il faudrait si possible que la lumière vienne du côté du dos – de cette façon le dos sera lumineux et la face sera dans une pénombre favorable – car la lumière pénetrant par les deux trous que forment les bras autour de la tête donnera au torse un éclairage mystérieux. Cet éclairage était très bien obtenu dans mon jardin où j'avais mis la statue et où je l'ai exécutée le dos tourné au soleil couchant – Elle faisait là un effet autrement complet que chez M. Druet où on la devinait à peine«.

153 Ebda., S. 117. In einem undatierten Brief an Eberhard von Bodenhausen (DL/M) zeichnete Maillol Sockel für eine Statue, die der Auftraggeber allerdings nie erhielt; vgl. den Beitrag von U. Berger, S. 156ff..

154 Vgl. die Aufstellung von Skulpturen in Privatgärten in Winterthur; siehe den Beitrag von U. Berger, S. 163.

155 Sutter 1949, S. 114, 118. »Si la statue pourrait être placée en plein air elle gagnerait au centuple.«

156 Undat. Brief (wie Anm. 1). »[...] il faut qu'elle harmonise avec les arbres et les fleurs de façon qu'elle ajoute quel quechose au paysage – au jardin – sans cela elle est inutile à mon sens. Je sais qu'il existe des sculptures que sont bonnes par elle même – mais ce n'est pas ce que j'aime – voyez comme un antique fait bien en plein air sous les arbres – sur le bord de la mer – la plupart des statues modernes tuent la nature«.

157 Brief vom Juni 1911 an Erica von Scheel, die Verlobte von Ivo Hauptmann, Sohn des Schriftstellers Gerhart Hauptmann (Rolf Italiaander und Ludwig Benninghoff: ... und ließ eine Taube fliegen. Ein Almanach für Kunst und Dichtung, Hamburg 1948, S. 35; freundlicher Hinweis von Stefan Pucks).

MAILLOLS BUCHILLUSTRATIONEN

Sabine Walter

Aristide Maillol ist zumeist nur als Bildhauer bekannt. daß er auch viele Buchillustrationen geschaffen hat, ist nur wenigen geläufig. jedoch stellte die Illustration bibliophiler Werke für ihn einen zweiten künstlerischen Schwerpunkt dar. Maillols Graphiken schmücken insgesamt zwölf Bücher, die er in der Mehrzahl mit Holzschnitten, aber auch mit Lithographien und Radierungen illustriert hat.[1]

Maillols fundierte buchkünstlerische Auseinandersetzung wurde möglicherweise angeregt durch seine Beziehung zu dem deutschen Mäzen Harry Graf Kessler. Schon bei ihrer dritten Begegnung in Marly im August 1904 diskutierten die beiden über Illustrationen. Das Thema interessierte Kessler, der sich damals als Herausgeber bibliophiler Prachtausgaben für den Insel-Verlag betätigte. Er schlug Maillol vor, für seine geplante Privatpresse die Schriften des römischen Dichters Vergil zu illustrieren: »Wir kamen auf Illustrationen zu sprechen und ich schlug Maillol vor für meine projektierte Presse Virgils Eclogen zu illustrieren. Er nahm mit Begeisterung an. ›Jeden Tag lese ich Vergil.‹ [...] Er zeigte mir dann wieder eine Menge Zeichnungen und Abdrücke von Zeichnungen auf feuchter Erde, zur Erläuterung dessen was er sich etwa als Illustrationen zu Virgil denke; auch seine Entwürfe für Villon (bei Vollard) und für ein Buch von Pierre Louys.«[2] Maillol selbst stellt den Ursprung der Vergil-Illustrationen anders dar. Seiner Biographin Judith Cladel berichtete er, daß er Graf Kessler die »Eklogen« für dessen Weimarer Luxuseditionen vorgeschlagen habe.[3] Bei Frère heißt es, Maillol habe Kessler einige bereits fertige Vergil-Illustrationen gezeigt, woraufhin sich dieser als Herausgeber angeboten habe.[4] In dem Gespräch mit Henri Frère verwechselte Maillol wahrscheinlich die Illustrationen der »Eklogen« mit Holzschnitten, die er bereits 1893 für die antike Legende »Hero und Leander« geschaffen hatte, welche jedoch nie als Buchillustrationen veröffentlicht wurden (Abb. S. 63).

Kesslers Entschluß, den Bildhauer Maillol auf die künstlerische Gestaltung des Vergil anzusprechen, scheint spontan erfolgt zu sein. Maillol hatte nicht, wie viele zeitgenössische Pariser Künstler, Erfahrungen mit der – illustrierenden – Graphik gesammelt. Auch waren noch keine Graphiken von ihm in den berühmten Mappenwerken der Peintres-Graveurs veröffentlicht worden, die von Ambroise Vollard, dem »eigentlichen Wiederbeleber des Livre illustré in Frankreich um 1900«, herausgegeben wurden.[5] Dennoch gab es für Kesslers Wahl mehrere Gründe: Wie der historische Vergil, der schon von seinen Zeitgenossen als naives Genie bäuerlich-einfacher Herkunft gefeiert worden war, galt auch Maillol als der naturverbundene, ursprüngliche unter den sonst städtisch-bürgerlichen Nabis. In seinem Artikel »Warum Maillol Vergils Eklogen illustriert hat« begründete Kessler 1928, daß seiner Ansicht nach Maillol aufgrund seiner einfachen und mediterranen Herkunft »zur Illustration antiker Hirtengedichte aus dem Vollen schöpfen« könnte.[6]

Kesslers buchkünstlerische Vorstellungen zielten auf die ästhetische Harmonie zwischen Satzspiegel, Schriftart und Illustration. Eine schwarze und schlichte Schrift wie die für die »Eklogen« vorgesehene Jenson-Antiqua erforderte seiner Meinung nach eine entsprechend klar aufgebaute einfarbige Illustration, für die nur der Holzschnitt in Frage kam. So wichen Kesslers Vorstellungen von der Buchkunst Maurice Denis' oder Pierre Bonnards ab, die beide die Lithographie für ihre skizzenhaften und in Pastelltönen gehaltenen Illustrationen bevorzugten.

Im Rahmen ihrer gemeinsamen achttägigen Reise nach London im September 1904 setzten sich Kessler und Maillol mit dem Buchdruck des 15. Jahrhunderts und der zeitgenössischen Buchkunst auseinander. Die venezianischen, veronesischen und süddeutschen Inkunabeln, in denen die Einheit zwischen Text und Bild aufgrund des drucktechnischen Entstehungsprozesses als Blockbuch gegeben ist, scheinen Maillol nachdrücklich beeindruckt zu haben.[7] Die Klarheit der Komposition und die auf beispielhafte Elemente reduzierte Darstellung sind gleichermaßen

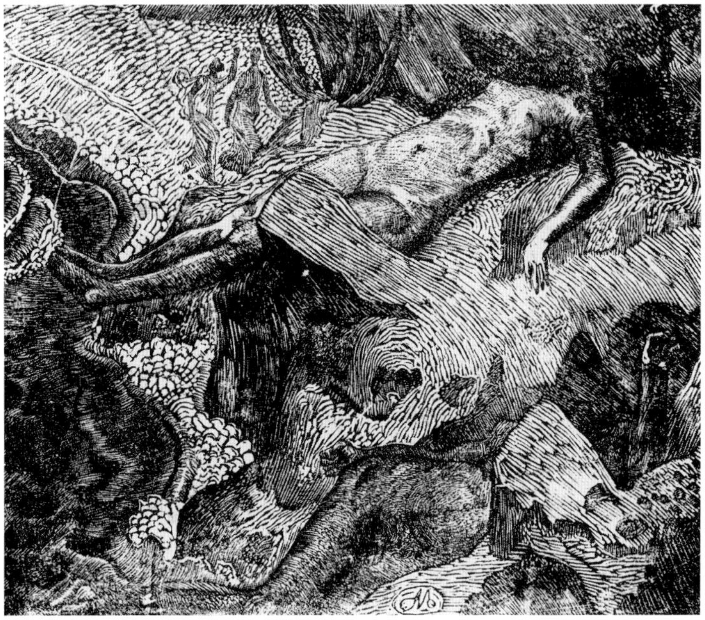

Hero und Leander, 1893, Holzschnitt

Druckvermerk aus den »Eklogen« des Vergil, 1904-26

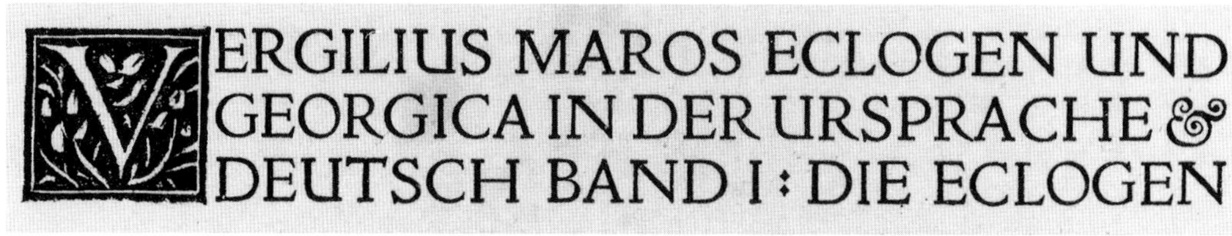
VERGILIUS MAROS ECLOGEN UND GEORGICA IN DER URSPRACHE & DEUTSCH BAND I: DIE ECLOGEN

Charakteristika der Holzschnitt-Illustrationen Maillols. Dagegen kritisierte er die Illustrationen William Morris', des Begründers der englischen Kunstgewerbe-Bewegung (Abb. siehe unten). »Maillol meinte von den Zeichnungen in den Morris-Büchern wieder: ›Darin erstickt man, es ist keine Luft drin. In einem Buch muß Luft und Licht sein‹«, notierte Kessler im Tagebuch.[8]

Der Parthenonfries im British Museum war das eigentliche Ziel der London-Reise. Maillol bewunderte das dichte Ineinander der Formen und den Gleichlauf der Linien, durch die eine harmonische Flächengestaltung in den Reliefs erreicht ist. Der Parthenonfries bestätigte ihn in seiner Vorstellung, in welcher Weise die Seiten der Vergil-Edition wirken sollten. Kessler erinnerte sich: »Er möchte gern ein ziemlich kleines, kompaktes Buch, ohne breite Ränder; die Seite müsse licht und fest wie ein griechisches Relief wirken.«[9] Allerdings ging Kessler im Layout über die Vorstellungen Maillols hinaus und gestaltete die Text- und Bildseiten weit leerer als vom Künstler erwartet. Maillol entrüstete sich deshalb gegenüber Henri Frère: »Und er hat überall leere Stellen hinzugefügt. Er hat das Buch gedruckt, ohne mich zu benachrichtigen, weil er wohl wußte, daß ich nicht einverstanden sein würde. Er bildete sich ein, Geschmack zu haben.«[10]

Als Probelauf für die »Eklogen« führte Maillol bis 1910 zwei Holzschnitte als Titelvignetten für die zweibändige Homer-Ausgabe der »Odyssee« aus, die unter Kesslers Leitung im Insel-Verlag erschien (Abb. S. 117).[11] Die ungerahmten Vignetten stellen Odysseus in der Haltung

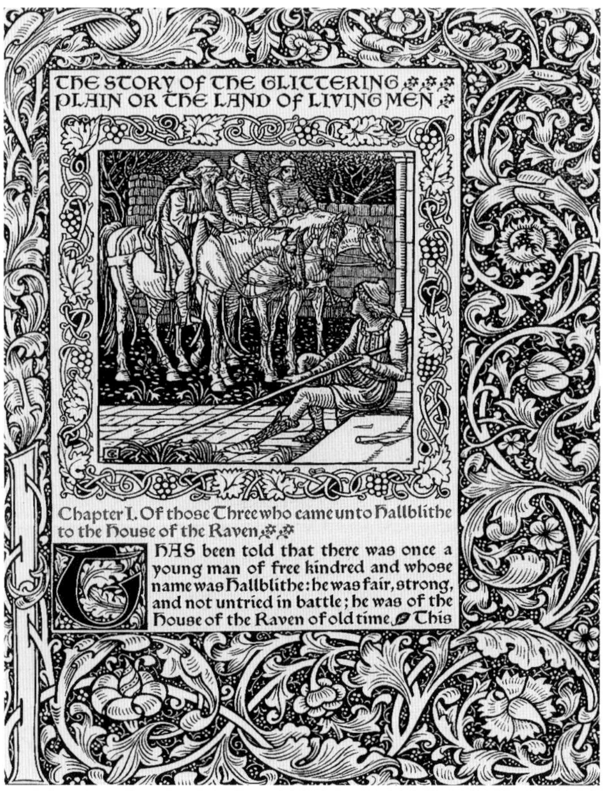

William Morris und Walter Crane, Illustration zu »The Story of the Glittering Plain«, 1894; Kunstbibliothek, Berlin

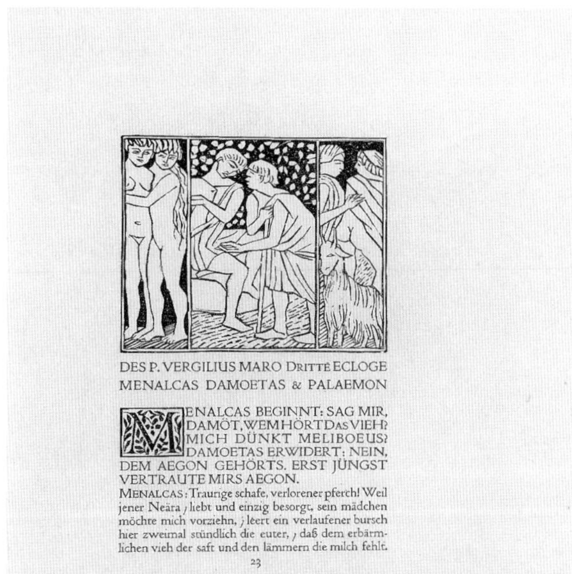
DES P. VERGILIUS MARO DRITTE ECLOGE
MENALCAS DAMOETAS & PALAEMON

MENALCAS BEGINNT: SAG MIR, DAMÖT, WEM HÖRT DAS VIEH? MICH DÜNKT MELIBOEUS? DAMOETAS ERWIDERT: NEIN, DEM AEGON GEHÖRTS. ERST JÜNGST VERTRAUTE MIRS AEGON.
MENALCAS: Traurige schafe, verlorener pferch! Weil jener Neära / liebt und einzig besorgt, sein mädchen möchte mich vorziehn, / leert ein verlaufener bursch hier zweimal stündlich die euter, / daß dem erbärmlichen vieh der saft und den lämmern die milch fehlt.
23

Titel zur dritten Ekloge. Vergil, »Eklogen«, 1904-26 (Kat. 142)

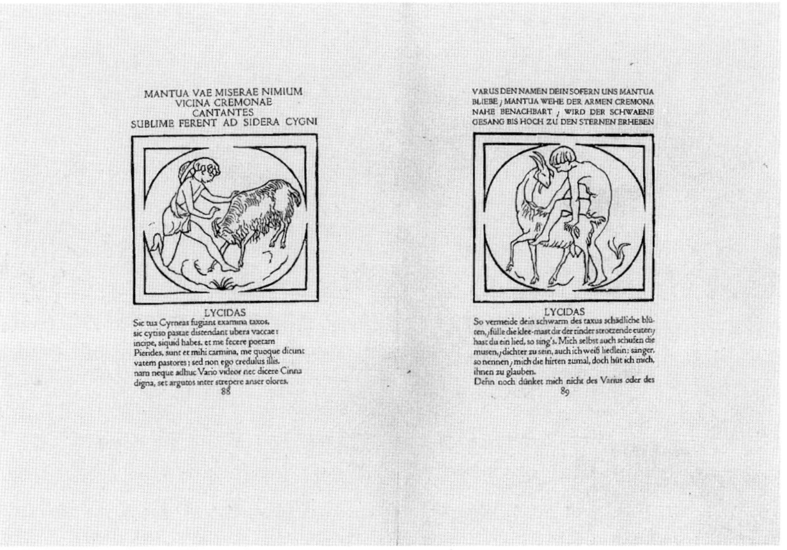

MANTUA VAE MISERAE NIMIUM
VICINA CREMONAE
CANTANTES
SUBLIME FERENT AD SIDERA CYGNI

LYCIDAS
Sic tua Cyrneas fugiant examina taxos,
sic cytiso pastae distendant ubera vaccae:
incipe, siquid habes. et me fecere poetam
Pierides, sunt et mihi carmina, me quoque dicunt
vatem pastores; sed non ego credulus illis.
nam neque adhuc Vario videor nec dicere Cinna
digna, set argutos inter strepere anser olores.
88

VARUS DEN NAMEN DEIN SOFERN UNS MANTUA BLIEBE, MANTUA WEHE DER ARMEN CREMONA NAHE BENACHBART, WIRD DER SCHWAENE GESANG BIS HOCH ZU DEN STERNEN ERHEBEN

LYCIDAS
So vermeide dein schwarm des taxus schädliche blüten, fülle die klee-mast dir der rinder strotzende euter, hast du ein lied, so sing's. Mich selbst auch schufen die musen, dichter zu sein, auch ich weiß liedlein; sänger, so nennen, mich die hirten zumal, doch hüt ich mich, ihnen zu glauben.
Denn noch dünket mich nicht des Varius oder des
89

Zwei Buchseiten aus den »Eklogen«, 1904-26 (Kat. 142)

des Denkers beziehungsweise eines Bogenschützen dar. Die Linienführung ist kantig, und besonders bei der Figur des Bogenschützen wurde auf realistische Proportionen weitgehend verzichtet. Diese Stilmomente wiederholen sich in einem frühen Probedruck der »Eklogen«, der handschriftlich auf Dezember 1911 datiert ist (Abb. siehe unten).[12] Die Umrißlinien sind ähnlich eckig gestaltet, die Maserung des Holzes scheint bewußt als Stilmittel eingesetzt zu sein. Die Einbeziehung der Materialbeschaffenheit durch die betont ungeschliffene Liniensprache ist auch ein Charakteristikum der Holzschnittkunst Paul Gauguins. Maillol bewunderte Gauguin und besaß nachweislich 1904 einige Holzschnitte von dem französischen Maler und Graphiker.[13] An dem naiv-kraftvollen Charakter der Holzschnitte Gauguins orientierten sich auch die deutschen Expressionisten. So ist es kein Zufall, daß Maillols Druckgraphik um 1910 an die Holzschnitte der Brücke-Künstler Erich Heckel, Ernst Ludwig Kirchner oder Karl Schmidt-Rottluff erinnert.

Die ersten Illustrationen für die »Eklogen« sind früher entstanden, als bislang in der Literatur angenommen wurde.[14] Bereits im Juni 1910 erwähnte Kessler in seinem Tagebuch, er habe Maillol »neue Proben des Virgil vorgelegt«, und notierte im November desselben Jahres, daß er »einige Abdrücke von Holzschnitten« gesehen habe.[15] Kessler plante, die »Eklogen« 1914 anläßlich der Internationalen Ausstellung für Buchgewerbe und Graphik in Leipzig herauszugeben, für die jedoch nur der Subskriptions-Prospekt fertig wurde. Die deutsche und französische Ausgabe der »Eklogen« Vergils – jeweils mit lateinischer Urfassung – kam erst 1926 auf den Markt. Noch im Jahr 1925 fügte Maillol einige Illustrationen hinzu und ornamentierte das von dem englischen Schriftkünstler Eric Gill entworfene Initialen-Alphabet mit Zeichnungen, die Gill in Holz übertrug (Abb. S. 69).[16] Im Gegensatz zu den Homer-Illustrationen von 1910 legte er nun großen Wert auf fließende Linien und verlangte, daß Gill beim Schneiden des Holzes die Unregelmäßigkeiten des Pinselstrichs keinesfalls übertragen dürfe.[17]

Alle 43 Illustrationen, die Maillol für die »Eklogen« gestaltete, schnitt er eigenhändig in Holz. Zumindest die frühen Graphiken sind in bezug auf den Satzspiegel entstanden. Kesslers Tagebucheintrag vom März 1912 belegt die enge Zusammenarbeit zwischen Herausgeber und Illustrator: »Vormittags mit Maillol an die Einordnung seiner Illustrationen in den Virgil gegangen. Er hat nur fünf oder sechs in Holz geschnitten, aber zahlreiche Zeichnungen gemacht, unter denen wir auswählten. Unsere Arbeit war schwer, weil nicht für jede freie Stelle eine passende Zeichnung gleich zu finden war, Maillol aber blosse Füllillustrationen ablehnt [...]. Auch passt, was ihm eingefallen ist, nicht immer dem Format nach; an die Formate aber lässt er sich nicht rühren: Wenn ein Viereck um fünf Millimeter höher oder flacher werde, müsse eine ganz andere Komposition hinein.«[18]

Die Signets für Harry Graf Kesslers Cranach-Presse, die dieser 1913 in Weimar gegründet hatte, wurden von Maillol entworfen und in Holz geschnitten (Abb. S. 13).[19] Seit Herbst 1910 entwickelte Maillol ein spezielles Papier für die Cranach-Presse, um den hohen Ansprüchen an Ästhetik und Materialqualität zu genügen. Dieses Bewußtsein für Material zeigte sich bereits in den neunziger Jahren, als Maillol die Wolle für seine Tapisserien mit weniger ausbleichenden Farben auf pflanzlicher und mineralischer Basis färbte. Auch bei der Papierproduktion wollte er auf

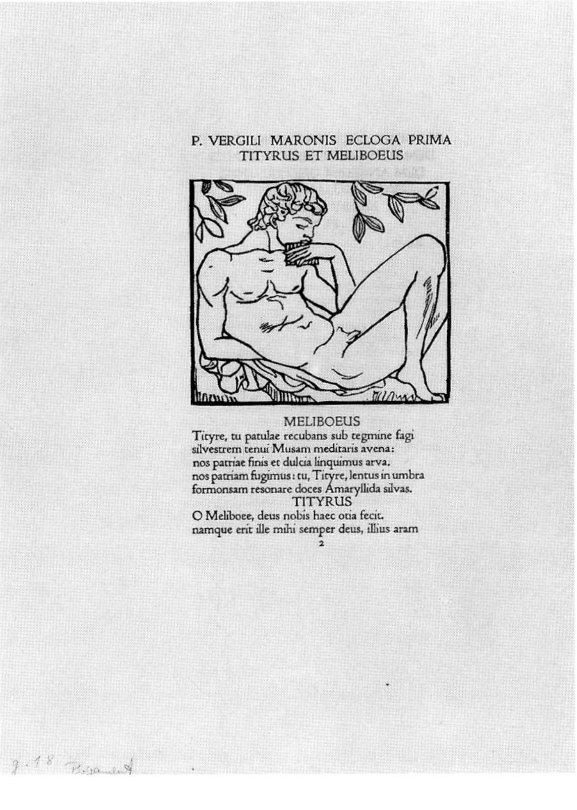

P. VERGILI MARONIS ECLOGA PRIMA
TITYRUS ET MELIBOEUS

MELIBOEUS
Tityre, tu patulae recubans sub tegmine fagi
silvestrem tenui Musam meditaris avena:
nos patriae finis et dulcia linquimus arva.
nos patriam fugimus: tu, Tityre, lentus in umbra
formonsam resonare doces Amaryllida silvas.
TITYRUS
O Meliboee, deus nobis haec otia fecit.
namque erit ille mihi semper deus, illius aram
2

Titel zur ersten Ekloge. Vergil, »Eklogen«, 1904-26, Probedruck auf Pergament (Kat. 142g)

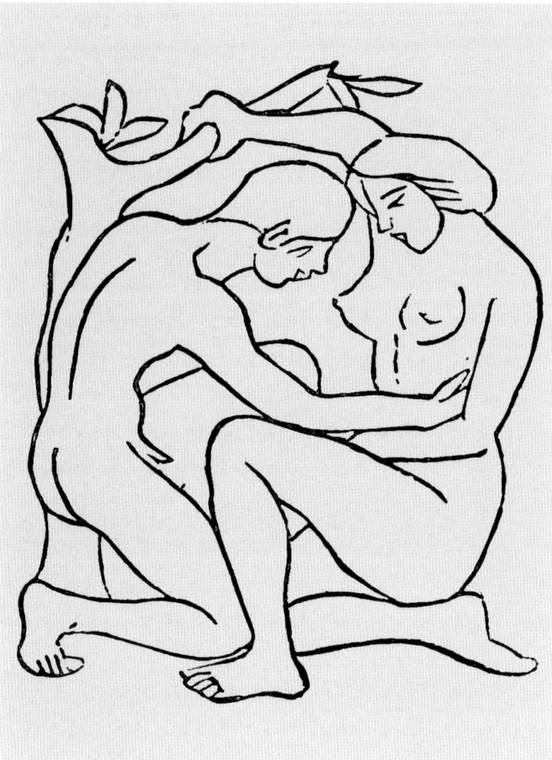

Que ton âme soit blanche ou noire. Illustration zu Paul Verlaine, »Chansons pour Elle«, 1939 (Kat. 147)

chemische Zusätze verzichten.[20] Als Kessler im November 1910 die ersten Proben sah, meinte er: »Dieses Papier ist in der That viel reicher, weicher und ›fester‹, ›plus matériel‹, als irgendein anderes, modernes europäisches Papier: wie eine Wand, und dabei ohne Härte. Wir beschlossen auf diese Proben hin das Papier für den Virgil selber herzustellen.«[21]

Im Einklang mit den Prinzipien der englischen Kunstgewerbe-Bewegung hielt Harry Graf Kessler ein maschinell produziertes Papier für minderwertig und war bereit, das von Maillol erfundene Spezialpapier in größerem Umfang herzustellen. Kessler scheute weder Aufwand noch Kosten und bestellte die für eine professionelle Papierfabrikation erforderlichen Maschinen.[22] In einer Scheune zwischen Montval und Marly bei Paris wurde zwischen 1911 und 1912 eine kleine Papiermühle gegründet. Hier schöpften Maillol selbst und sein Neffe Gaspard das Papier in eigener Herstellung. Das Endprodukt, ein fester Stoff auf der Grundlage von Hanf, ist unter dem Namen »Vergé Montval« bekannt. Maillol gestaltete das Wasserzeichen mit den Initialen M K (Maillol-Kessler), die einen Sockel für eine sitzende Frau bilden, eine Reminiszenz an die für Kessler ausgeführte Skulptur *Méditerranée* (Abb. S. 13, vgl. Kat. 47).

Die Papierfabrikation lief mit hoher Produktivität seit Sommer 1912. Ein Gerücht über Kesslers angebliche Spionagetätigkeit war im Frühjahr 1915 der Anlaß für einige aufgebrachte französische Patrioten, die Fabrik des Deutschen zu brandschatzen. Nach Kriegsende weigerte sich Kessler deshalb, weiterhin in Frankreich zu investieren, und verkaufte die verbliebene Ausrüstung und das Patent für die Papierproduktion an die Firma Montgolfier.[23]

Die Graphiken für die »Eklogen« Vergils waren die ersten realisierten Buchillustrationen Maillols. Sie sind beispielhaft auch für seine späteren Holzschnitt-Arbeiten. Entsprechend der Vorlage sind die Motive ausschließlich naiv-bukolischer Natur. Es scheint, als habe Maillol die Graphik zum kreativen Umgang mit kunsthistorischen Vorbildern genutzt: Nicolas Poussins Gemälde *Et in Arcadia Ego* (um 1629-30) klingt motivisch in der Illustration *Daphnis Grab* der fünften Ekloge an. Die hockenden, kräftig gebauten Flötenspieler sind eine Gauguin-Reminiszenz, und mit der dekorativen, das Wasser symbolisierenden Arabeske mutet der Hylas im Quell wie ein Relikt des Jugendstils an (Abb. S. 102, vgl. Kat. 142n).

Kessler, den die Authentizität des Mediterranen im Œuvre des Künstlers faszinierte, zitierte Maillols Aussage im Druckvermerk, seine nächste Umgebung hätte ihn zu den Darstellungen inspiriert.[24] Der Tanz der Nymphen aus der fünften Ekloge wäre vom katalanischen Contrepas übernommen, die Quelle in der neunten Ekloge entspräche dem Bach bei Maillols Hof in Banyuls, und der Silvanus (Abb. S. 124, Kat. 142p) der zehnten Ekloge wäre ein Porträt Auguste Rodins. Ob die Angaben stimmen – Maillols Schüler Henri Frère bezweifelte dies –, muß offen bleiben.[25] Maillol hielt sich bei keiner seiner Buchillustrationen akribisch an den Text. Er folgte seinen eigenen Assoziationen und ließ sich von seiner Lebenswelt inspirieren. Die Illustrationen antiker Texte, von den »Eklogen« über die »Georgica« bis zu »Daphnis et Chloé«, weisen keine archäologischen Details auf, sondern sind Bilder eines zeitlosen Arkadiens (vgl. Kat. 142, 145, 146). Als Kessler im März 1912 erfuhr, daß Maillol für die »Georgica« einen »Landmann mit Hosen« gezeichnet habe, war er entsetzt: »Ich protestierte gegen die Hosen. Maillol meinte: ›Das hat keine Bedeutung. Um einen Mann darzustellen, der auf dem Feld arbeitet, muß ich so etwas tatsächlich gesehen haben. Wie können Sie wollen, daß ich irgendetwas darstelle, was ich nie gesehen habe? Ich könnte irgendetwas erfinden; das wäre aber nicht angemessen.‹«[26] Im Laufe der langen Entstehungszeit der »Georgica« von 1912 bis 1937 beziehungsweise 1944 stellte Maillol sowohl ›antikische‹ Akte wie auch Figuren in moderner, bäuerlicher Kleidung dar. Über die Vergil-Illustrationen äußerte er Henri Frère gegenüber: »Aber ich habe ja gar nicht versucht, das gleiche wie Vergil zu machen. Wer könnte Vergil nachmachen? [...] Ich habe versucht, etwas Liebenswertes zu schaffen, etwas, das sich gut mit der Typographie verbindet.«[27]

Typisch für das gesamte illustrative Œuvre ist, daß Maillol alle konfliktreichen Stellen in den Texten überging.[28] Vergils kritische Anspielungen auf Politik und Militär werden in den Illustrationen ausgelassen, ebenso alle traurigen Szenen. Die stilistische Uneinheitlichkeit der Illustrationen für die »Eklogen« ist ein weiteres Charakteristikum für Maillols Graphik. Zwar kann die formale Verschiedenheit der Holzschnitte mit der langen Entstehungszeit von 1911 bis 1925 erklärt werden, allerdings weisen andere, in kürzeren Zeiträumen entstandene Illustrationen eine vergleichbare stilistische Vielfalt auf. Eine geradlinige

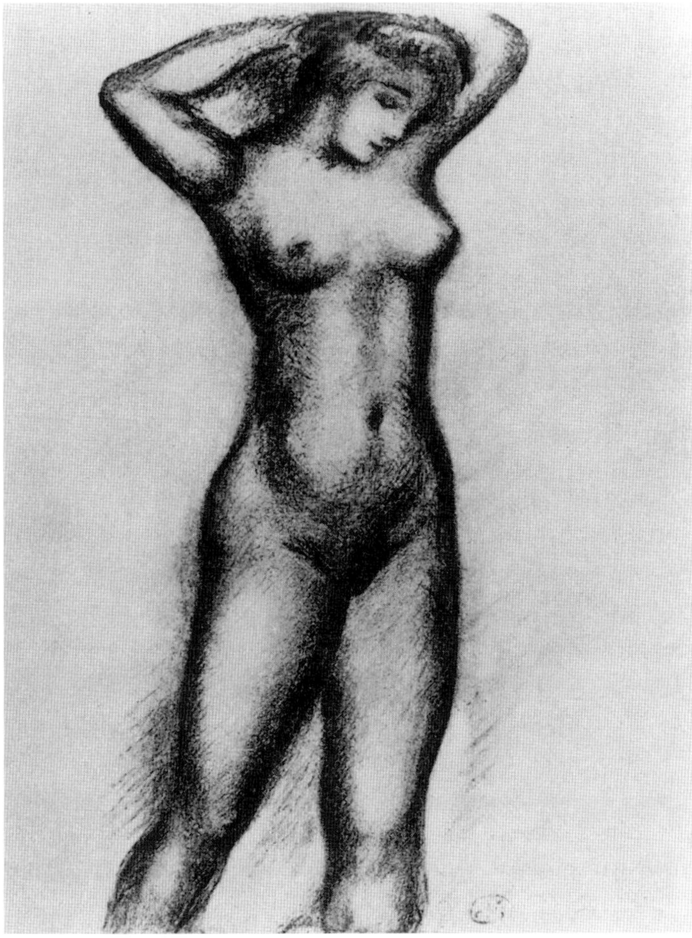

Lithographie, veröffentlicht in: Ovide, »L'art d'aimer«, 1935 (Kat. 144c)

Entwicklung im graphischen Œuvre Maillols läßt sich nicht nachweisen. Es können nur Tendenzen aufgezeigt werden.

Die oben erwähnten kantigen Linien der frühen Holzschnitte werden in den späteren Drucken fließender, was sicher auf Maillols wachsende Fertigkeit im Schneiden zurückzuführen ist. Die subtile Gestaltung der Rundungen durch die schwellende Linie der Umrißzeichnung beherrschte Maillol in den zwanziger Jahren meisterhaft. Seine frühen Graphiken aus den neunziger Jahren des 19. Jahrhunderts bis etwa 1912 weisen noch das Bestreben des Malers auf, eine Vielzahl von Nuancen und Details in Holz darzustellen, und zeigen eine gewisse Tendenz des Horror vacui. Es ist zu vermuten, daß Maillol erst allmählich eine graphische Konzeption entwickelte und dabei zur Vereinfachung der Formen bei einer gleichzeitig tektonischen Bildgestaltung gefunden hat.[29] Tendenziell zeichnet sich eine Neigung zu ›leeren‹ und abstrahierenden Kompositionen ab, was ein Vergleich mit dem bildhauerischen Werk belegt. Maillol wiederholte mehrfach bereits in der Skulptur realisierte Motive im graphischen Medium und umgekehrt. Eine Gegenüberstellung wird dadurch möglich.

In dem 1907 entstandenen Steinrelief *Le Désir* bemühte sich Maillol um eine realistische Wiedergabe des dargestellten Paares (Abb. S. 101, vgl. Kat. 56). In seiner Intention, die Grundfläche des Reliefs auszufüllen, stellte Maillol die Frau in einer ungewöhnlich manierierten Haltung dar: Während ihr Kopf die obere rechte Ecke gestaltet, füllt ihre ausgestreckte linke Hand – symmetrisch – die andere Ecke. Rund dreißig Jahre später verwendete Maillol dasselbe Motiv für einen Holzschnitt zur Illustration von Paul Verlaines »Chansons pour Elle« (Abb. S. 66, Kat. 147). Hier vereinfachte er die komplizierte Reliefkomposition, die er 1907 selbst kritisiert hatte.[30] Im Holzschnitt wurde das Problem der Gestaltung der Ecken auf der linken Seite durch die Hinzufügung des Baums gelöst, wobei Maillol offensichtlich auf eine Vorzeichnung für das Relief zurückgriff (Kat. 104). Die obere rechte Ecke ließ Maillol frei. Bei der Graphik wurde auf viele Details verzichtet, welche das Relief unübersichtlich erscheinen lassen: Zum Beispiel sind nicht mehr beide Beine der Frau vollständig dargestellt, ebenso fehlt die – für die Komposition überflüssige – rechte Hand des Mannes, die im Relief auf dem Oberarm der Frau ruht.

Der Vergleich zeigt, daß Maillol in der Graphik die formale Abstraktion recht weit führte, sie jedoch nicht auf die Skulptur übertrug. Seit den zwanziger Jahren ist Maillols plastisches Œuvre eher durch eine verstärkte realistische Tendenz charakterisiert als durch Abstraktion.

Auch inhaltlich wagte Maillol in der Graphik mehr. Die späten Illustrationen zu Verlaines »Chansons pour Elle«, Ovids »L'art d'aimer« oder

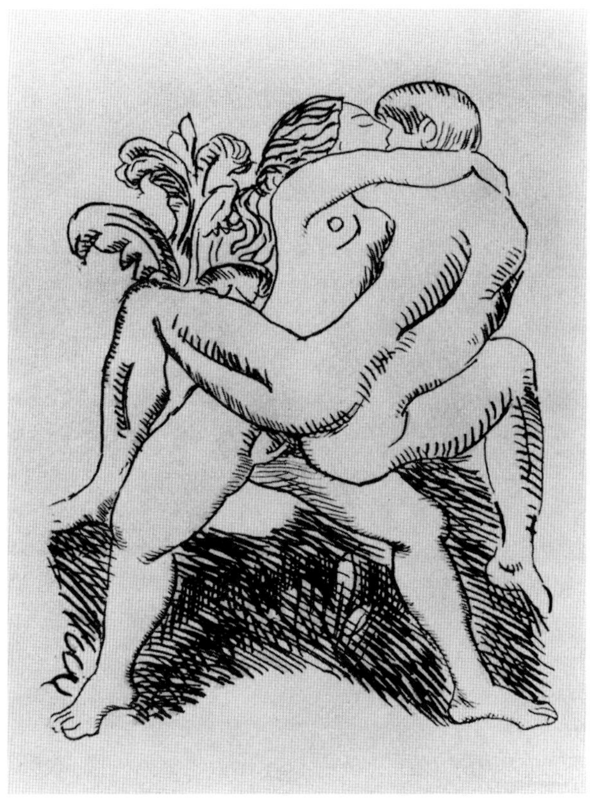

Illustration zu »Livret de Folastries« von Pierre de Ronsard, 1940 (Kat. 149)

die Radierungen zu dem Versband »Livret de Folastries« des Renaissance-Dichters Pierre de Ronsard haben die vielfältigen Variationen des Liebesaktes zum Schwerpunkt, ein Motiv, das Maillol zeitlebens faszinierte (Abb. S. 67, vgl. Kat. 149). Sicher nicht nur aufgrund des ästhetisch interessanten Ineinander der Formen und der Korrespondenz der Linien bedauerte er lebhaft, den Liebesakt in der Skulptur mit Rücksicht auf die Moralvorstellungen seiner Zeit nicht darstellen zu können. Gegenüber Kessler äußerte er 1908: »Männer und Frauen beim Beischlaf darzustellen, das wäre eine sehr schöne Sache. Aber heutzutage kann man so etwas nicht machen, das würde niemand verstehen.«[31]

Die Holzschnitte für Verlaines Gedichtband »Chansons pour Elle« (1939) sind in ihrer lebendigen Skizzenhaftigkeit durch die sinnlichen Verse Verlaines inspiriert und scheinen weit entfernt von dem klassischen Lyrismus der Illustrationen zu Vergil oder Longus. Einige private Skizzen, die ursprünglich nicht für ein breites Publikum bestimmt waren, dienten als Vorlage für die Holzschnitte.[32] Mehr noch als Holzschnitt und Lithographie ermöglichen die zarten Linien der Radierung eine intime Darstellung. In dem »Livret de Folastries« von Ronsard, den einzigen Radierungen, die Maillol für Illustrationen verwandte, überwiegen die galanten und frivolen Szenen. Sie knüpfen thematisch an die Blütezeit der französischen Illustration des 18. Jahrhunderts an und stehen darin Watteaus ›fêtes galantes‹ oder der wollüstigen Sinnlichkeit in den Boudoirs François Bouchers nahe.

Außer den »Eklogen« vollendete Maillol keine weiteren Buchillustrationen für die Weimarer Cranach-Presse. Die übrigen, für Harry Graf Kessler geplanten und begonnenen Illustrationen sind aufgrund dessen finanzieller Misere gegen Ende der zwanziger Jahre und dessen Emigration 1933 schließlich für andere Herausgeber ausgeführt worden. Die »Georgica« sollten als zweiter Vergil-Band auf die »Eklogen« folgen. Im Frühjahr 1912 entstanden noch gleichzeitig die ersten Graphiken für beide Vergil-Ausgaben.[33] Die »Georgica« erschienen allerdings erst 1937 und 1950 bei Philippe Gonin in Paris. Die »Oden« von Horaz, 1930 für Kesslers Cranach-Presse begonnen[34], wurden 1939 und 1958 ebenfalls bei Gonin verlegt. So blieb Kessler die Entdeckung des Illustrators Maillol vorbehalten, denn erst nach dem großen Erfolg der »Eklogen« wurden weitere Verleger auf den Graphiker Maillol aufmerksam.[35]

Der Pariser Verleger Philippe Gonin führte den Druck der Maillol-Illustrationen in Kesslers Sinne fort. Allerdings sind die Holzschnitte der Gonin-Editionen lockerer in den Text eingestreut und weniger konsequent in den Satzspiegel eingepaßt.[36] Die arkadische Sinnlichkeit als Leitmotiv der »Eklogen«-Illustration prägte auch die Veröffentlichungen der französischen Verleger. Maillol illustrierte weiterhin klassische Texte mit erotisch-sinnlichem Gehalt oder mit ländlich-idyllischer Thematik, wie die »Georgica«, die landwirtschaftlichen Lehrgedichte Vergils. Dieselben Themen finden sich in der von Maillol illustrierten zeitgenössischen Lyrik. Die symbolistische Dichtung Paul Verlaines, Pierre Louys' und Emile Verhaerens haben die Faszination des ästhetisch-sinnlichen Genießens gemein.[37] In temperamentvoller Sprache singt der katalanische Dichter Joseph-Sébastien Pons, ein Freund und Landsmann Maillols, ein Loblied auf seine Heimat.

Maillol bevorzugte den Holzschnitt für die Buchillustration aufgrund seiner ästhetischen Kongruenz mit der Typographie. Dennoch verwandte er auch die Lithographie für sein buchkünstlerisches Gestalten. Allerdings sind die Lithographien möglicherweise auch aus drucktechnischen Gründen nicht immer in den Text eingefügt, sondern verzieren das Titelblatt[38] oder sind als vom Text unabhängige Drucke zwischen den Seiten eingefügt.[39] Die oben besprochenen Radierungen zu Ronsards »Livret de Folastries« blieben eine Ausnahme.

Die Lithographien kommen Maillols Bildhauerzeichnungen am nächsten. In vielen von ihnen erzielt er eine sehr malerische Wirkung, indem er, wie bei den Entwürfen für die Skulpturen, die Rundungen der Körper durch sorgfältiges Schraffieren herausarbeitet und auf die Licht- und Schatten-Wirkung achtet (Abb. S. 67). In Maillols Lithographien überwiegen die Aktdarstellungen, das Urthema des klassischen Bildhauers. Auch in der Körperkonzeption stehen die Lithographien der Skulptur näher als die Holzschnitte. Während die Körper in den Holzschnitten schlanker und graziler sind, zeigen die Lithographien die für Maillol charakteristischen üppigen Rundungen.

Die kunstgeschichtliche Bedeutung von Maillols graphischem Œuvre nachzuvollziehen, ist nicht einfach. Bereits um 1910 hat er die klassischen Tendenzen der Kunst der Jahrhundertwende in seine Illustrationen übertragen und sich gegen die impressionistische Formauflösung, aber auch gegen die bloße Nachahmung früher Kunstformen, wie die am Mittelalter orientierte englische Buchkunst, gewendet.

Es ist fraglich, ob Maillols für lange Zeit unveröffentlicht gebliebenen Illustrationen über den nahen Freundeskreis hinaus bekannt wurden. Sie erschienen erst Ende der zwanziger Jahre, zu einem Zeitpunkt, als viele französische und deutsche Künstler naive Lebensfreude in zeitlosen, mediterran-arkadischen Motiven darstellten und einen vereinfachten, zum Monumentalen neigenden klassischen Formenkanon bevorzugten.

Der Graphiker Maillol stand schon zu Lebzeiten im Schatten des Bildhauers. Seine Illustrationen spiegeln in ihren arkadischen Motiven und der stilistischen Vielfalt von klassischer Linienführung bis zu abstrahierender Formvereinfachung die gesamte Weite von Maillols Schaffen wider.

DIE VON ARISTIDE MAILLOL ILLUSTRIERTEN BÜCHER (NACH BUSCH 1970)

Homer: Die Odyssee. 2 Bände. Mit 2 Titelvignetten und 3 Initialen in Holzschnitt, 425 Exemplare, [Insel-Verlag] Leipzig 1907/1910

Pierre Louys: Poésies. Mit 1 Lithographie als Frontispiz, 1300 Exemplare, [G. Crès] Paris 1926

Publius Vergilius Maro: Eclogae. Die Eclogen Vergils. In der Ursprache und deutsch, übersetzt von Rudolf Alexander Schröder. Mit 43 Holzschnitt-Illustrationen und 19 Initialen, 295 Exemplare, [Cranach-Presse] Weimar 1926

Publius Vergilius Maro: Eclogae. Les Eglogues de Virgile. Texte latin et traduction française de Marc Lafargue. Mit 43 Holzschnitt-Illustrationen und 19 Initialen, 293 Exemplare, [Cranach-Presse] Weimar 1926

Publius Vergilius Maro: The Eclogues of Virgil. In the Original Latin with an English Prose. Translation by J. H. Mason. Mit 43 Holzschnitt-Illustrationen und 19 Initialen, 293 Exemplare, [Cranach-Presse] Weimar 1927

Marc Lafargue: Les Plaisirs et les Regrets. Mit 1 Lithographie als Frontispiz, 610 Exemplare, [Garnier] Paris 1928

Emile Verhaeren: Belle Chair. Mit 11 Lithographien, 255 Exemplare, [E. Pelletan] Paris 1931

Ovide: L'art d'aimer. Mit 11 Holzschnitt-Illustrationen und 3 Initialen, 275 Exemplare, [Frères Gonin] Lausanne 1935

Longus: Daphnis et Chloé. Mit 46 Holzschnitt-Illustrationen und 15 Initialen, 500 Exemplare, [Gonin] Paris 1937

Longus: Daphnis and Chloé. Mit 46 Holzschnitt-Illustrationen und 15 Initialen, 250 Exemplare, [Zwemmer] London 1937

Virgile: Les Géorgiques. Texte latin et version française de l'abbé Jacques Delille. Mit 105 Holzschnitt-Illustrationen und 16 Initialen, 750 Exemplare, [Philippe Conin] Paris 1937/1950

Paul Verlaine: Chansons pour Elle. Mit 28 Holzschnitten, 190 Exemplare, [E. Pelletan] Paris 1939

Horace: Odes. 2 Bände. Mit 51 und 67 Holzschnitten, 400 Exemplare, [Philippe Gonin] Paris 1939/1958

Pierre de Ronsard: Livret de Folastries. Mit 43 Radierungen, 225 Exemplare, [Ambroise Vollard] Paris 1940

Joseph-Sébastien Pons: Concert d'Été. Mit 26 Holzschnitten, 315 Exemplare, [Flammarion] Paris 1945

Initiale aus den »Eklogen« des Vergil, 1904-26, ornamentiert von Maillol, geschnitten von Eric Gill

1 Bei Busch (1970, S. 14) sind zwei weitere Publikationen angeführt: Serge Lifars »Pensées sur la danse« (Paris 1946), mit Reproduktionen nach sieben Zeichnungen nach dem berühmten Tänzer Serge Lifar. Es ist fraglich, ob Maillol diese flüchtigen Entwürfe für Buchillustrationen vorsah. Sie wurden postum für die Illustration verwendet. Dasselbe gilt für die Lithographien für Lukians »Dialogues des Courtisanes« (Paris 1948). Die Herausgeber H. Creuzevault und Dina Vierny ließen nach Maillols Tod dessen Zeichnungen auf Stein übertragen und abziehen. Vgl. George 1977, S. 109.

2 Kessler, Tagebuch (Deutsches Literaturarchiv, Marbach, im folgenden zitiert: DL/M), 25. 8. 1904. »Je lis tout le temps Virgile.«

3 Vgl. Cladel 1937, S. 102.

4 Vgl. Frère 1956, S. 158.

5 Busch 1970, S. 12.

6 Kessler 1928, S. 770.

7 Zum Beispiel die »Hypnerotomachia« des Poliphilus (Venedig 1499); die Ausgaben Aesops (Verona 1479, Ulm 1475) oder Konrad von Megensburgs »Buch der Natur« (Augsburg 1475); vgl. Busch 1970, S. 9; Rewald 1951, S. XIV.

8 Kessler, Tagebuch (DL/M), 7. 9. 1904. »Maillol meinte von den Zeichnungen in den Morris-Büchern: ›On étouffe là dedans, il n'y a pas d'air. Il faut de l'air dans un livre, et de la lumière.‹«

9 Ebda., 8. 9. 1904. »Er möchte gern ein ziemlich kleines, kompaktes Buch, sans grandes marges; die Seite müsse licht und fest wie ein basrelief grec wirken.«

10 Frère 1961, S. 161f. »Et il a mis des vides partout. Il l'a imprimé sans m'avertir, parce qu'il pensait bien que je ne serais pas d'accord. Il s'imaginait avoir du goût.« (Frère 1956, S. 158) Maillol ärgerte sich auch über die anderen Editoren seiner Bücher. Er berichtete, daß Philippe Gonin bei ihm Zeichnungen für »L'art d'aimer« von Ovid bestellt hätte und sie aus Kostengründen von einem anderen Künstler als Lithographien ausführen ließ. Doch Maillol war mit den Graphiken unzufrieden und mußte sie korrigieren. Auch fand er das von Ambroise Vollard herausgegebene Buch »Livret de Folastries« zu groß und zu dick: »Il fallait un livret: c'est un dictionnaire.« (Frère 1956, S. 158) »Ein Büchlein sollte es werden – ein Wörterbuch ist daraus geworden.« (Frère 1961, S. 161)

11 Außerdem ornamentierte er die von dem englischen Schriftkünstler Eric Gill (1882-1940) entworfene Initiale.

12 Vgl. Müller-Krumbach 1969, Nr. 40, S. 146.

13 »Sein grösster Schatz sind eine Anzahl von Holzschnitten von Gauguin«, hatte Kessler am 21. 8. 1904 im Tagebuch notiert (Ausst.Kat. Marbach 1988, S. 228).

14 Aufgrund des auf »18. 12. 1911« datierten Probedrucks, der oben beschrieben wurde, vermutet Renate Müller-Krumbach, daß die ersten Proben für die »Eklogen« erst im Dezember 1911 gedruckt wurden; vgl. Müller-Krumbach 1969, S. 30, Anm. 56.

15 Kessler, Tagebuch (DL/M), 11. 6. 1910 und 16. 11. 1910. Im Juni 1911 notierte Kessler, ebda., 9. 6. 1911: »Er [Maillol] zeigte mir mit Entzücken seine Proben, während Gaspard im Garten einen neuen Mörser anfertigte.«

16 Vgl. Kessler, Tagebuch (DL/M) vom April 1925; Kessler 1961.

17 Kessler 1961, S. 434.

18 Kessler, Tagebuch (DL/M), 12. 3. 1912.

19 Zur Geschichte der Cranach-Presse vgl. Müller-Krumbach 1969.

20 Auch Maillols Nabis-Freunde Bonnard, Denis und Vallotton bevorzugten exklusives Papier für ihre Graphiken; vgl. Ausst.Kat. Zürich 1993, S. 428.

21 Kessler, Tagebuch (DL/M), 16. 11. 1910.

22 Am 9. Juni 1911 notierte er: »Nach Marly zu Maillol, um mit ihm das Nähere wegen unserer Papier Fabrikation zu besprechen.« Bereits am 19. Juni 1911 war die Maschine in Marly angekommen: »Nach Marly, um nach meiner Papiermaschine zu sehen.« (Kessler, Tagebuch; DL/M, 9. 6. 1911 und 19. 6. 1911)

23 Vgl. Kessler 1961, S. 208; Cladel 1937, S. 110.

24 Vgl. Müller-Krumbach 1969, S. 47f.

25 Frère 1956, S. 234.

26 Kessler, Tagebuch (DL/M), 12. 3. 1912. »[...] ›Ça n'a aucune importance. Pour faire un homme nu travaillant dans les champs il faudrait voir ça dans la nature. Comment voulez vous que je fasse quelquechose que ne n'ai jamais vu? Je pourrais faire quelquechose de ›chic‹; mais ce ne serait pas ça.‹«

27 Frère 1961, S. 163. »Mais je n'ai pas cherché à faire la même chose que Virgile! Qui pourrait faire du Virgile? [...] J'ai cherché à ce que ça fasse quelque chose d'amusant et que ça s'allie bien avec la typographie.« (Frère 1956, S. 159)

28 Vgl. Appelbaum 1979, S. XI.

29 Häufig weisen die Vorstudien geringere Detailtreue als das ausgeführte Blatt auf.

30 Gegenüber Kessler meinte er: »Je sais bien que l'arrangement du relief n'est pas parfait; il y a trop de zigzags, trop de bras et de jambes.« (Kessler, Tagebuch; DL/M, 26. 8. 1907) »Ich weiß sehr wohl, daß die Komposition des Reliefs nicht vollkommen ist; da gibt es zu viel Zickzack, zu viele Arme und Beine.«

31 Kessler, Tagebuch (DL/M), 28. 4. 1908. »Ainsi des hommes et des femmes qui s'accouplent, ça pourrait donner quelquechose de très beau; mais on ne peut tout de même pas faire ça aujourd' hui: on ne comprendrait pas.«

32 Vgl. Rewald 1951, S. 30.

33 Siehe Kessler, Tagebuch (DL/M), 12. 3. 1912, vgl. Anm. 26.

34 Vgl. Kessler 1961, S. 632.

35 Die Vergil-Ausgabe wurde auf der Buchkunst-Ausstellung 1927 in Leipzig ausgezeichnet.

36 Außer dem 1925 kurzfristig in den Text eingefügten fliehenden Geißbock werden sämtliche »Eklogen«-Illustrationen von einem Rahmen umfaßt, welcher der Breite des Satzspiegels entspricht.

37 Maillol hatte bereits 1904 Illustrationen für Pierre Louys ausgeführt; vgl. Kessler, Tagebuch (DL/M), 25. 8. 1904. Erst 1926 wurde eine Lithographie den »Poèmes« als Frontispiz vorangestellt.

38 Louys 1926; Lafargue 1928.

39 Ovid 1935.

Farbtafeln

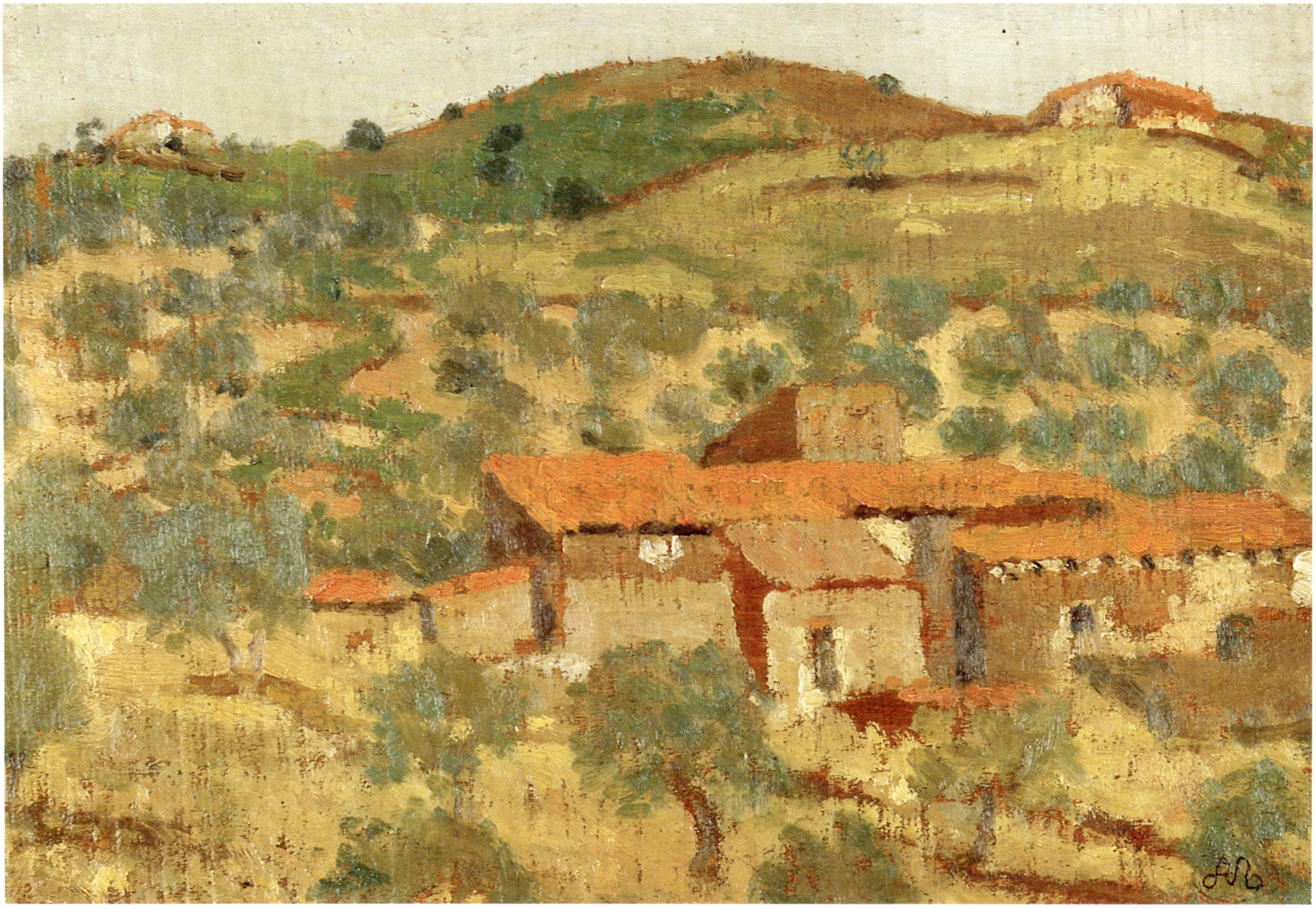

Mittelmeerlandschaft, um 1886 (?), Öl auf Eichenholz (Kat. 1)

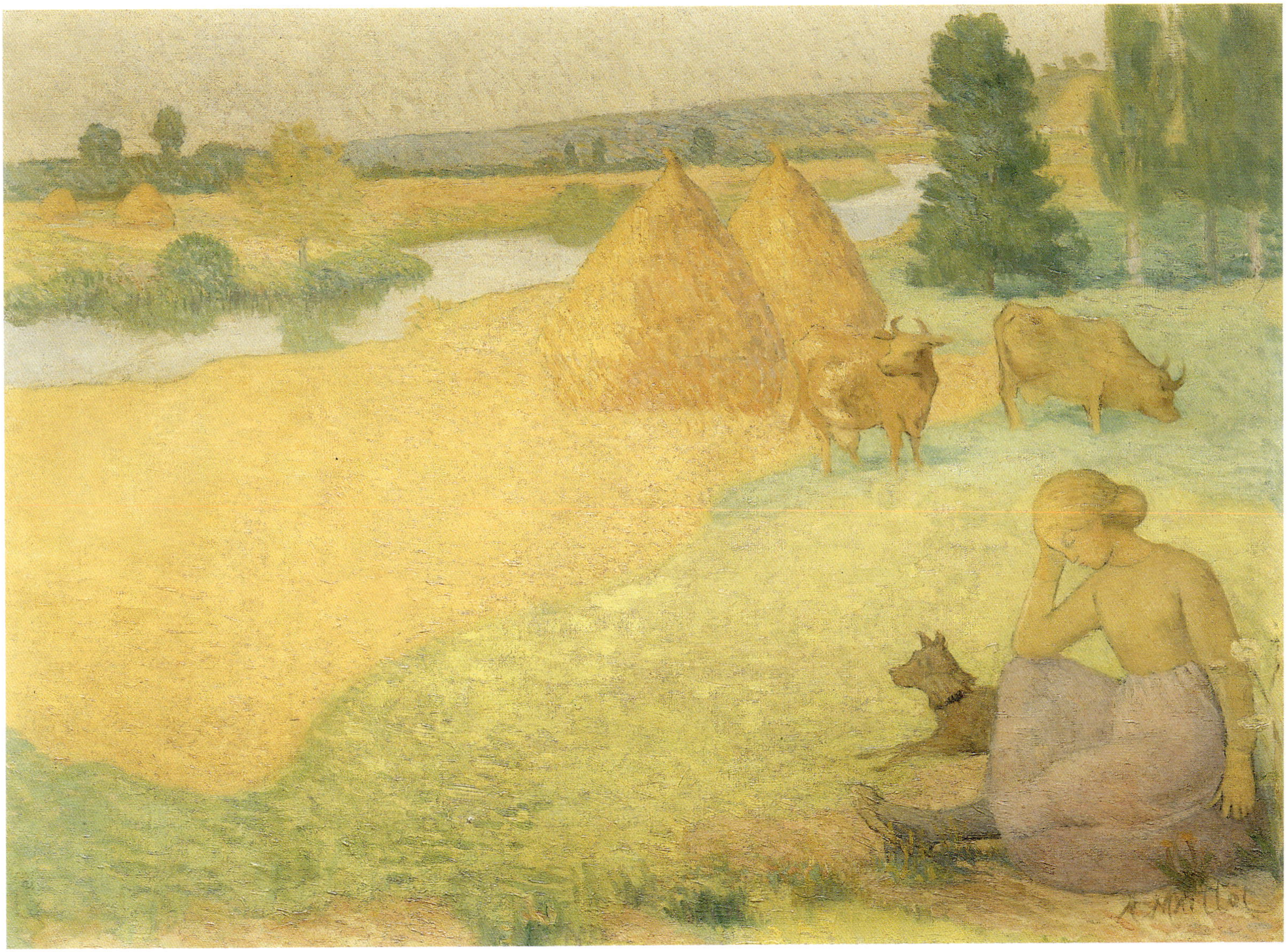

Kuhhirtin, um 1889, Öl auf Leinwand (Kat. 2)

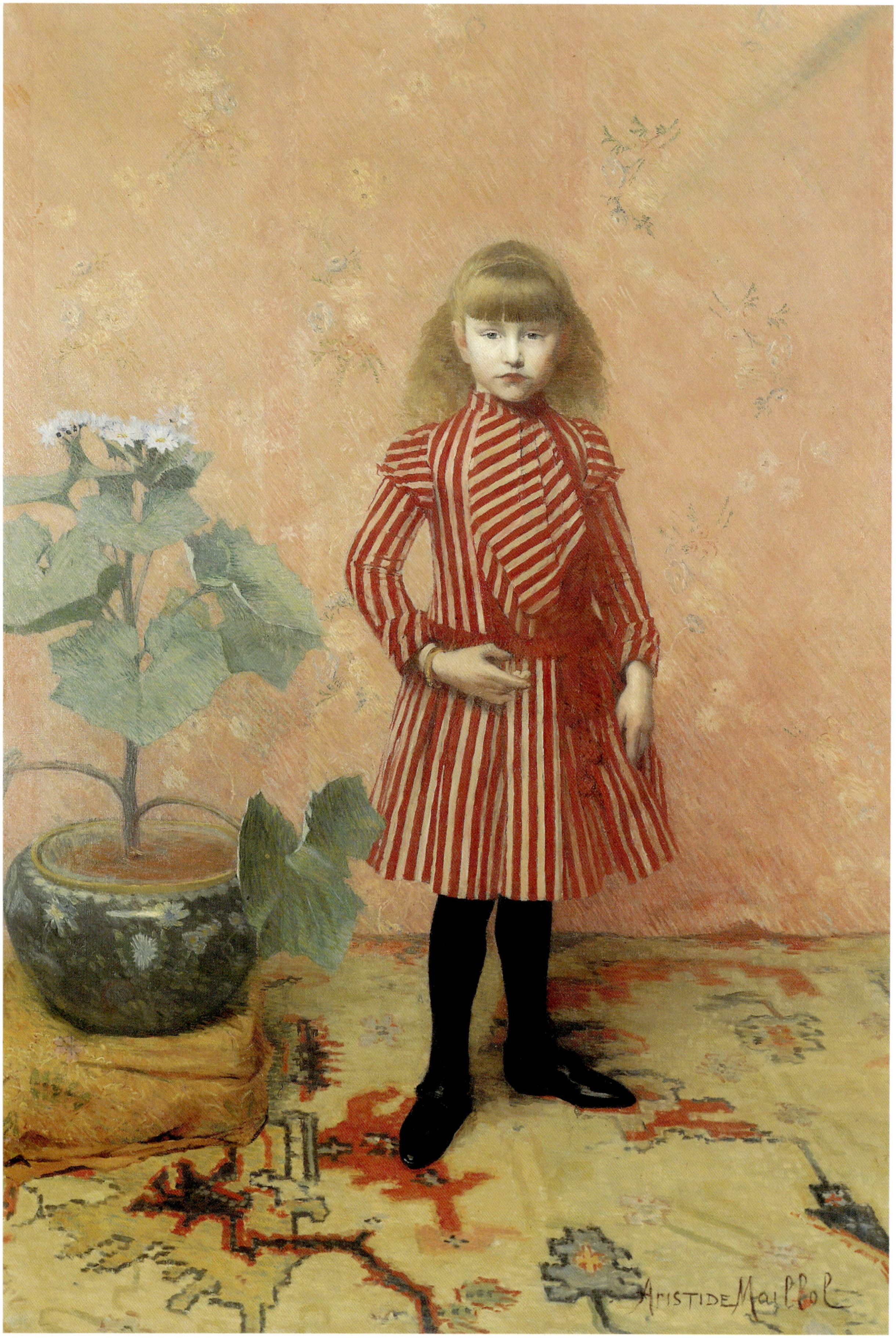
Aristide Maillol

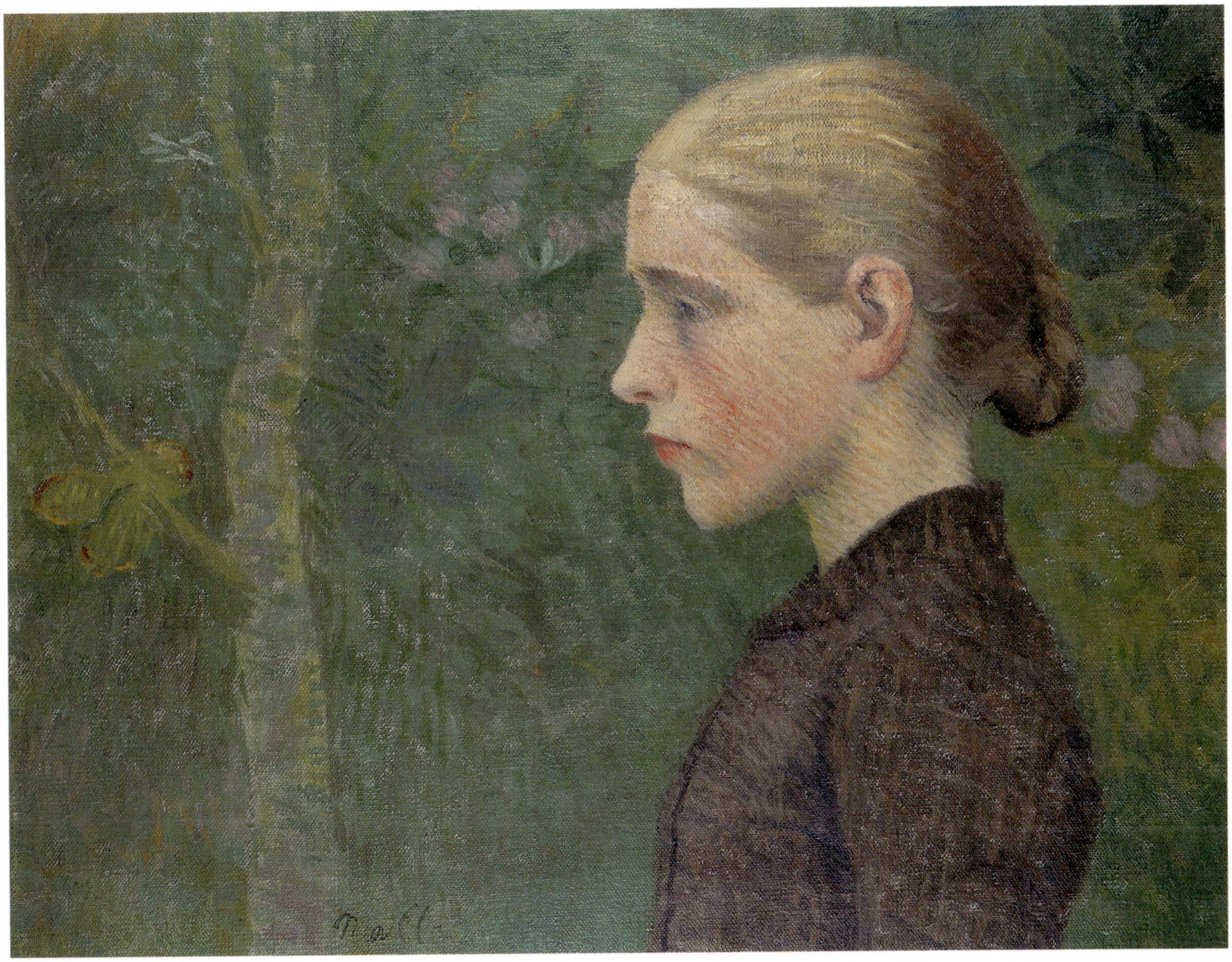

Bauernmädchen, 1891, Öl auf Leinwand (Kat. 5)

Links: *Porträt Jeanne Faraill*, 1889/90, Öl auf Leinwand (Kat. 3)

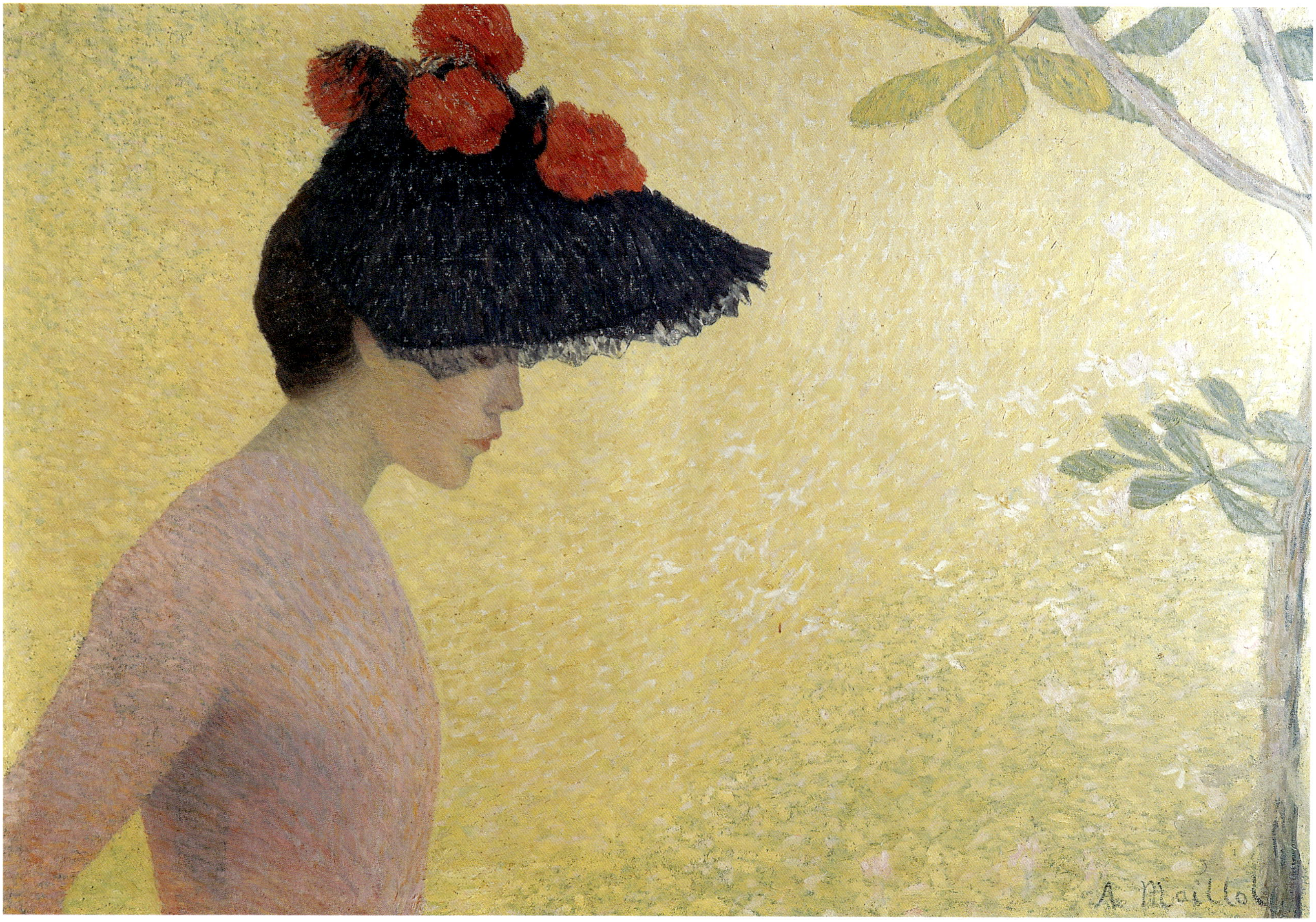

Frau im Profil, um 1890, Öl auf Leinwand (Kat. 4)

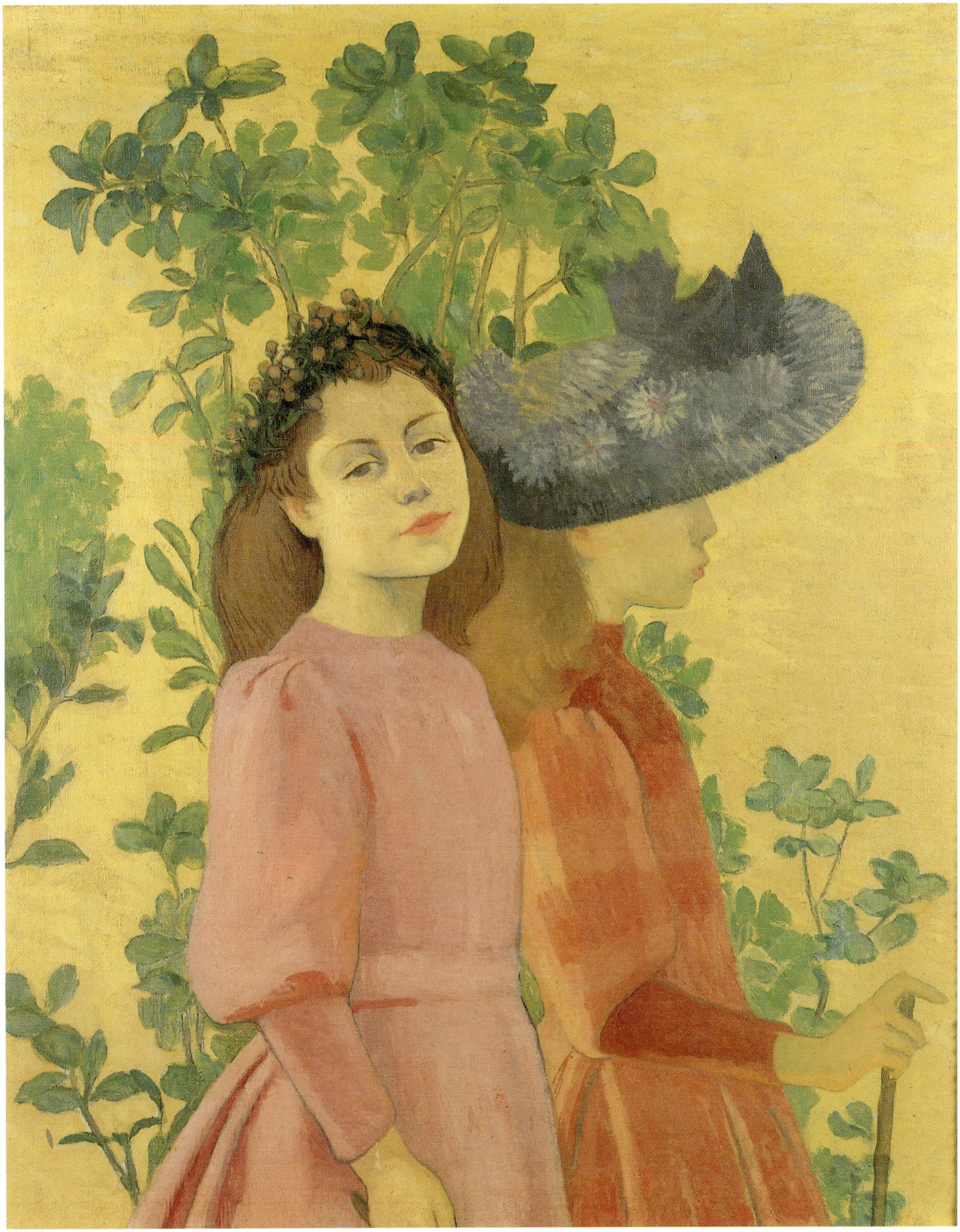

Frühling, um 1893, Öl auf Leinwand (Kat. 6)

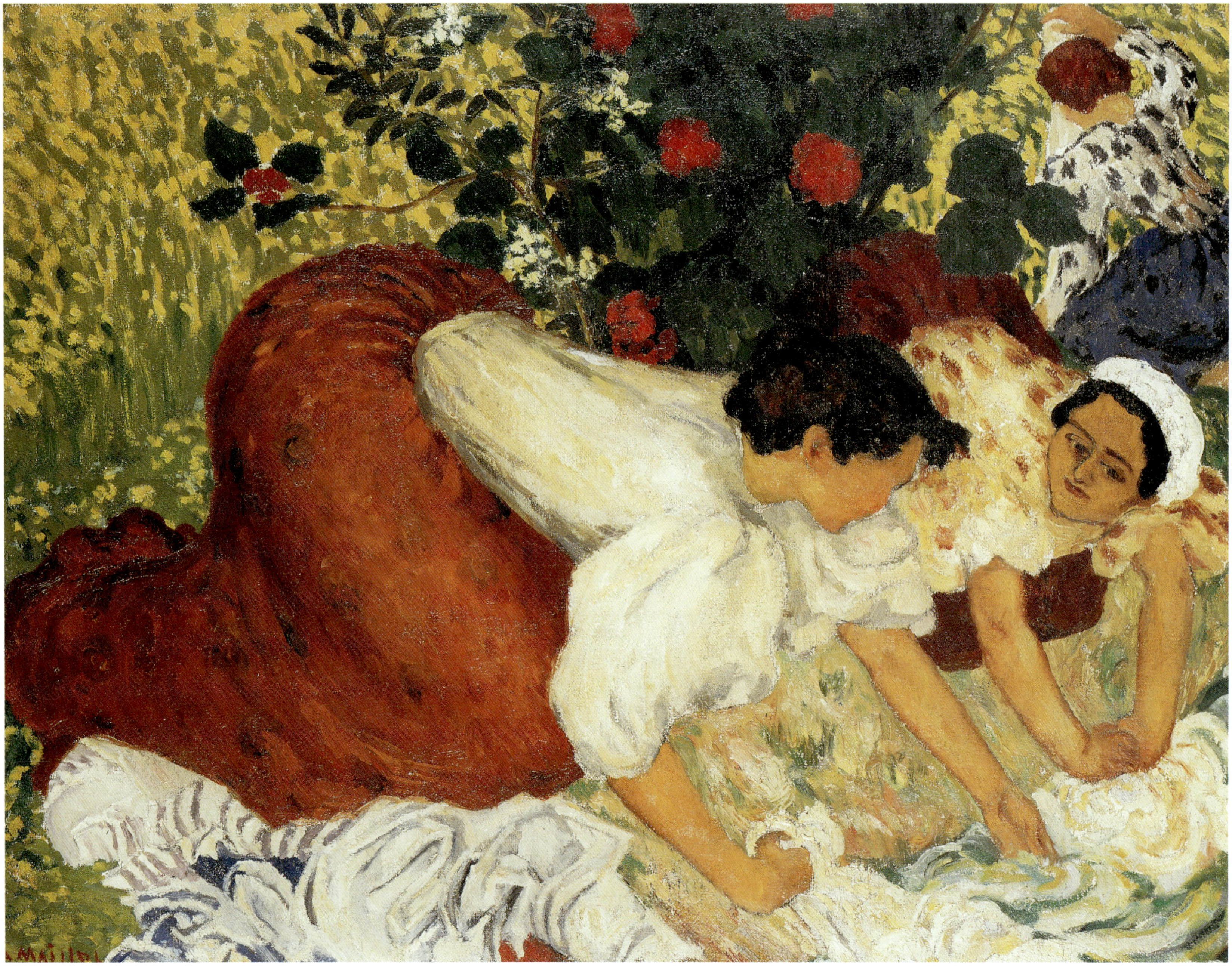

Die Waschfrauen, um 1895, Öl auf Leinwand (Kat. 8)

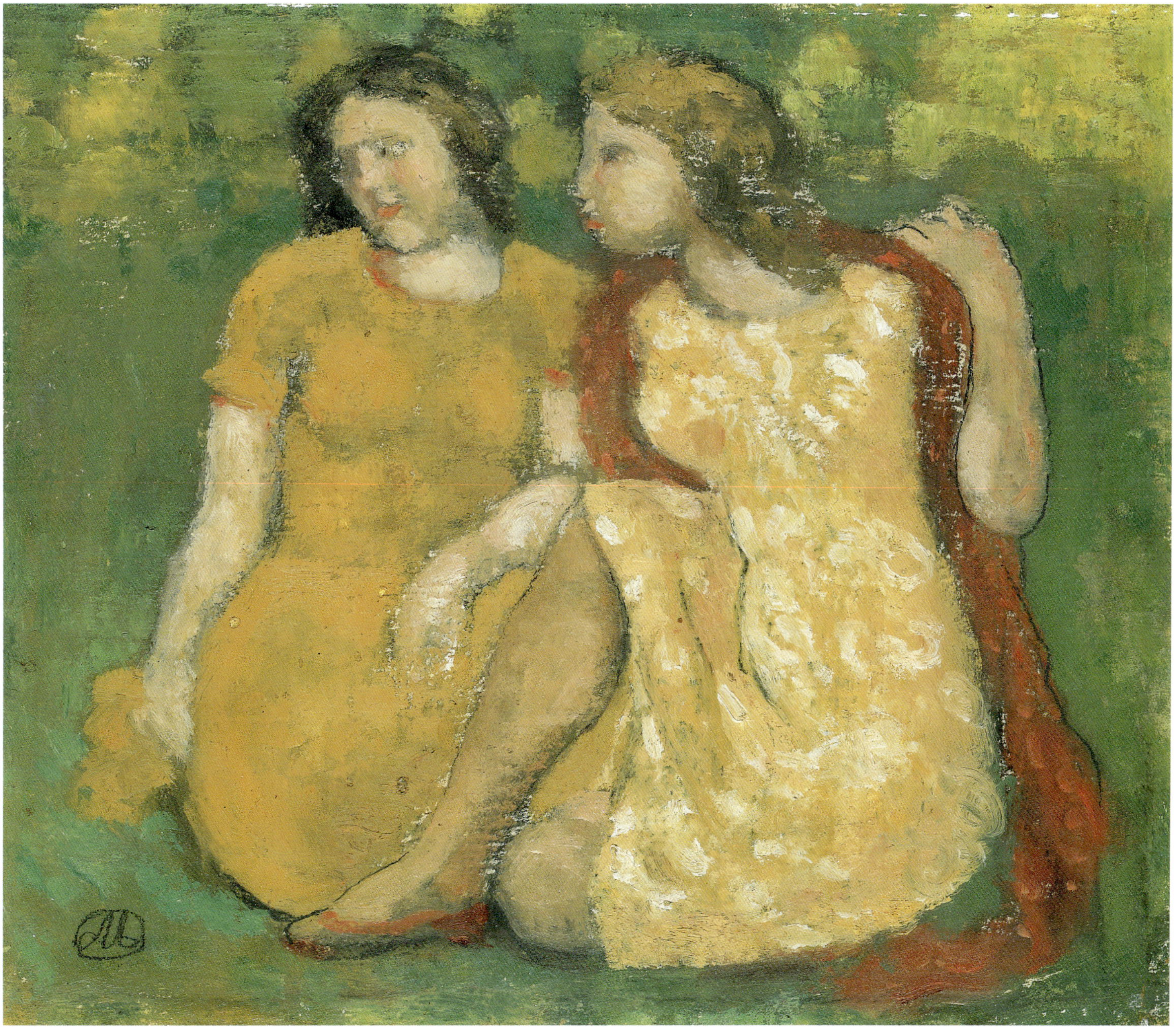

Zwei Schwestern, um 1902, Öl auf Holz (Kat. 11)

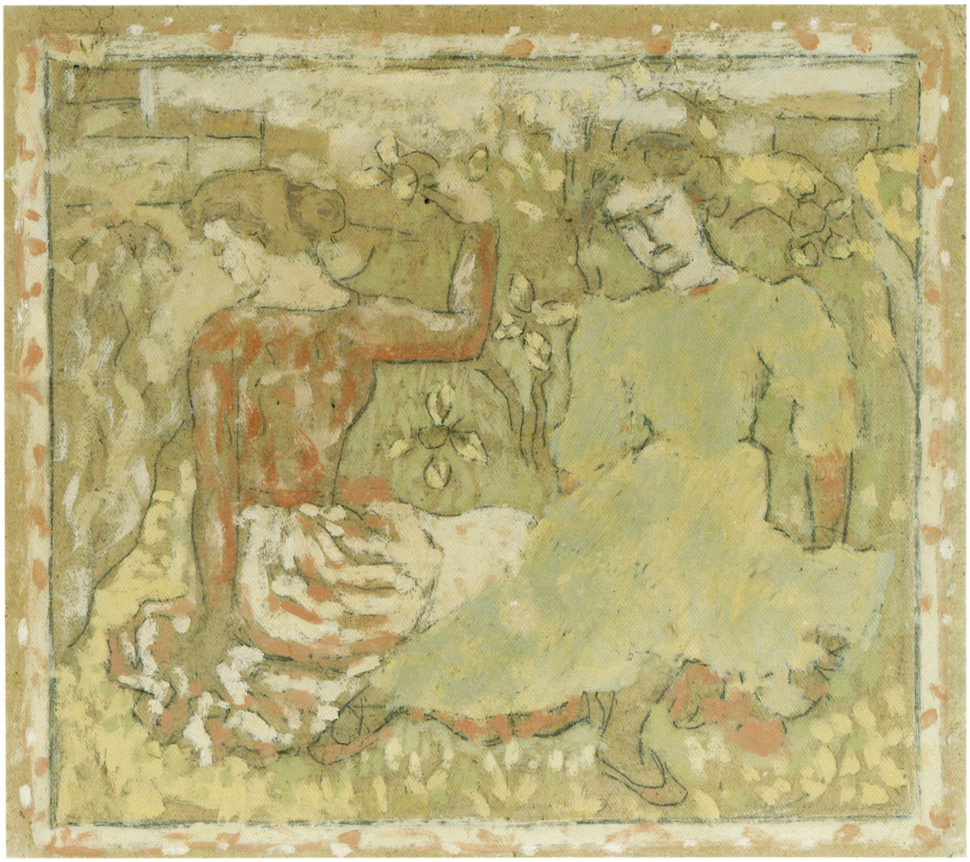

Zwei junge Frauen im Obstgarten, um 1902, Deckfarbe auf Karton (Kat. 12)

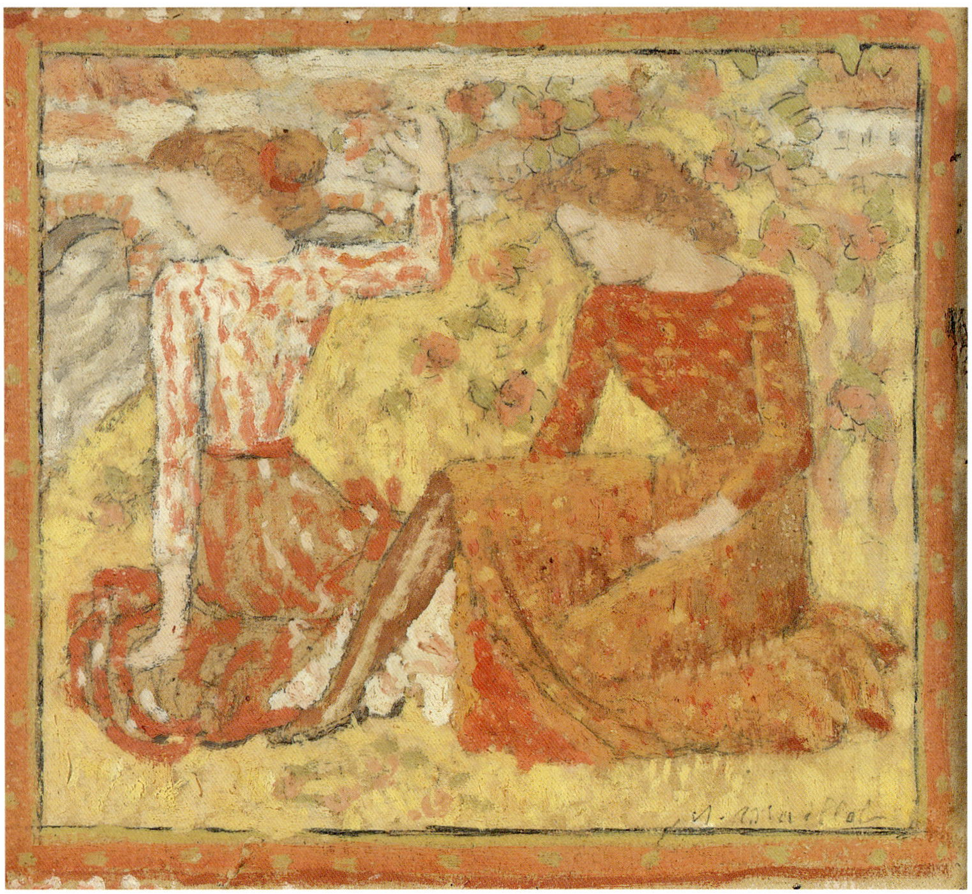

Zwei junge Frauen im Blumengarten, um 1902, Deckfarbe auf Karton (Kat. 13)

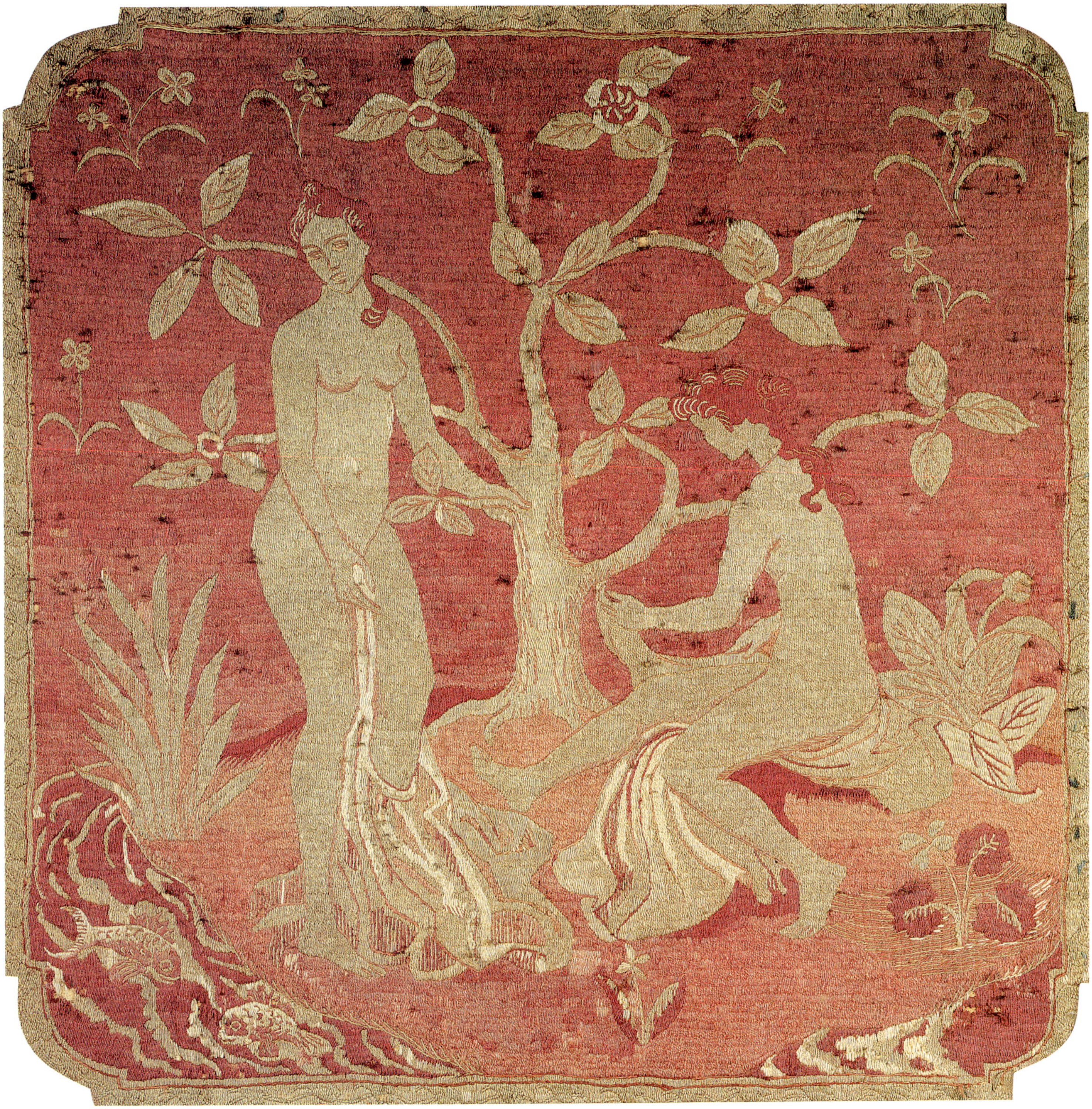

Zwei badende Mädchen, um 1895, Tapisserie, gestickt (Kat. 15)

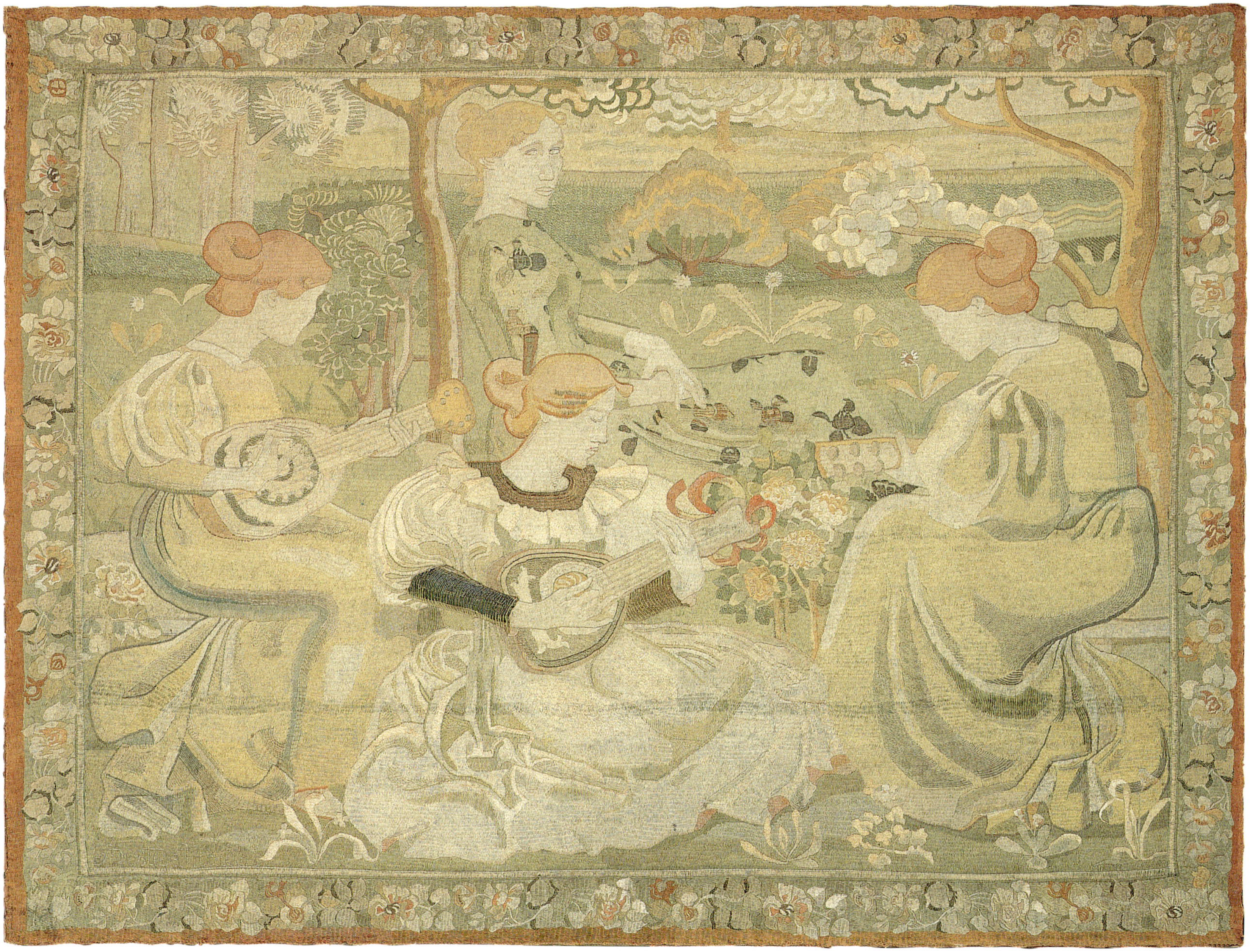

Konzert der Frauen, 1895/1902, Tapisserie, gestickt (Kat. 16)

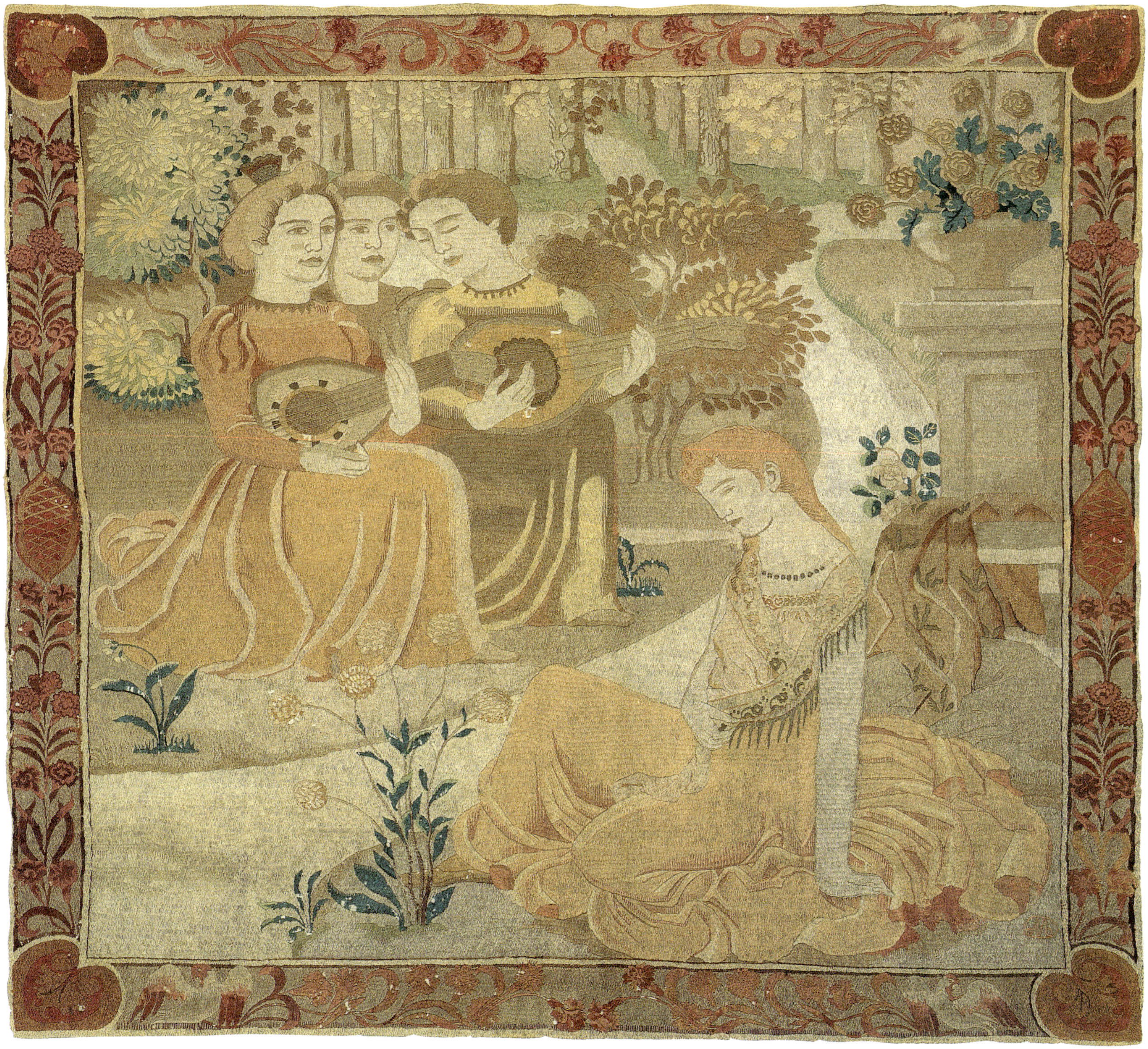

Musik für eine sich langweilende Prinzessin, um 1902, Tapisserie, gestickt (Kat. 17)

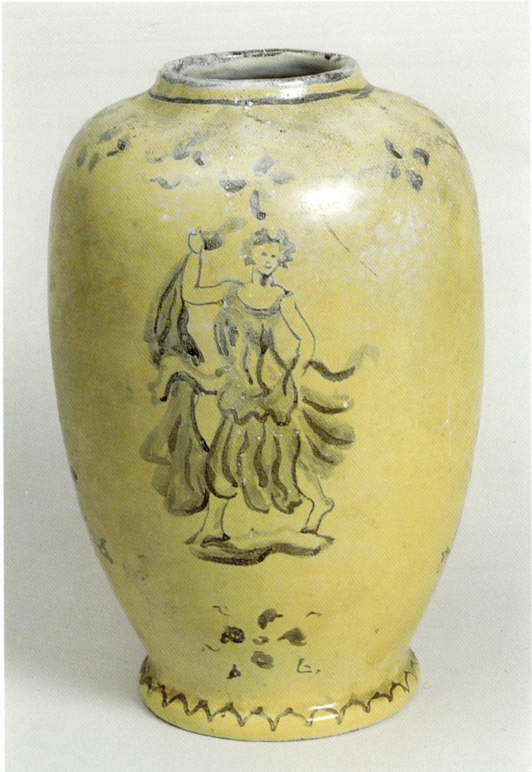

André Metthey, *Gelbe Vase mit Tänzerinnen*, von Maillol bemalt, 1907, Fayence (Kat. 18)

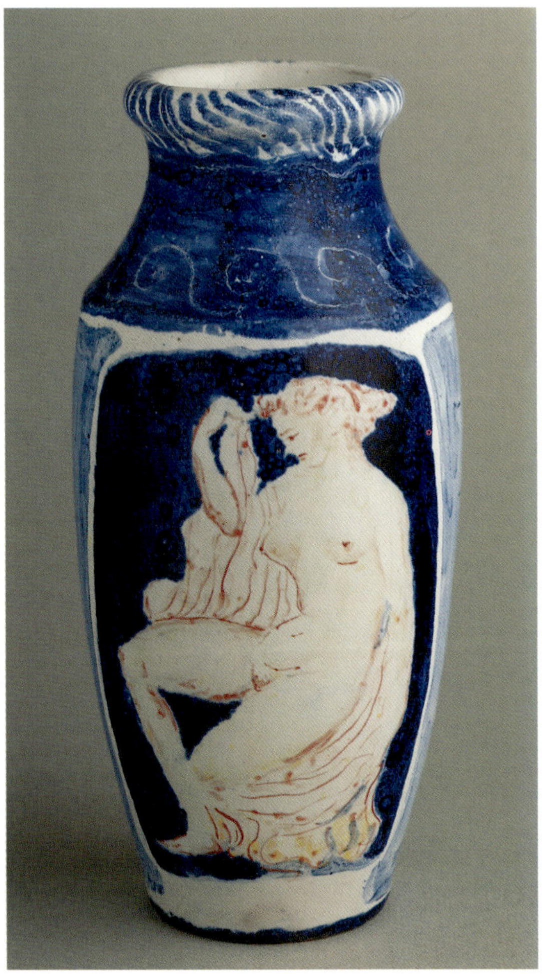

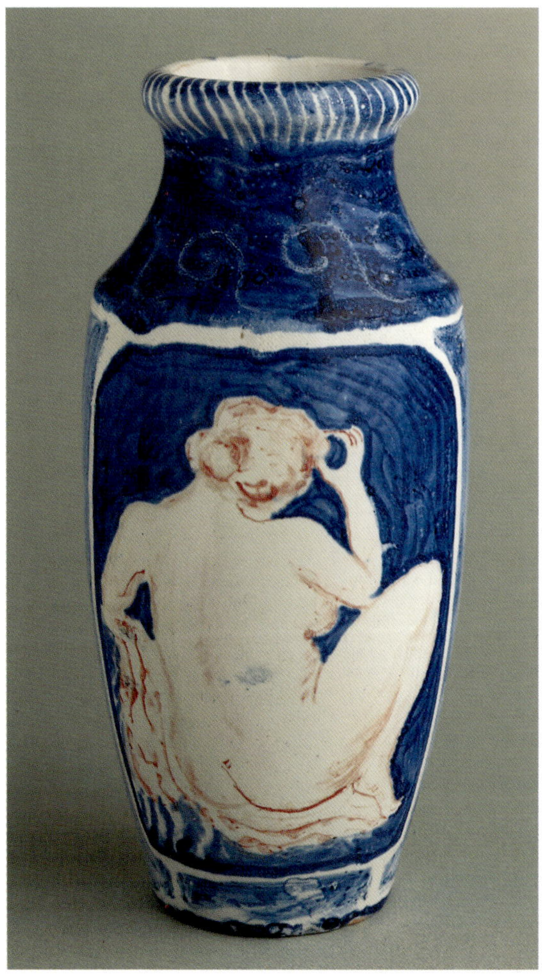

André Metthey, *Blaue Vase mit weiblichen Aktgestalten*, von Maillol bemalt, 1907, Fayence, Vorder- und Rückseite (Kat. 19)

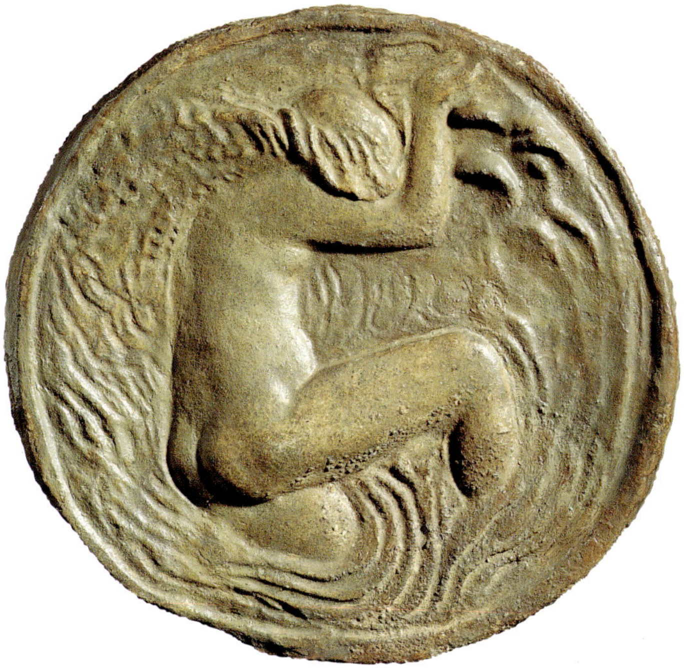

Die Woge, um 1898, Terrakotta, glasiert (Kat. 23a)

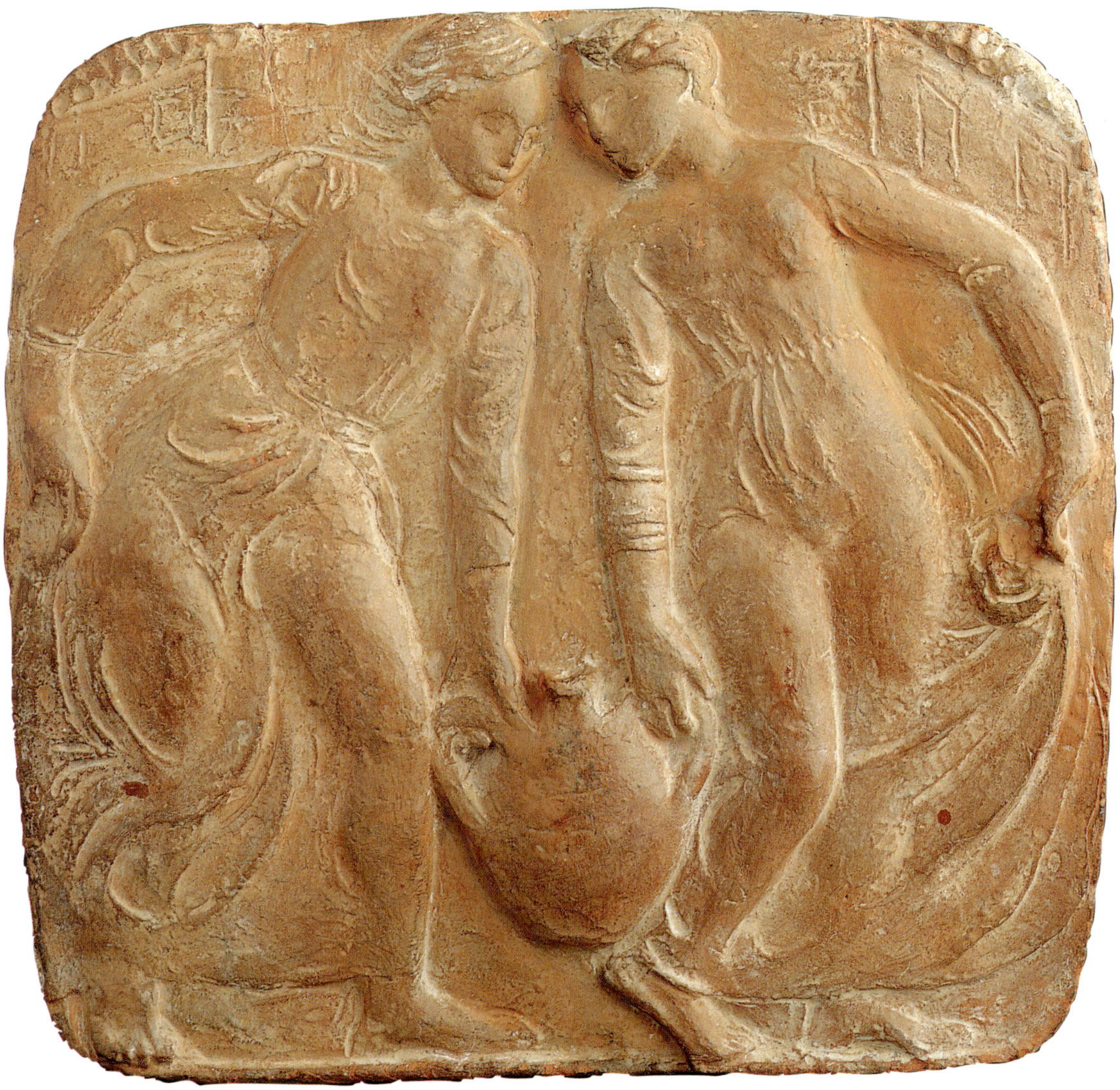

Wasserträgerinnen, 1896-98, Terrakotta (Kat. 21b)

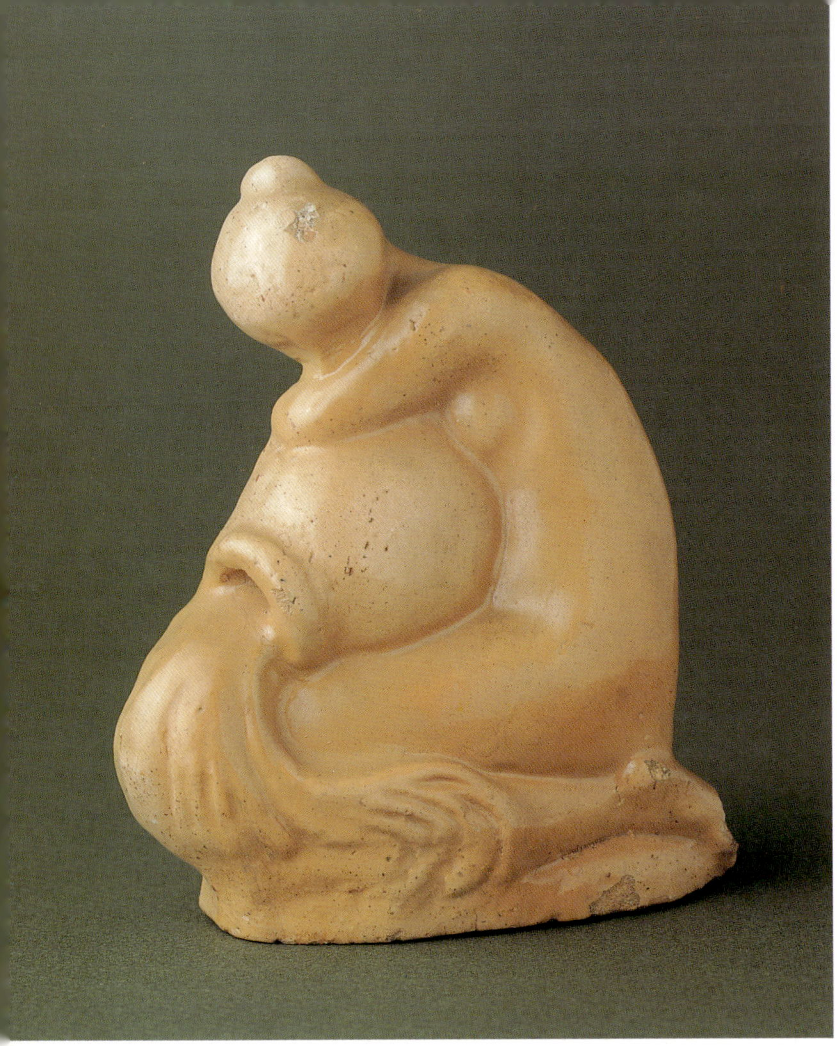

Die Quelle, um 1900, Terrakotta, glasiert (Kat. 36)

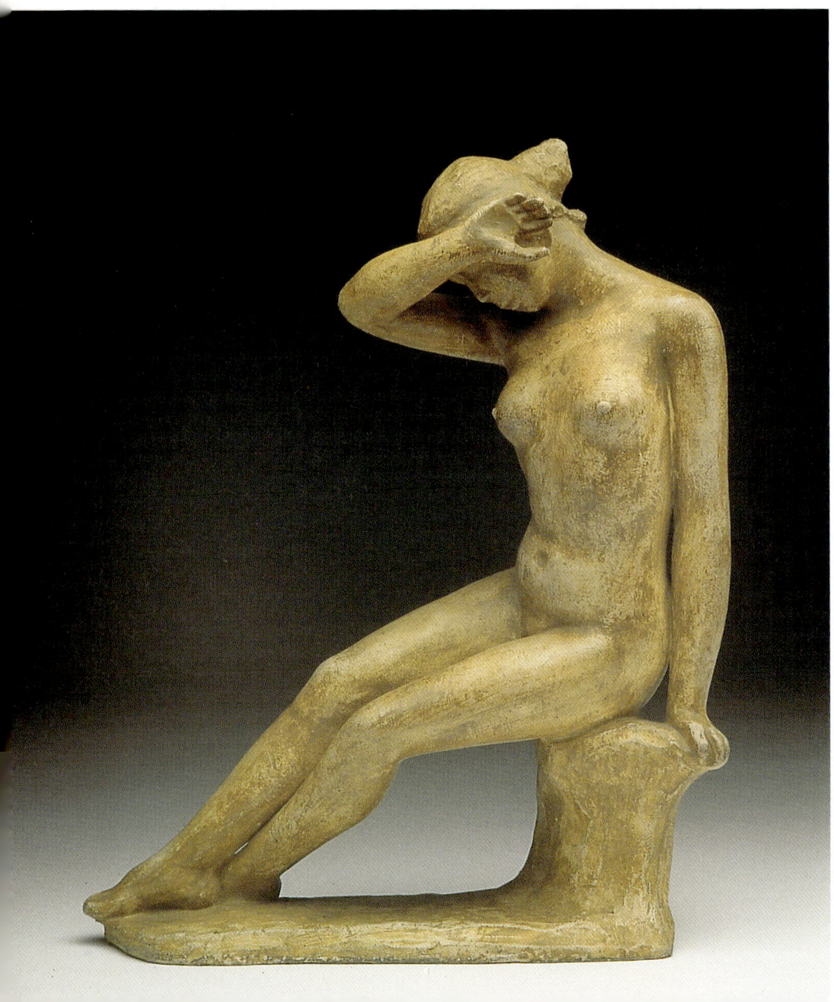

Sitzendes Mädchen, sich die Augen verhüllend, um 1900, Terrakotta, glasiert (Kat. 40a)

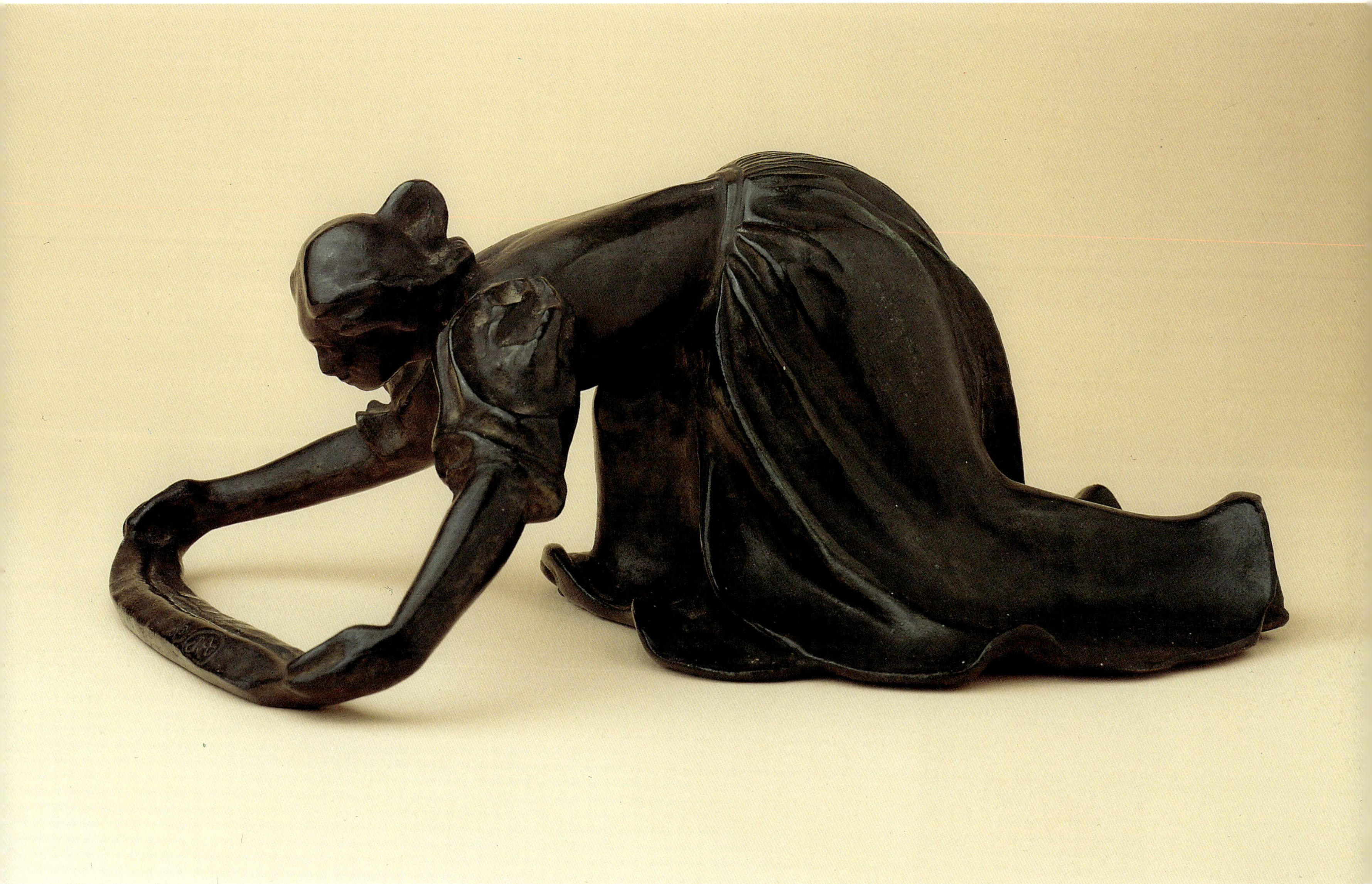

Die Waschfrau, um 1896, Bronze (Kat. 22a)

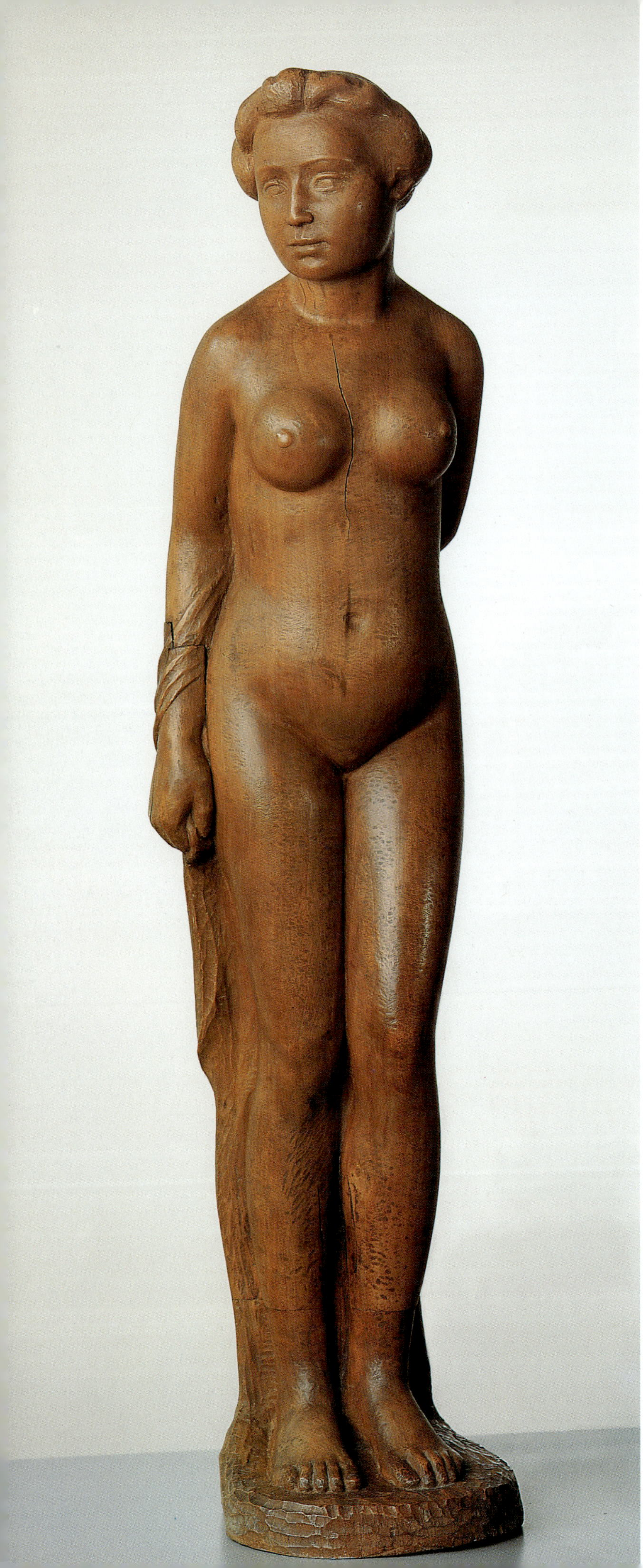

Stehende Badende, 1899, Holz (Kat. 32)

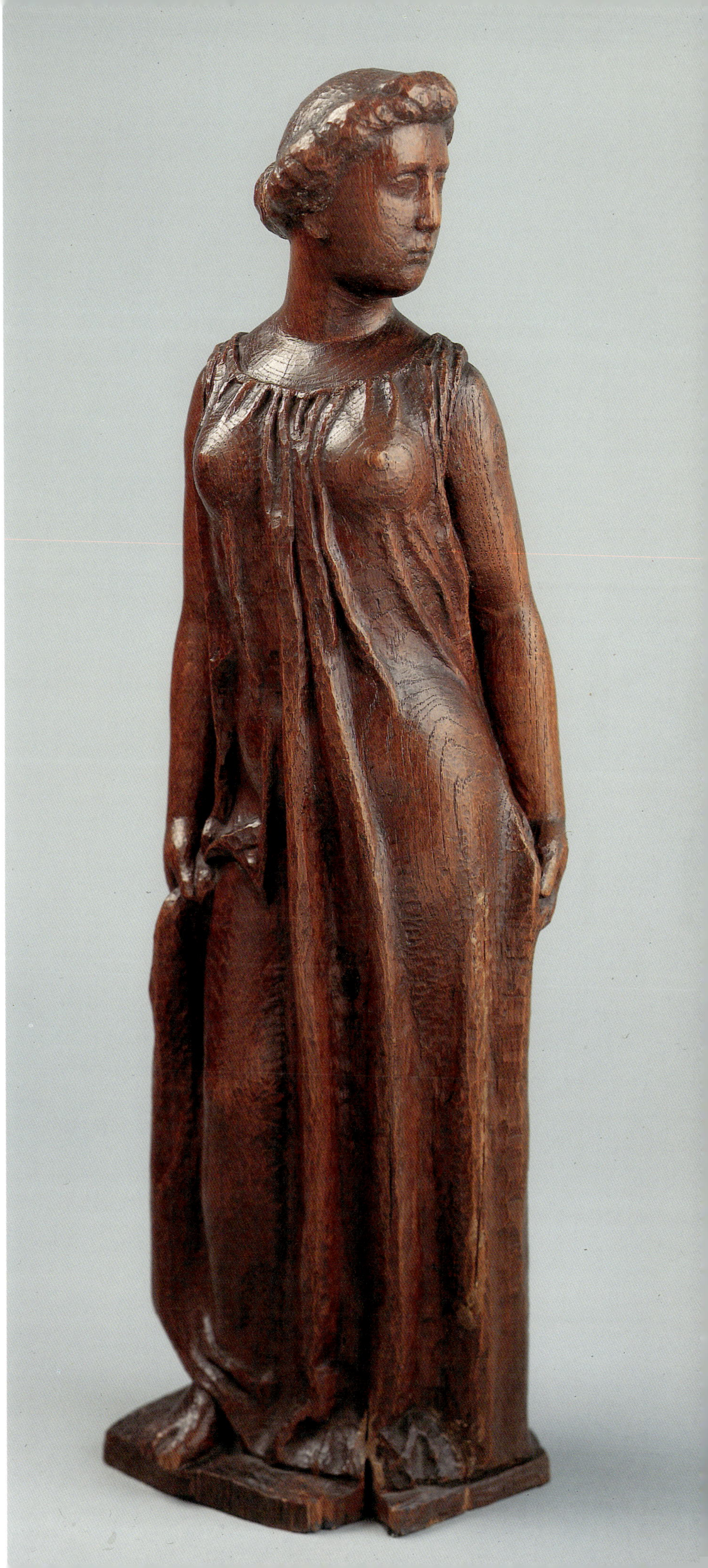

Stehendes Mädchen, 1898, Holz (Kat. 27)

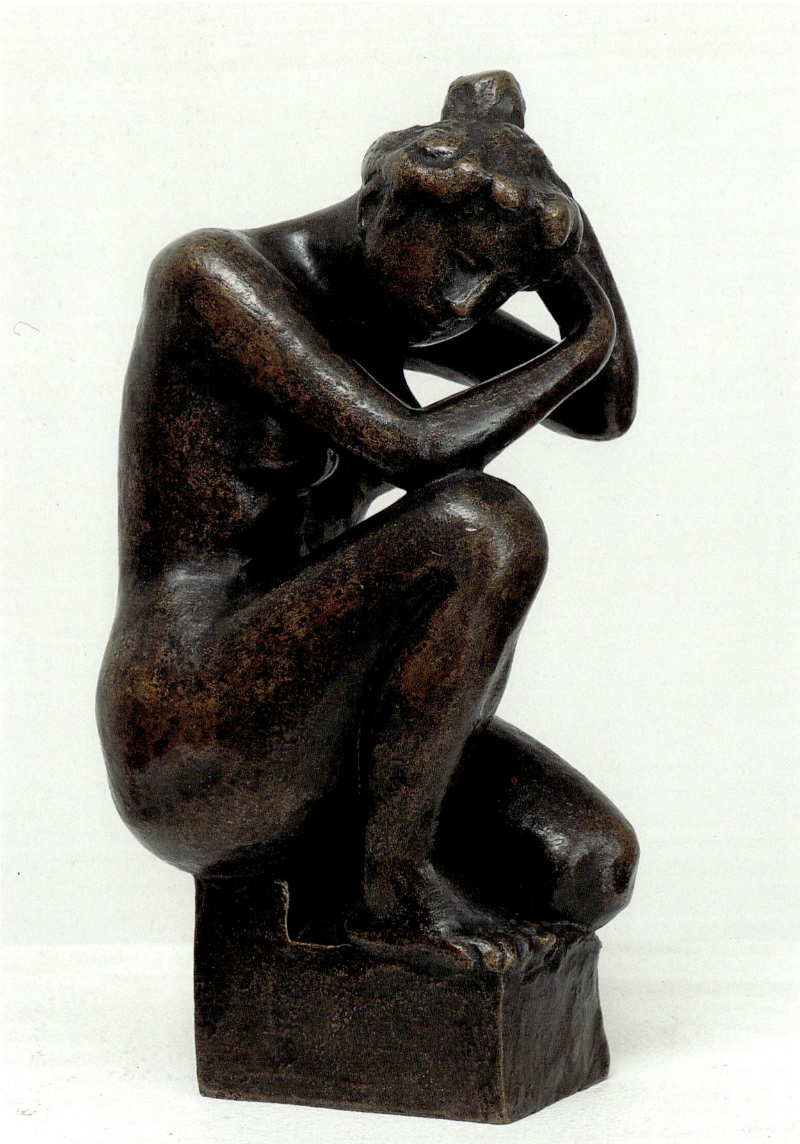

Kauernde, 1900, Bronze (Kat. 37b)

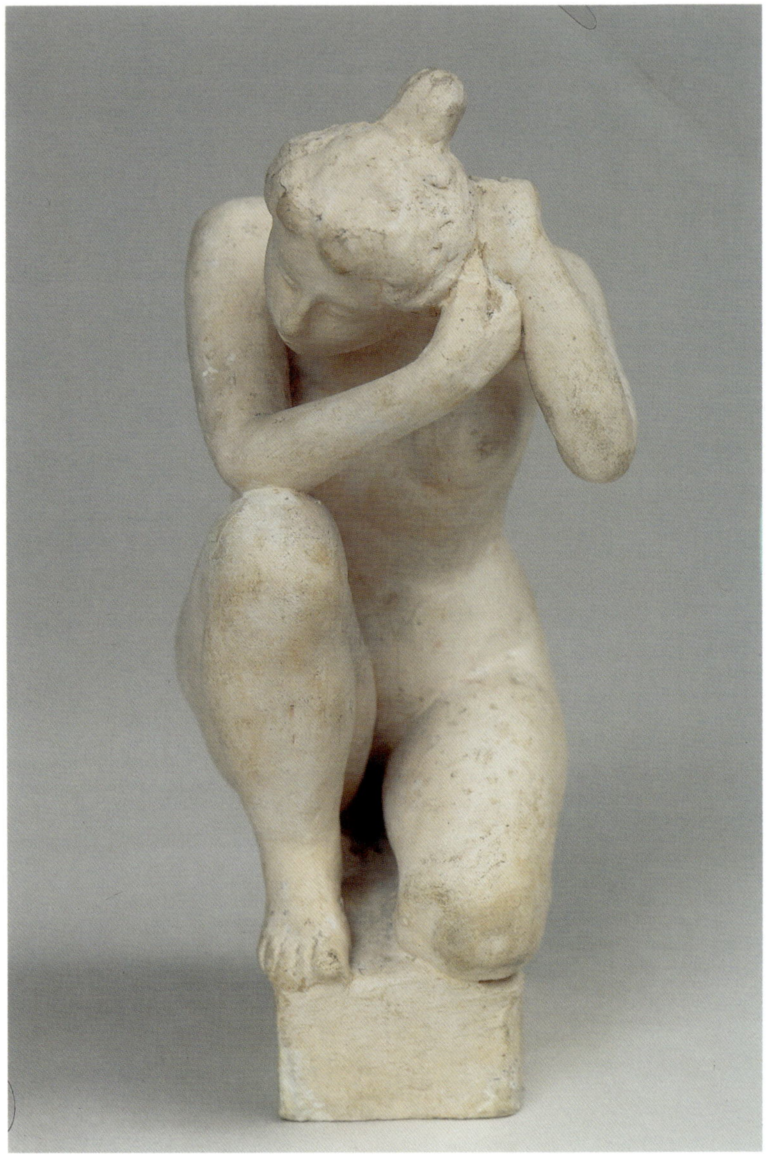

Kauernde, 1900, Terrakotta (Kat. 37a)

Rechts: *Sitzende bekleidete Frau*, um 1900, Terrakotta (Kat. 38)

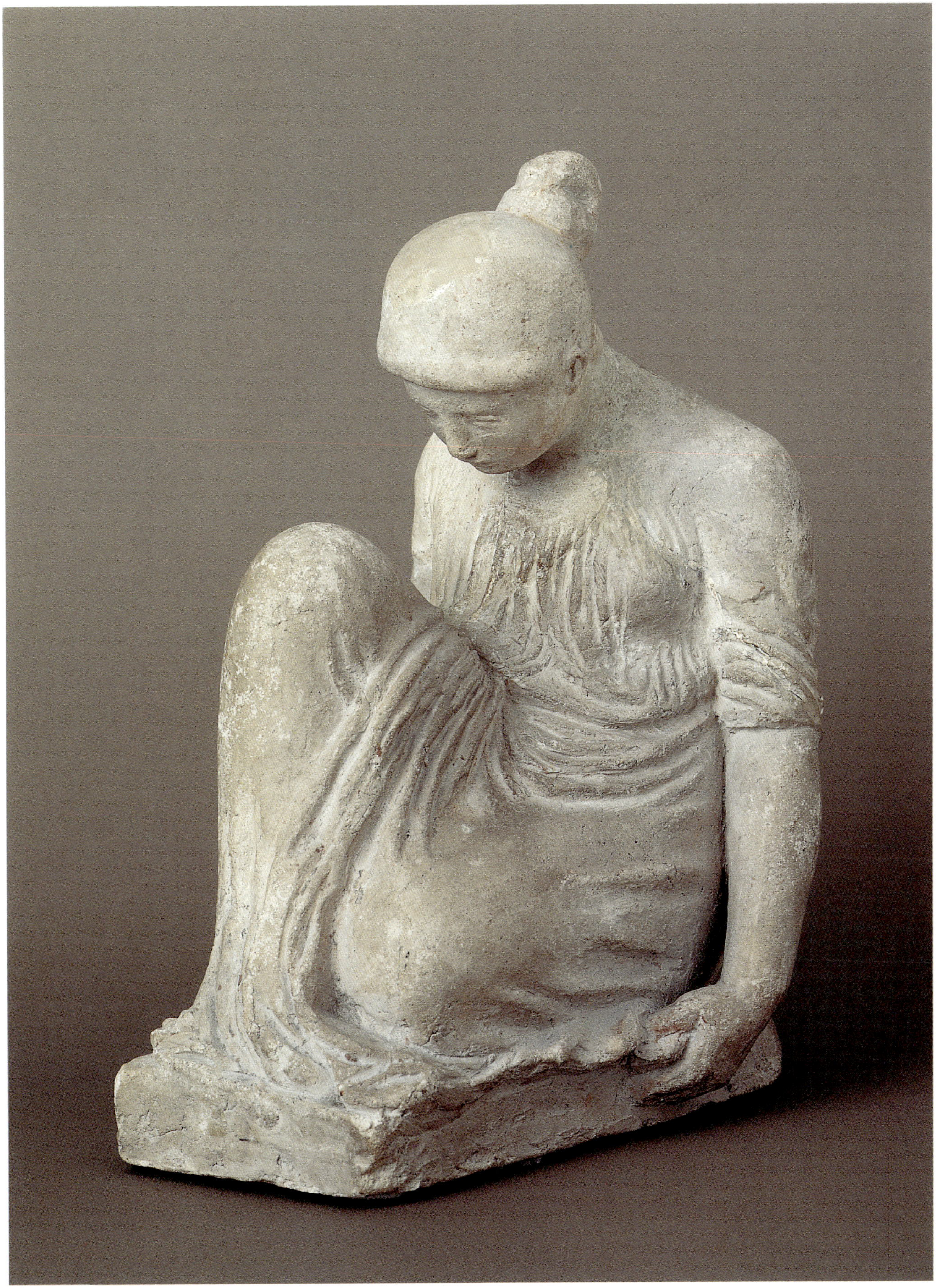

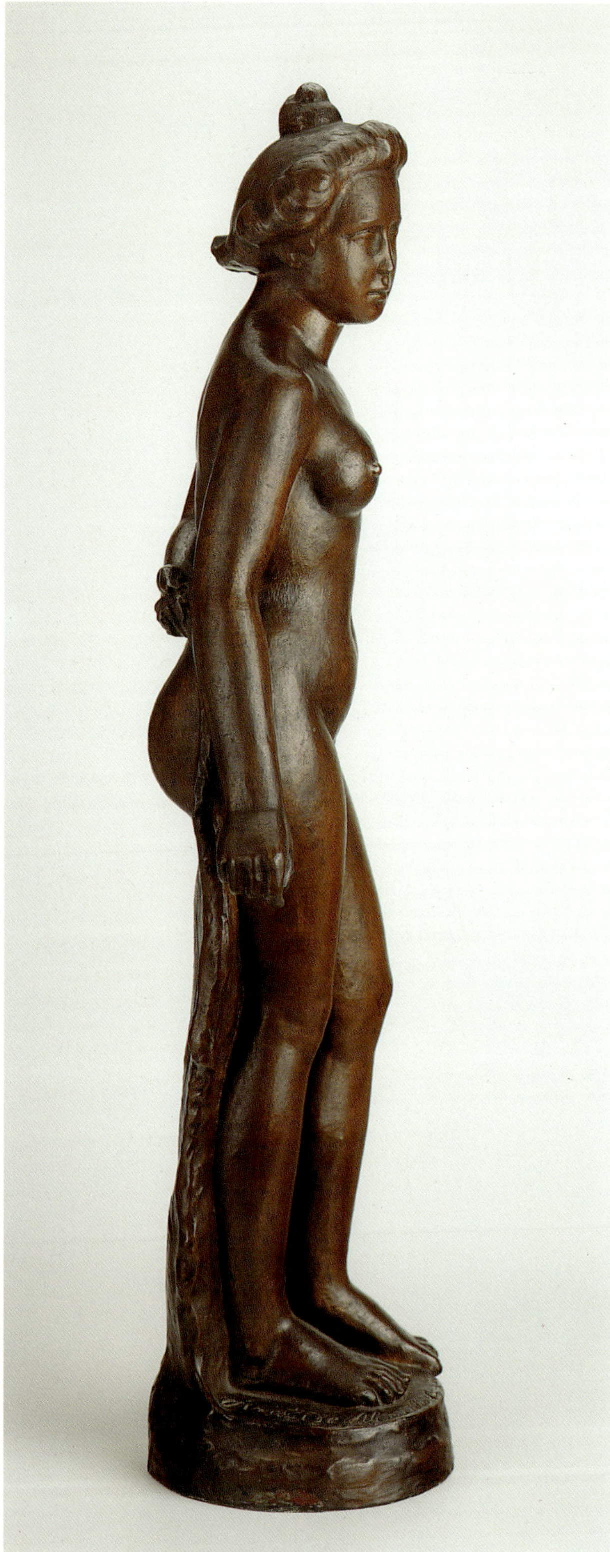

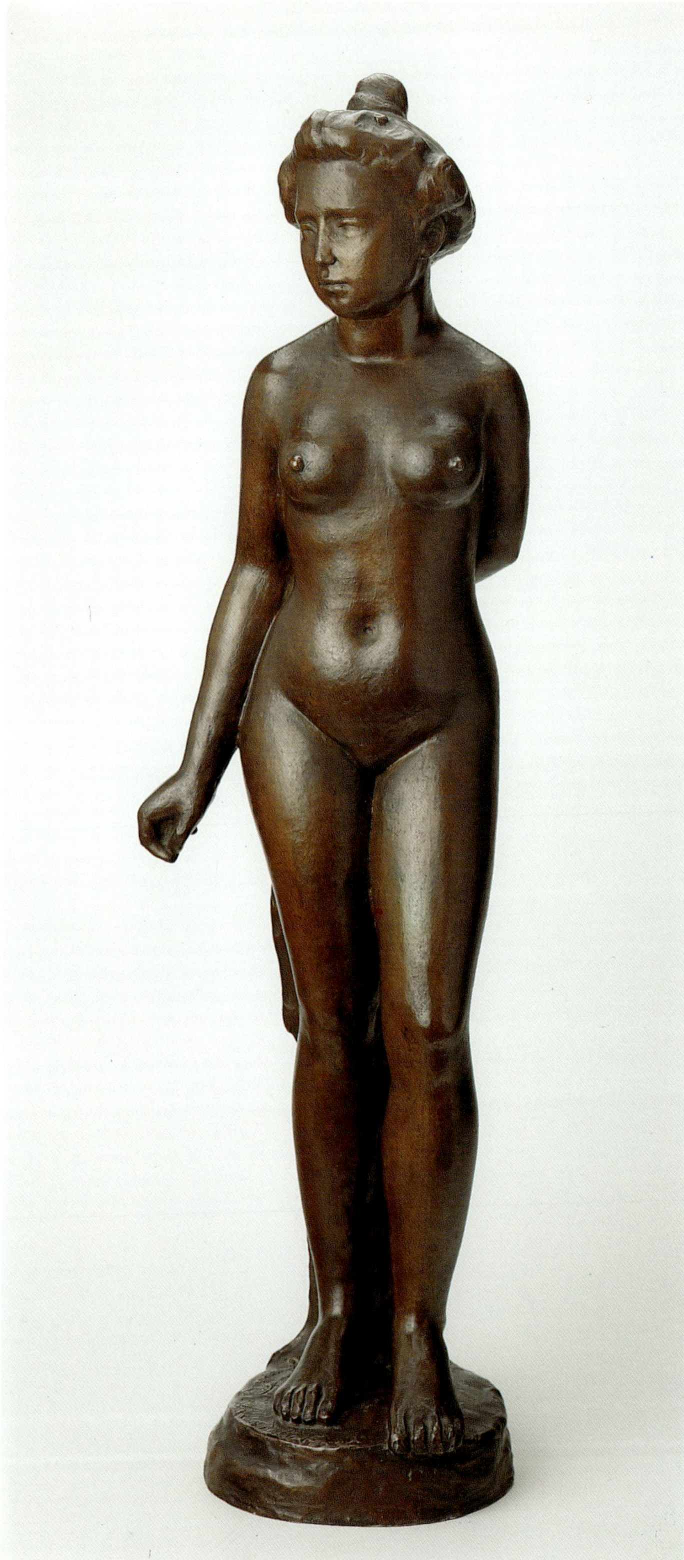

Stehende Badende, 1900, Bronze (Kat. 34)

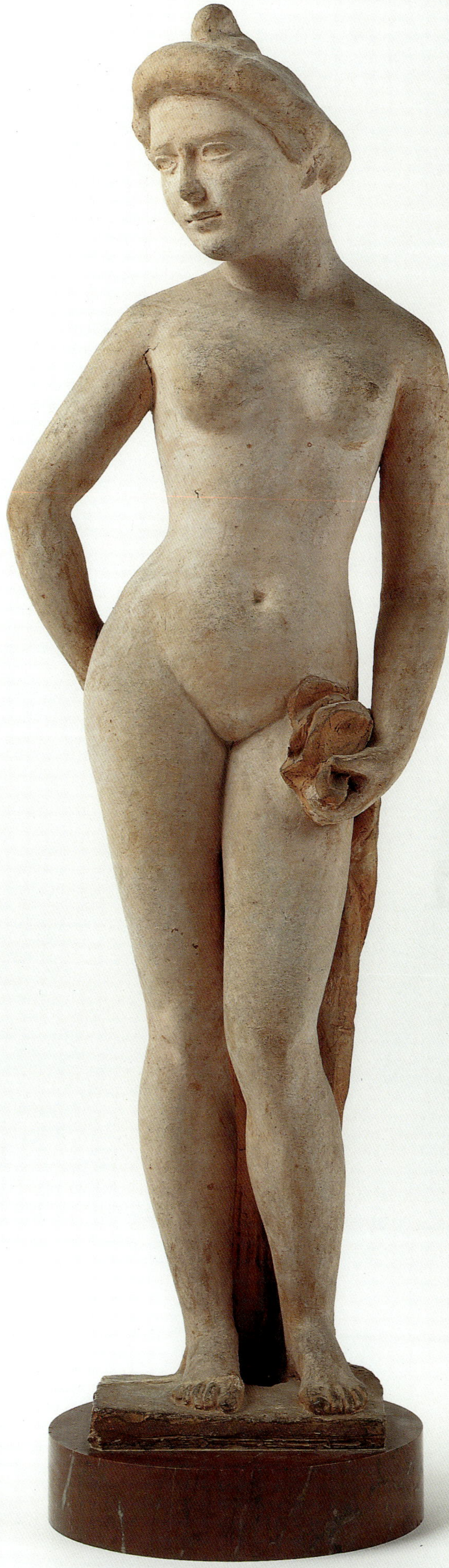

Stehende Badende, um 1899, Terrakotta (Kat. 30)

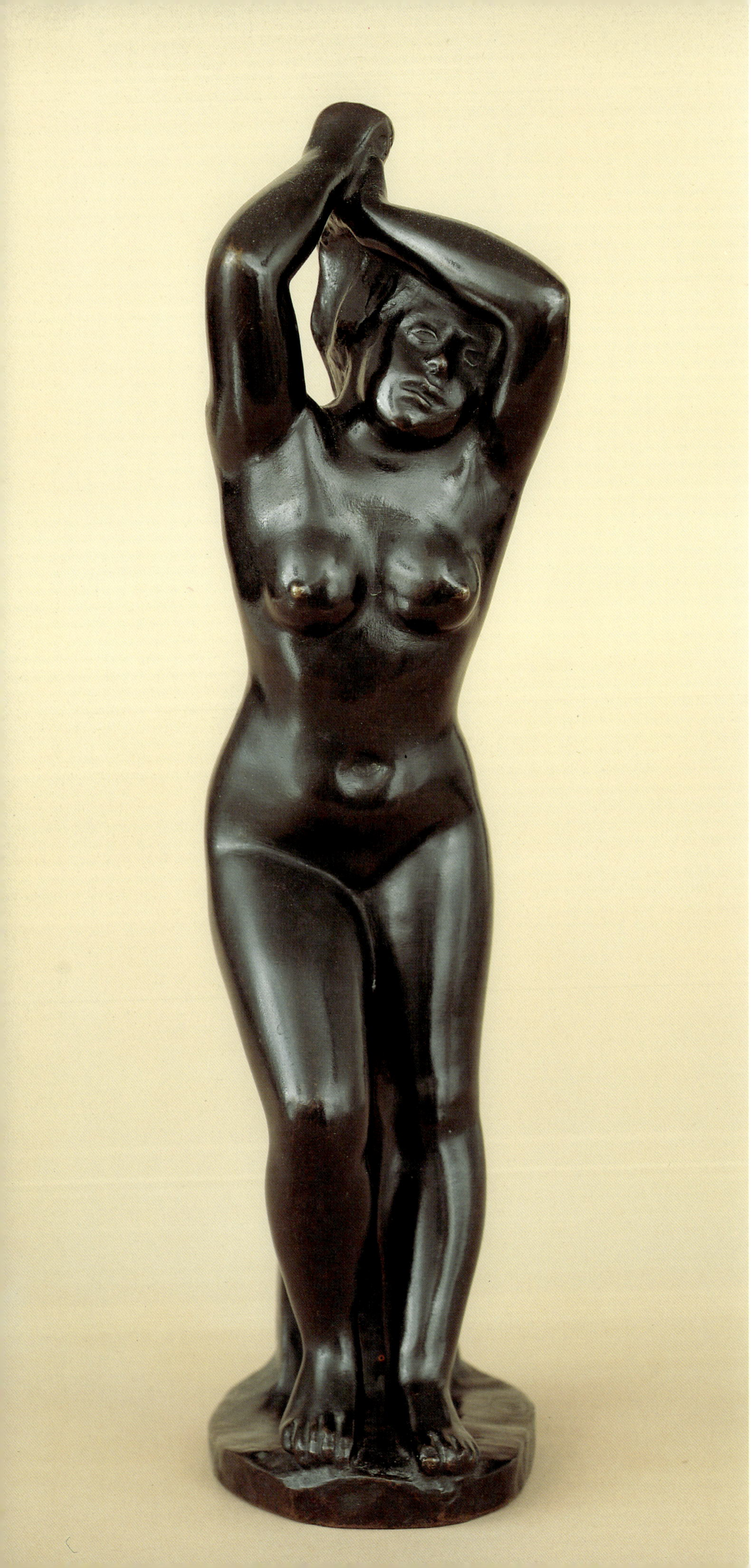

Stehende, ihr Haar ordnend, 1907, Bronze (Kat. 55)

Rechts: *Zwei Schwestern*, 1899, Bronze (Kat. 31)

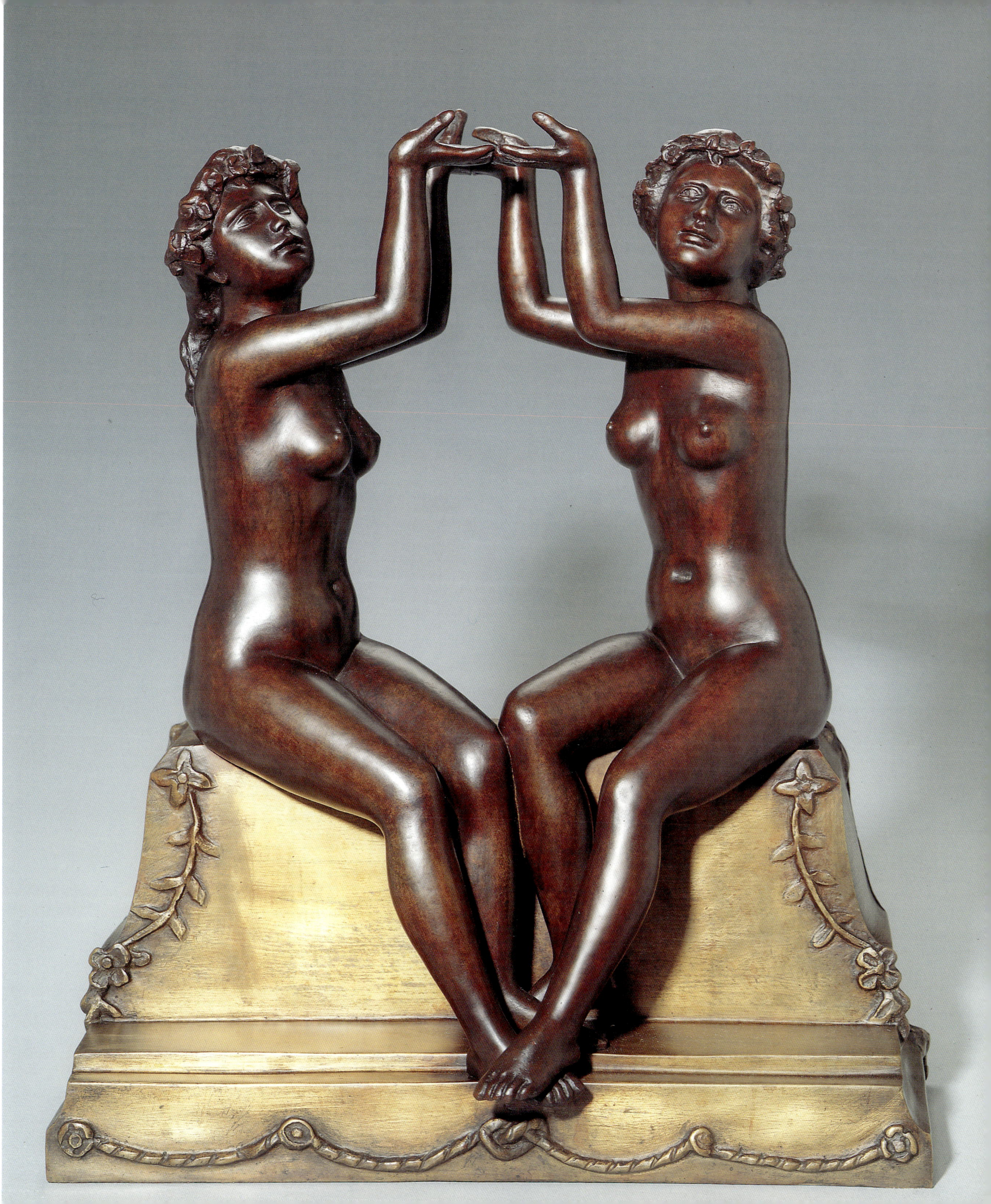

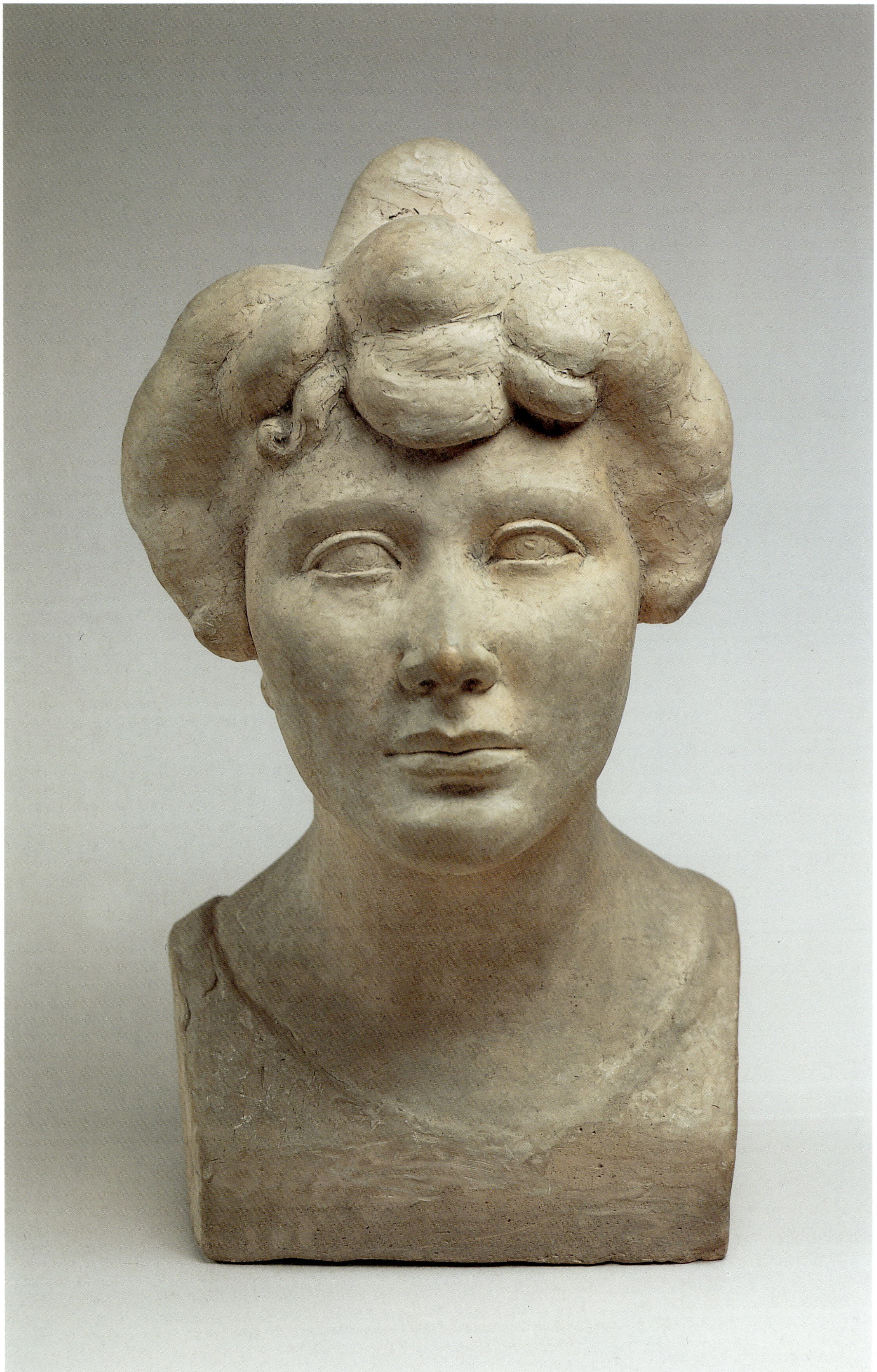

Rechts: *Leda*, um 1900, Terrakotta (Kat. 42)

Porträt Clotilde Maillol, 1903-05, Terrakotta (Kat. 49)

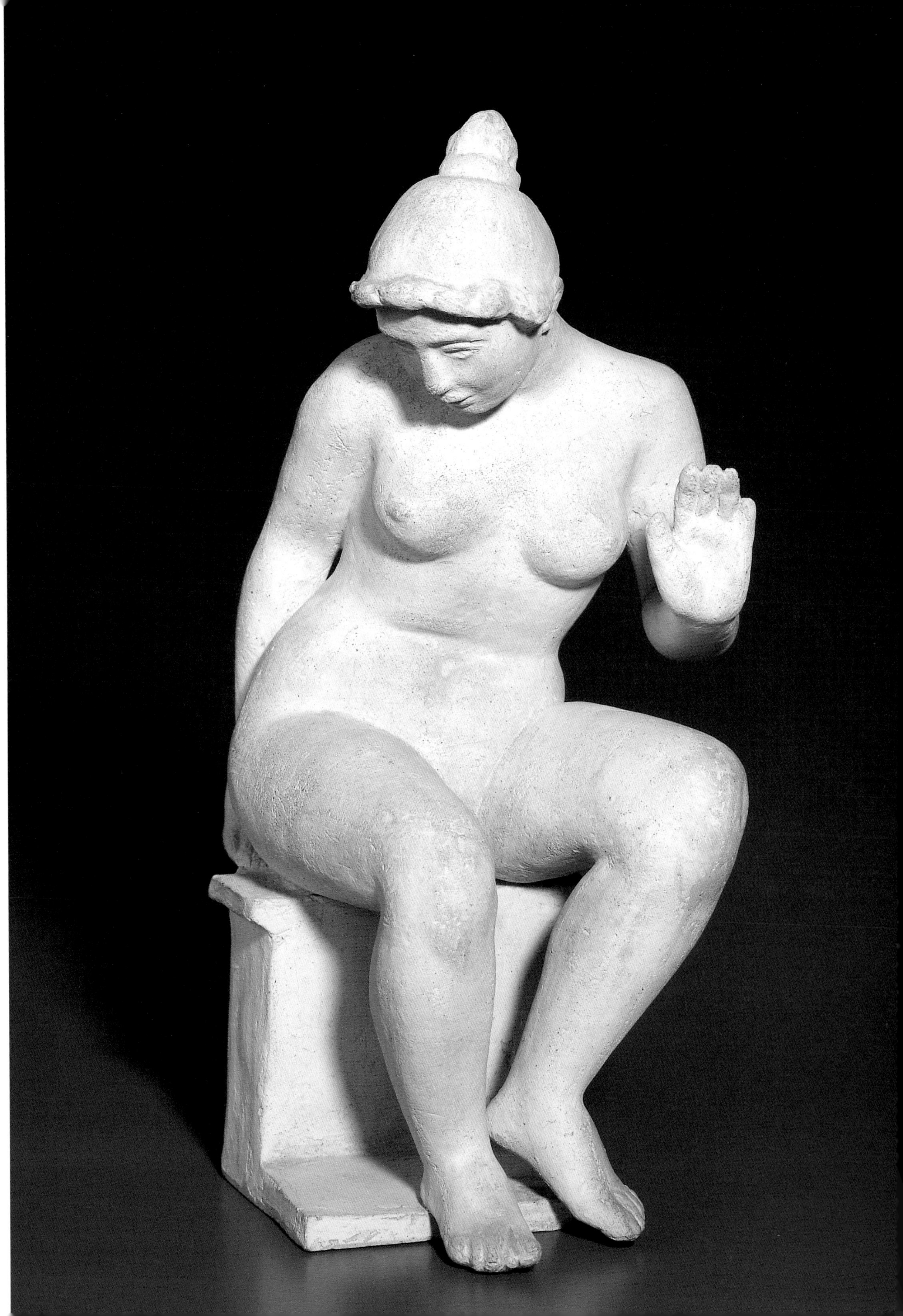

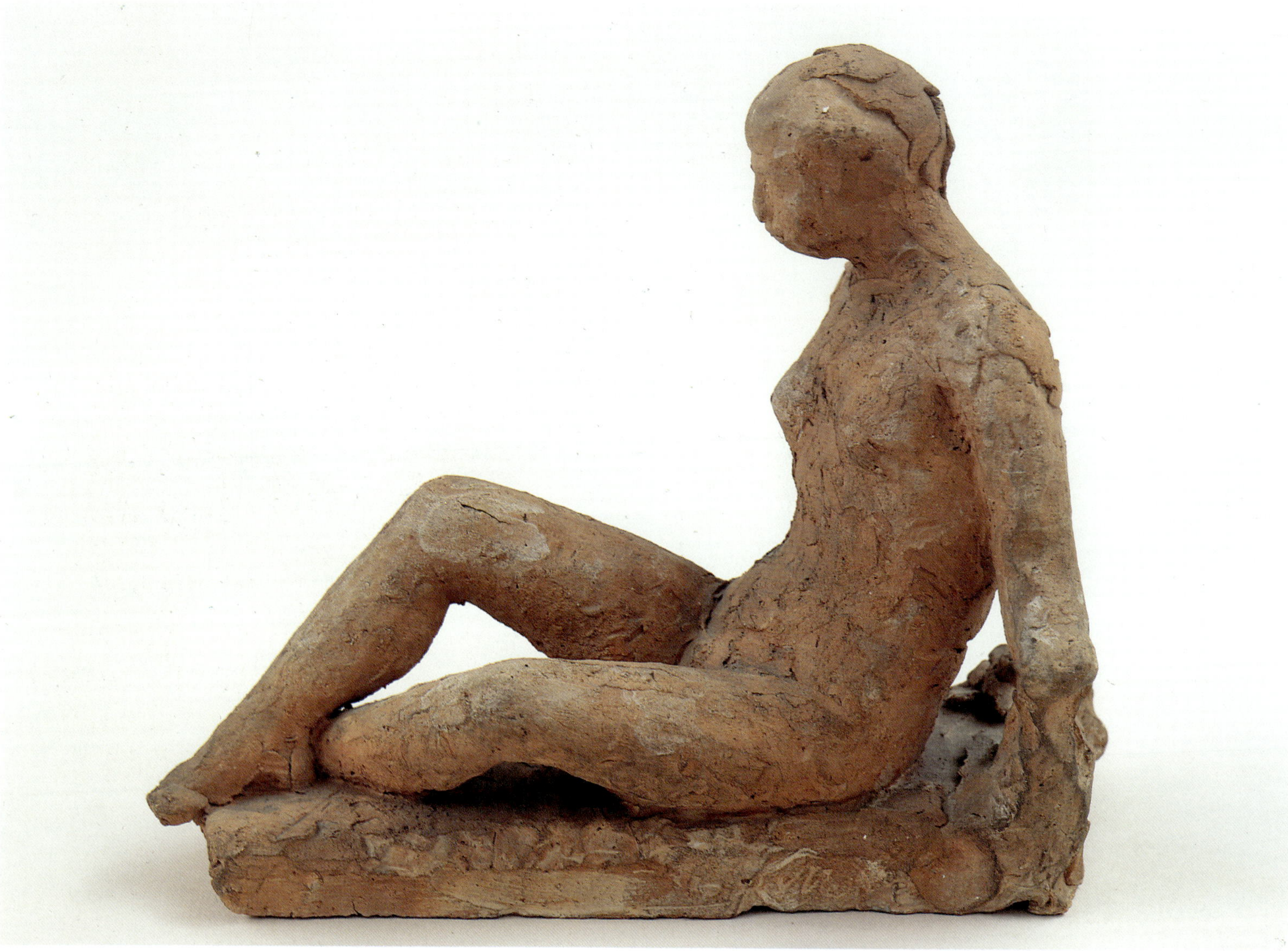

Entwurf Méditerranée, um 1900, Terrakotta (Kat. 45)

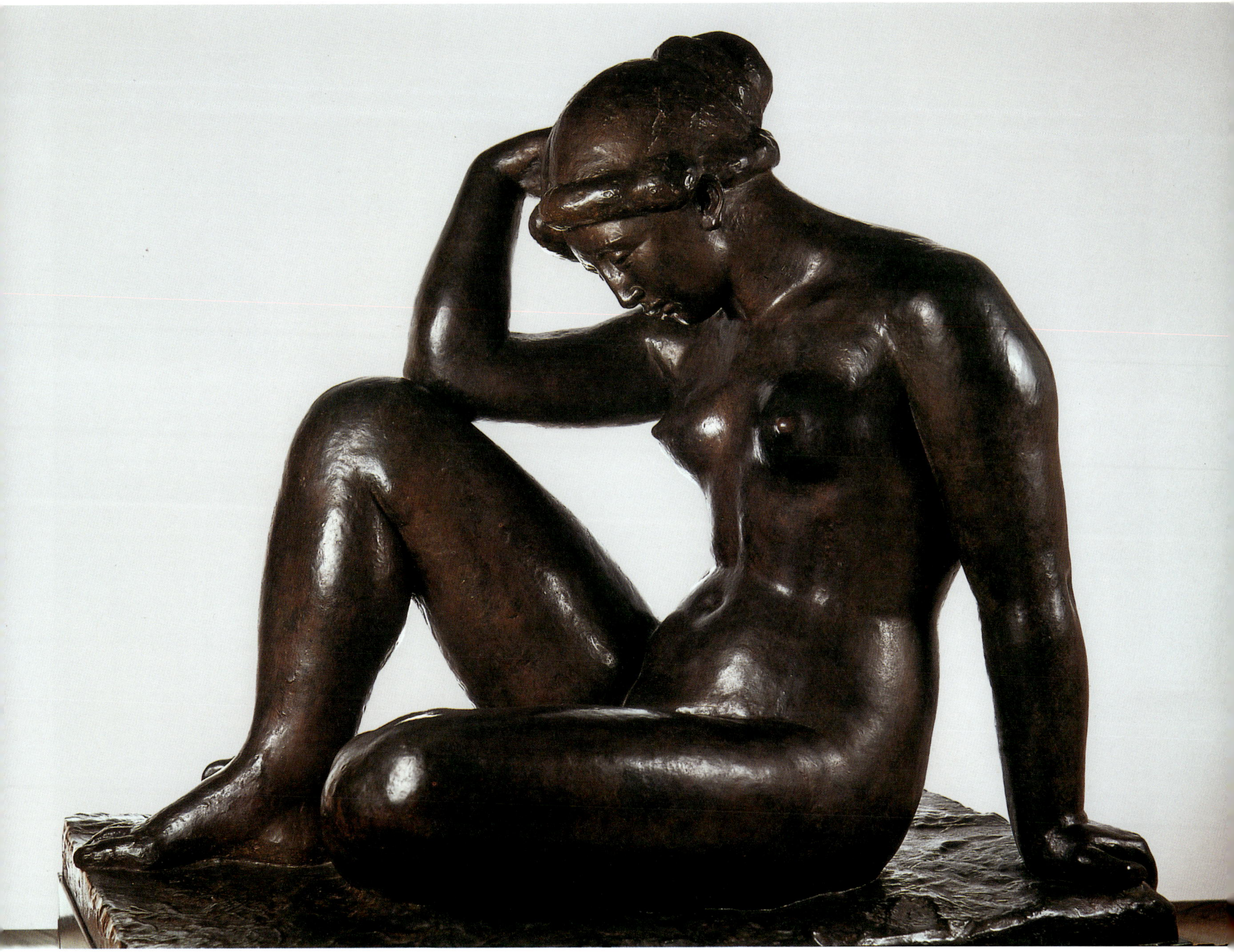

Méditerranée, 1900-05, Bronze (Kat. 47)

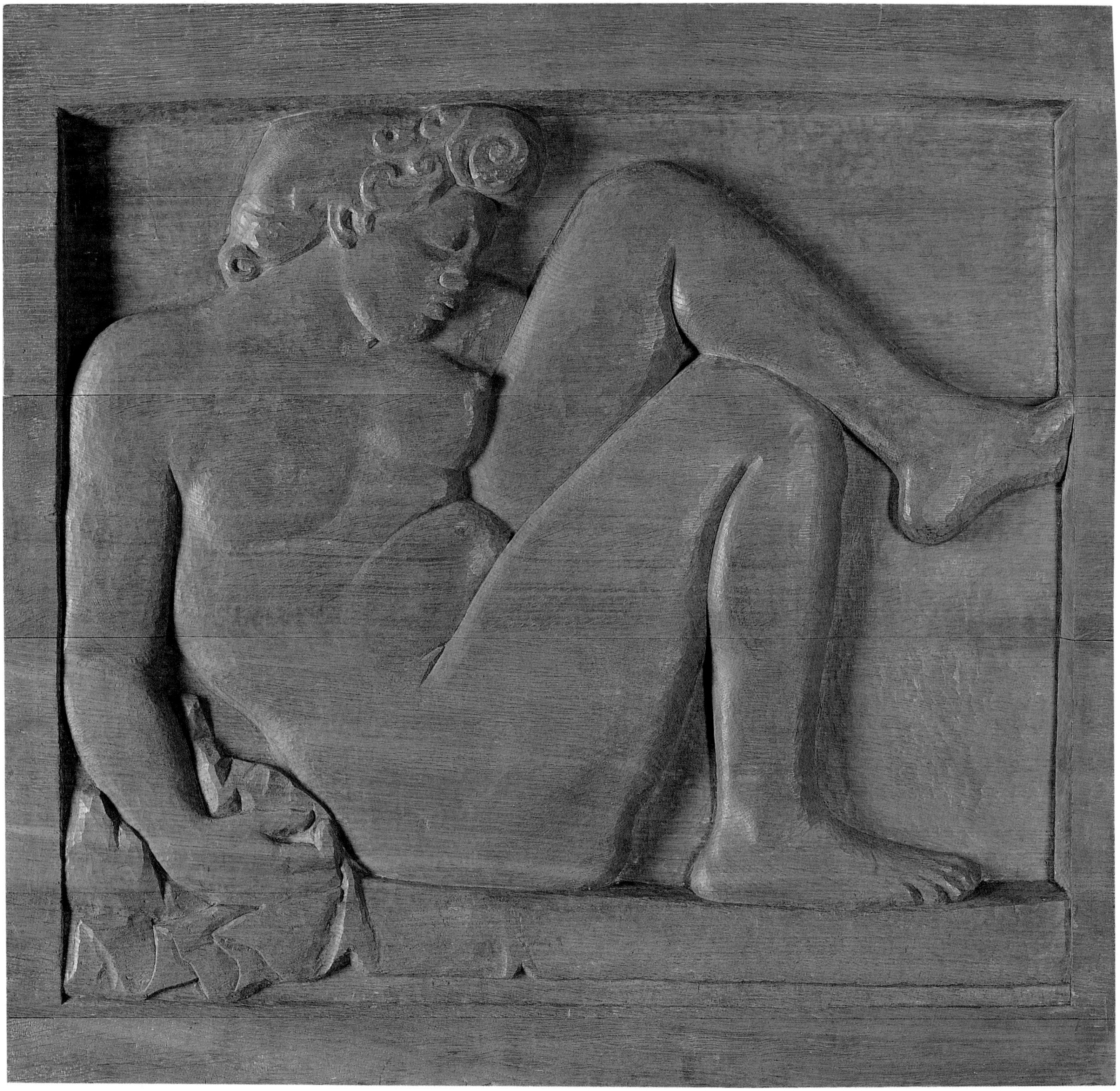

Kauernde Frau, 1906/07, Eichenholz; Privatbesitz

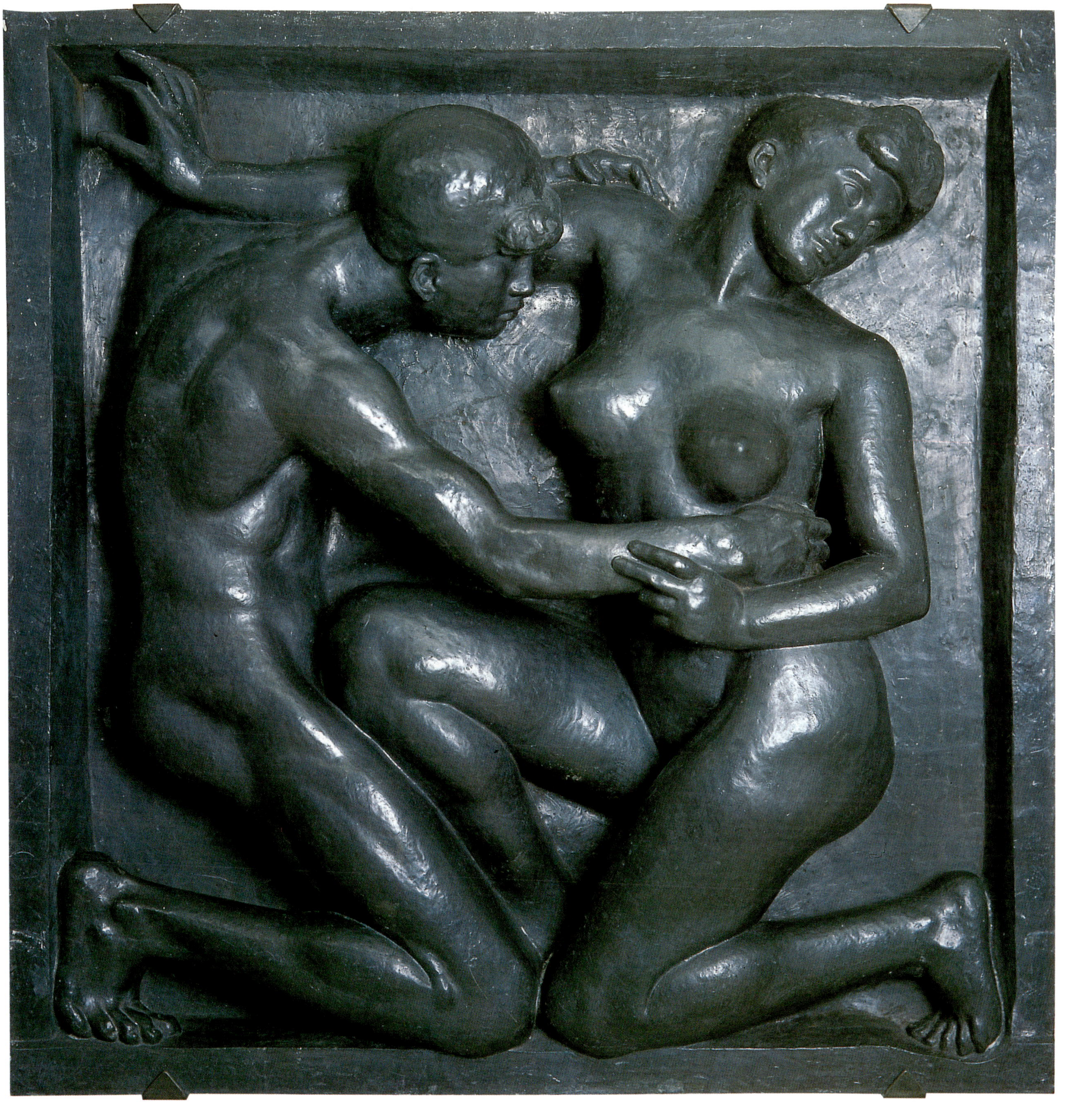

Le Désir, 1907, Blei (Kat. 56)

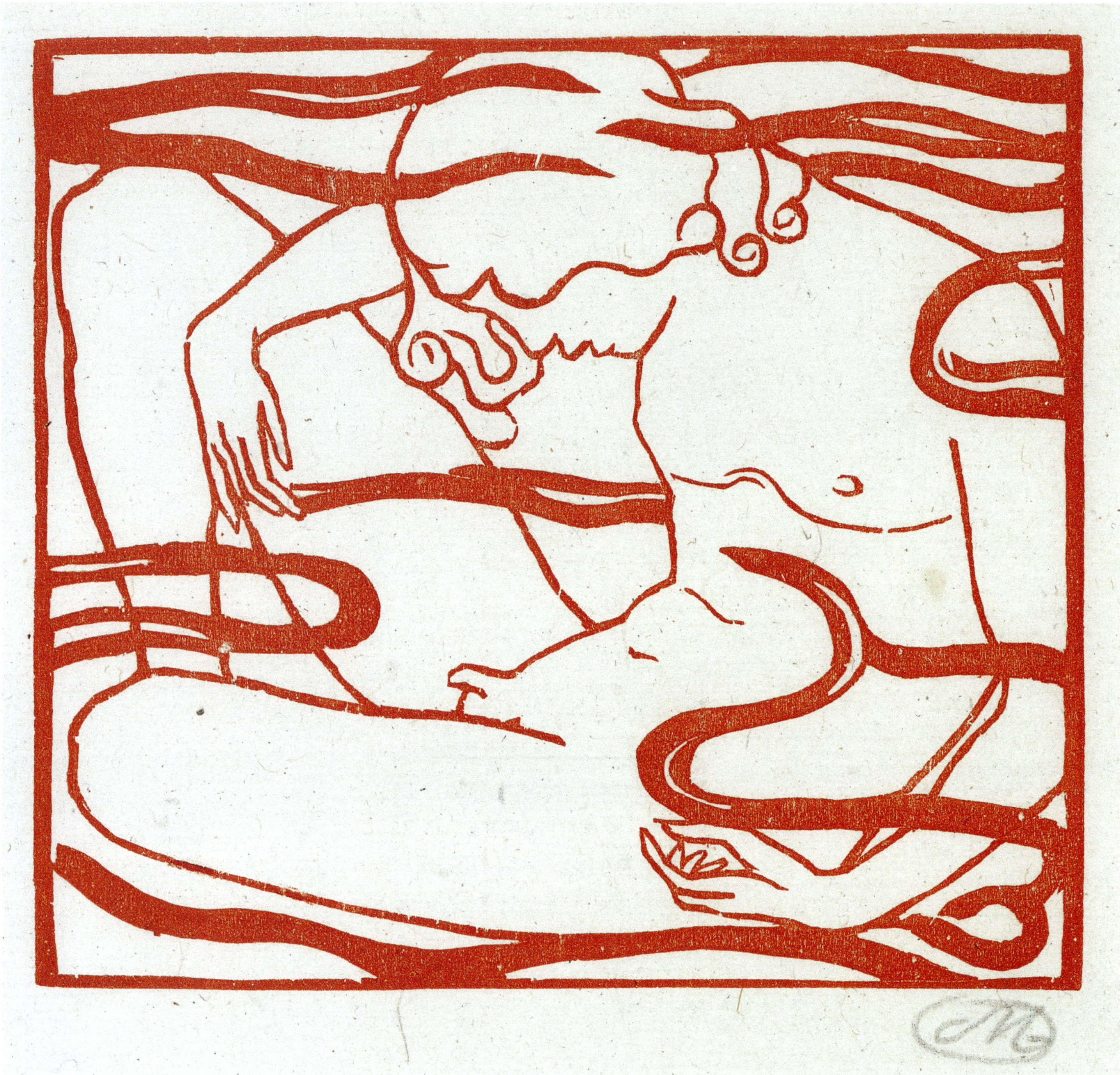

Hylas im Brunnen, um 1912, Holzschnitt aus den »Eklogen« des Vergil (Kat. 142n)

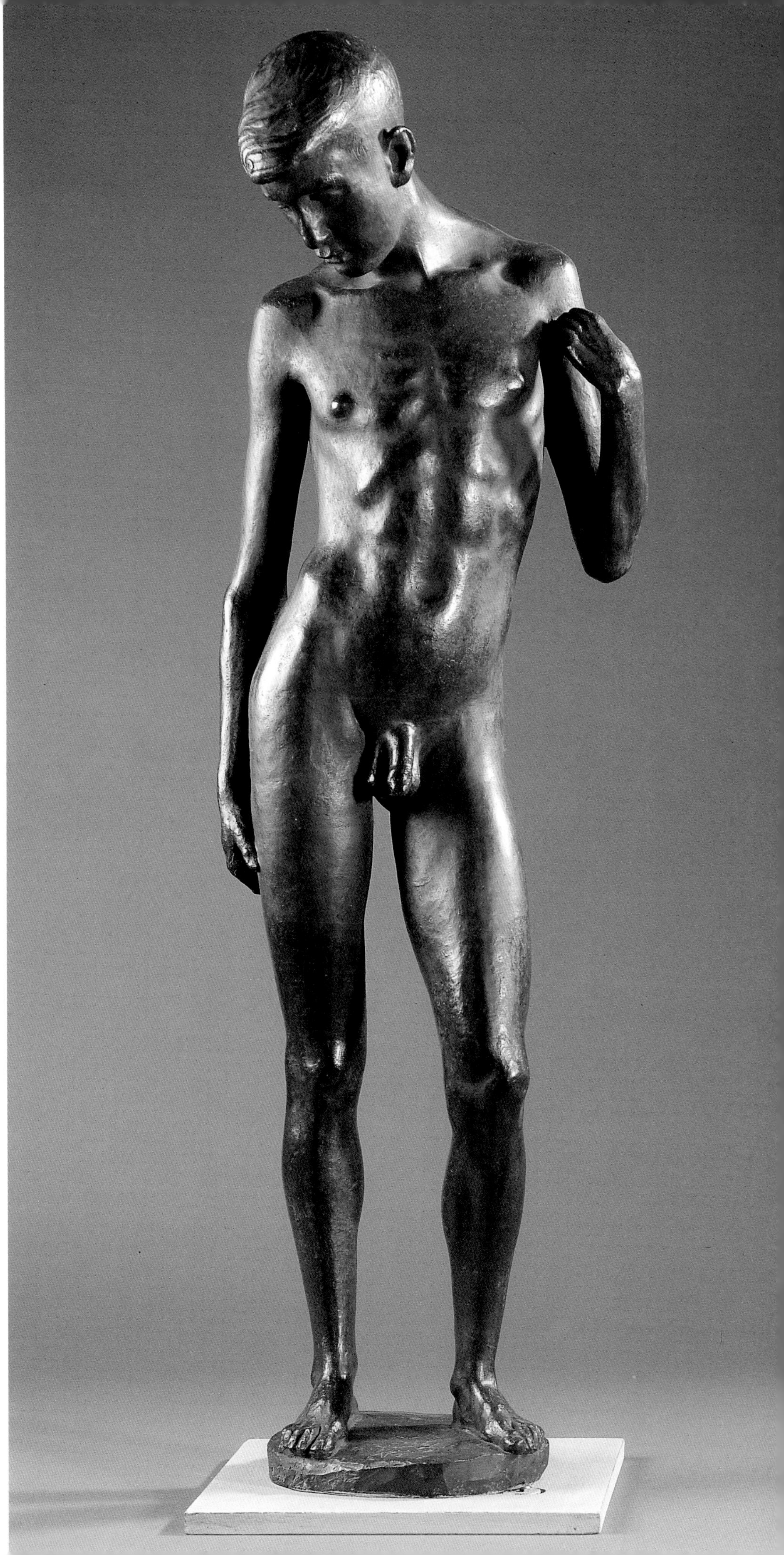

Radfahrer, 1907/08, Bronze (Kat. 57a)

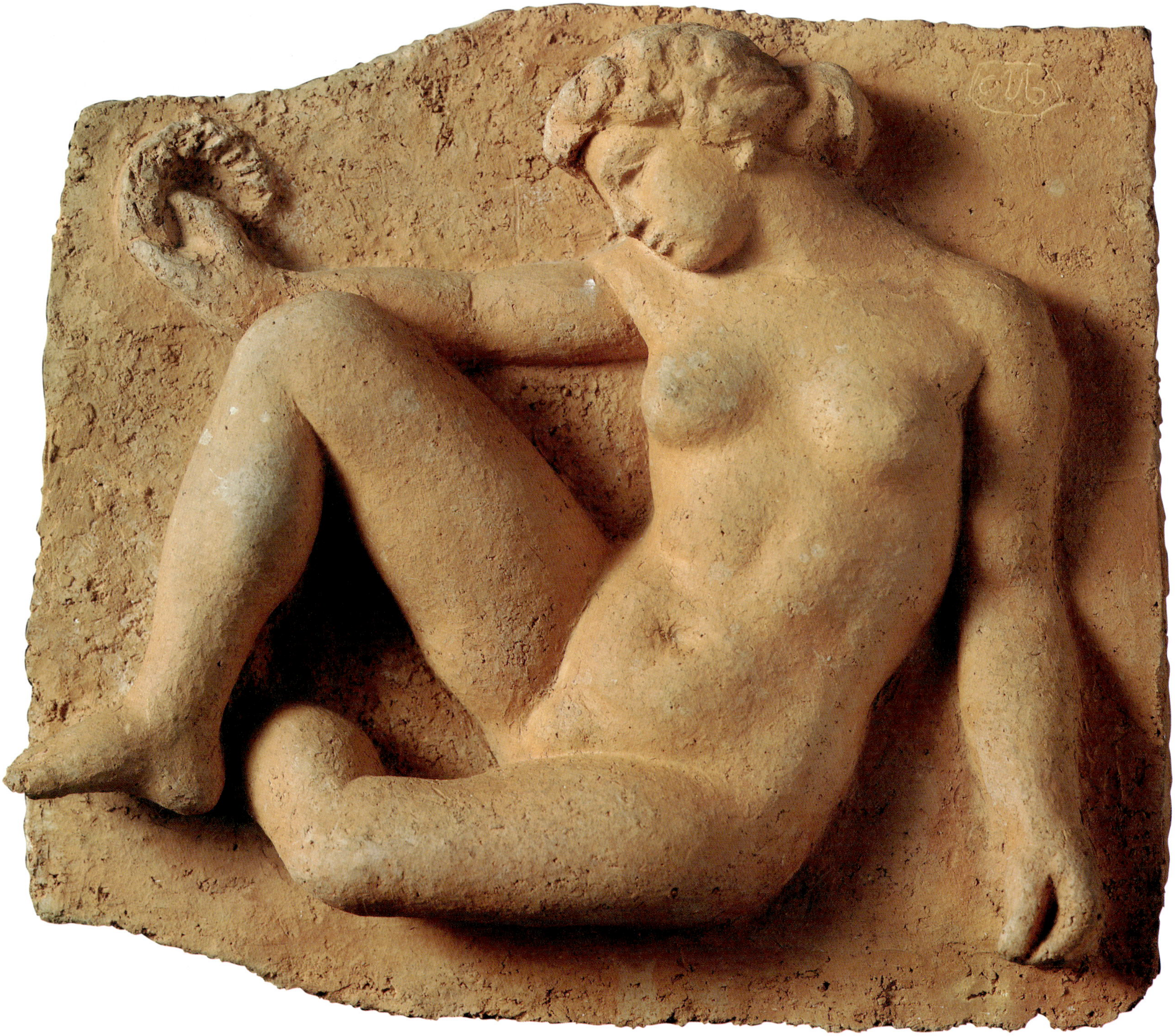

Gedenkfigur, um 1922, Terrakotta (Kat. 77)

Rechts: *Sitzende Frau, sich den Fuß haltend*, 1920/21, Terrakotta (Kat. 75)

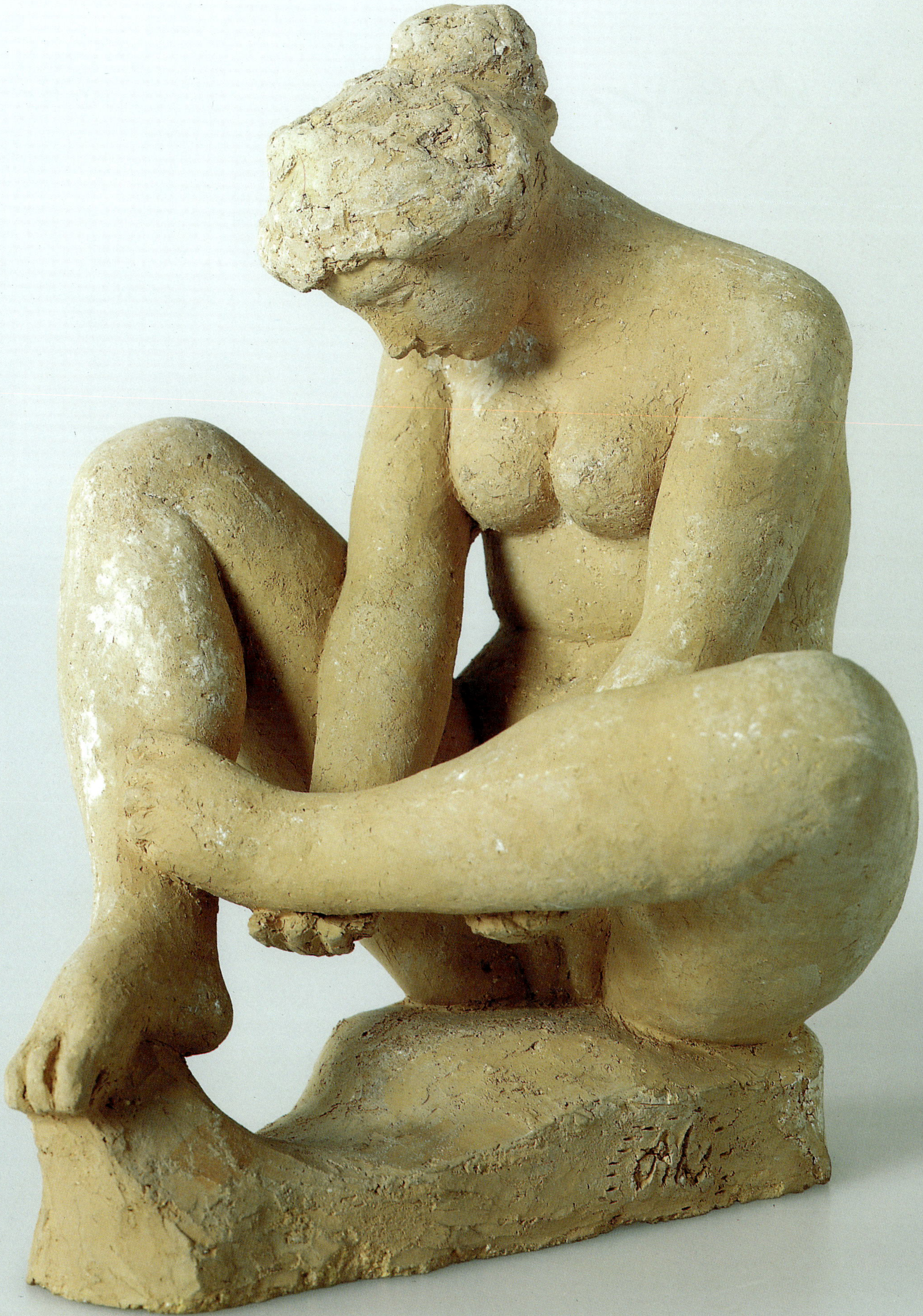

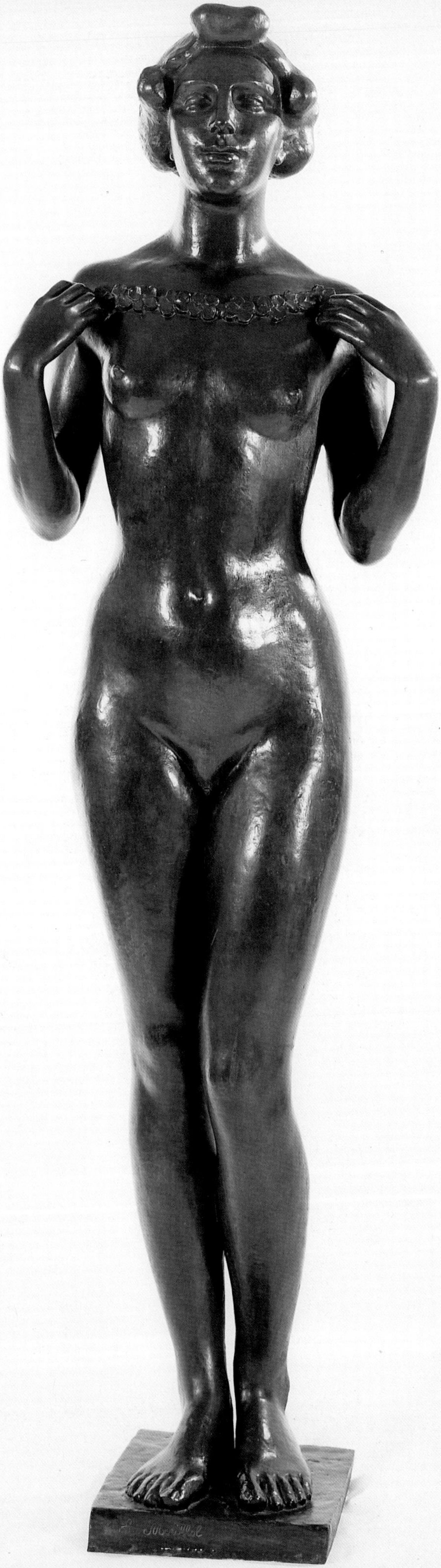

Frühling, 1911/12, Bronze (Kat. 64)

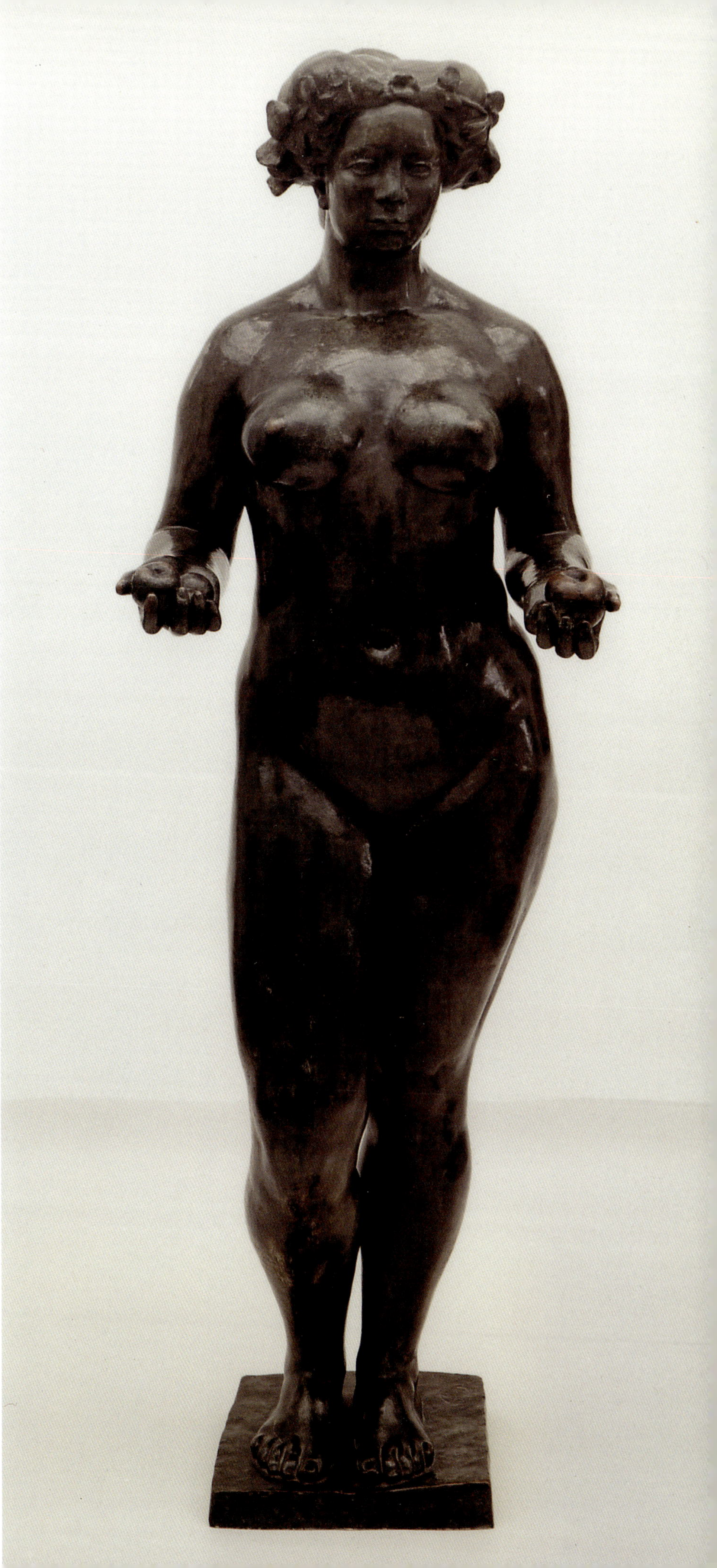

Pomona, 1908-10, Bronze (Kat. 63)

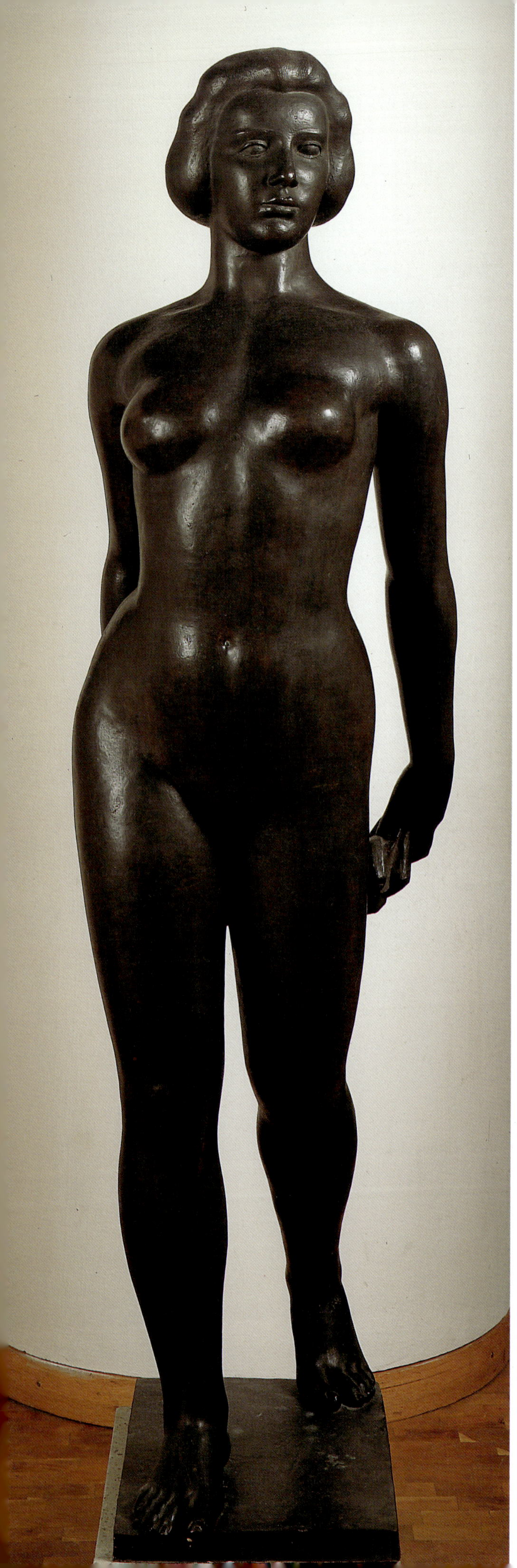

Ile de France, 1907-25, Bronze (Kat. 72)

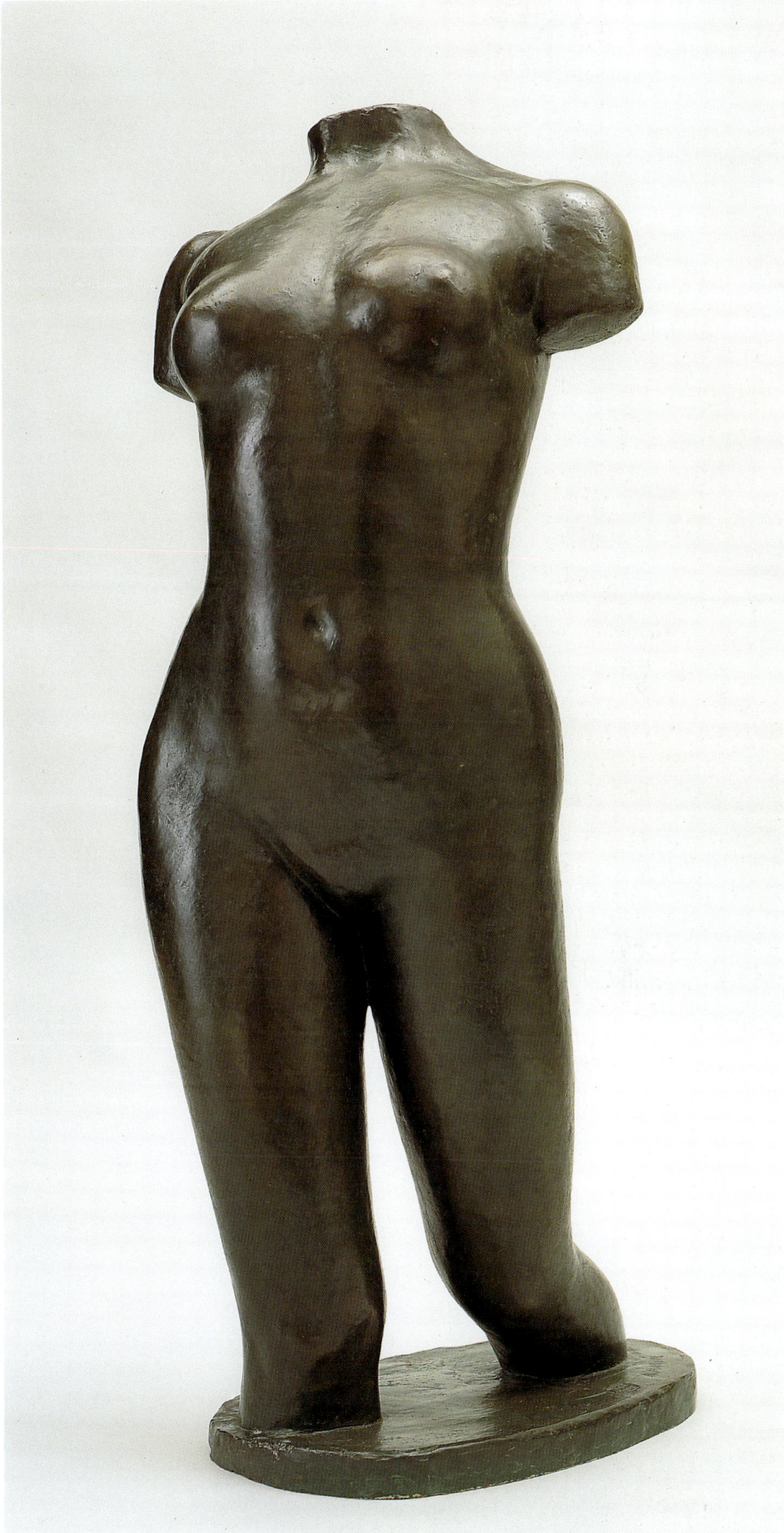

Torso Ile de France, 1907-21, Bronze (Kat. 71)

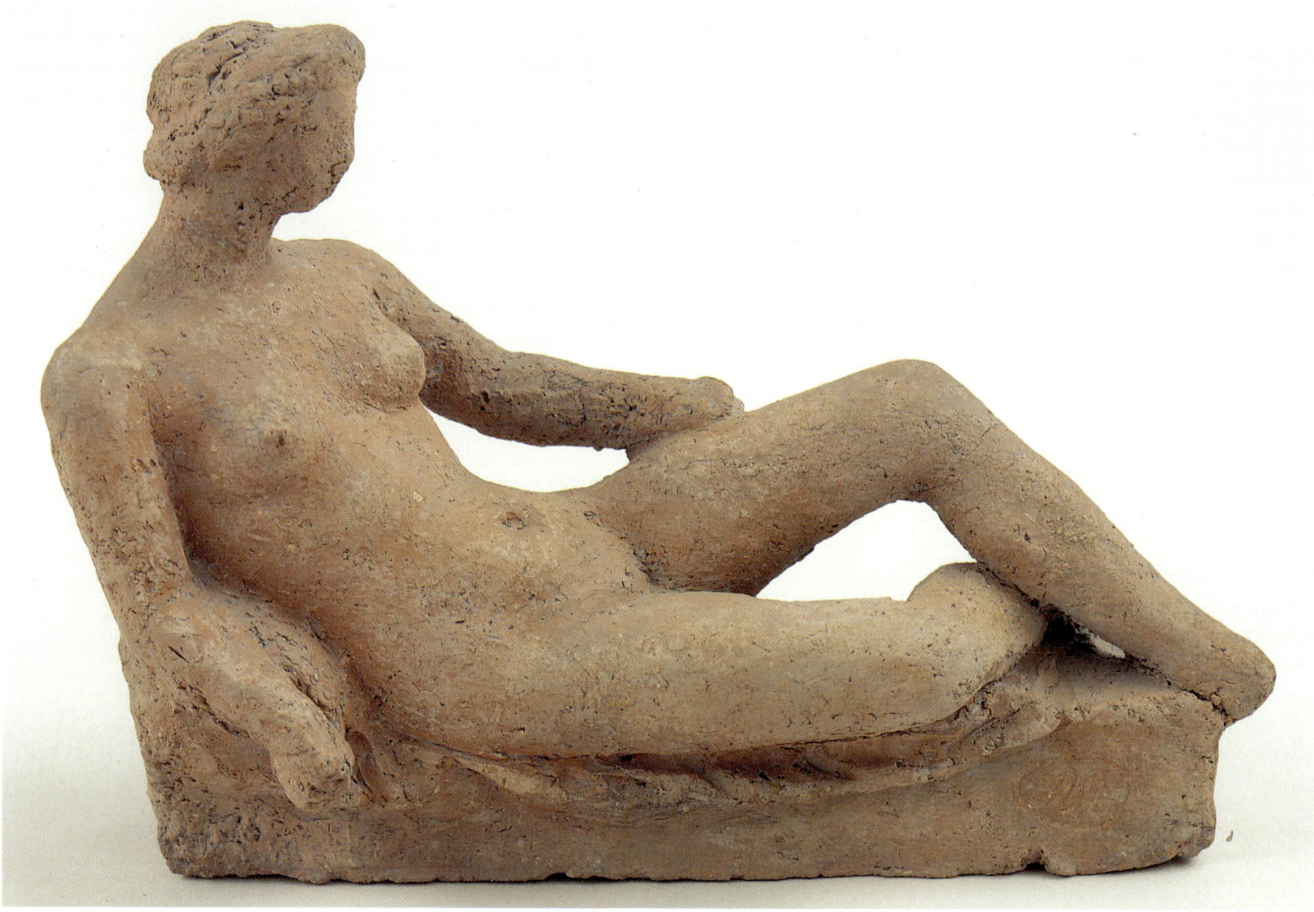

Entwurf Cézanne-Denkmal, um 1912, Terrakotta (Kat. 69)

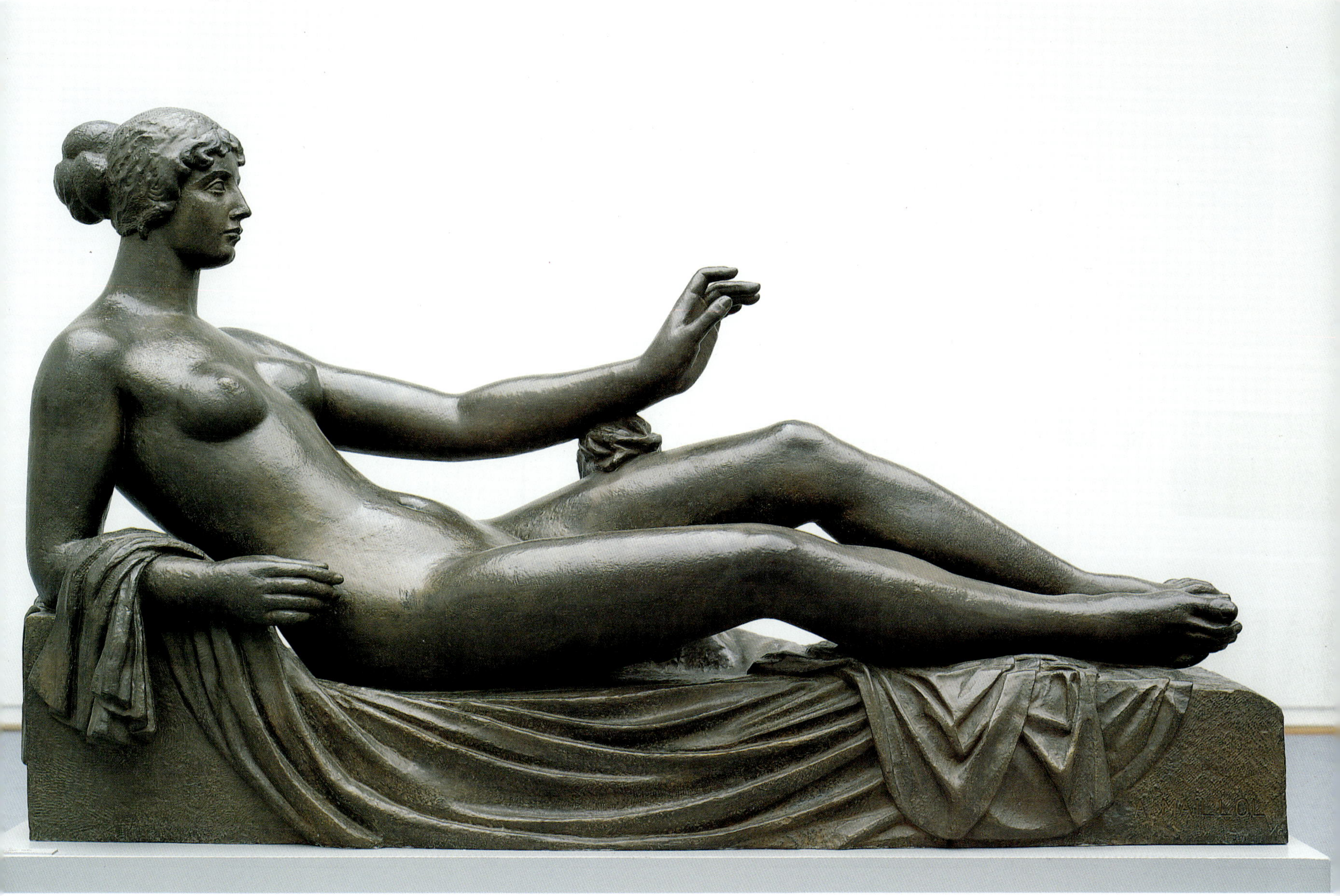

Cézanne-Denkmal, 1907-25, Bronze (Kat. 70)

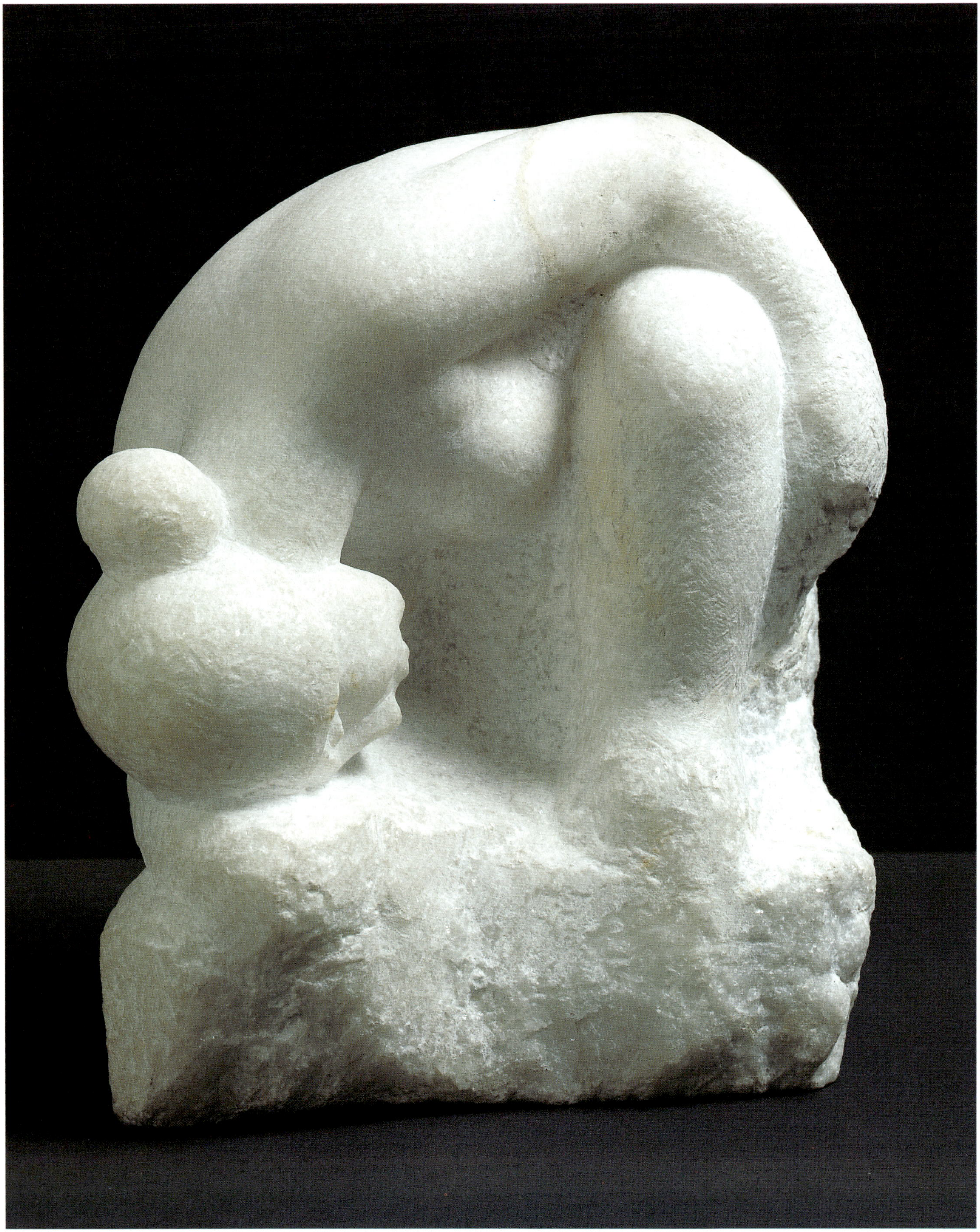

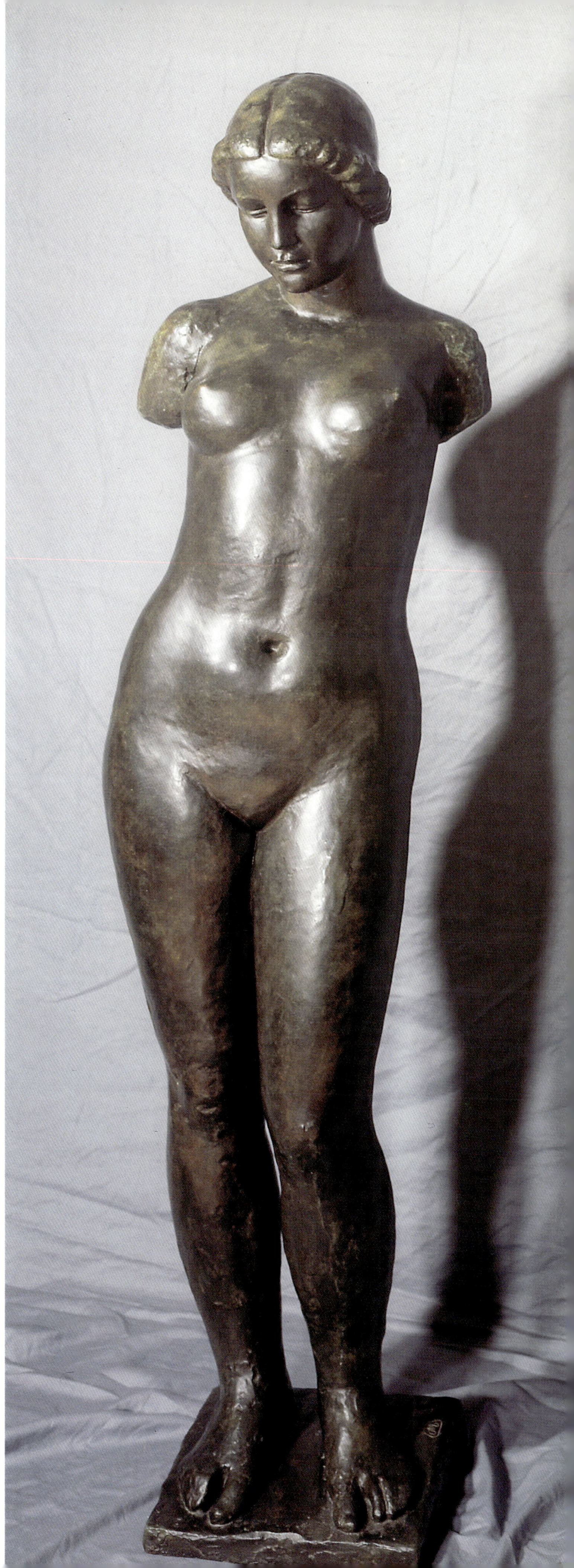

Harmonie, 1940-44, Bronze (Kat. 86)

Links: *Kauernde*, 1908-30, Marmor (Kat. 81)

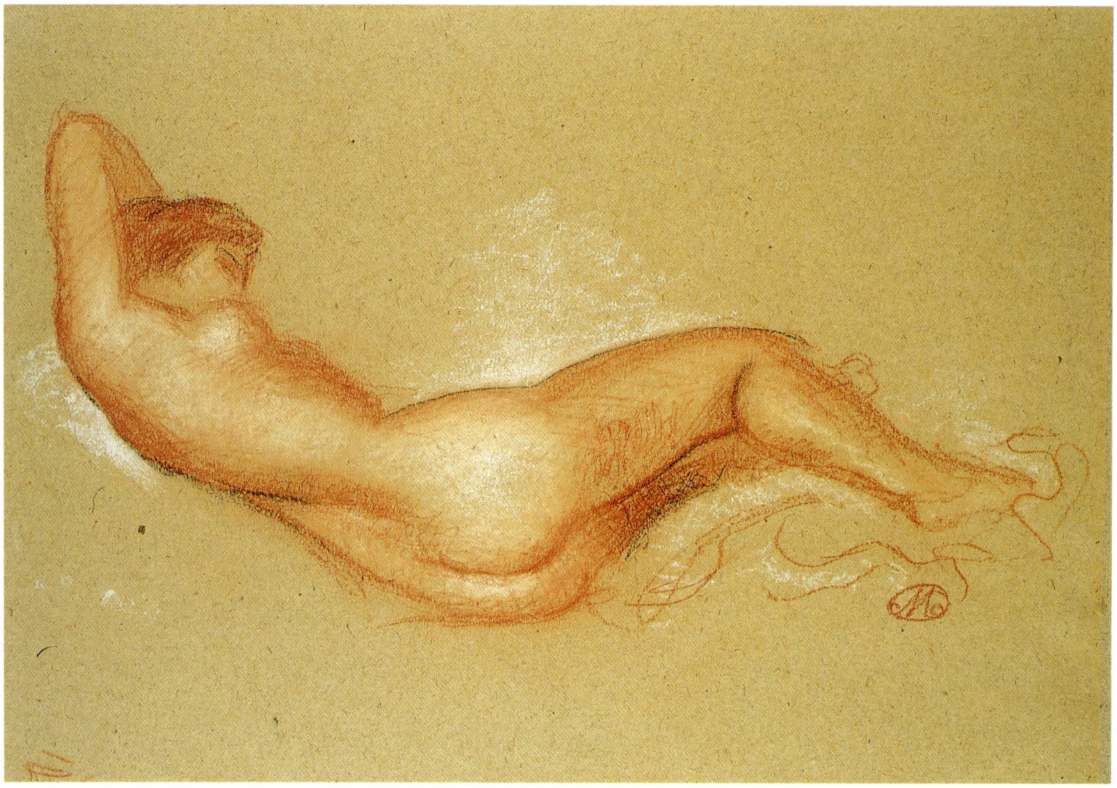

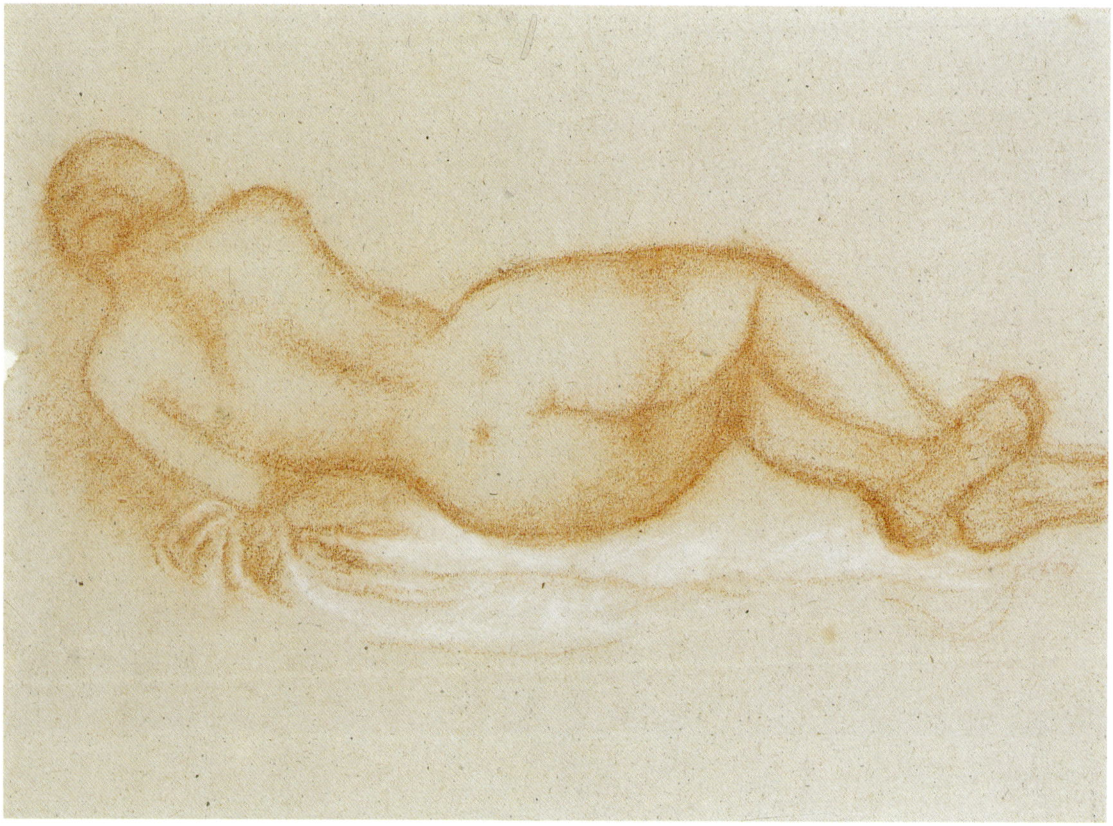

Oben: *Rückenakt, Dina*, 1941, Rötel und Kohle, weiß gehöht (Kat. 129)

Unten: *Weiblicher Rückenakt, liegend*, Rötel, weiß gehöht (Kat. 122)

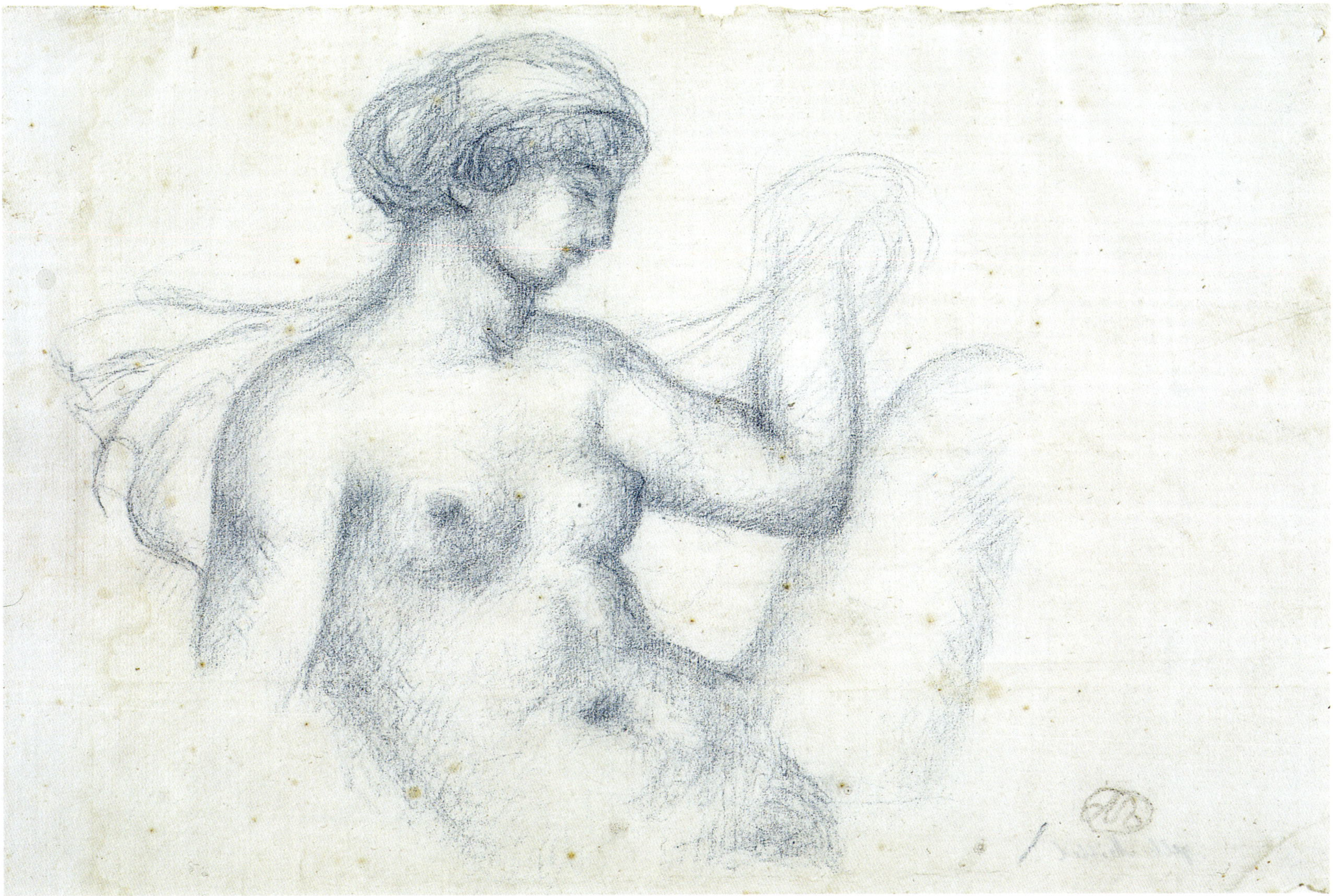

Sitzende Frau, ein Tuch haltend, um 1920 (?), blaue Kreide (Kat. 116)

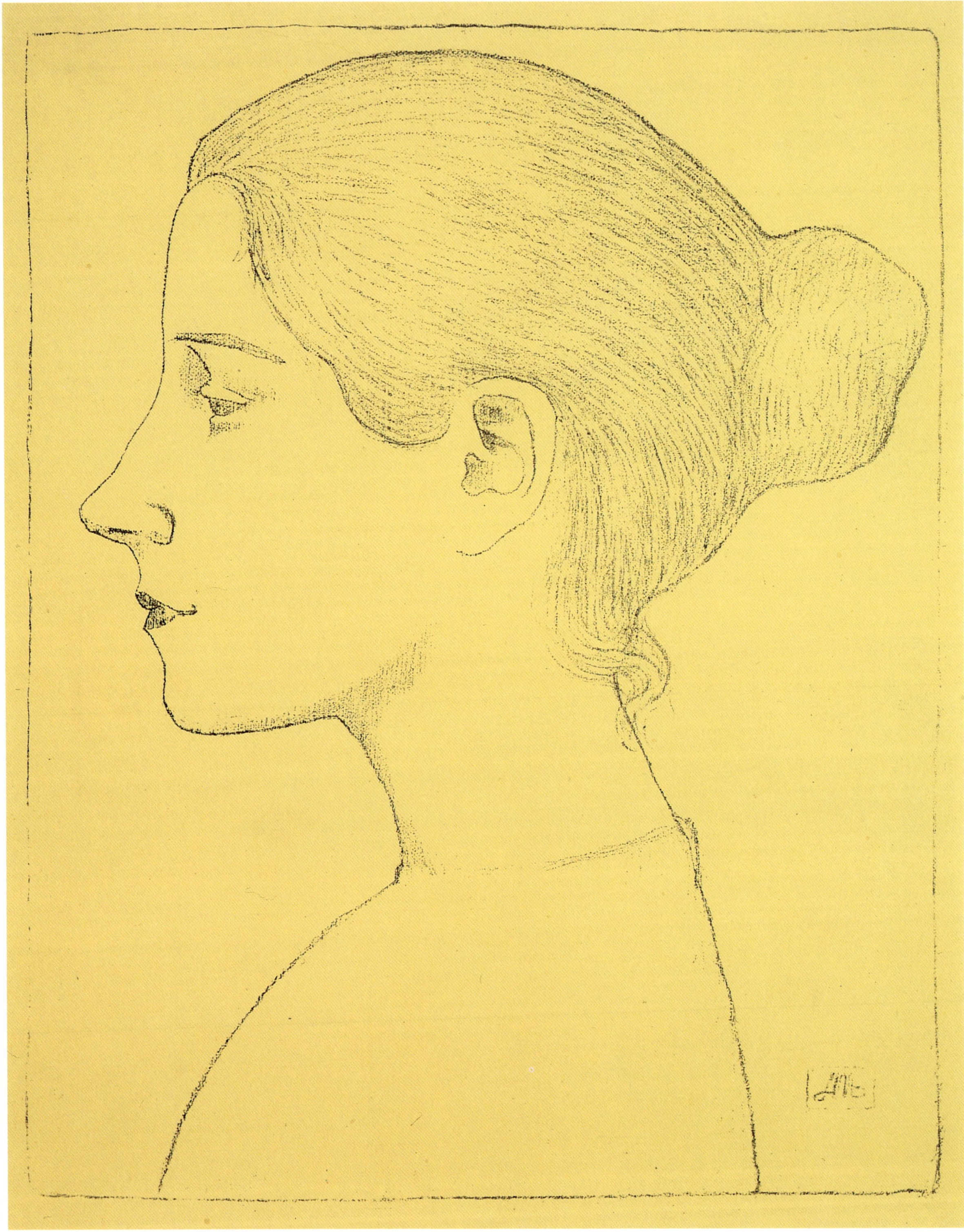

Mädchenprofil, um 1893, Zinkographie (Kat. 130)

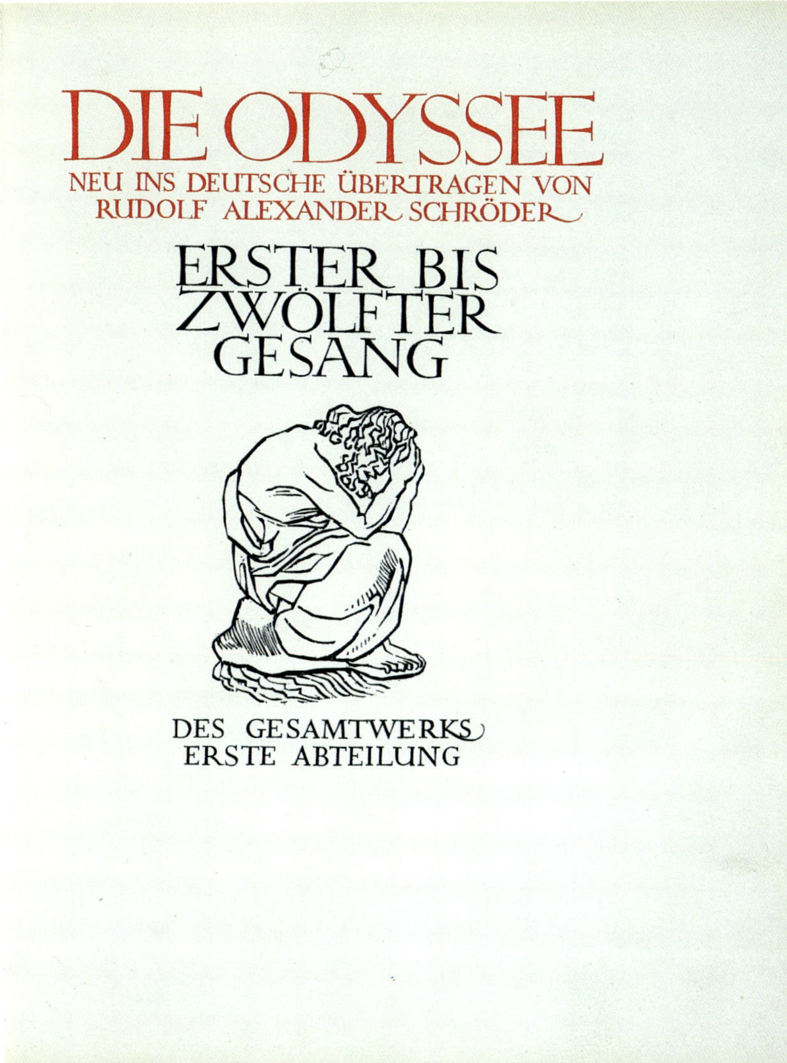

DIE ODYSSEE
NEU INS DEUTSCHE ÜBERTRAGEN VON
RUDOLF ALEXANDER SCHRÖDER

ERSTER BIS
ZWÖLFTER
GESANG

DES GESAMTWERKS
ERSTE ABTEILUNG

Homer, »Die Odyssee«, 1907-10. Titel mit Vignette von Maillol (Kat. 141)

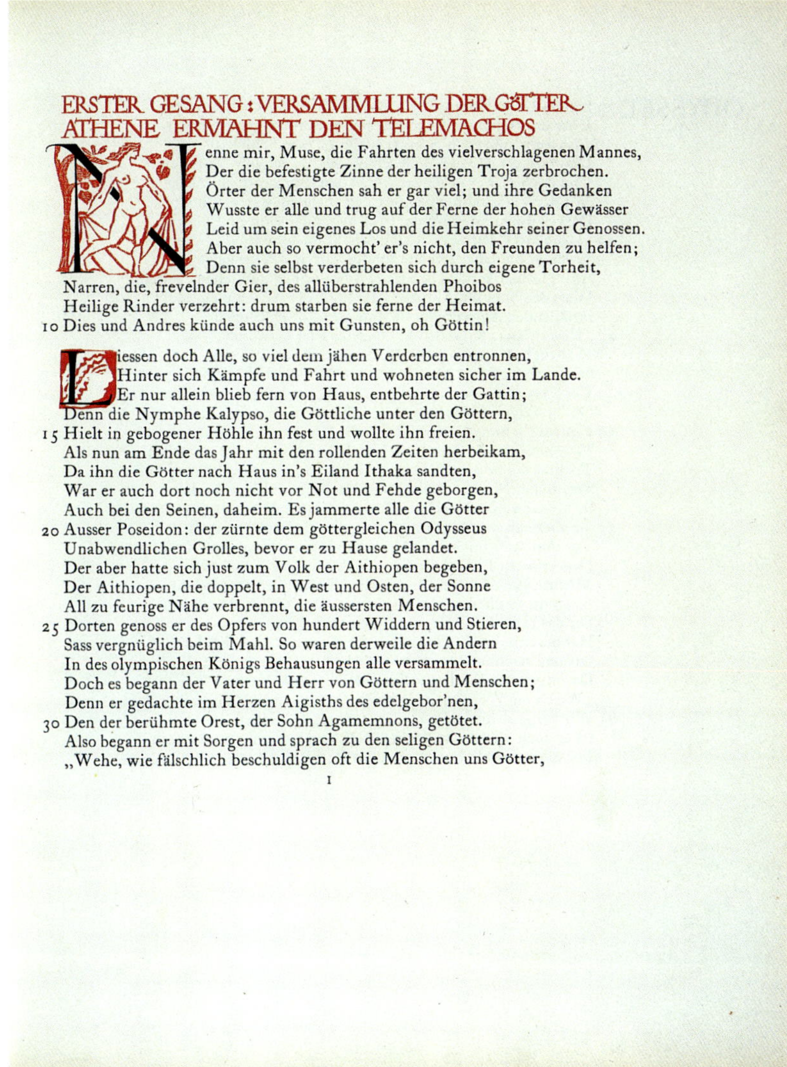

ERSTER GESANG : VERSAMMLUNG DER GÖTTER
ATHENE ERMAHNT DEN TELEMACHOS

Nenne mir, Muse, die Fahrten des vielverschlagenen Mannes,
Der die befestigte Zinne der heiligen Troja zerbrochen.
Örter der Menschen sah er gar viel; und ihre Gedanken
Wusste er alle und trug auf der Ferne der hohen Gewässer
Leid um sein eigenes Los und die Heimkehr seiner Genossen.
Aber auch so vermocht' er's nicht, den Freunden zu helfen;
Denn sie selbst verderbeten sich durch eigene Torheit,
Narren, die, frevelnder Gier, des allüberstrahlenden Phoibos
Heilige Rinder verzehrt: drum starben sie ferne der Heimat.
Dies und Andres künde auch uns mit Gunsten, oh Göttin!

Liessen doch Alle, so viel dem jähen Verderben entronnen,
Hinter sich Kämpfe und Fahrt und wohneten sicher im Lande.
Er nur allein blieb fern von Haus, entbehrte der Gattin;
Denn die Nymphe Kalypso, die Göttliche unter den Göttern,
Hielt in gebogener Höhle ihn fest und wollte ihn freien.
Als nun am Ende das Jahr mit den rollenden Zeiten herbeikam,
Da ihn die Götter nach Haus in's Eiland Ithaka sandten,
War er auch dort noch nicht vor Not und Fehde geborgen,
Auch bei den Seinen, daheim. Es jammerte alle die Götter
Ausser Poseidon: der zürnte dem göttergleichen Odysseus
Unabwendlichen Grolles, bevor er zu Hause gelandet.
Der aber hatte sich just zum Volk der Aithiopen begeben,
Der Aithiopen, die doppelt, in West und Osten, der Sonne
All zu feurige Nähe verbrennt, die äussersten Menschen.
Dorten genoss er des Opfers von hundert Widdern und Stieren,
Sass vergnüglich beim Mahl. So waren derweile die Andern
In des olympischen Königs Behausungen alle versammelt.
Doch es begann der Vater und Herr von Göttern und Menschen;
Denn er gedachte im Herzen Aigisths des edelgebor'nen,
Den der berühmte Orest, der Sohn Agamemnons, getötet.
Also begann er mit Sorgen und sprach zu den seligen Göttern:
„Wehe, wie fälschlich beschuldigen oft die Menschen uns Götter,

1

Homer, »Die Odyssee«, 1907-10. Erste Seite mit Initiale von Maillol (Kat. 141)

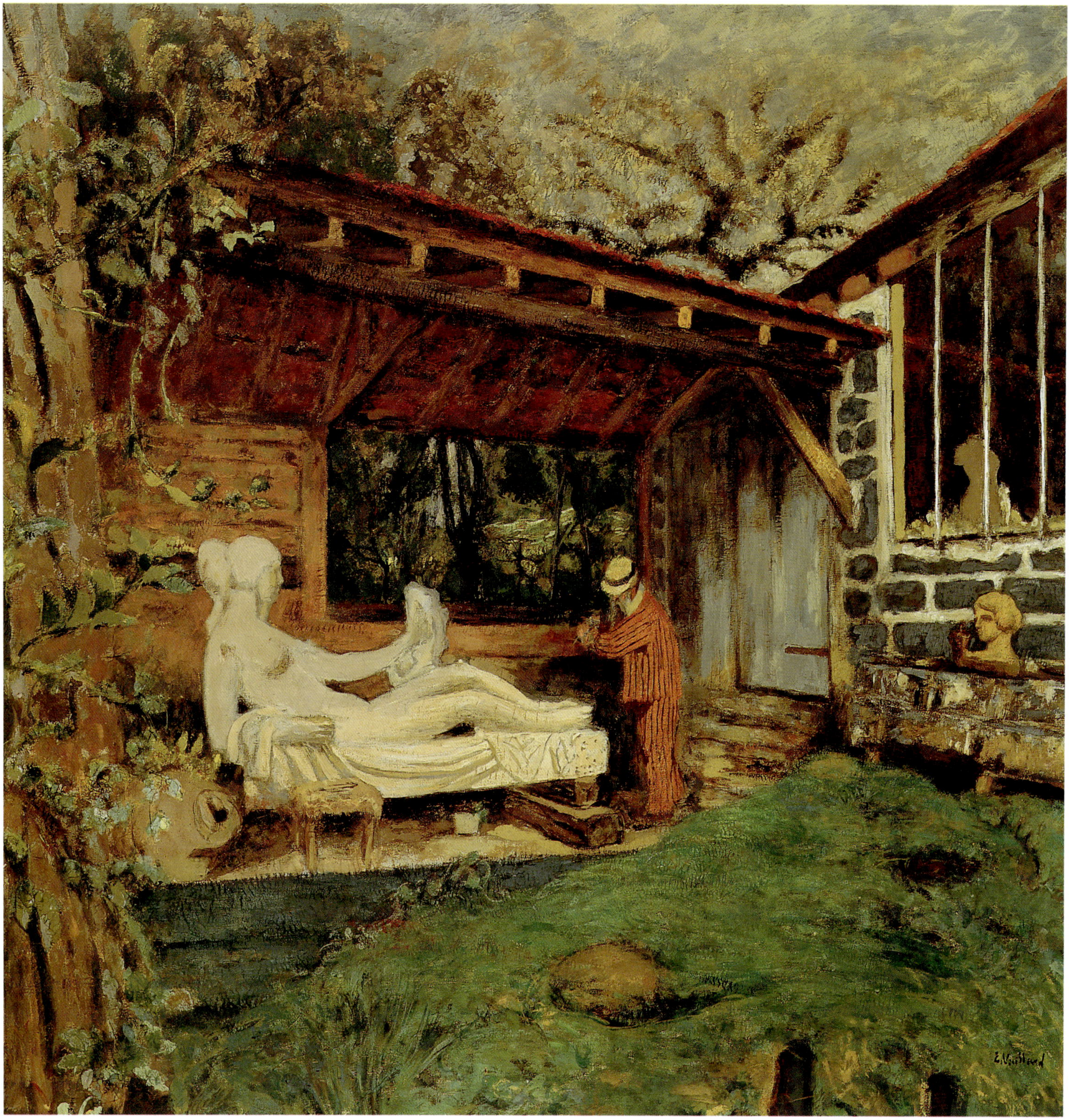

Édouard Vuillard, *Porträt Aristide Maillol*, 1930, Öl auf Leinwand (Kat. 153)

RODIN UND MAILLOL

Antoinette Le Normand-Romain

Anders als Bourdelle, Despiau oder sogar noch Brancusi hat Maillol niemals im Atelier Rodins mitgearbeitet und sich standhaft gegen dessen Einfluß zur Wehr gesetzt. Es war für einen jungen Bildhauer in jener Zeit nach 1900 allerdings kaum möglich, gegenüber Rodin, der damals als der ›Gott‹ der Bildhauerei galt, gleichgültig zu bleiben. Genau betrachtet, stand auch Maillol in seinem Lichtkreis, und – so sehr er sich auch dagegen sträubte – prägte ihn die Bewunderung, die er für diesen »wohlwollenden Gott« empfand.

Maillol kam im Jahr 1882 nach Paris, um Maler zu werden. Um 1895 begann er in Holz zu schnitzen und mit Ton zu modellieren. 1902 veranstaltete der Galerist Vollard die erste Einzelausstellung für ihn, mit der er seinen künstlerischen Durchbruch – zumindest für einen Kreis von Kennern – erreichte. Anläßlich dieser Ausstellung wurde er auch von Octave Mirbeau entdeckt, der in der Folgezeit als einer seiner engagiertesten Verfechter auftrat. Mirbeau erwarb umgehend eine kleine *Leda* (siehe Abb.), die ihren Stammplatz auf seinem Schreibtisch nie verlassen durfte. In der Zeitschrift »La Revue« vom 1. April 1905 veröffentlichte er den ersten großen Artikel, der Maillol gewidmet war. Mirbeau achtete den Künstler als »einen unvergleichlichen Meister der modernen Bildhauerkunst« und strich heraus, daß kein anderer als Maillol ein tieferes Verständnis besäße »für die Erhabenheit des Materials und die unsterbliche Herrlichkeit der Form. Schon allein in dieser Hinsicht sind seine Figuren, so klein sie sein mögen, unbestrittene, absolute und endgültige Meisterwerke«.[1]

Mirbeau stützte sich auf das Urteil Rodins, dem er die *Leda* gezeigt hatte und dessen Kommentar er wiedergibt: »Maillol ist ein Bildhauer, der so groß ist, wie die größten überhaupt [...]. Maillol hat die Begabung zur Bildhauerei [...]. Das Bewundernswerte an Maillol, das Ewige, wie ich sagen könnte, ist die Reinheit, die Klarheit und die Einfachheit sowohl in seiner Arbeit wie in seinem Denken.«[2] Um 1907 versicherte Rodin darüber hinaus dem englischen Maler William Rothenstein: »[...] wenn er [Rodin] Maillols Werk früher gesehen hätte, würden sich seine eigenen Formvorstellungen verändert haben«.[3] Rodin lernte Maillol anläßlich der Ausstellung von 1902 oder wenig später kennen, denn 1903 räumte er dem Relief *Frau im Bade*, das Maillol beim Salon de la société nationale des Beaux-Arts eingereicht hatte, einen bevorzugten Platz ein.[4] Es war das erste Werk, das der Künstler in der Bildhauersektion zeigte, vorher hatte er in der Kunstgewerbeabteilung ausgestellt. Nach der Eröffnung der Salon-Ausstellung schrieb Maillol voller Stolz an seinen Freund, den ungarischen Maler Rippl-Rónai: »Rodin sagt viel Gutes über mich. Ich habe ihn besucht und bei ihm gegessen.«[5]

Im darauffolgenden Jahr bekundete Rodin sein Interesse an Maillol, indem er eine Bronze für 500 Francs erwarb (Quittung vom 2. April 1904; Musée Rodin, Paris). Er hatte eine *Badende* (Abb. S. 120) in den für Maillols Werk typischen harmonischen Formen gewählt, eine im Umkreis des Künstlers äußerst beliebte Figur: Maurice Denis (Abb. S. 131) und mit Sicherheit auch Pierre Bonnard besaßen jeweils ein Exemplar. Rodins Ankauf erfolgte jedoch unglücklicherweise über Vollard, von dem er einen Guß mit zahlreichen Fehlern erhielt. Bei Maillol stand in Marly »am Ehrenplatz auf dem Buffet eine überwältigende Gipsplastik von Rodin«[6] – leider wird dieses Werk nicht genauer gekennzeichnet. Er bedankte sich bei Rodin mit herzlichen Worten: »Mit diesem Schreiben möchte ich Ihnen ausdrücken, wie sehr es mich berührt, daß Sie eine Statuette von mir gekauft haben. Dies ist der wahre Lohn, der einzige, den

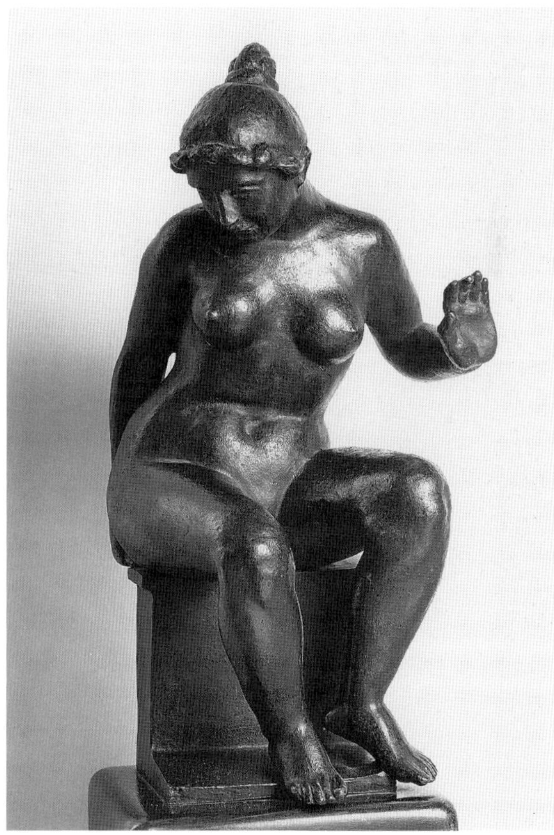

Leda, um 1900, Bronze; Sammlung Oskar Reinhart, Winterthur, Provenienz Octave Mirbeau

ein Künstler erhofft, der sein Werk liebt, und darüber hinaus ist es für mich eine Ermutigung. Man geht zielstrebiger seinen Weg, wenn ein großer Künstler auf der Höhe seiner ruhmreichen Karriere einen Blick auf einen demütigen Arbeiter wirft, der ihm folgt. Ich bin eigens in den Salon gegangen, um Ihre Statue zu sehen. Wie alle Ihre schönen Werke vergißt man sie nie, wenn man sie einmal gesehen hat. Sie ist von starkem inneren Leben beseelt.«[7] Die angesprochene Figur war der *Denker*, dessen großes Modell im Salon de la société nationale des Beaux-Arts ausgestellt war.

Im gleichen Jahr, 1904, haben Rodin, Octave Mirbeau und Maurice Denis Maillol einen unschätzbaren Dienst erwiesen, indem sie ihn mit dem deutschen Sammler Harry Graf Kessler bekannt machten, der mit der intellektuellen Elite Europas zu Beginn unseres Jahrhunderts eng verbunden war. Kessler wurde für Maillol zum ersten und unbestritten auch zum wichtigsten Mäzen. Zu den zahlreichen Werken Maillols in seiner Sammlung zählte eine der frühesten Skulpturen, eine *Stehende Badende* aus Holz (Sammlung Oskar Reinhart, Winterthur). Sie nahm einen Ehrenplatz auf Kesslers Schreibtisch in seiner Bibliothek ein (Abb. S. 121), in unmittelbarer Nachbarschaft zu Werken Rodins (*Kleiner Schatten*, *Balzac-Kopf*).

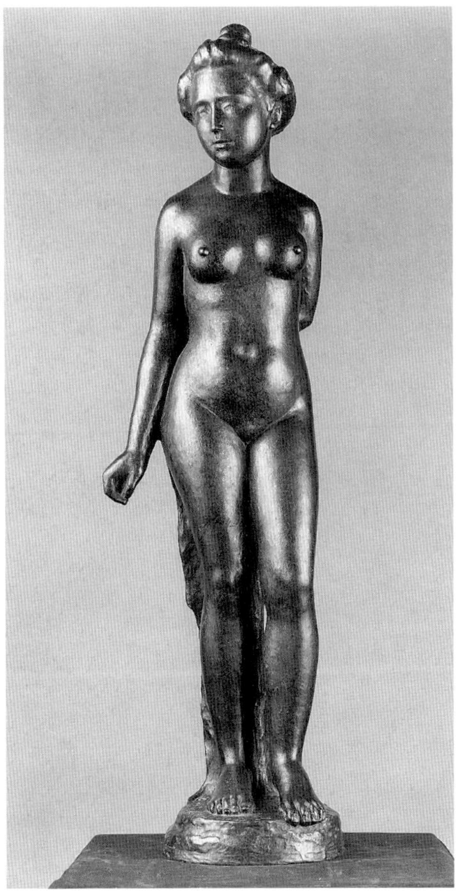

Stehende Badende, 1900, Bronze; Musée Rodin, Paris, Provenienz Auguste Rodin

Maillol und Kessler hatten sich im August 1904 kennengelernt; schon im September nahm Kessler Maillol zu einer Reise nach London mit. Vor dem Einschiffen besichtigten sie die Gruppe der *Bürger von Calais*, und aus London, dem Hotel Cecil, in dem Kessler abzusteigen pflegte, schrieb Maillol voller Bewunderung an Rodin: »Ich kann mich nicht enthalten, Ihnen zu schreiben, um Ihnen zu sagen, wie glücklich ich bin, in Calais Ihre *Bürger* gesehen zu haben. Es ist das schönste moderne Werk! Was für ein Gefühlsausdruck! Ich bin um die Gruppe herumgegangen, alle Figuren sind bewundernswert. Geraume Zeit habe ich vor Ihrem Werk verbracht – zu kurze Zeit. Das Schiff wartete, aber was macht das schon, ich habe die Erinnerung mitgenommen. Ich habe jede Figur so genau in meinem Gedächtnis, als hätte ich sie selbst gemacht.«[8] Kessler wiederum hat den lobenden Kommentar Maillols aufgezeichnet: »Gut, sehr gut. Wer hatte mir nur gesagt, es sei schlecht? Es ist schlecht plaziert, aber es ist sehr schön. Es steht in der Tat für sich; man muß es aus der Nähe betrachten. Es ist keineswegs dekorativ.«[9] Auf dieser Reise hatte Kessler Maillol als »einen ausgesprochen interessanten Mann« kennengelernt. Am 16. September schrieb er Henry van de Velde: »Sie selbst würden Gefallen an ihm finden, und die Begeisterung, die er ausstrahlt, hätte die Ihrige entfacht [...]. Seine Notizhefte übersähte er mit Profildarstellungen kleiner Engländerinnen, die er ausgesprochen griechisch fand, und zwar griechisch gemäß seinen Bildhauervorstellungen: der Hals stark und lang, die Flächigkeit des Gesichts stark ausgeprägt, der Haarkranz wie bei einer Statue angeordnet.«[10]

Im darauffolgenden Jahr stellte Maillol im Salon d'Automne eine große Frauenfigur in Gips aus, die von Kessler in Auftrag gegeben worden war: die *Méditerranée*, wie sie heute genannt wird (Abb. S. 151). Sie erschien damals einzigartig, weil sie keinen Inhalt verkörpert, und überraschte deshalb das Publikum, das an Allegorien und die Darstellung von symbolischen oder literarischen Themen gewöhnt war. André Gide aber hatte ein Gespür für die Neuartigkeit dieser Figur. In seinem berühmten Artikel, der die beste Definition der Kunst Maillols formuliert, konfrontiert er Beethoven, Michelangelo und Rodin – »außer Atem im Kampf gegen die widerstrebende Form« – mit »leisen« Künstlern wie Bach, Phidias, Raffael und Maillol: »Sie befassen sich derzeit – und fast ausschließlich – mit der Schönheit ihrer Kunst. Sie wollen keinen Inhalt präzise wiedergeben, ihr Werk hat keinen anderen Zweck als die Schönheit. Aber natürlich wird diese schöne Form von Gefühl erfüllt.«[11] Rodin, der seit langem bemüht war, in seinen Arbeiten alles zurückzunehmen, was ihnen eine zu einengende Bedeutung geben könnte, schätzte Maillol gleichermaßen. Mirbeau hatte er anvertraut: »Bewundernswert an Maillol ist, daß keines seiner Werke jemals die Neugier von Vorübergehenden reizt.«[12] Als Kessler während der England-Reise Maillol gegenüber zum Ausdruck brachte, wie sehr er sein Werk schätze, obwohl es so einfach sei, hatte Maillol ihm geantwortet: »Rodin hat gesagt: Es zieht das Auge an, weil es sich nicht aufdrängt.«[13]

Auch Maillol vermochte bei Rodin gerade das zu schätzen, was seinen eigenen Vorstellungen widersprach. Im Archiv des Musée Rodin ist ein Brief vom Anfang des Jahres 1906 erhalten, der die gegenseitigen Gefüh-

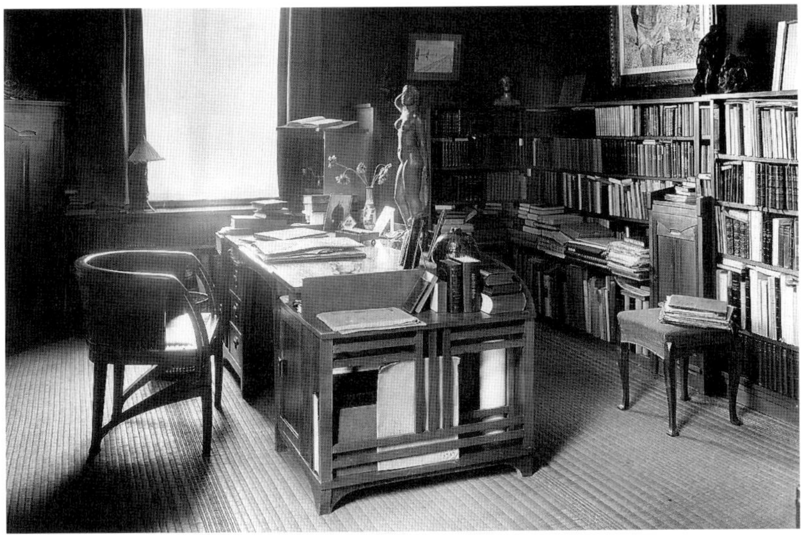

Bibliothek von Graf Kessler, Weimar, mit Skulpturen von Maillol und Rodin

le beider Künstler gut dokumentiert. Maillol begann seinen Brief an Rodin, indem er sich bei ihm bedankte für »die Eifrigkeit, mit der Sie mir bei jeder Gelegenheit behilflich sind. Ich danke Ihnen für diese und für so viele andere Gunstbeweise«. Er müsse einen Vorschlag Rodins wegen »seiner angespannten finanziellen Situation« ablehnen, hoffe aber sehr, ihm seinerseits in einem Monat endlich jenen Besuch abstatten zu können, »den ich aufgrund der Schwierigkeiten in meinem Leben immer wieder aufschieben mußte«. Er fährt fort: »Allerdings habe ich mehrfach versucht, Ihnen zu schreiben, hauptsächlich während der beiden Salon-Ausstellungen, in denen Ihre Werke mich so sehr beeindruckt haben.« (1905 zeigte Rodin besonders wichtige Werke: *Ariadne*, *Kybele* und das *Porträt Guillaume* bei der Société nationale; *La France*, *Adam und Eva schlafend*, die *Hand Gottes*, der *Kopf des Schmerzes*, *Der verlorene Sohn*, die *Kleine Wasserfee* und verschiedene Büsten im Salon d'Automne.) »Ich schob das Briefeschreiben und die Besuche auf, meine Bewunderung ist jedoch nicht geringer geworden. Ich hoffe, bald die Hand drücken zu können, die den Kunstliebhabern so viel Freude verschafft. In den beiden Salon-Ausstellungen habe ich Ihre Werke eingehend studiert, und ich glaube, davon profitiert zu haben. Ich weiß, was Sie über meine Figur im Salon [die *Méditerranée*] gesagt und was Sie für sie getan haben. Glauben Sie mir, daß mich das mit einigem Stolz erfüllt und mir auch ein Gefühl der Sicherheit gibt. Halten Sie mich, lieber Meister, für Ihren immer dankbaren Bewunderer.«[14]

Maillol erkannte die Überlegenheit Rodins an; viel später äußerte er gegenüber Judith Cladel: »Die Schönheit von Rodins Kunst besteht in der Leidenschaft, die er hineinlegt, in den Ideen, die in ihr enthalten sind [...]. Rodin ist das Genie, das seine ganze Epoche bewegt hat.« Und er gestand: »Ein solcher Mann, wie er, könnte ich nicht sein.«[15] Der *Radfahrer* (vgl. Kat. 57, Abb. S. 103), 1907 im Auftrag von Graf Kessler ausgeführt, ist eine stillschweigende Hommage an Rodin.[16] Diese Figur entstand nach dem lebenden Modell, was der sonstigen Gewohnheit Maillols widersprach. Dieser männliche Akt – eine Ausnahme innerhalb von Maillols Werk – steht aufgrund seiner detaillierten und genauen Modellierung Bronzen der Renaissance und vor allem Rodins *Ehernem Zeitalter* näher als den typischen *Badenden* von Maillol. Die im Januar 1909 gegossene Bronze des *Radfahrers*[17] war im Salon d'Automne 1909 ausgestellt. Rodin hatte gehofft, ihn schon im Frühjahr im Salon de la société nationale des Beaux-Arts 1909 zeigen zu können, wie dies ein undatierter, aber aus Banyuls, also im Winter abgeschickter Brief von Maillol belegt: »Leider war es mir nicht möglich, Ihnen zu antworten, weil ich so weit weg von Paris bin. Außerdem hat mein Gießer die Figur des jungen Mannes, die ich vielleicht hätte einsenden können, noch nicht gegossen. Vor allen Dingen war ich, als ich Paris verließ, nicht auf diese Ausstellung eingestellt. Ich bedauere unendlich, daß ich dieses Mal nicht wieder an Ihrer Seite sein kann. Ich lebe hier in angenehmem ›farniente‹, und schon der Gedanke, mich mit Verpackungen und mit Briefen zu beschäftigen, ermüdet mich. Also auf ein anderes Mal; aber lassen Sie mich Ihnen dafür danken, daß Sie mich nicht vergessen. Sie können mir glauben, daß ich meinerseits nicht aufhöre, an Sie zu denken. Es gibt keinen Tag, an dem ich nicht über Ihre Arbeit spreche.«[18]

Maillol schreckte möglicherweise vor den Umständen zurück, die eine Einsendung zum Salon mit sich gebracht hätte. Es ist jedoch auch vorstellbar, daß er, der es mit der Qualität seiner Arbeiten sehr genau nahm, dem Publikum keine Bronze – wenn auch von Bingen und Costenoble

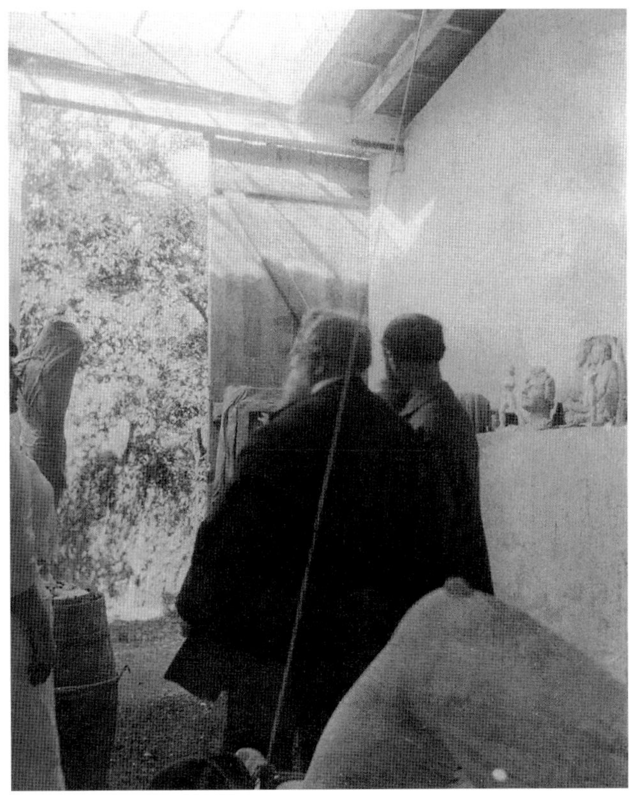

Besuch von Auguste Rodin (links) in Maillols Atelier in Marly am 14. August 1907. Photographie von Harry Graf Kessler

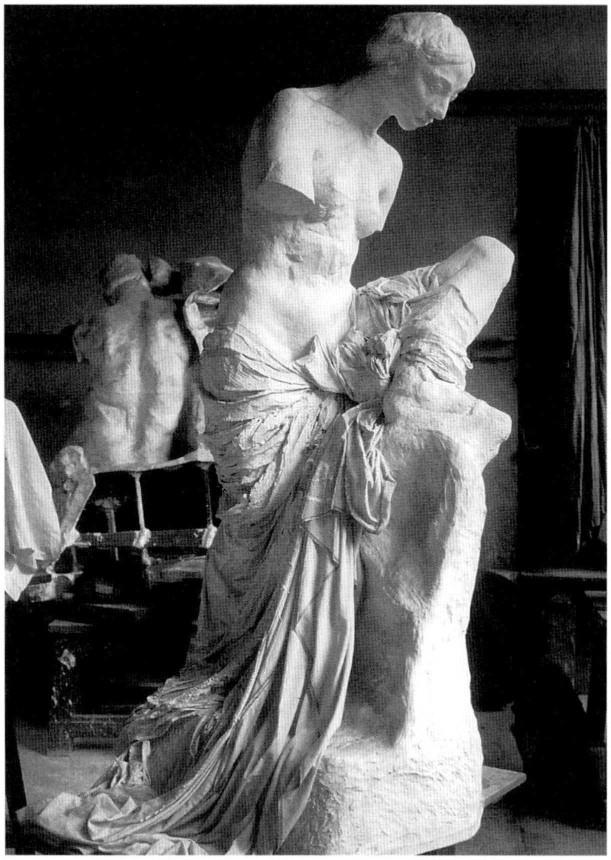

Auguste Rodin, *Muse* für das Whistler-Denkmal, 1907/08, Gips

gegossen – präsentieren wollte, bei der er nicht jeden Arbeitsschritt selbst überwacht hatte.

In jenen Jahren 1907/08 stand Maillol Rodin nahe. Er versäumte es nicht, ihm aus Banyuls Neujahrsgrüße zu schicken sowie eine Postkarte aus Delphi von der Griechenland-Reise, die er zusammen mit Graf Kessler 1908 unternahm.[19] Zurück in Marly, traf er sich von Zeit zu Zeit mit Rodin, wie es zumindest für das Jahr 1907 durch Kesslers Tagebuch dokumentiert ist. In diesem Jahr fand sich am 25. Mai eine befreundete Gruppe im Atelier Rodins in der Rue de l'Université ein: Darunter waren Kessler, Maillol und seine Frau, das Ehepaar Nostitz und Thadée Natanson. Maillol bewunderte die Büsten der Helene von Nostitz und Anna de Noailles, dann warf er einen Blick auf eine kleine Marmorfigur und bedauerte, daß Rodin seine Mitarbeiter nicht besser beaufsichtigte. Zu Kessler sagte er: »Solch eine Figur würde ich nicht für zwei Sous bei mir haben wollen, der Steinmetz hat nichts begriffen.«[20] Helene von Nostitz setzte sich anschließend an das Harmonium und spielte Bach. Rodin nahm Platz, um mit geschlossenen Augen und verschränkten Armen zuzuhören. Maillol stand hinter ihm, zog seinen Skizzenblock heraus und zeichnete: »Sehr schön, wie ein Block! Wenn er in meiner Nähe wohnte, würde ich eine Büste von ihm machen.«[21] Maillol hat kein Porträt von Rodin geschaffen, vielleicht hielt ihn die Büste von Bourdelle von diesem Vorhaben ab, das er jedoch im Kopf behielt; im Tagebuch Kesslers ist 1909 erneut davon die Rede.

Am 14. August 1907 war es an Rodin, Maillol in Marly zu besuchen (Abb. S. 121).[22] Maillol zeigte zuerst die große Steinfigur, die Kessler bestellt hatte. Rodin ließ sie drehen und bewunderte das »Modelé«. Danach betrachtete er die Figur des Denkmals für Blanqui, die Maillol mühsam aus dem Tuch, das sie bedeckte, herausschälte. Nach dem Mittagessen war die Begutachtung von *Le Désir* an der Reihe. Kessler läßt diese Szene lebendig werden: »Wie schön, wie einfach und wahr«, sagte Rodin, der in diesem Relief vielleicht ein entferntes Echo auf seine Skulptur *Der Kuß* entdeckte. »›Sie geben uns, was uns fehlt. Wir kehren zu den Quellen der Kunst zurück. Man könnte fast sagen aus Selinunt.‹ Ich [Kessler]: ›Ja, fast eine Metope.‹ – Maillol: ›Nein, wenn ich eine Metope hätte machen wollen (er denkt offenbar an die Parthenonmetope, deren Abguß ich ihm geschenkt habe, und deren Figuren fast ganz rund gearbeitet sind), wäre das sehr viel einfacher gewesen; mit vollplastischen Figuren läßt sich das arrangieren. Aber hier mußte man mühsam suchen [...]. Es war die Hölle, die Frau zu modellieren. Aber seit gestern ist sie da. Jetzt sind nur noch die Arme und die Hände zu machen, aber das ist nicht schwierig.‹ – Rodin: ›Ja, die Frau ist bewundernswert. Der Mann wird auch gelingen, da die Frau wohlgelungen ist.‹ – Maillol: ›Ihnen muß ich die Komposition nicht erklären. Ich bin hier von dem Loch zwischen dem Kopf des Mannes und dem Kopf der Frau ausgegangen. Alles andere kreist um dieses verschattete Loch. Natürlich sind das keine Schatten wie bei Rodin. So etwas mache ich nicht. Im übrigen hat niemand sonst solche leichten und vielgestaltigen Schatten geschaffen, wie Herr Rodin. Bei mir ist das viel einfacher, nämlich eins, zwei, drei‹ (die Lichtabstufungen zeigend: [...] die vorderste ganz helle Reliefflӓche, dann das Helldunkel in dem das Gesicht des Jünglings schwimmt, schließlich den dunklen Hintergrund). – Rodin: ›Das macht aber nichts, denn es ist ja alles an seinem Platz. Das ist die Hauptsache, und dies versteht heutzutage niemand.‹ – Maillol: ›Genau das wollte ich gestern Herrn von Kessler erklären, als er mir sagte, daß die Hüfte der Frau zu kräftig sei. Darum geht es nicht. Jeder kann einen Schenkel oder eine Hand machen, aber alles an seinen richtigen Platz zu bringen, damit alle Formen den erwünschten Abstand vom Untergrund haben, das ist das Schwierigste.«

Die Diskussion setzte sich fort und endete mit der wohlwollenden Bemerkung Rodins: »Nun, mein Freund, kann ich Ihnen nur noch einen Rat geben: vergrößern Sie Ihr Atelier.« Während der Rückfahrt kamen Rodin und Kessler im Gespräch auf Maillol zurück. Rodin sagte: »Zur Zeit ist er glücklich, glücklicher, als er es später sein wird. Er hat Freunde, die ihn um seiner Kunst willen besuchen, während spätere Freunde vielleicht aus ganz anderen, ihn weniger interessierenden Gründen kommen werden. Er ist voller Hoffnung. Er hat diese bewundernswerte Frau, die ihm durch ihr Vertrauen hilft und mit ihrem schönen Körper. [...] Er hat alles, was ein Künstler wirklich braucht.«[23]

Das Einvernehmen zwischen den beiden Künstlern war aber nicht immer so groß, wie dies die zitierten Passagen vermuten lassen. Während

Rodin Maillol gegenüber anscheinend uneingeschränktes Wohlwollen zeigte – im Jahr 1907 bat er ihn sogar, an seiner Aktion zur »Rettung gotischer Bauwerke«[24] teilzunehmen –, so machen andere Stellen im Tagebuch Kesslers deutlich, daß Maillol, der stets nur einen einzigen Standpunkt gelten ließ, manchmal gegen die Prinzipien Rodins und im besonderen gegen dessen Profiltheorie rebellierte: »Rodin spricht ständig vom Modelé. Ich verstehe das nicht. In der Natur sehe ich kein Modelé, ich sehe nur Formen, Formen, die ich so mit meinen beiden Händen greifen kann. Was ich wiedergeben will, das sind die schönen Formen, die ich sehe.«[25] Oder an anderer Stelle: »Rodin kreist um seine Statue herum und modelliert dabei Profile: das ist beinahe wie Zeichnen. Ich dagegen konzentriere mich ausschließlich auf die Form.« Kessler erinnerte Maillol daran, daß Rodin empfahl, »die Volumen zu übersteigern«. Maillol entgegnete: »Aber ich halte das nicht für richtig, ich will nicht übertreiben, und alles Nötige muß trotzdem vorhanden sein. Rodin seinerseits bringt tausend Profile, tausend Facetten. Aus der Nähe besehen, ist es verblüffend, aber in der Natur ist alles anders.«[26] Und Kessler kam nicht umhin, Maillol, der damals in seinem Auftrag den *Radfahrer* ausführte, recht zu geben: »Ich sagte ihm, ich müsse mich immer wieder wundern, dass er, der nicht auf Profile ausgehe, überall klare, schöne Profile schaffe, während bei Rodin, der immer von Profilen spreche, gerade die Profile häufig schwach und undeutlich seien.«[27] Diese Diskrepanz der Ansichten Maillols und Rodins hinsichtlich des Vorrangs der Form über das Modelé – oder umgekehrt – sollte eines der bevorzugten Themen der Kunstkritik zwischen den beiden Weltkriegen werden.

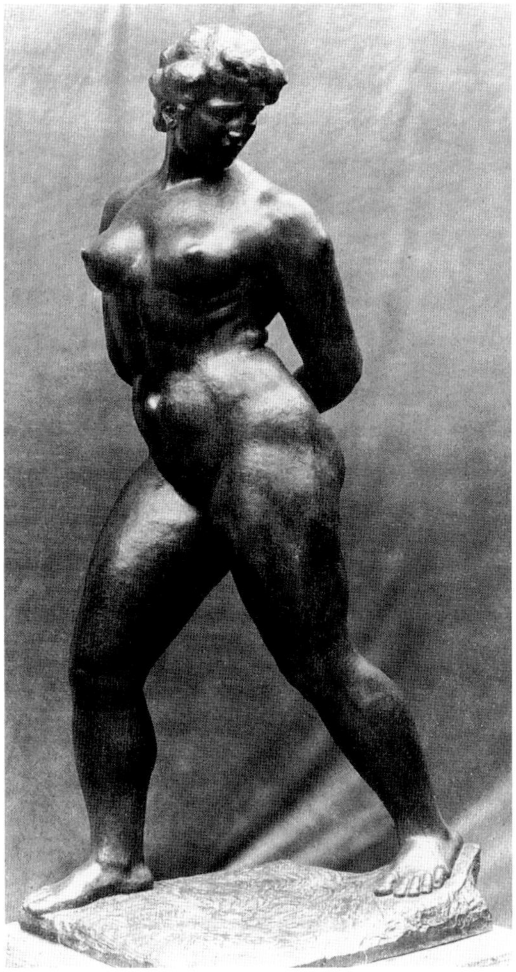

Action enchaînée, Statue für das Blanqui-Denkmal, 1905-08, Bronze

Im Gegensatz dazu folgten die beiden Künstler auf einem anderen Gebiet, dem des öffentlichen Denkmals, dem gleichen Konzept. In den Jahren 1905 bis 1908 entstanden die *Action enchaînée* von Maillol und eine *Muse* von Rodin, die eine für das Blanqui-Denkmal, die andere für das Whistler-Monument bestimmt (Abb. S. 122, 123). Beide führten zu einer grundlegenden Erneuerung in der Gestaltung des öffentlichen Denkmals.[28] Mirbeau und Rodin hatten sich 1903 bemüht, Maillol den Auftrag für das Zola-Denkmal zu beschaffen. Aber das Komitee hatte ihn unter dem Vorwand zurückgewiesen, daß Maillol keinen »Gehrock« modellieren könne. Mirbeau entgegnete: »Ein Denkmal, das man einem Genie, einem großen Mitbürger zu Ehren errichtet, soll mehr sein als eine Seite aus irgendeinem Handbuch der Kostümgeschichte.«[29] Das Komitee zog Constantin Meunier Maillol vor, im Frühling 1905 jedoch fand Mirbeau »die Gelegenheit, Geffroy die Idee zu unterbreiten, das Blanqui-Denkmal Maillol zu übertragen. Es scheint, daß Geffroy den Auftrag vergibt und er sich die Ansichten Mirbeaus bestens angeeignet hat«.[30]

Geffroy konnte tatsächlich Clémenceau, damals Ratspräsident und Mitglied des Komitees zur Ausführung des Blanqui-Denkmals, überreden, sich an Maillol zu wenden.[31] Maillol griff offensichtlich seine Entwürfe für das Zola-Denkmal auf, für das er eine Gruppe von mehreren Figuren vorgesehen hatte, von denen eine »die Dreyfus-Affäre symbolisierte und zwar nicht durch eine nichtssagende, kalte Allegorie, statt dessen drückte Maillols Entwurf die düstere Größe und die betäubenden Angstgefühle jenes menschlichen Dramas aus«.[32] Bei dem Denkmal des glühenden Republikaners Louis Auguste Blanqui, der dreißig Jahre seines Lebens im Gefängnis verbracht hatte, wies Maillol dem Bildnis ebenfalls eine untergeordnete Position zu. Der Platz auf dem Sockel dagegen, der traditionsgemäß dem Standbild zukommt, wird von einer allegorischen Figur eingenommen, einem kräftigen weiblichen Akt in stürmischer Erregung mit auf dem Rücken verschränkten Armen, eine Körperhaltung, die die erzwungene Tatenlosigkeit ausdrücken soll, zu der Blanqui verdammt war. Mit diesem Werk bestätigte Maillol eine neue Denkmalskonzeption, für die ihm Rodin – zunächst mit dem *Balzac* (1898), dann mit dem Entwurf des Denkmals für Puvis de Chavannes (1899/1900) – den Weg gewiesen hatte. Die Balzac-Statue ist noch ein Porträt, allerdings ein symbolistisches, das das kraftvolle, schöpferische Genie des Schriftstellers darstellt. Es zeigt kein realistisches Bildnis mehr, das anhand der Gesichtszüge und der Kleidung oder ergänzend durch historisierende und banal allegorische Reliefs identifizierbar wäre. Aus diesem Grund war es von der Société des Gens de Lettres, die das Balzac-Monument in Auftrag gegeben hatte, abgelehnt worden. Als Ver-

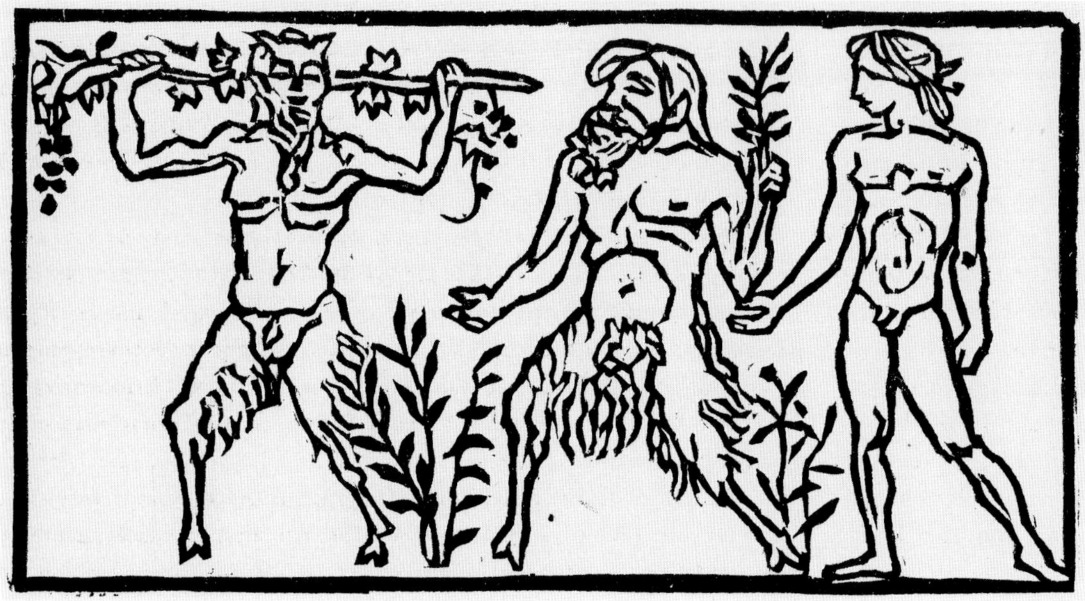

Pan, Sylvanus und Apollo aus den »Eklogen« des Vergil, 1904-26 (Kat. 142p). Die Figur des Sylvanus soll ein Porträt von Rodin sein

teidiger von Rodin stritt Camille Mauclair gegen »diese Häretiker im Gehrock, die unsere Städte verunstalten [...]. Es handelt sich um Photographie in Bronze, schlechten künstlerischen ›Un-Sinn‹ [...]. Nicht wenige der Standbilder stellen Personen dar, die so nie ausgesehen haben und von denen man kein authentisches Bildnis kennt, das ist der Gipfel der Absurdität, eine wahrlich groteske Hommage. In einem solchen Fall würde sich ein allegorisches Denkmal anbieten: Vergleichbares findet man kaum unter Hunderten von jenen Standbildern, bei denen das Gebot der Ähnlichkeit dazu führt, daß man den Blick auf den Spitzendekor des Wamses oder die Accessoires der Kleidung richtet«.[33]

»Ein allegorisches Denkmal« hatte sich Rodin für Puvis de Chavannes und später auch für Whistler vorgestellt. Das 1905 in Auftrag gegebene Denkmal sollte aus der Figur einer Viktoria oder einer Muse bestehen, mit der auf die eine oder andere Weise das Porträt des zu Ehrenden verbunden werden sollte, das Porträt blieb in den Augen der Öffentlichkeit – wenn auch nicht des Künstlers – unerläßlich.[34] Man weiß, daß Rodin zwischen 1906 und 1908 oder 1909 mit Begeisterung an dem Projekt gearbeitet hat. 1908 stellte er die Muse als Aktfigur ohne Arme aus, anschließend befaßte er sich mit der Gewanddrapierung (Abb. S. 122). 1914 war das Denkmal allerdings noch immer nicht vollendet – und es sollte dazu nie kommen. Maillol, der das gleiche Konzept verfolgte, war somit der erste, der es in der Öffentlichkeit realisieren konnte. Die Existenz von Rodins Whistler-Muse mit ihrer vereinfachten Modellierung, dem nackten Rumpf, der von einem Tuch bedeckt wird, das wie bei der *Venus* von Milo über die Hüften gleitet, beweist jedoch, daß der inzwischen alt gewordene Künstler die Fähigkeit zu einem Neuanfang besaß. Sein neuer Stil steht dem Neoklassizismus der Jahre 1905 bis 1910 nahe. Am 1. Juli 1911, als Rodin erneut mit Kessler zu Maillol nach Marly kam, betrachtete er lange Zeit schweigend die Arbeiten des Jüngeren, insbesondere die *Pomona* (Abb. S. 107). Erst nachdem er die unvollendete Statue *Sommer* (Abb. S. 130) entdeckt hatte, sagte er: »Wie schön, sehr schön [...], so schön wie eine griechische Statue. Die Figur ist ganz und gar wohlgelungen.«[35]

Indessen zeigte sich Maillol mit seiner Skulptur *Action enchaînée* erneut Rodin verpflichtet, indem er die einzige dynamische Figur seines Œuvres schuf, deren weite Schrittstellung, wie Albert E. Elsen bemerkte, möglicherweise auf das Vorbild des *Schreitenden* von Rodin zurückgeht.[36] Das kleine Modell dieses Werkes war, aufgestellt auf einer hohen Säule, in der Rodin-Ausstellung von 1900 gezeigt worden. Für eine Photographie gruppierten sich genau um dieses Werk herum die Teilnehmer eines Banketts vom 30. Juni 1903 in Vélizy, das Rodin aus Anlaß des ihm verliehenen Kommandeursranges der Ehrenlegion gab. Auch Maillol könnte dabei gewesen sein, wenn man Bourdelle Glauben schenkt, der auf der Rückseite der Photographie Kommentare notierte, die seine eigene geschwollene Redeweise verraten: »Maillol kam, um mir zu sagen: ›Bourge, Du hast Mirbeau zu Tränen gerührt.‹ O Gott, dachte ich, wenn ich Krokodile zum Weinen bringe.«[37]

Bei der Statue der *Action enchaînée* fügte Maillol erst in einem zweiten Arbeitsgang die Beine und Arme an. Im Gegensatz zu Rodin begann Maillol mit dem Torso, der in diesem Fall sehr schnell – Ende des Jahres 1905 – fertiggestellt war. Anschließend begann Maillol, die Figur zu vervollständigen. Es wird deutlich, daß er, obwohl er eine Vorliebe für Torsi hatte, seltsamerweise erst sehr spät torsierte Figuren in Ausstellungen zeigte – trotz des Vorbildes, das Rodin diesbezüglich gegeben hatte.

Nach 1908 scheint sich das Verhältnis zwischen Maillol und Rodin gelockert zu haben, nach 1911 lassen sich keine Nachweise für Zusammentreffen mehr finden. Jedoch schrieb Maillol anläßlich von Rodins Stiftung seines Werks an den französischen Staat, um ihm seine »große Freude« auszudrücken.[38]

Maillol hatte in seinem Schaffen einen anderen Weg eingeschlagen als Rodin, aber gerade aus diesem Grund wurde er wohl dessen wirklicher Nachfolger in der Geschichte der Bildhauerei am Anfang des 20. Jahrhunderts. Es war jedoch ein bevorzugtes Thema in der damaligen Kunstkritik, Rodin und Maillol in ihrer Unterschiedlichkeit zu vergleichen. Schließlich waren es auch dieselben Schriftsteller und Kunstliebhaber, die Rodin und Maillol verehrten: Octave Mirbeau, Harry Graf Kessler, Gustave Geffroy und schließlich auch Judith Cladel, die nacheinander die Biographien dieser beiden Bildhauer schrieb. Um Bourdelle zu würdigen, bedurfte es dagegen offensichtlich einer anderen Einstellung.

Bei seiner Suche nach Ausdruck tilgte Rodin an einer Figur alles, was den Betrachter vom eigentlichen Sinn ablenken könnte. Maillol seinerseits wandte sich von vorgegebenen Inhalten ab, um sich ganz auf die Vollendung der Form zu konzentrieren. Fehlen an seinen Skulpturen die Gliedmaßen, dann nicht – wie bei Rodin – weil sie ihm überflüssig erschienen, sondern weil sie die Vollkommenheit des Torsos beeinträchtigten. Kessler gegenüber äußerte er: »Eine Skulptur muß schön sein, auch wenn ihre Oberfläche zerstört und kieselglatt geschliffen ist«[39], eine überraschende Definition, die an die Skulpturen Brancusis denken läßt. Bis zu jener äußersten Grenze der figürlichen Kunst vorzustoßen, war jedoch nicht Maillols Anliegen. Aber alle großen Werke, die auf die *Méditerranée* folgen, zeugen von seinem Drang zur Perfektion, einer gleichbleibenden und absoluten Perfektion.

Rodin war fähig, Maillol zu begreifen, und diese Weite seines Horizontes beweist sein Verständnis für die Moderne. Maillol seinerseits vertraute Judith Cladel an: »Rodin war ein Gott. Wenn ich ihn besuchte, dann hatte ich den Eindruck, von einem wohlwollenden Gott empfangen zu werden. Geistvoll wie er war, sagte er nie eine Dummheit, erst recht nichts Schlechtes über einen anderen Künstler. Mit Freude und ohne Eifersucht zeigte er die Werke seiner Kollegen, die er schön fand. Entweder äußerte er überzeugende Gedankengänge oder er schwieg. Ich hörte ihm zu, ohne zu wagen, ihm zu antworten; ich hatte zu viel Respekt vor seinem Genie. Wir beide sprachen nur wenig über Skulptur miteinander, wir haben uns ohne Worte verstanden.«[40]

1 Mirbeau 1905, S. 326. »[...] un maître incomparable de la sculpture moderne [...]; la majesté de la matière et la splendeur immortelle de la forme. Rien qu'à ce point de vue, ses statues, si petites qu'elles soient, sont d'indiscutables, d'absolus, de définitifs chefs d'œuvre«.

2 Ebda. »Maillol est un sculpteur aussi grand que les plus grands [...]. Maillol a le génie de la sculpture [...]. Ce qu'il y a d'admirable en Maillol, ce qu'il y a, pourrais-je dire d'éternelle, c'est la pureté, la clarté, la limpidité de son métier et de sa pensée.«

3 Rothenstein 1932, S. 87. »[...] [had] he seen Maillol's work earlier, his own ideas of form would have changed«.

4 Vgl. Ausst.Kat. Salon de la société national des Beaux-Arts, Paris 1903, Nr. 164.

5 Wertheimer 1953, S. 115. »Rodin dit beaucoup de bien de moi. J'ai été le voir et j'ai déjeuné avec lui.«

6 Mirbeau 1905, S. 335. »[...] à la place d'honneur sur le buffet, un puissant plâtre de Rodin«.

7 Undat. Brief (Musée Rodin, Paris). »Cette lettre a pour but de vous dire combien j'ai été touché de ce que vous avez acheté une statuette de moi. C'est la vraie récompense, la seule qu'espère de ses travaux l'artiste amoureux de son art et de plus c'est pour moi un encouragement. On marche plus vivement dans sa voie lorsque le grand artiste au sommet de sa carrière glorieuse jette un regard sur l'humble travailleur qui vient derrière lui. Je suis allé exprès au Salon pour voir votre statue. Comme toutes vos belles œuvres on ne l'oublie pas après l'avoir vue. Elle est animée d'une puissante vie intérieure.«

8 Undat. Brief (Musée Rodin, Paris). »Je ne puis m'empêcher de vous écrire pour vous dire combien je suis heureux d'avoir vu à Calais vos *bourgeois*. C'est la plus belle œuvre moderne. Quelle émotion! J'ai fait le tour du groupe et toutes les figures sont admirables. J'ai passé devant votre œuvre un bon moment – trop court moment. Le bateau attendait, mais qu'importe, j'emporte le souvenir. Chaque figure est dans ma tête aussi bien que si je l'avais faite moi-même.«

9 Kessler, Tagebuch (Deutsches Literaturarchiv, Marbach, im folgenden zitiert: DL/M), 2. 9. 1904. »C'est bien, c'est très bien. Qui donc m'avait dit que ça faisait mal? C'est mal placé mais c'est très beau. Evidemment ça reste pour soi, il faut le voir de près, ce n'est pas décoratif.«

10 Bibliothèque royale Albert Ier, Brüssel. »[...] un homme tout-à-fait intéressant. [...] Vous-même l'auriez goûté et son enthousiasme réfléchi aurait réchauffé le vôtre [...]. Il a rempli ses carnets de profils de petites Anglaises qu'il trouvait absolument grecques, et grecques d'après ses idées de sculpteur, le cou fort et large, les plans de la figure puissants, la couronne de cheveux ordonnée comme une statue.«

11 Gide 1905, S. 478f. »[...] haletants dans l'effort d'asservir une forme rebelle [...]. La beauté de leur art est ce qui, d'abord et presque uniquement, les émeut. Ils ne veulent rien précisément traduire et ne cherchent point à leur œuvre d'autre nécessité que sa beauté. Mais l'émotion vient, naturellement, habiter cette forme belle«.

12 Mirbeau 1905, S. 326. »Ce qu'il y a d'admirable en Maillol, [...] c'est que, en aucune de ses œuvres, [...] rien, jamais, n'accroche la curiosité du passant.«

13 Kessler, Tagebuch (DL/M), 4. 9. 1904. »Rodin a dit: ça attire l'œil, parce que ça ne s'affiche pas.«

14 Banyuls-sur-Mer, 17. 1. (?) 1906 (Musée Rodin, Paris). »[...] l'empressement que vous mettez à m'être agréable en toute occasion. Je vous exprime ma reconnaissance pour cette preuve et pour tant d'autres. [...] impossibilité matérielle [...], que la complication de la vie m'a fait toujours remettre [...]. J'ai cependant été bien des fois sur le point de vous écrire, surtout aux époques des deux Salons où vos œuvres m'ont tant remué. J'ai donc remis lettres et visites mais mon admiration n'a pas diminué et j'espère bientôt venir serrer la main qui donne tant de joie aux amoureux de la beauté. J'ai beaucoup étudié vos envois des deux Salons et je pense en avoir tiré quelque profit. J'ai su ce que vous avez dit et fait pour ma statue du Salon [la *Méditerranée* au Salon d'Automne] et croyez que cela a fait entrer quelque orgueil en moi, et aussi de la sécurité. Croyez moi pour toujours, cher Maître, votre admirateur reconnaissant«.

15 Cladel 1937, S. 147, 149. »La beauté de l'art de Rodin [...] est dans la passion qu'il y mettait, dans les idées qu'il enfermait [...]. Rodin c'est le génie qui a donné le mouvement à toute son époque.« »C'est un homme que je ne pouvais pas être.«

16 Der erste, für Kessler ausgeführte Guß der Bronze ist heute im Kunstmuseum in Basel.

17 Kessler, Tagebuch (DL/M), 11. und 12. 1. 1909.

18 Musée Rodin, Paris. »Très embarrassé pour vous répondre, étant si loin de Paris et mon fondeur n'ayant pas encore fondu la statue du jeune-homme que j'aurais pu faire envoyer. Je ne m'attendais pas surtout à cette exposition en quittant de Paris. Je regrette infiniment de ne pouvoir être à vos côtés encore cette fois. Je vis ici dans un agréable farniente et la moindre idée de m'occuper d'emballages et de lettres me fatigue. Donc ce sera pour une autre occasion, mais permettez-moi de vous remercier car je vois que vous ne m'oubliez pas. Croyez qu'à mon tour je ne cesse de penser à vous. Il n'est pas de jour où je ne parle de votre art.«

19 Diese Postkarten sind im Archiv des Musée Rodin, Paris, erhalten.

20 Kessler, Tagebuch (DL/M), 25. 5. 1907. »Je n'en voudrais pas chez moi pour deux sous. Le practicien n'a rien compris.«

21 Ebda. »C'est beau; c'est comme un bloc. S'il habitait près de chez moi, je ferais son buste.«

22 Möglicherweise bezieht sich ein undatierter Brief Maillols an Rodin, der im Archiv des Musée Rodin aufbewahrt wird, auf diesen Besuch. Darin ist von einem Mittagessen mit Rodin und Kessler in Marly die Rede.

23 Kessler, Tagebuch (DL/M), 14. 8. 1907. »›C'est beau, c'est simple et vrai. Vous nous apportez ce qu'il nous fallait. Nous revenons aux sources de l'Art. On dirait presque du Sélinonte!‹ Ich [Kessler]: ›Oui, presque une métope.‹ – Maillol: ›Non, si j'avais voulu faire une métope (er denkt offenbar an die Parthenonmetope, deren Abguß ich ihm geschenkt habe, und deren Figuren fast ganz rund gearbeitet sind), ça aurait été beaucoup plus facile; avec la ronde bosse tout s'arrange. Mais ici, il a fallu chercher [...]. Ç'a été le diable pour trouver la femme. Mais, depuis hier, elle y est; maintenant il n'y a plus qu'à faire les bras, les mains, mais ça n'est rien ça.‹ – Rodin: ›Oui la femme est admirable. L'homme viendra, puisque la femme est venue.‹ – Maillol: ›Je n'ai pas besoin de vous expliquer, à vous, la composition. Je suis parti d'ici, du trou entre la tête de l'homme et la tête de la femme. Tout le reste rayonne autour de ce trou d'ombre. Evidemment, ce ne sont pas des ombres comme chez Rodin. Je ne fais pas ça. D'ailleurs, personne n'a jamais fait des ombres si légères, si variées que monsieur Rodin. Chez moi, c'est plus simple, c'est un, deux, trois‹ (die Lichtabstufungen zeigend: [...] die vorderste ganz helle Relieffläche, dann das Helldunkel in dem das Gesicht des Jünglings schwimmt, schließlich den dunklen Hintergrund). – Rodin: ›Ça ne fait rien, puisque tout est à sa place. Voilà le principal et c'est ce que personne ne comprend aujourd'hui.‹ – Maillol: ›Voilà justement ce que j'ai voulu expliquer à monsieur de Kessler hier, quand il me disait que la cuisse de la femme était trop forte. Il ne s'agit pas de ça, tout le monde peut faire une cuisse ou une main, – mais de mettre tout à sa place, que tout soit à la distance voulu du fond, voilà ce qui est difficile.‹ [...] Rodin: ›Maintenant, mon ami, je n'ai plus qu'un conseil à vous donner, c'est d'agrandir votre atelier.‹ [...] ›Il est heureux, maintenant, plus heureux qu'il ne le sera plus tard. Il a des amis qui lui viennent pour son art, tandis que plus tard ils lui viendront peutêtre pour des raisons moins intéressantes, il a l'espoir, il a cette femme admirable, que l'aide de sa confiance, de son beau corps. [...] Il a tout ce qu'il faut vraiment à l'artiste.‹«

24 Ebda., 14. 8. 1907.

25 Ebda., 22. 8. 1907. »Rodin parle toujours de modelé: je ne comprends pas. Dans la nature, je ne vois pas de modelé: je vois des formes, des formes que je peux prendre comme ça, avec mes deux mains. Ce que je veux rendre, ce sont les belles formes que je vois.«

26 Ebda., 23. 8. 1907. »Rodin, lui, tourne autour de sa statue en faisant des profils: c'est presque du dessin, moi je ne m'occupe que de la forme. [...] d'exagérer les masses. [...] Mais moi je n'y crois pas, je ne veux pas exagérer; et ça doit y être tout de même. Rodin, lui, met mille profils, mille facettes, quand on y regarde de près, c'est un étonnissement, mais ce n'est pas comme ça dans la nature.«

27 Ebda., 28. 10. 1907.

28 Siehe Antoinette Le Normand-Romain: Genèse d'une sculpture, le monument à Michel Servet à Vienne par Joseph Bernard 1905-1911, Saint-Rémy-les Chevreuse 1991.

29 Mirbeau 1989, S. 22. »Un monument qu'on élève à la gloire d'un homme de génie et d'un grand citoyen doit être quelque chose de mieux que la feuille volante arrachée à quelque manuel de l'histoire du costume.«

30 Kessler an Henry van de Velde, 26. 5. 1905 (Bibliothèque royale Albert Ier, Brüssel). »[...] l'occasion de glisser à Geffroy l'idée de donner le monument Blanqui à Maillol. Il parait que Geffroy dispose de la commande et qu'il est très bien entré dans les vues de Mirbeau«.

31 Nach Cladel (1937, S. 76) am 10. 7. 1905.

32 Mirbeau 1905, S. 343. »[...] symbolisait l'affaire Dreyfus, non par une plate et froide allégorie mais par tout ce que peut contenir de grandeur sombre et de déchirante angoisse un drame humain comme fut celui-ci«.

33 Camille Mauclaire: Auguste Rodin, Paris 1918, S. 45f. »[...] l'hérésie de ces messieurs en redingote qui déshonorent les villes actuelles [...]. C'est de la photographie en bronze, un misérable non-sense artistique. [...] Bon nombre de statues représentent un individu qui n'a jamais été tel et dont on n'a aucune image authentique, ce qui est le comble de l'absurdité et l'honneur le plus burlesque. Un moment allégorique s'imposerait en pareil cas: on n'en voit pas moins par centaines de telles statues, et le préjugé de la vraisemblance exige qu'on contemple les broderies de leurs pourpoints ou les décorations de leurs habits«.

34 Antoinette Le Normand-Romain: Rodin, Whistler et la Muse, Ausst.Kat. Musée Rodin, Paris 1995.

35 Kessler, Tagebuch (DL/M), 1. 7. 1911. »Ça c'est beau, c'est très beau, [...] c'est aussi beau qu'une statue grecque. C'est tout à fait bien, tout à fait bien ça.«

36 Elsen 1974, S. 32.

37 Musée Bourdelle, Paris. »Maillol vint me dire: ›Bourge, tu as fait pleurer Mirbeau!‹ – Crédieu, pensais-je, si je fais pleurer les crocodiles.«

38 Marly-le-Roi, 24. 9. 1916 (Musée Rodin, Paris).

39 Kessler 1925; Kessler 1988, S. 264.

40 Cladel 1937, S. 149. »Rodin, c'était un dieu. Quand j'allais le voir, j'avais l'impression d'être reçu par un dieu bienveillant. Un esprit profond qui ne disait jamais de bêtise. Jamais non plus de mal d'un artiste. Il montrait avec joie et sans jalousie les œuvres qu'il trouvait belles de ses confrères. Il exprimait de fortes idées ou il se taisait. Je l'écoutais, sans me hasarder à lui répondre; j'avais trop de respect pour son génie. Il était peu question de sculpture entre nous: nous nous entendions sans parler.«

MAILLOL UND DENIS

Künstlerischer Bund und historischer Augenblick

Jean-Paul Bouillon

Maurice Denis war ohne Zweifel einer der engsten und treuesten Freunde Maillols. Und für den Maler, der sich stets bemühte, einen Kreis von Künstlern um sich zu scharen, hatte Maillol die gleiche Bedeutung. Diese Freundschaft zwischen Maillol und Denis ging über das Anekdotische und Modische hinaus. Es war nicht nur eine Verbindung zwischen zwei Künstlern, eine »fraternité artistique«, ein »künstlerischer Bund«, wie Maillol sie nannte; das Zusammentreffen der beiden Künstlerkarrieren kann als historischer Augenblick in der Geschichte der Kunst definiert werden. Deshalb verlangt diese Künstlerfreundschaft besondere Aufmerksamkeit und eine genaue Untersuchung.[1]

Maillol geriet früh in den Bannkreis der Nabis-Maler und interessierte sich insbesondere für die Gemälde Denis'. Er erinnert sich, diesen Maler zur gleichen Zeit wie Paul Gauguin, unmittelbar nach dem Abschluß seines enttäuschenden Studiums an der École des Beaux-Arts um 1893, entdeckt zu haben: »Gauguin und Denis waren es, die mir zuerst die Augen öffneten, nachdem ich die Akademie verlassen hatte.«[2] Später bemerkte er, daß die Bilder, die er zu Beginn der neunziger Jahre des 19. Jahrhunderts malte, denen Denis' zum Verwechseln ähnlich sahen.[3]

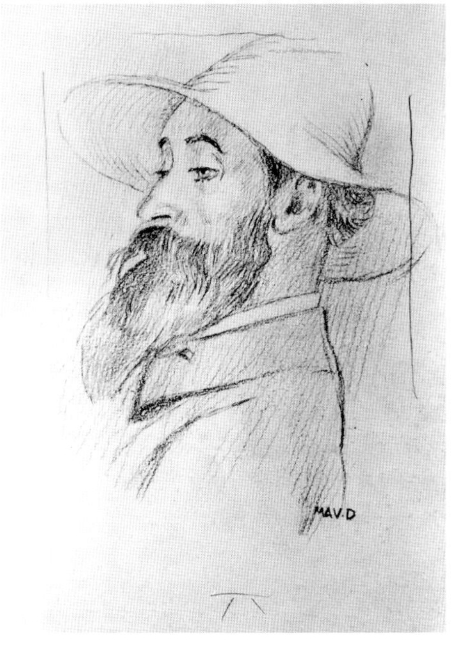

Maurice Denis, *Porträt Aristide Maillol*, um 1907, Bleistift (Kat. 151)

Als Beginn der Freundschaft zwischen Maillol und Denis wird zumeist die gemeinsame Ausstellung mit den Nabis in der Galerie Le Barc de Boutteville 1896 gesehen, nachdem Jószef Rippl-Rónai im Jahr zuvor den Vermittler gespielt hatte. Es ist sehr wahrscheinlich, daß sie sich daraufhin regelmäßig begegneten, etwa in den Salon-Ausstellungen oder beim Kunsthändler Vollard. Als sich Maillol schließlich 1903 in Marly-le-Roi, in der Nähe von Maurice Denis, Ker-Xavier Roussel und Édouard Vuillard niederließ, kannte jeder die Werke des anderen schon recht gut. In Denis' Tagebuch taucht der Name Maillols allerdings erst im Oktober des darauffolgenden Jahres auf. Auch der Briefwechsel, von dem ungefähr vierzig Briefe, Karten und Mitteilungen Maillols an Denis erhalten sind, scheint nicht früher eingesetzt zu haben, wenn auch die Datierung vieler Schreiben unklar ist. Weder Maillol noch Félix Vallotton erscheinen im Kreis der nahen Freunde, die Denis 1900 in seinem Gemälde *Hommage à Cézanne* dargestellt hat. Obwohl eine künstlerische Verwandtschaft schon vorher festzustellen ist, scheint der Bildhauer für den Maler bis dahin nur ein Stern unter vielen gewesen zu sein innerhalb des weit gespannten ›Sternbilds der Nabis‹, das sich um Denis gebildet hatte.[4]

Das Jahr 1904 bringt den Wendepunkt, und danach überstürzen und überschneiden sich die Ereignisse. 1904, im Gründungsjahr des Salon d'Automne[5], in dem Maillol später immer wieder ausstellen wird, bezeichnet sich der Künstler selbst als »Bildhauer«, und Denis wendet dessen plastischem Werk besondere Aufmerksamkeit zu. Im folgenden Jahr widmet Denis ihm einen umfassenden Artikel wie auch Octave Mirbeau, allerdings mit einem anderen Ansatz als dieser. Denis' Publikation ist für den Bildhauer, aber auch für den Maler selbst von entscheidender Bedeutung innerhalb der außerordentlich umfangreichen kunstkritischen Veröffentlichungen von Maurice Denis.[6] Zur gleichen Zeit wird Maillol – ebenso wie Denis – einer jener Künstler, deren Werke in Deutschland von Harry Graf Kessler gesammelt und protegiert werden. In Kesslers Wohnung in der Weimarer Cranachstraße (Abb. S. 128, 154) wie auch bei anderen deutschen Sammlern, so im Musikzimmer des Theaterintendanten Kurt von Mutzenbecher in Wiesbaden (Abb. S. 157), findet man ihre Werke Seite an Seite.

Denis hat damals mehrere entscheidende Ereignisse der Laufbahn Maillols befördert, etwa den Auftrag für das Cézanne-Denkmal, das den Bildhauer bis zum Ende der zwanziger Jahre beschäftigt, oder den für beide wichtigen Auftrag für das Musikzimmer des Moskauer Sammlers Iwan Morosow, an dem sie von 1908 bis 1911 arbeiteten. Vor dem Ersten

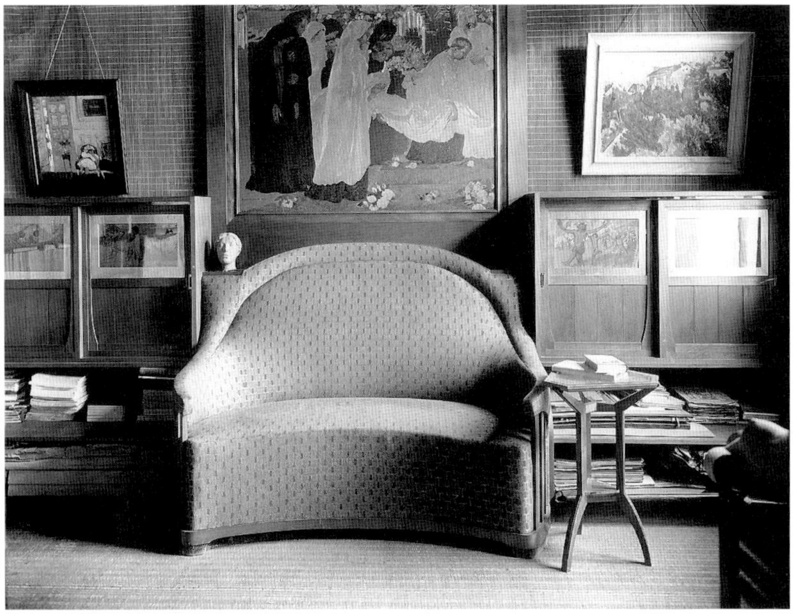

Die Bibliothek in der Weimarer Wohnung von Harry Graf Kessler
mit dem Gemälde *Grablegung* von Maurice Denis,
links davor das *Porträt Renée Rivière* (Kat. 59)

Weltkrieg treffen sich beide Künstler regelmäßig in Saint-Germain-en-Laye, in Marly oder in Banyuls, wie Briefe, aber auch Skizzenbücher von Maillol und Denis belegen. In seinem Tagebuch erwähnt Denis beispielsweise einen Besuch in Banyuls im Januar 1913.

Zwar scheinen sich die Arbeitsbeziehungen während des Ersten Weltkriegs kurzfristig zu lockern, nicht jedoch die freundschaftlichen Bande. In der Folgezeit kreuzt sich die künstlerische Laufbahn beider in regelmäßigen Abständen, etwa bei der Aufstellung des Cézanne-Denkmals 1929 (Abb. rechts) oder bei der Einweihung des Denkmals für Claude Debussy 1932 (Abb. S. 140). Es ist bezeichnend, daß die beiden letzten Veröffentlichungen Denis' aus den Jahren 1942 und 1943 beide Maillol gewidmet sind[7], der ein Jahr nach dem Maler – ebenfalls an den Folgen eines Autounfalls – stirbt.

Vor dem Hintergrund der Freundschaft und der gegenseitigen künstlerischen Zuneigung macht schon ein kurzer Überblick deutlich, wie bedeutsam jene zehn Jahre vor dem Ersten Weltkrieg waren. Diese Zeit war für beide Künstler eine besonders fruchtbare Schaffensperiode, die vermutlich den Höhepunkt ihrer jeweiligen Karriere markiert. Denis spielte damals eine bedeutende Rolle im Schaffen Maillols, wie auch Maillol eine wesentliche Bedeutung für das Werk seines Malerfreundes hatte, wenn auch eine auf den ersten Blick weniger offensichtliche.

Denis als ›Schutzpatron‹ Maillols

Daß Denis die Laufbahn seines Freundes nachhaltig beeinflußt hat, ist bekannt. Die Hinweise auf diese Tätigkeit sind jedoch verstreut und bisher kaum gewürdigt worden. Hier ist eine Neubewertung erforderlich, die zeigen wird, daß Denis' Wirken für Maillol entscheidender war als bisher angenommen. Denis, der sich bereits seit längerem für sein eigenes Werk und das seiner Freunde eingesetzt hatte[8], griff genau zu dem Zeitpunkt ein, als die beginnende Karriere Maillols als Bildhauer der Unterstützung durch den Freund bedurfte. Denis gehörte zum Kreis der Freunde um Octave Mirbeau, die im Juli 1905 den Auftrag für das Blanqui-Denkmal (*Action enchaînée*, Abb. S. 123) an Maillol vergaben. Denis wurde von Maillol über die Arbeit an der Skulptur auf dem laufenden gehalten, die sich vor allem wegen gesundheitlicher Probleme Maillols schwierig gestaltete.[9] Innerhalb der langwierigen Entstehungsgeschichte des Cézanne-Denkmals spielt Denis offensichtlich eine größere Rolle, zumal das Thema ihn persönlich berührt. Bereits 1909 setzt er sich ein und nicht erst 1912, als, wie gemeinhin angenommen wird, das Denkmalskomitee gegründet worden sein soll.[10] Kessler wendet sich 1909 an den Bürgermeister von Aix-en-Provence, und bereits von diesem Zeitpunkt an greift Denis entscheidend ein.[11] Explizit kommt er Ende 1909 in seinem Tagebuch auf das Denkmalsprojekt zu sprechen; damals fällt die Entscheidung für eine Versteigerung von Bildern, durch die die erforderlichen Mittel zusammengebracht werden soll.[12] Es scheint, als sei Denis 1912 so etwas wie der künstlerische Direktor des Projekts, für das Maillol immer wieder Änderungsvorschläge einbringt.[13] 1913 informiert er ihn über die Fertigstellung eines ersten Gipsmodells, das allerdings immer wieder überarbeitet wird, bis in das Jahr 1920 hinein.[14] Nach der endgültigen Vollendung des Werks 1925 und der Ablehnung durch die Stadt Aix-en-Provence wird Denis im Jahr 1929 mit der schwierigen Aufgabe betraut, das Denkmal in den Tuilerien aufstellen zu lassen – während der ehemalige Vorsitzende des Denkmalskomitees, Frantz Jourdain, offensichtlich nicht das Vertrauen Maillols genießt (Abb. unten).[15]

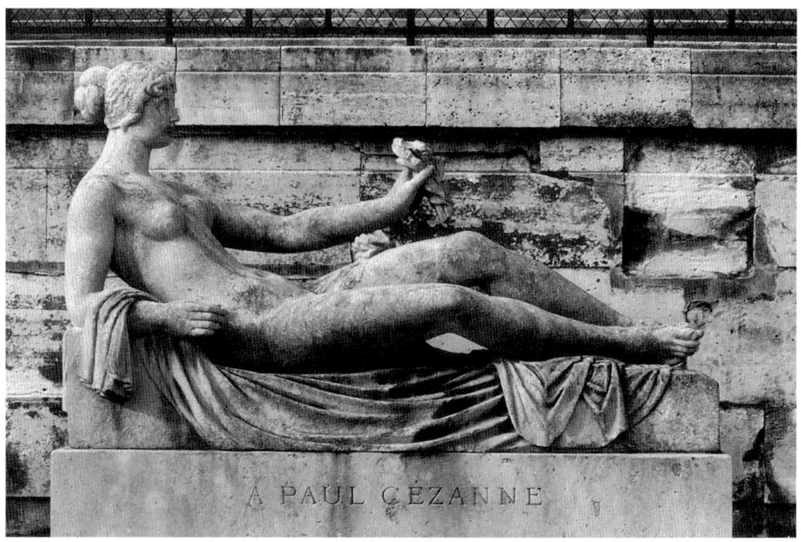

Cézanne-Denkmal, 1907-25, Marmor, ehemalige Aufstellung in den Tuilerien;
heute Musée d'Orsay, Paris

Denis hatte also über zwanzig Jahre lang entscheidenden Anteil an der Entstehung eines der Hauptwerke Maillols.

In diesem Zusammenhang sollte auch die Rolle, die Graf Kessler zu Beginn der Karriere des Bildhauers spielte, überprüft werden. Diese wurde bislang als entscheidend eingestuft. Ohne diesen Mäzen hätte Maillol gewiß sein Werk nicht in gleichem Maße entwickeln können. Kesslers Vorliebe für Maillol und seine Freundschaft mit ihm waren in der Tat von besonderer Art, dies manifestieren die gemeinsamen Reisen nach London 1904 und vor allem nach Griechenland 1908. Denis nahm trotz des lebhaften Drängens seines Freundes Maillol an dieser Reise nicht teil.[16]

Möglicherweise gab Denis den ersten Anstoß für die Bekanntschaft Graf Kesslers mit Maillol. Kessler lernte Denis bei einem Besuch in Saint-Germain-en-Laye am 8. Mai 1902 kennen, bei dem ihn der weitsichtige Berliner Museumsdirektor Hugo von Tschudi begleitete. In Kesslers Tagebuch ist nachzulesen, daß der Maler ihn sofort in seinen Bann zog.[17] Nach einem erneuten Besuch am Ende des darauffolgenden Jahres protokolliert Kessler Denis' Lobeshymnen auf Maillol.[18] Gemeinhin wird der Beginn von Kesslers mäzenatischem Engagement für den Bildhauer zwei Jahre später angesetzt und auf die Vermittlung Rodins zurückgeführt.[19] Dabei läßt das Tagebuch Kesslers keinen Zweifel daran, daß dessen erste Begegnung mit dem Bildhauer am 21. August 1904 im Atelier – vor der Büste von Marthe Denis – stattfand.[20] So ist es auch nicht verwunderlich, daß Kessler unmittelbar an dem Maillol-Aufsatz beteiligt war, den Denis 1905 verfaßte und der zunächst in Deutschland veröffentlicht werden sollte. Dieser Artikel erschien im November 1905 auf französisch und im Herbst 1906 auf deutsch. Seine Publikation geht also auf die Initiative aller drei Persönlichkeiten zurück[21], seinen Ursprung bildeten jedoch die Begegnungen zwischen Denis und Kessler in den Jahren 1902 und 1903.

Neben diesen für die weitere Karriere Maillols so entscheidenden Ereignissen treten die übrigen mehr oder weniger erfolgreichen Aktivitäten von Denis in den Hintergrund. Sie zeugen jedoch von dessen systematischer Unterstützung Maillols, die bei zukünftigen Forschungsarbeiten berücksichtigt werden muß. Die Aufträge aus Deutschland, wie die Dr. Wolffs in Berlin und des Theaterintendanten Mutzenbecher in Wiesbaden, werden gemeinsam wahrgenommen, möglicherweise in Zusammenarbeit mit Henry van de Velde.[22] In Frankreich regt Denis ein Projekt für das neu errichtete Haus seines langjährigen Freundes André Gide an, das 1905 nur am kategorischen Widerstand des Architekten scheitert. Dieser Vorgang ist insofern aufschlußreich, als er den Bruch zwischen der Ästhetik des Jugendstils, die Denis nie wirklich anerkannt hat, und den neuen dekorativen Konzepten aufzeigt, die er damals mit Maillol zusammen entwickelte.[23] Es ist anzunehmen, daß Denis auch 1929 bei der Auftragsvergabe für das Debussy-Denkmal in Saint-Germain-en-Laye eine Rolle spielte.[24]

Neben dem Cézanne-Denkmal muß vor allem der große Auftrag von Morosow gewürdigt werden, für den Maillol – im gleichen Zeitraum – die vier Statuen *Pomona, Flora, Frühling* und *Sommer* geschaffen hat (Abb. S. 107, 41, 106, 130). Ihre Entstehung begleitet zwischen 1909 und 1911

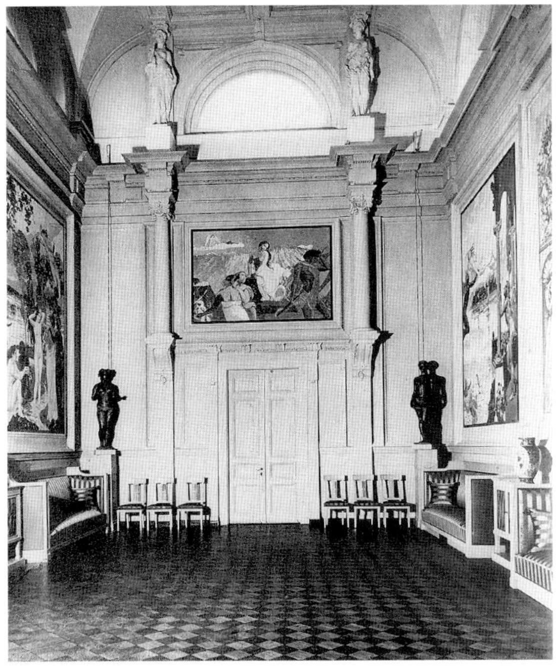

Musiksalon im Palais Morosow, Moskau,
mit Gemälden des Zyklus *Geschichte der Psyche* von Maurice Denis,
den Bronzen *Pomona* und *Flora* von Maillol
und einer von Denis bemalten Vase, um 1912

Denis' Arbeit an dem bedeutenden Zyklus *Geschichte der Psyche* für das Musikzimmer im Stadtpalais des Moskauer Sammlers (Abb. oben). Wenn auch das Modell für die *Pomona*, deren endgültige Fassung 1910 im Salon d'Automne ausgestellt wird, schon früher begonnen wurde, so geht doch der gesamte Auftrag mit Sicherheit auf Denis' Vermittlung zurück. Dies bestätigen Maillols Briefe vom Anfang des Jahres 1909, die die bisher übliche Datierung des Projekts korrigieren. »Das ist für mich eine wunderbare Aufgabe, und die Freude, daß ich den Auftrag von Ihnen erhalte, spornt mich zur allergrößten Sorgfalt an«, schreibt Maillol am 5. Februar 1909.[25]

Die vier Statuen waren von Anfang an als Ensemble, und zwar als dekoratives Ensemble, konzipiert. Denis versuchte Maillol davon zu überzeugen, gelbliches Kupfer oder helle Bronze zu verwenden, was jedoch technische Probleme bereitet hätte. Insbesondere die Figuren *Flora* und *Pomona* wurden mit Sicherheit gleichzeitig und als Pendants ausgeführt.[26] Maillol schuf sie in unmittelbarem Zusammenhang mit dem Zyklus der *Geschichte der Psyche* von Denis, den er, nach Marly zurückgekehrt, in Arbeit sehen konnte.[27] Auch diesmal hat Denis seinerseits die Entstehung der Werke Maillols sehr genau verfolgt, wie vor allem sein Tagebuchkommentar vom Januar 1910 über die immer wieder neue Überarbeitung der *Pomona* deutlich macht. Man ahnt, wie er Maillol ermutigt und vielleicht auch beraten hat. Außerdem ist er beim Guß der *Flora* am Ende des Monats dabei.[28] Die Photographie von der noch nicht ganz vollendeten Statue *Sommer*, die Kessler am 15. Oktober 1911 vor dem Atelier aufnahm, ist besonders aufschlußreich (Abb. S. 130). Sie zeigt Maurice

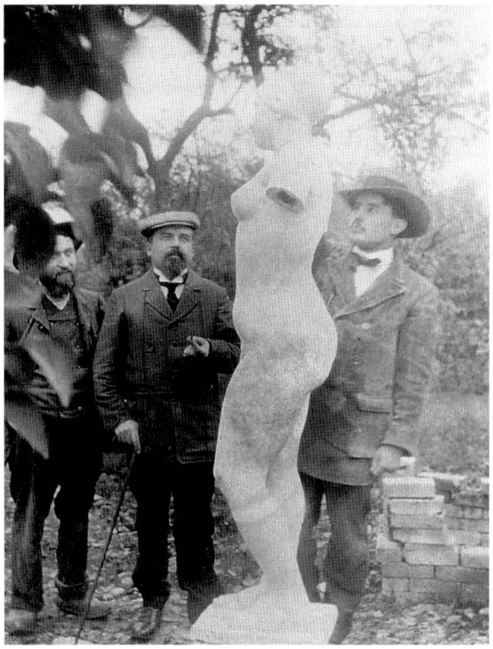

Joaquin Claret, Maurice Denis und Gaspard Maillol
mit dem unvollendeten Gipsmodell der Statue *Sommer*.
Photographie von Harry Graf Kessler, 1911

Denis zwischen Joaquin Claret und Gaspard Maillol, wie er aufmerksam und mit scharfem Auge das Werk betrachtet. In seinem Blick liegen Anerkennung, aber auch die Befriedigung des ›Regisseurs‹, denn er hat das Werk in die Wege geleitet und begleitet.

All dies weist Denis die zentrale Position zu, die ihm gebührt. Zugleich sollte aber auch diese Figurenfolge Maillols mit anderen Augen gesehen und dementsprechend neu interpretiert werden. Sie bezeichnet einen historischen Augenblick sowohl in der Karriere des Bildhauers als auch in der Denis'. Maillol schrieb an ihn: »Ich freue mich mehr darüber, daß der Auftrag von Ihnen kommt, als über den Auftrag selbst.«[29]

Denis als Theoretiker Maillols

Maillol, stets dem Sinneseindruck hingegeben, ist kein Theoretiker, ganz im Gegensatz zu dem als Maler-Philosoph geborenen und ausgebildeten Denis.[30] Maillol: »Sobald ich etwas schreiben muß, geht es nicht mehr, die Feder wartet auf den Gedanken, doch dieser kommt nicht...«[31] Die Entwicklung Maillols in den Jahren 1900 bis 1905, deren außergewöhnliche Energie sich in der langjährigen Arbeit an der *Méditerranée* (Abb. S. 99) niederschlägt, war eher instinktiv, benötigte aber dennoch eine theoretische Legitimation. Denis, der zur gleichen Zeit dieselbe Entwicklung durchläuft, liefert diese theoretische Grundlage. Nach dem von Sympathie geprägten und begeisterten, aber doch recht oberflächlichen Artikel des Romanciers Octave Mirbeau aus dem Jahr 1905 fürchtete André Gide – und nicht zu Unrecht –, daß jener die Rolle als Theoretiker Maillols übernehmen werde: »Maillol spricht begeistert, freundlich und voller Naivität. Er kommt mir vor wie ein Assyrer aus Toulouse. Ich hoffe, Mirbeau zwingt ihn nicht zu ›denken‹!«[32] Denis, dessen eigene, von ihm selbst theoretisch untermauerte »gaucherie« (Unbeholfenheit) und dessen glücklicherweise erhaltene Unbefangenheit sich auf die Lektüre Carlyles und dessen Theorie vom »unbefangenen Genie« stützen, ist dagegen genau der Mann, dem es gelingt, dieser »Naivität« Achtung zu verschaffen und sie zugleich argumentativ zu begründen.[33]

Sein Artikel über Maillol, der im November 1905 in der Zeitschrift »L'Occident« erscheint, ist eine bahnbrechende Veröffentlichung, die bis heute nichts von ihrer Aussagekraft und ihrer Bedeutung verloren hat.[34] Der Aufsatz, in neun numerierte Kapitel untergliedert, versucht über die reine Kunstkritik hinauszugehen, und zwar so weit, daß kunsttheoretische Grundgesetze formuliert werden. Die theoretische Bedeutung der Arbeit Maillols wird von den Anfängen bis in das Jahr 1905 dargestellt und zugleich als programmatischer Ausblick auf die kommenden Jahre fortgeführt. Im ersten Kapitel, »Le don classique« (»Die Begabung für das Klassische«), erscheint Maillol nach Rodin als Exponent für ein »anderes Ideal, andere Schönheiten, dessen naive Sinnlichkeit, Einfachheit und Vornehmheit ohne Pose wieder mehr den Geschmack für das Klassische hervorhebt«. Er schaffe eine »Kunst der Synthese«. Im zweiten Kapitel, »De l'art classique« (»Über klassische Kunst«), wird der Bezug zur Natur beleuchtet anhand der Vereinfachung und Verallgemeinerung der Klassiker, wobei auf die von Maillol so sehr geschätzten griechischen Vorbilder verwiesen wird: »Der griechische Bildhauer aus der Schule des Phidias weicht nicht dem Modell aus, indem er vereinfacht; er läßt nichts aus, aber so meisterlich beherrscht er jedes Detail der Mathematik, daß sie sich alle in erhabener Harmonie auflösen. Der Körper, den seine Kunst erdenkt, ist so objektiv, daß er wahr erscheint, und doch hat ihn der Gedanke des Menschen konstruiert, er hat Stil.«

Die im dritten Kapitel behandelte Frage »Classique grec ou classique gothique?« (»Griechische oder gotische Klassik?«) ermöglicht es, einen jener Widersprüche zu klären, der Maillol beunruhigt. 1908 schreibt er an Denis, daß er wohl wisse, daß es Chartres für die Skulptur im Freien gebe, aber er träume von der Skulptur in der Sonne.[35] Nach seiner Griechenland-Reise schickt er Denis bezeichnenderweise eine Ansichtskarte vom Südportal der Kathedrale von Chartres: »Hier verbinden sich zwei einander folgende Traditionen, das 5. griechische und das 13. christliche Jahrhundert: zwei künstlerische Ausdrucksweisen, die Idealtypen der Menschheit in plastischer Formenfülle hervorgebracht haben.«[36]

Die »Plénitude de la forme« (»Fülle der Form«), um die es im vierten Kapitel geht, ergebe sich aus strenger Disziplin: »Dieser Nachkomme der Ägypter, der Griechen und des herrlichen Pradier schreibt sich selbst festgelegte Proportionen, feste Satzungen vor«, so nähere er sich, wie Ingres es empfahl, dem regelmäßigen geometrischen Volumen.

»Le Sens du Réel« (»Der Sinn für das Reale«), den das fünfte Kapitel behandelt, bilde den Ausgleich zu jenem Streben nach dem Idealtypus, der eine akademische Ausdrucksform ausbilden könne. »Aus seinen voll-

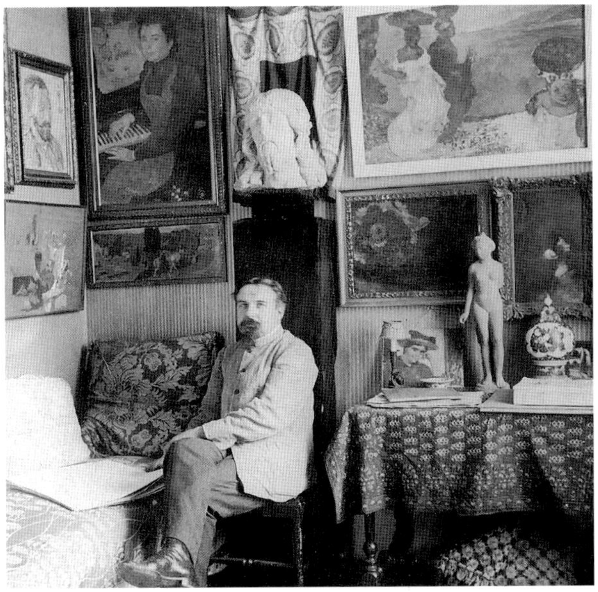

Maurice Denis im Wohnzimmer seines Hauses in Saint-Germain-en-Laye, um 1912, auf dem Tisch die *Stehende Badende*, 1900, Terrakotta; heute Musée Maillol, Paris

endetsten Synthesen ist leicht seine Begeisterung für die Natur herauszufühlen. Dieser große Klassiker hat eine ganz kindliche Empfindung.« Daneben besitze er eine außergewöhnliche, nicht von der Romantik oder Literatur geprägte Sinnlichkeit. Um diese »sensualité« geht es im sechsten Kapitel. Sie beseele die weiblichen Figuren Maillols, »Geschöpfe der feinsten und köstlichsten Bestialität, kräftig gebaute und gesunde Musen, deren lässige Stellungen sie der Mutter Erde nähern [...]; Architekturen des Fleisches, die kalt wären ohne jenes Erzittern der Haut, ohne jene Unbestimmtheit der Geste, ohne die Zärtlichkeit«. Die Figuren Maillols verkörpern das, was Denis anschließend im siebten Kapitel als »La gaucherie de Maillol« beschreibt (»Das Linkische in Maillols Kunst«). Denis stimmt hier Ingres zu, der für die Kunst »glückselige Naivität« forderte. »Wie seine Frauengestalten ist seine Kunst nackt und natürlich. [...] Er vereinigt die Tugend eines Klassikers mit der Unschuld eines Primitiven.«

Als ein »Primitif classique« (»Ein klassischer Primitiver«), wie das achte Kapitel überschrieben ist, habe Maillol Geduld, er lehne das Gefällige ab und liebe sein Handwerk. Er arbeite jedoch nicht gewollt archaisierend: Er sei ein Moderner, ein »Meister seines Geschicks«. »En quel sens il est maître de sa destinée« ist der Titel des neunten Kapitels, in dem Denis seine eigenen Vorstellungen zum Programm erhebt: Er fordert Dekor für ein Bauwerk. »Niemand versteht besser als er, seinen Statuen die gebührende Rolle zu geben, die der Skulptur in der Ökonomie eines Gebäudes zukommt.« Damit greift er dem Auftrag voraus, den er Morosow vorschlagen wird. Oder er stellt sich einen französischen Park vor, in dem »edle und verführerische Bildwerke [...] eine Freude für die Augen und ein Ausruhen für den Geist« böten. Ein solches Programm à la Versailles, das dem Ideal entspricht, das Denis zu dieser Zeit in seiner Kunst entwickelt, übernimmt Maillol zwei Jahre später völlig unbefangen in einem Brief an Denis.[37]

Mit dem Maillol-Artikel von 1905 in seiner erstaunlich ausgewogenen Verbindung von allgemeinen ästhetischen Überlegungen, genauen technischen Angaben, von Kommentaren und stilistischen Verweisen, ist es Denis gelungen ein Œuvre zu beschreiben, wenn nicht gar eine Kunsttheorie zu schaffen, wobei er von den Werken Maillols ausging. Im gleichen Text vermittelt er – wie auch in einigen Zeichnungen (Abb. S. 127) – ein wunderbares Porträt des Bildhauers: »Er selbst mit seiner gut gebauten Stirn, seiner geraden Nase, seinem borstigen Bart, gleicht einem der Krieger aus dem äginetischen Giebelfeld; er ruft in einem die Gedanken an einen Begleiter des schlauen Odysseus wach, den eine keltische Nymphe an diesen Ufern zurückgehalten hat.«

Maillol empfand das Apodiktische, ja Doktrinäre des Artikels keineswegs als Schmeichelei oder übermäßige Einmischung. Im Gegenteil, erst hier enthüllte sich ihm seine eigene künstlerische Persönlichkeit in vollem Umfang. Mit der Darstellung war er, als Denis ihm den Text, wie oben beschrieben, vorlas[38] und auch nach der Veröffentlichung vollkommen einverstanden: »Wozu soll ich noch schreiben – Sie haben mich klar erkannt: Das sehe ich an dem Artikel, den Sie wie ein Denkmal zu meinem Ruhme errichtet haben.« Ohne den Ehrgeiz, sich selbst zu erklären, übernimmt er wie selbstverständlich die Wegweisungen und Interpretationen Denis'. Dies geht später aus seinen Briefen an Denis hervor und zeigt sich zum Beispiel, wenn theoretische Positionen diskutiert werden: Die Erhebung des Skizzenhaften zum Endprodukt ist nach Denis eine der Hauptsünden der zeitgenössischen Malerei. Maillol: »[...] ich bin Ihrer Meinung. [...] nichts geht über die lang andauernde zärtliche Beschäftigung mit der Leinwand. Die Jungen geben sich allzu schnell zufrieden [...]. Selbst die schönste Skizze wirkt früher oder später ermüdend, das ist wahr, während ein in Ruhe ausgearbeitetes Werk volle Zufriedenheit herstellt. So entspricht meine Sehweise also genau der Ihren«.[39]

Denis als Mentor Maillols

Es ist nicht übertrieben zu sagen, daß Maillol seit 1905 – auf der Basis von Denis' Artikel –, ohne einen Teil seiner Persönlichkeit aufzugeben, stets mit der Gegenwart, der Freundschaft und dem Denken Denis' lebt, die seinen eigenen Bestrebungen entsprechen oder zumindest das ausgleichen, was ihm fehlt: »[...] ich schreibe Ihnen lange Briefe, die Sie jedoch nicht erhalten, weil ich sie nur in Gedanken schreibe, und dann sage ich mir, daß Sie das alles wissen, daß unsere Gedanken dieselben sind. Wozu soll ich schreiben, wo Sie mich doch genau kennen«.[40] »Vor einer Woche habe ich in Ihrer Begleitung einen Spaziergang am Meer entlang gemacht, denn es gefällt mir, mit Ihrer Seele spazierenzugehen, wenn Ihr Körper abwesend ist. Ich habe sogar lächerliche Notizen gemacht (wozu sollte ich Ihnen meine Gedanken schreiben, wo Ihr Geist doch da war).«[41] Hier handelt es sich nicht um formelhafte Bezeugungen von Höflichkeit, die für Maillol auch untypisch wären.

Maillol bewundert die vielseitigen Aktivitäten des Malers und verläßt sich in allem, was außerhalb seiner eigenen ›handwerklichen Tätigkeit‹ liegt, auf ihn: »Ich gebe zu, daß die schwierige Arbeit des Bildhauerberufs mir genügt und daß es mir unmöglich wäre, all das zu tun, wozu Sie fähig sind.«[42] Zugleich bewundert er, der so langsam arbeitet, Denis' schöpferische Kraft. Dies gilt besonders für den großen Auftrag für das Théâtre des Champs-Élysées, »eine Arbeit, wie sie – nach Chavannes – keiner in Angriff nehmen und so konsequent durchführen kann«.[43] Und nicht zuletzt bewundert er Denis' Fähigkeit, zudem noch absolut vollendete Werke hervorzubringen: »Sie haben uns Werke von bedeutenden Ausmaßen gegeben, die einen langen Atem erforderten. Ihre schönen Gemälde sind ernsthaft gearbeitet und halten einer eingehenden Betrachtung stand.«[44]

Maillol bespricht sich regelmäßig mit Denis, wie wir es beim Denkmal für Cézanne gesehen haben. Er trifft ihn vor Ort, im Atelier, oder er schickt Photographien.[45] Er informiert ihn über den Fortgang seiner Arbeit, selbst wenn Denis nicht unmittelbar betroffen ist, wie beim Guß der Figur des *Radfahrers* (vgl. Kat. 57a) oder bei den Holzschnitten zu den »Eklogen« des Vergil für Kessler (Kat. 142ff.).[46] 1921 und 1923 erstellt er – vermutlich im Hinblick auf das 1925 vom Verleger Crès veröffentlichte Buch von Denis über Maillol – eine Liste seiner Hauptwerke mit unveröffentlichten Angaben.[47] Noch 1939 wird Denis über die Arbeit an der Skulptur *Luft* auf dem laufenden gehalten (Abb. S. 15).[48]

Bei dieser Art von Beziehung und angesichts des vollkommenen Vertrauens, das der Bildhauer dem Maler entgegenbringt, darf die eigentliche Freundschaft nicht unerwähnt bleiben. Die Lektüre der Briefe vermittelt den Eindruck, daß Denis mit seinem warmherzigen, zuvorkommenden und aufmerksamen Wesen besser als die Malerfreunde Roussel und Vuillard – sowohl intellektuell als auch emotional – ein Vakuum in Maillols Leben füllen konnte. Als künstlerisches Vorbild spielte Paul Gauguin eine ebenso bedeutende Rolle. Maillol schrieb Denis: »[...] der Zufall wollte es, daß ich Gauguin vor Ihnen traf, aber mit ihm war eine Freundschaft nicht möglich«.[49] Beides jedoch gehörte für einen Menschen wie Maillol eng zusammen. 1909, nach dem Tod von Paul Ranson, war Maillol nur Denis zuliebe – widerwillig – bereit, seine Lehrtätigkeit an der Académie Ranson fortzusetzen, die er ohnehin nur auf dessen Bitte hin begonnen hatte.[50] Einer seiner häufig, aber vergeblich geäußerten Wunschträume war, daß Denis, der von dieser Idee anscheinend weniger begeistert war, mit ihm zusammen in Banyuls arbeiten sollte: »Ich lasse ein Maleratelier bauen, wenn Sie kommen.«[51]

Wichtig für das Werk Maillols ist seine Rezeption der Kritiken und theoretischen Schriften Denis', die er seit dem Artikel von 1905 verfolgt und die in den folgenden Jahren besonders zahlreich und bedeutend sind: im Dezember 1906 der Artikel »Die Sonne«[52], der umfangreiche Aufsatz über Cézanne 1907 (»ich habe mit Freuden Ihren schönen Artikel über Cézanne gelesen, er ist sehr gut«)[53], der zweite Maillol-Artikel, der im Januar 1909 in der Zeitschrift »L'Art et les Artistes« erschien (»Sie wissen, welch tiefe Freude mir Ihre Ansicht über meine Arbeiten bereitet, sie ermutigt mich und gibt mir mehr Freude an der Arbeit«)[54] und schließlich der gesamte Band der »Théories«. Er erschien 1912, und Maillol las ihn immer wieder, insbesondere in der Zeit, als er das Cézanne-Denkmal fertigstellte. Die Wirkung der Schriften dieses Bandes war wohl deshalb so groß, weil Maillol die »vielen Dinge«, zu denen ihn dieses »einzige wahre Buch der modernen Kritik« inspirierte, offensichtlich selbst nie aufgeschrieben hat.[55] Noch im Jahr 1920 faßt ein Brief, der in Denis' »Journal« veröffentlicht ist und wiederum eine Einladung nach Banyuls enthält, die Bestrebungen jener zehn Vorkriegsjahre zusammen, jenes gleichsam einstimmigen Dialogs, der von der Denkweise Denis' geprägt ist: »[...] warum haben wir nie Gelegenheit, gemeinsam in Banyuls, in der Bretagne oder in Florenz zu sein? Wie gern würde ich mit Ihnen auf einem schönen Weg am Meer oder auf dem Gipfel eines schönen Berges philosophische Gespräche führen. Wir haben beide viel zu sagen. (Sie sagen die Dinge mit Ihrer Feder.) Meine Überlegungen, meine Ideen und meine Zweifel an der Kunst sind hingegen alle verloren, da ihnen als Bestätigung oder Widerspruch eine Philosophie wie die Ihre fehlt, die der meinigen jedoch entspricht«.[56]

»Maurice Denis hat auf mich einen großen Einfluß ausgeübt«, resümiert Maillol später gegenüber Judith Cladel.[57] Es wäre allerdings übertrieben, wenn nicht gar abwegig, spräche man für die Zeit nach 1900 und besonders nach der Fertigstellung der Skulptur *Méditerranée* von einem unmittelbaren und nur einseitigen Einfluß. Denis hat Maillol dazu verholfen, sich selbst voll und ganz zu entdecken, und er hat ihm die Bedeutung seiner Entwicklung klar vor Augen geführt. Mit der Bewußtwerdung seines eigenen Künstlertums mußte Maillol jedoch auch erkennen, daß er zu diesem Zeitpunkt nicht alles nur sich selbst verdankte. Zunächst erfährt Maillol die Bewunderung von Denis: »Mit dem, was Sie mir gestern gesagt haben, haben Sie mich mit Stolz erfüllt: Durch Sie werde ich unvergleichlich werden. Vielleicht werden Sie in meinem Garten Blumen finden, deren Samen ich einst von Ihnen genommen habe«.[58] »Einst«, schreibt Maillol, aber nicht heute; bei der Konkretisierung und Formulierung seiner ästhetischen Theorien verdankte Denis den Werken des Bildhauers letztendlich vielleicht mehr, als dieser seinerseits aus dem Gedankengebäude des Malers bezog. Ein Brief Maillols, in dem er sich für den Artikel vom November 1905 bedankt, besiegelt am Ende des Jahres das ›endgültige Zusammenfinden‹. In ihm ist der Standpunkt des Bildhauers treffend wiedergeben: »[...] einer meiner größten Wünsche ist in Erfüllung gegangen: unsere Freundschaft, unser künstlerischer Bund«.[59]

Maillols Bedeutung für Denis

Die Gegenwart Maillols im Werk von Maurice Denis findet auf einer anderen Ebene statt. Die Entwicklung von Denis' Werk ist dadurch gekennzeichnet, daß der Maler aufeinanderfolgende Einflüsse mit großem Verständnis und besonderem Einfühlungsvermögen aufnahm, ohne dabei Vorbilder nachzuahmen oder seine eigene Persönlichkeit zu verleugnen. Seine Vorbilder waren Puvis de Chavannes, Gauguin, Cézanne und Renoir, um nur einige moderne Künstler zu nennen, ihnen ist nun Maillol hinzuzufügen. Seit Oktober 1904, als er zum ersten Mal nachdrücklich im »Journal« erwähnt wird, nimmt Maillol eine zentrale Position im Denken und Werk von Denis ein. Damals befand sich Denis in jener Phase der Wiederentdeckung klassischer Kunst, mit der er 1898 in Rom begonnen hatte. »Es sind die Früchte Chavannes, die mich am meisten beeindrucken. Kleine Gewissensbisse, wenn ich mir eingestehe, daß das mein Weg gewesen wäre und daß ich diesen Weg in letzter Zeit vernachlässigt habe. Lust darauf, etwas Großes zu machen, mit breiten Farbflächen und Umrißlinien um eine kräftige Zeichnung. Die großen Bilder von Vuillard, die Statuen von Maillol, das, was ich vielleicht am meisten mag, alles regt mich zur Rückkehr zu meiner Kunst von damals an.«[60] Und tatsächlich handelt es sich um eine Rückkehr. Daß Maillol vier Jahre zuvor in dem Gemälde *Hommage à Cézanne* nicht erscheint, erklärt sich aus der Tatsache, daß dieses nur eine Station auf dem Weg zurück zur Klassik markiert. Mit der Unterstützung von Maillol gelingt es Denis, das Ziel zu erreichen. Seit Oktober 1904 folgen im Tagebuch Denis' die Ereignisse unaufhaltsam und mit logischer Konsequenz aufeinander, wie sie typisch ist für die Entwicklung von Denis, auch wenn sie zuweilen sprunghaft erscheint.

Der große Maillol-Artikel von 1905 nimmt den Faden also genau an der Stelle wieder auf, an der der nicht weniger bedeutende Text »La peinture«, der zur gleichen Zeit in der Zeitschrift »L'Ermitage« veröffentlicht wurde, endet. Dieser Aufsatz setzt einen Schlußstrich, das »non possumus«, das Denis der jüngsten Entwicklung der Malerei Matisses entgegensetzt.[61] Nach eindringlichen Mahnungen stimmt Denis am Schluß seines Textes – als Antwort auf das, was er als einen hochmütigen Vorstoß zur reinen Malerei einschätzt – ein begeistertes Loblied auf eine Skulptur Maillols an, die im Salon d'Automne ausgestellt ist und später den Titel *Méditerranée* erhält (Abb. S. 151): »Der Materialismus unserer Lehrer hat uns – als Gegenreaktion – veranlaßt, die Schönheit außerhalb der Natur, die Natur anhand der Wissenschaft und die Kunst in der Theorie zu suchen. Ah, Matisse, seien wir doch objektiv! Hier ist zum Beispiel eine schöne Plastik von Maillol, die *Kauernde Frau*, eines jener Werke, die jenseits aller Argumente stehen [...]. Es ist eine edle Figur, ausdrucksvoll und zugleich harmonisch, einfach und gleichzeitig groß wie die Antike. Maillol hat sie ohne Theorie, nur mit seiner genialen Begabung geschaffen [...]. Diese klassische Figur ist das schönste und das neueste Kunstwerk im gesamten Salon d'Automne. Bewundern wir sie, und lernen wir von ihr, daß Spitzfindigkeiten wertlos sind.«[62]

In diesem entscheidenden Augenblick ist das Werk Maillols das richtige und wirksamste Gegenmittel gegen jene gewagte Flucht in die »peinture en soi«, wie Denis sie nennt, diese Richtung, die nur noch einen ganz »allgemeinen« Bezug zur Natur habe, wie die Antike und die Klassiker. Und so ist es eine Ironie der Geschichte, daß nach der russischen Revolution von 1917 die Matisse-Gemälde des Moskauer Sammlers Schtschukin – vor allem *La Musique* und *La Danse* – ins Musikzimmer Morosows gelangen und dort so vor Denis' *Psyche*-Zyklus gehängt werden, daß sie diesen verdecken.[63]

Denis' Haltung war der Grund, daß sich seit der Ausstellung des Salon d'Automne von 1905 zwei Lager herausbildeten, wenngleich man sich gegenseitig respektierte und es zahlreiche Überschneidungen gab. Matisse war in dem einen, Maillol und Denis befanden sich in dem anderen Lager. So ist es nur konsequent, daß die beiden letzteren wenige Jahre später im Musiksalon Morosows vereint auftreten: Maillol mit vier Plastiken, Denis mit Wandbildern und bemalten Vasen (Abb. S. 129).

Der Maillol-Aufsatz, der im November 1905 erscheint, ist also auch eine Weiterführung der ästhetischen Kunstdoktrin aus dem letzten, auf Matisse bezogenen Abschnitt des Artikels »La peinture«. Darin läßt sich unschwer ein Programm erkennen, das zunächst für Denis' eigenes Schaffen gilt. Es geht um seine endgültige Definition des Begriffs der Klassik, mit dem er sich seit 1898 beschäftigt: »Das Ideal der Kunst besteht darin, die unendlich vielfältigen Beziehungen, die wir in der Natur wahrnehmen, zu verdichten und in wenigen klaren und präzisen Formen zusammenzufassen. Das bedeutet, unsere ureigensten Gefühle auf das Wesentliche zu konzentrieren, aus Kompliziertem Einfaches zu machen.«[64] Für diese Klarstellung ist das zweite Kapitel des Artikels von 1905, »De l'art classique«, das einzige übrigens, in dem Maillol nicht erwähnt ist, von entscheidender Bedeutung. Denis nimmt hier den Begriff des »Allgemeinen« wieder auf, den er am Ende seiner Besprechung des Salon d'Automne im Zusammenhang mit Félibien kurz erwähnte. So kommt er 1915 auf direktem Weg zu einer einschneidenden Revision seiner theoretischen Ansichten. Immer noch auf Matisse bezugnehmend, ersetzt er nun sein dreiteiliges System – »die Kunst, das

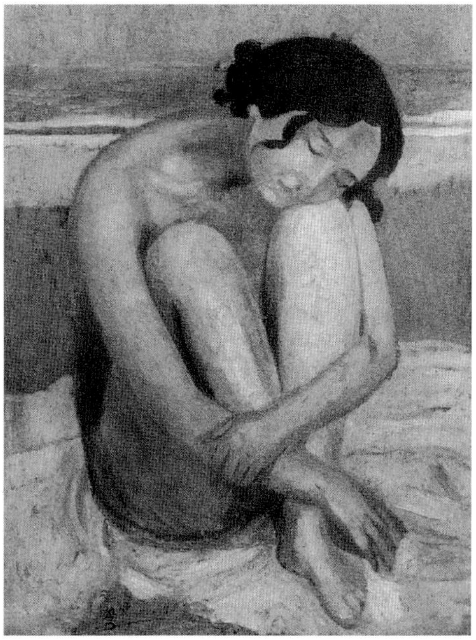

Maurice Denis, *Akt am Strand*, um 1907,
Öl auf Karton; Privatbesitz, ehemals Sammlung Maillol

Fühlen, das Allgemeine« – durch ein zweipoliges Denkmuster: »objektive Deformation« und »subjektive Deformation«, eine Gegenüberstellung, die er in den symbolistischen Jahren entwickelt hat.[65] »Die klassische Kunst liebt die objektive Schönheit. Sie sucht überall einen Sinn und überall das Glaubhafte. Sie vermittelt große Ideen und starke Eindrücke. Sie legt die ideale Schönheit der Gegenstände frei, aber ihr Sinn für das Allgemeine wird auf glückliche Weise durch das Gefühl für das Mögliche gestärkt.«[66]

Denis hat am Beispiel Maillols entdeckt, daß seine »Theorie« nicht nur dem Intellekt entsprang, sondern er sie auch unmittelbar aus Kunstwerken ableiten konnte, wie der *Méditerranée* Maillols: »[...] diese Einfachheit, dieser große Stil; wir suchten solche Wirkungen auf Umwegen und fanden sie nur mit Hilfe theoretischer Konstruktionen. Maillol dagegen entdeckte dies alles fast mühelos in sich selbst«.[67] Im folgenden führt Denis Begriffe auf, die sich ergänzen: Disziplin, Geduld, Handwerk, Achtung vor der Vergangenheit für die künstlerische Moral, Geometrie für die Kunst selbst. Diese Werte wie auch der Rückbezug auf Ingres, die gotische Plastik und die griechische Kunst gelten wiederum für Denis' Kunst, beziehen sich aber auch deutlich, wie wir gesehen haben, auf die »Gaucherie de Maillol« aus dem siebten Kapitel des Maillol-Aufsatzes.

Da Denis die *Kauernde Frau* im Salon d'Automne von 1905 im Wortsinn als Modell bezeichnet, ist es angemessen, daß er 1923 der erste ist, der den endgültigen Titel erfährt, der sich mit der Vollendung der Form herausbildete: *Méditerranée.*[68] Seit den Gemälden, die in der Mitte der neunziger Jahre entstanden und die unmittelbar mit der bretonischen *Undine* Gauguins verwandt sind, hat Maillol einen Weg zurückgelegt, der parallel zur Entwicklung Denis' verläuft. Er führt zur Figur der *Méditerranée,* die sich im Fortgang ihrer Entstehung in die klare geometrische und gleichzeitig klassische Form des Quadrats einfügt.[69] So verwundert es nicht, daß Denis an dem raschen internationalen Ruhm dieser Figur und ihrer Wirkung auf die aufkommende »neue Klassik« teilhatte. Dies betraf vor allem Deutschland, wo das Gipsmodell 1906 in Berlin ausgestellt wurde und danach 1907 in Mannheim im Mittelpunkt eines pompejanischen Saales stand, den Peter Behrens gestaltet hatte.[70]

Die Porträts von Marthe Denis – die Beziehung zu Denis im Jahr 1907

Unter den wenigen Porträts, die Maillol geschaffen hat, demonstrieren die Büsten von Marthe Denis die fortschreitende Entwicklung des Künstlers seit 1904, die zu einer ersten Festigung seines Stils führt. Wie oben gezeigt, wurde schon 1904 eine Büste begonnen, und aus jener Zeit stammt wahrscheinlich die schöne Photographie, die Maillol bei der Arbeit zeigt (Abb. oben rechts). Die verschiedenen Versionen der Büste (Abb. S. 134f.) spiegeln die intensive und wichtige künstlerische Beziehung in diesen Jahren wider, bis schließlich 1907/08 die letzte Fassung fertiggestellt wird (Kat. 61). Ein Zeichen ihrer engen Verbindung ist, daß die Künstler im gleichen Zeitraum Werke austauschen, wie dies

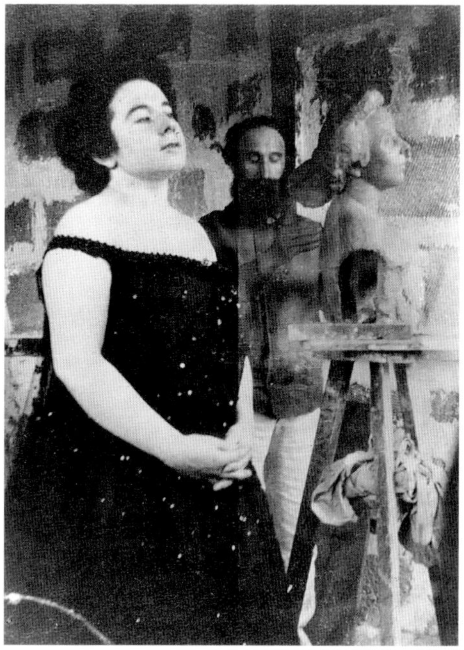

Maillol porträtiert Marthe Denis, um 1904

Denis' Verkaufsbücher für das Jahr 1907 und gleichermaßen zwei Briefe vermerken.[71] Höchst aufschlußreich ist, daß Maillol von Denis ein Bild mit einem kauernden Akt auswählt, das wie ein gemaltes Pendant der *Méditerranée* wirkt, wenn auch die Haltung nicht genau übereinstimmt (Abb. S. 133). Denis stellt im gleichen Jahr 1907 in dem Gemälde *Die plastische Kunst* aus dem Dekorationszyklus *Terre latine* für das Haus von

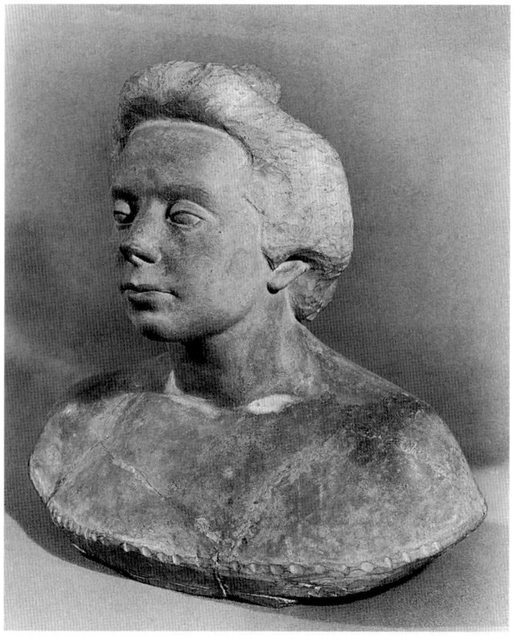

Porträt Marthe Denis, 1904 (?), Terrakotta; Privatbesitz

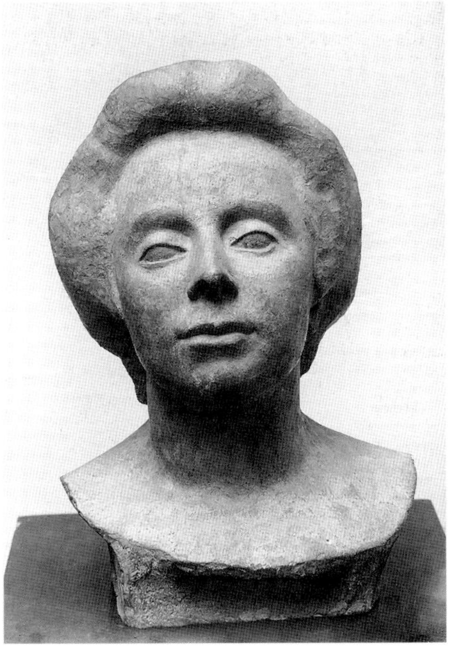

Porträt Marthe Denis, 1907, Terrakotta; Bayerische Staatsgemäldesammlungen, München

Jacques Rouché Maillol als Bildhauer dar (Abb. S. 136).[72] Auch dies ist eine Hommage an den Schöpfer der Büsten von Marthe Denis, von dem der Maler im gleichen Zeitraum Skulpturen erwarb (Abb. S. 131).[73]

1907 ist auch das Jahr, in dem Denis seinen bedeutenden Artikel über Cézanne veröffentlicht. Maillol liest ihn, wie wir gesehen haben, »mit großer Freude«, als er mit der Arbeit am Cézanne-Denkmal für Aix-en-Provence beginnt. In Denis' Sichtweise von 1907 verkörpert Cézanne in hohem Maße die Qualitäten der Klassik, »einen klaren Stil, eine feste Ordnung, die durch Synthese erreicht wird«, und »das richtige Gleichgewicht zwischen Natur und Stil«. Hier zeigen sich Gemeinsamkeiten mit Denis' Interpretation von Maillol im Aufsatz von 1905: »In der Auseinandersetzung mit jenen, die er [Cézanne] nachahmt oder deren Einfluß er unterworfen ist, steigert sich seine Originalität auf leidenschaftliche Weise: So erhält er sich seine Unbeholfenheit und seine glückselige Naivität.« Aufgrund seiner »kindlichen und zugleich ernsthaften Natur«, um Renan zu zitieren, »vollbringt er das Wunder, bei aller Anstrengung und vielen Zweifeln seine Frische und Naivität zu bewahren«. Cézanne, der Geometrie verpflichtet, »beschränkt sich nur auf Formen, die er verstehen kann«: einfache Volumen, die nicht abstrahiert werden, und in denen er deshalb die »kleinste Gefühlsbewegung« vollkommen wiedergeben könne. Dieser Cézanne ist mit dem Maillol der *Méditerranée* verwandt, jener Figur, die nach und nach in die Idealform eines Quadrats überführt worden ist.[74] In der aus der gemeinsamen Zielrichtung heraus entwickelten Theorie zeigt sich eine enge und tiefe Verbindung zwischen Denis und dem Bildhauer. Es überrascht nicht, daß Édouard Vuillard 1930 Maillol in Marly vor dem Gipsmodell des Cézanne-Denkmals, das inzwischen in den Tuilerien aufgestellt war, porträtiert (Abb. S. 118). Über den sehr guten Erhaltungszustand jenes Gipsmodells gibt der Bildhauer Denis noch 1939 Nachricht.[75]

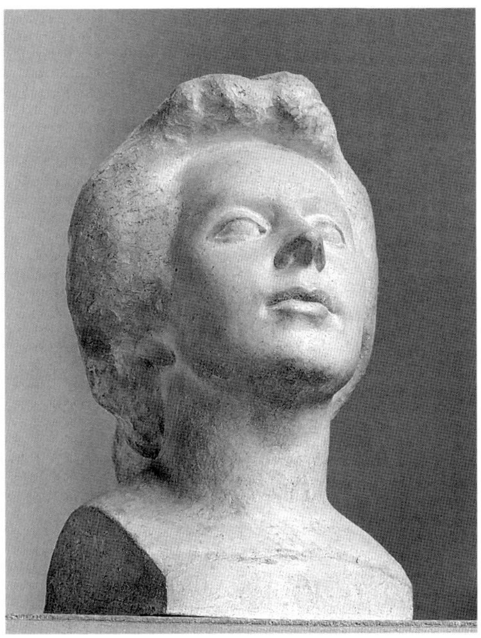

Porträt Marthe Denis, um 1907/08, Terrakotta (Kat. 60)

Die Geschichte der Psyche von 1908

Am Ende des Jahres 1907 scheint es, als entfernten sich die beiden Künstler voneinander: Maillol bereitet seine Reise nach Griechenland vor, auf der ihn Denis nicht begleitet – Denis wird Griechenland erst später entdecken. Auf die Abbildung der *Aurora* von Michelangelo, die der Maler ihm aus Florenz schickt, antwortet Maillol in einem Brief, der die längsten theoretischen Passagen in seiner Korrespondenz enthält, mit einem Loblied auf die Ägypter und die Skulpturen von Olympia.[76] Vor seiner Abreise gesteht Maillol seine »große Freude, einen griechischen Tempel sehen zu können, Marmorsäulen in der Sonne und Plastiken im Freien, wirkliche Skulptur in freier Luft«.[77] Diese Vorfreude insbesondere auf das Erechtheion (Abb. S. 148) – »Ich möchte monatelang unter dem Erechtheion sitzen, dies stelle ich mir im Augenblick als ein großes Glück vor« –, deren Wirkung später in der *Flora* für Morosow sichtbar wird (Abb. S. 41), ließ Denis nicht gleichgültig. In der *Geschichte der Psyche*, auf die sich Maillol mit der *Flora* bezieht, könnte man, obwohl die Landschaftsdarstellung noch immer an Italien erinnert, eine Rückwendung zum »Dorischen« und »Olympischen« erkennen, Stilformen, denen Denis in der Folgezeit aufmerksamer gegenübersteht.[78] Die beschriebene Umorientierung zeigt sich in einer gewissen Starrheit der Zeichnung und einer auffälligen Härte der Linien, die die Zeitgenossen unangenehm überraschte. Das letzte Bild mit der Darstellung der Hoch-

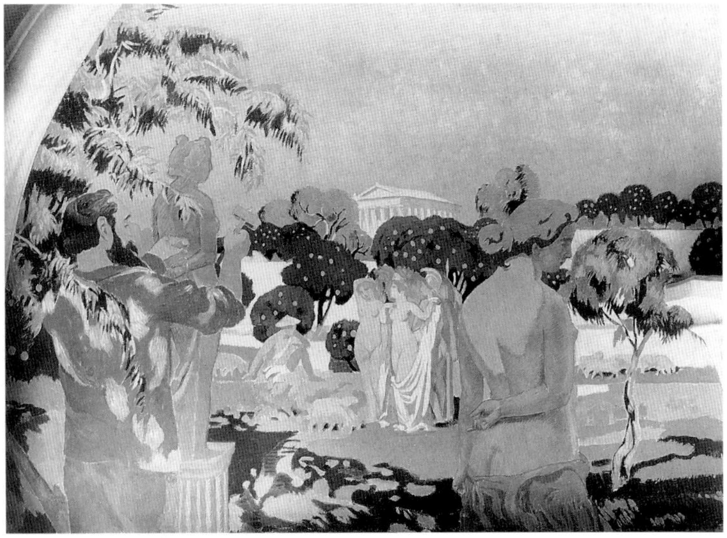

Maurice Denis, *Die plastische Kunst* aus dem Zyklus *Terre latine*, 1907.
Links im Bild Maillol als Bildhauer bei der Arbeit

zeit von Amor und Psyche zeigt rechts Maillol als Bacchus und auf der anderen Seite Venus in Gestalt von Denis' Frau Marthe (Abb. rechts unten). Hier handelt es sich nicht um Darstellungen in der Tradition des Stifterbildnisses, sondern um eine doppelte Transposition. Der Ausgangspunkt für die Darstellung des Freundes in Denis' Malerei ist der Zyklus *Terre latine* mit Maillol als Bildhauer (Abb. oben). Er hat sich damals, 1907, gefreut, »zu den am besten gelungenen Figuren zu zählen«. Maillol befand, »daß die Statue, die mir ihre schönen runden Arme entgegenstreckt, wohlgelungen« sei.[79] Im gleichen Jahr arbeitet Maillol intensiv an den Porträts von Marthe Denis, und schließlich sind nun beide in demselben Gemälde vereint, umgeben von antiken Göttern und selbst zu »Marmor in südlicher Sonne« geworden, »echte Freisplastik«.

Man versteht nun besser, warum Maillol Denis mit der Autorität seiner Persönlichkeit schreiben kann – wann immer auch der Brief verfaßt sein mag: »Ich bin glücklich, mit Ihnen auf der Straße von Delphi zu wandern, mit unseren Wasserkrügen in der Hand, um unter den Felsen im Sonnenlicht – an den Hängen des Parnass – aus dem kastalischen Quell klares Wasser zu schöpfen.« Und es erstaunt auch nicht, daß Maillol im gleichen Brief unmittelbar im Anschluß in einer äußerst vielsagenden Wendung die Persönlichkeit der Marthe Denis anspricht: »Es war mir auch eine Freude, Madame Denis vor Freude strahlend anzutreffen.«[80]

Das Motiv der Frau bei Maillol und Denis

Das Wort »Freude«, mit dem Maillol auch sein Empfinden vor den griechischen Skulpturen ausdrückt, charakterisiert am besten die Büste Marthe Denis', bei der es sich keineswegs nur um eine Huldigung an die Frau eines Freundes handelt. Marthe Denis war zunächst die Muse der symbolistischen Jahre Denis' und wird nun zur Muse der ›neuen Klassik‹ sowohl für Maillol wie auch für Denis, wie das letzte Bild der *Geschichte der Psyche* demonstriert (Abb. unten). Maillol schafft zwar nur Porträtbüsten von Marthe Denis, jedoch entspricht auch ihr Körper, wie die Venus auf dem Bild für Morosow zeigt, seinen Vorstellungen. Die Skulpturen Maillols, die bis auf wenige Ausnahmen (wie der *Radfahrer*, auf den wir noch zurückkommen werden) weibliche Figuren sind, gleichen der Gattin Denis'. Denis' *Hommage à Cézanne* könnte sich – als weibliche Variante – ohne Schwierigkeiten in die Frauenfigur des Cézanne-Denkmals von Maillos verwandeln. Für Maillol ist Marthe eine zweite Clotilde, und die Zurückhaltung, zu der er gegenüber der Frau des Malers verpflichtet ist, trägt dazu bei, daß ihr Körper eine um so stärkere Ausdruckskraft gewinnt.

Harry Graf Kessler hat vermutlich gespürt, daß es eine tiefe Gemeinsamkeit zwischen beiden Frauen und eine tatsächliche Verlockung für den Bildhauer gab. Im Tagebuch beschreibt er 1904 deren anatomische Eigenheiten auf unliebenswürdige, aber sehr bezeichnende Weise: »Etwas drollig ist Denis' Vorliebe für den merkwürdig hässlichen, breitbackigen Typus seiner Frau. Er war ganz unglücklich, dass ich Maillol gesagt hatte, dieser type gonflé sei mir nicht gerade besonders sympathisch, weshalb

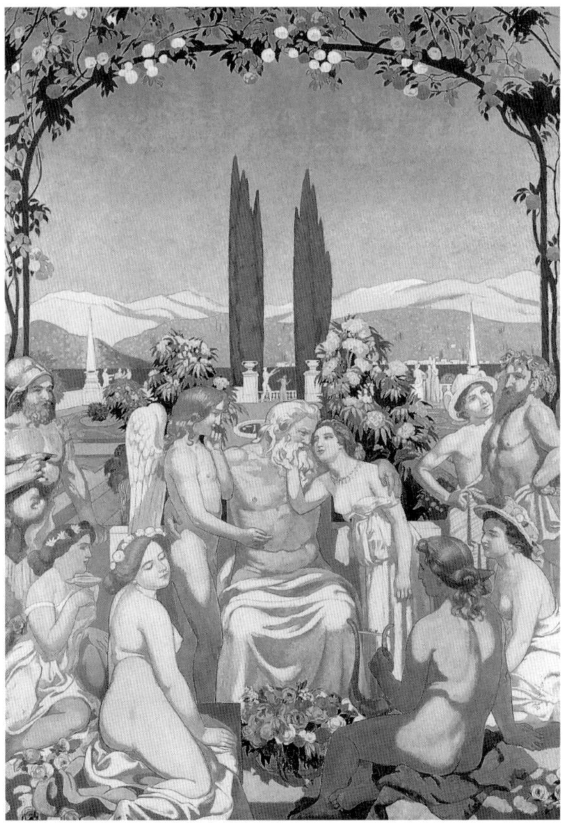

Maurice Denis, *Geschichte der Psyche*, letztes Bild des Zyklus, 1908, Öl auf Leinwand, ausgeführt für den Musiksalon des Palais Morosow, Moskau; heute Puschkin-Museum, Moskau. Maillol ist als Bacchus (rechts) und Marthe Denis als Venus (vorn links) dargestellt

Maillol den Typus seiner grossen Statue geändert habe. ›Ich habe ihm gesagt, daß er die Hinterbacken wieder so wie vorher machen soll, daß er wieder Madame Maillol nachformen soll, wie er es immer gemacht hat.‹ Allerdings ist Mme Maillol auch ähnlich wie Mme Denis von dieser kalmückenartigen Rasse; wenn auch nicht ganz so untersetzt und puppenhaft rund wie Mme Denis.«[81] Was Kessler auch immer von diesem Typus halten mag, er entspricht genau dem Geschmack und der ›Philosophie‹ Maillols. So schreibt dieser einmal an Denis, er »arbeite an einer dicken und fetten Figur«, deren Gipsmodell Roussel besitze. Später beglückwünscht er Denis zu seiner zweiten Heirat nach dem Tod der ersten Frau Marthe.[82] Und ebendieser Maillol bringt André Gide Weihnachten 1905 wieder einmal zum Lachen, als Thadée Natanson ihm den folgenden Ausspruch erzählt: »›Das Modell! Das Modell! Was kümmert mich ein Modell? Wenn ich ein plastisches Vorbild benötige, gehe ich zu meiner Frau in die Küche, hebe ihr Hemd hoch und finde Marmor.‹ Und dies trug er mit einem starken südfranzösischen Akzent vor.«[83] Denis war bei einem Essen im Restaurant La Tour d'Argent am 23. Januar 1910 in Gegenwart Kesslers und Maillols nicht davon abzubringen, »Marthe sehr schön« zu finden.[84] Sie ist eben die Venus auf dem Gemälde für Morosow, die mit Maillols Figuren eng verwandt ist, mit den Aktdarstellungen Matisses aber nur sehr wenig zu tun hat, die den *Psyche*-Zyklus im Palais Morosow nach 1917 verdecken werden.

Maillol in der Malerei Denis'

Während Maillol in seiner Plastik auf die Gestalt der Marthe Denis reagiert, stellt der Maler den Bildhauerfreund in seiner Malerei jener Zeit immer wieder dar, nicht nur in *Terre latine* und der *Geschichte der Psyche*. Maillol erscheint als äußerst plastische Figur, wie ein »Krieger aus dem Giebelfeld von Ägina«, wie Denis ihn in seinem Artikel von 1905 beschreibt. Zugleich ist er jedoch in hohem Maß eine symbolisch aufgeladene Figur, wie wir 1913 im Tagebuch lesen können: »[...] ein Ziegenhirt wie bei Vergil, der die Natur seines kleinen Heimatortes liebt, von der Silhouette der Berge bis zu den duftenden Gräsern unter seinen Füßen«.[85] Maillol ist für Denis jedoch zugleich eine Hilfe in seiner künstlerischen Neuorientierung. Er erscheint gemeinsam mit Sérusier, Roussel und Vollard als ein König in dem Gemälde *Anbetung der Heiligen drei Könige* von 1904 (Abb. unten) – auch Marthe stand hier Modell –, und mit dieser Darstellung ist sein Fehlen in dem Gemälde *Hommage à Cézanne* mehr als ausgeglichen. Die Figur Maillols erscheint als Steuermann in *Das Boot des Hl. Paulus* in der Apsis der Kirche Saint-Paul in Genf (1916), auch hier sind wieder die Familie – mit Marthe – und die engeren Freunde dargestellt. Maillol übernimmt in diesem Bild die Rolle, in stürmischen Zeiten ein sicherer Führer zu sein. Maillol begegnet uns ferner in der Kuppel des Petit Palais (1925) im Rahmen der *Geschichte der französischen Kunst*, allerdings im Zeitalter der Gotik zu Füßen der Heiligen Jungfrau und vor der Kathedrale von Chartres. Somit ist er weit entfernt von Rodins *Denker* und den dargestellten modernen Künstlern wie Cézanne, Renoir, Degas, Gauguin, Moreau oder Carrière.[86]

Daneben gibt es auch eine weniger offensichtliche Präsenz Maillols im Werk Denis', wie sie auf indirekte, jedoch äußerst beredte Art in der Darstellung des Gleichnisses Christi im *Feigenbaum* (Privatbesitz) zum Ausdruck kommt. In diesem Gemälde nahm Denis 1913 die Landschaft von Banyuls und jenen berühmten Feigenbaum auf, den Maillol ihm sorgfältig skizziert hatte, als er in einem Brief seinen Freund zu einem Arbeitsaufenthalt in Banyuls zu überreden versuchte.[87] Dieses Bild wirkt wie eine Art christlicher Taufe der mediterranen Welt und des »Ziegenhirten Vergils«.

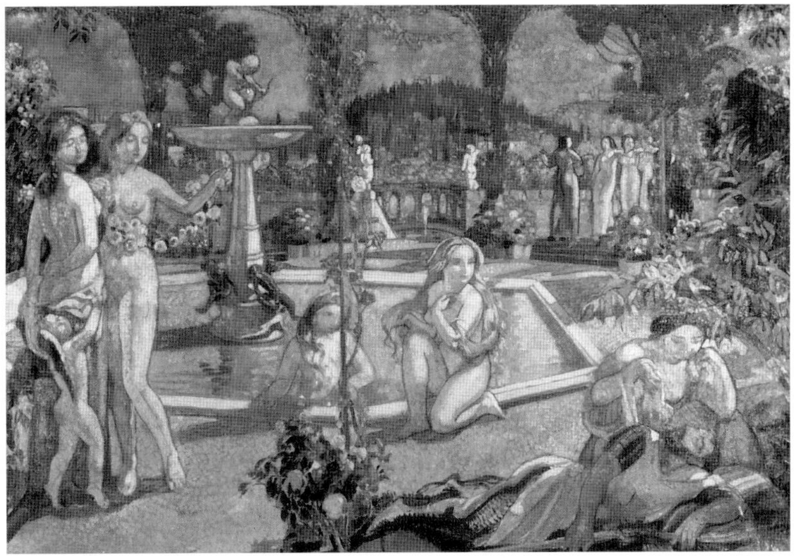

Maurice Denis, *Rinaldo im Garten der Armida*, 1907, Öl auf Leinwand; Atobe Fujiya, Hakane, Japan

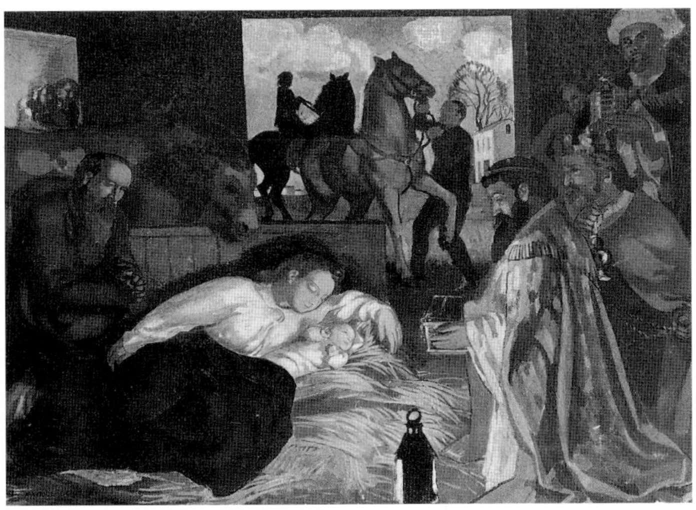

Maurice Denis, *Anbetung der Heiligen drei Könige*, 1904, Öl auf Leinwand; Musée des Beaux-Arts, Dijon

Maillol wurde über seine verschiedenen ›Auftritte‹ in den Bildern Denis' unterrichtet, und er billigte sie, ja er begrüßte sie als Bestätigung, nicht so sehr einer Freundschaft, als vielmehr einer bedeutenden grundlegenden Übereinstimmung.[88]

Nun bliebe aufzuzeigen, wie diese Gegenwart Maillols im Werk Denis' Form annahm, wie sie mit neuen Motiven, einer neuen Ikonographie und darüber hinaus neuartigen Kompositionsformen, wenn nicht gar einem neuen Geist dessen Schaffen belebte. Mit dem Gemälde *Moses wird vor dem Ertrinken gerettet*, 1901, setzt zweifellos eine neue Entwicklung ein[89], die bis zu den Reliefs von 1913, die die Bühne des Théâtre des Champs-Élysées rahmen, führt (sie wurden von Maillols Mitarbeiter Richard Guino ausgeführt, der an der Académie Ranson ein Schüler Denis' war). Die Entwicklung läßt sich anhand zahlreicher Werke verfolgen: über *Strand mit weißem Pferd* von 1903 zu *Das goldene Zeitalter* aus dem Jahr 1912.[90] Die Badenden in *Frühling im Wald*, 1907 (Musée Maurice Denis – Le Prieuré, Saint-Germain-en-Laye), gehen von dem Cézanne-Thema aus und ›berichtigen‹ es im Sinn eines deutlicheren Klassizismus.[91] Ein weiteres Beispiel ist *Rinaldo im Garten der Armida* aus dem Jahr 1907 (Abb. S. 137) mit einer kauernden Frau an einem Brunnenbecken in einem Park à la Versailles.[91] Nach 1907 nimmt Denis die Welt Maillols in seinen Kompositionen auf, wobei der enge Bezug zu Maillol stets sichtbar ist. Ein besonders deutliches Beispiel hierfür sind *Die Hirten* von 1909, ein Gemälde, das Morosow im Anschluß an seinen Auftrag an die beiden Künstler erwirbt. Auch hier trifft man wieder auf eine Variation des Mittelmeerthemas, die allerdings auch an Denis' Ferienort Perros-Guirec in der Bretagne erinnert.[92]

Der Erste Weltkrieg stellt einen entscheidenden Einschnitt dar, in dessen Folge sich Denis wieder der christlichen Darstellungsform mit Verkündigungscharakter zuwendet. Zuvor jedoch, 1914, zeigt der Dekorationszyklus *Die Spiele der Nausikaa* noch einmal gleichsam in »arabesker Stickerei« die mediterrane Welt des Bildhauers. Ohne sich gegenseitig zu kopieren, gingen Denis und Maillol ein Stück ihres Weges gemeinsam. Die sitzende oder kauernde Frau bildet eine Art Signatur für die Werke dieser sich entsprechenden Entwicklungsphase der beiden im Grunde unterschiedlichen Künstler. Sie erscheint auf einer der Vasen Denis' für Morosow und in einem seiner Glasfenster für das Haus von Jacques Rouché aus dem Jahr 1907.[93] Diese Figur, vielleicht ein Zitat der *Méditerranée*, leitet sich jedoch unmittelbarer aus dem Gemälde *Gestalten in einer Frühlingslandschaft* von 1897 ab (Abb. unten), in dem sich bereits die Weiterentwicklung der symbolistischen Frauengestalt aus den frühen neunziger Jahren des vorigen Jahrhunderts ankündigt, die auch die Statue Maillols fortführt.[94]

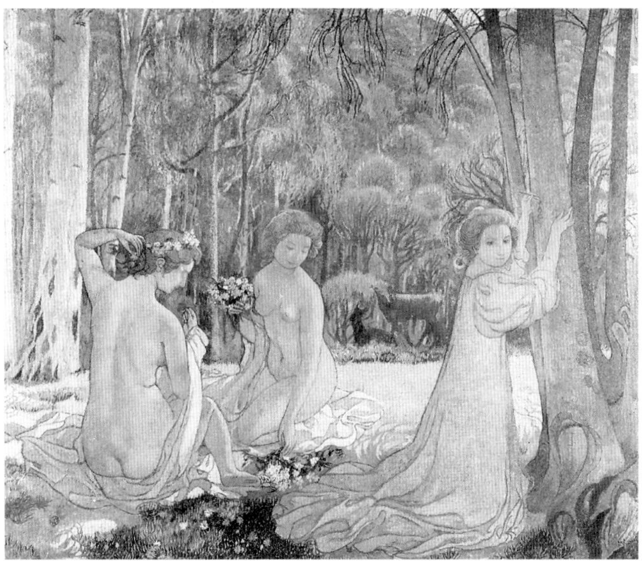

Maurice Denis, *Gestalten in einer Frühlingslandschaft, Heiliger Wald*, 1897, Öl auf Leinwand; Eremitage, Sankt Petersburg

Der historische Augenblick – Maillol und Denis in den Jahren 1904 bis 1914

Die Chronisten werden in Zukunft dem »künstlerischen Bund«, wie Maillol 1905 schreibt, mehr Aufmerksamkeit widmen, jener besonderen Beziehung zwischen Denis und Maillol, die für keinen von beiden nur eine Episode einer ›Künstlerbeziehung‹ unter vielen war. Der Kunsthistoriker wird hier die Definition eines ›historischen Augenblicks‹ der Vorkriegsjahre finden können, dem die gemeinsame Arbeit zweier sich gegenseitig unterstützender Künstlerpersönlichkeiten zugrunde liegt.

Der Zeitraum 1904 bis 1914, und die Jahre 1905 bis 1909 (vom Artikel Denis' in »L' Occident« bis zum Auftrag Morosows) als die intensivste Schaffensperiode, sollen hier als der ›historische Augenblick‹ von Denis und Maillol bezeichnet werden. Es handelt sich um die Hochzeit des Strebens, eine ›neue Klassik‹ zu begründen, als Reaktion auf das Scheitern des Jugendstils und das Verblassen der symbolistischen Ideale sowie als Aufruf für das neue Jahrhundert. Denis und Maillol bewirken – insbesondere durch ihre deutschen Auftraggeber, und hier zunächst durch Kessler – eine internationale Verbreitung dieses neuen Stils.

Was die Gemeinsamkeit ihres Weges und die Wirksamkeit ihrer Zusammenarbeit ausmacht, läßt sich auf den ersten Blick leicht erkennen. Beide haben ihren Ursprung bei Gauguin, nach dessen Tod 1903 entdeckt Denis im Salon d'Automne von 1904 die Plastiken Maillols und die Bilder Vuillards wieder, »die mir vielleicht am besten gefallen haben«. Maillol schreibt 1907 an Denis, nachdem dieser seine Hommage an den Meister von Pont-Aven veröffentlicht hat: »Wie Sie, so hegte auch ich stets die größte Bewunderung für die Malerei Gauguins.«[95] Dieser Text, Denis' erster Gedenkartikel (1903), dient dem Maler sicher auch dazu, sich deutlich von diesem Vorbild abzusetzen. Andererseits erwirbt er 1905 zwei bedeutende Gemälde Gauguins, auch dies eine – allerdings eher museale – Hommage.[96] Schon bevor Maillol und Denis in engeren Kontakt traten, hatte Denis die entscheidende Bedeutung Gauguins für die Anfänge von Maillols Schaffen erkannt. 1903 bezeichnet er ihn als dessen unmittelbaren Schüler, und im November des gleichen Jahres cha-

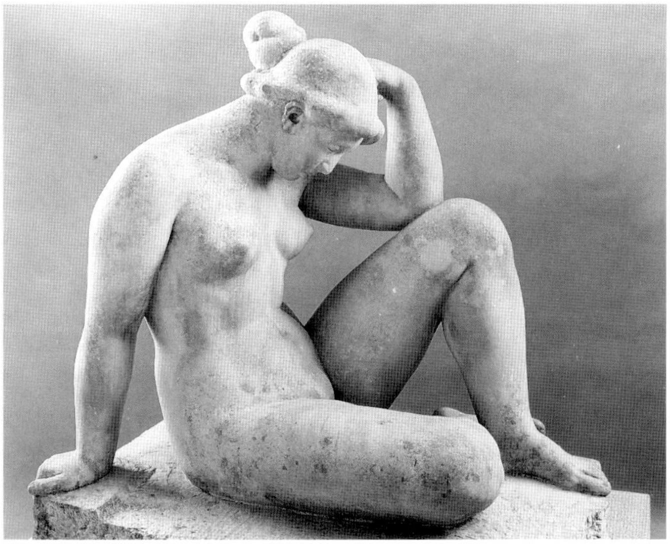

Méditerranée, 1900-05, Kalkstein; Sammlung Oskar Reinhart, Winterthur

rakterisiert er ihn gegenüber Graf Kessler als den einzigen wahren Nachfolger Gauguins: »Manchmal scheint es mir, als sei Gauguin nur für Maillol dagewesen.«[97] Trotz ihrer jeweils eigenständigen Entwicklung nehmen weder Denis noch Maillol in den folgenden Jahren ihre Bewunderung für Gauguin zurück, darin unterscheiden sie sich noch 1913 insbesondere von Vuillard.[98] Für beide markiert die Fertigstellung des Gipsmodells der *Méditerranée* im Jahr 1905 den Übergang zur ›neuen Klassik‹, wobei sich jeder auf seine eigenen Bezugspunkte stützt – für Denis ist es Cézanne, für Maillol sind es das Erechtheion und Olympia. Denis bezeichnet die ›neue Klassik‹ in seinem Artikel von 1905 als »neuklassische Bewegung, deren Ursprung um Cézanne und Gauguin zu suchen ist«.[99] Die gemeinsamen Bemühungen führen zu einem Ideal à la Versailles, das beide unabhängig voneinander als die wichtigste französische Bezugsgröße in Erinnerung rufen, die geeignet sei, die Entwicklung eines neuen Stils zu unterstützen, den die Gegenwart dringend benötige. Cézanne äußert 1906 gegenüber Denis, das 17. Jahrhundert stelle für ihn die Vollendung dar; Maillol erzählt ihm 1908 begeistert, er habe einen »sehr schönen Engel im Stil Ludwigs XIV. gekauft – aus Holz und lebensgroß!!«.[100] Beide Künstler spielen folglich damals auch eine wichtige Rolle für die Entstehung der bedeutenden Stilbewegung des Art déco, dies bezeugt auch ihre Teilnahme an der exemplarischen Ausstellung 1925 in Paris.[101]

Das spezifisch Französische

Zum Schluß muß auf das spezifisch Französische hingewiesen werden, das Maillol und Denis von ihren hellenisierenden Nachahmern und Bewunderern jenseits des Rheins grundsätzlich unterscheidet. Das Nietzscheanische Griechenland Kesslers oder van de Veldes ist weder das, wie man sagen könnte, »gotische«, noch ist es das christliche, mit Chartres zu vereinbarende Griechenland, das Maillol und Denis assoziieren. Dies gilt um so mehr für das homophile Griechenland Kesslers, wenn man die lebhafte Reaktion Denis' auf »Corydon« von André Gide berücksichtigt.[102] Im Hinblick auf diesen letzten Punkt und trotz all dem, was die beiden Künstler ihrem deutschen Mäzen Kessler verdanken, bleibt ein Mißklang, ein Mißverständnis. Anschaulich wird dies in Kesslers Wohnung in Weimar in der Zusammenstellung der Figur des *Radfahrers* mit Denis' Satyren bei der Verfolgung der Nymphen im *Wald mit Hyacinthen* (Abb. S. 154). Hier gibt es eine grundsätzliche Unvereinbarkeit, sowohl was den weltanschaulichen als auch den religiösen Aspekt anbelangt. Die Diskrepanz im Ästhetischen wird durch Kesslers Bemerkungen über den »merkwürdig häßlichen, breitbackigen Typus« der Marthe Denis oder die »kalmückische Rasse«, die sie mit Madame Maillol gemein habe, bestätigt. Diese Frauengestalten stehen im Gegensatz zum *Radfahrer* (Abb. S. 103, Kat. 57a), dieser schlanken, grazilen Figur à la Minne (der ebenfalls bei Kessler vertreten ist). Zwar ist der *Radfahrer* ein Werk von Maillol, er wurde jedoch im Januar 1909 speziell für Kessler gegossen (der »junge Mann Kesslers« nennt ihn Maillol in seinen Briefen). Die gleichzeitig entstandene *Action enchaînée* (Abb. S. 123) ist im Gegensatz dazu eine weibliche Figur mit den Proportionen einer Kalmücken-Frau.

Seltsamerweise scheinen diese gewichtigen Unterschiede damals nicht als trennend empfunden worden zu sein. Die unterschiedlichen Ansichten, deren sich Denis nicht ganz bewußt war, kommen allerdings in seiner grundsätzlichen Ablehnung des Nietzscheanischen »Heidentums« van de Veldes zum Ausdruck, dessen künstlerische Meisterschaft er jedoch bewundert. Diese Züge im Schaffen van de Veldes werden Denis in Weimar besonders deutlich, wo sie ihm anläßlich seines Besuchs im Jahr 1909 unangenehm auffallen. Er schildert auch, welche Rolle Maillol hier – gegen seinen Willen – spielt: »Der Seelenzustand in dieser abgegrenzten, engen Welt ist dem meinen sehr fern. Heidentum, Gier nach ungesunder Kunst, hochmütiger Klassizismus […]. Wie sie sich abmühen, um echte Griechen zu sein! Angefangen bei dem Kult um Maillol bis hin zu den Tänzen nackter kleiner Mädchen der Isadora Duncan […]. Trotz des Charmes und des besonderen Esprits von Kessler könnte ich in dieser Gesellschaft nicht leben.«[103] Maillol, dessen Nachahmer Denis in Deutschland sofort erkennt und die in seinen Augen nur Fälscher sind[104], steht auf der Seite seines Freundes. Insbesondere teilt er dessen Ansicht über die Vertäfelung van de Veldes im Musikzimmer Mutzenbechers in Wiesbaden, die die Gemälde *Der ewige Sommer* und Maillols eigene Skulptur umgibt (Abb. S. 157): »[…] was Sie mir über Wiesbaden sagen, erstaunt mich nicht, denn ich hatte es Ihnen vorausgesagt. Es konnte gar nicht anders kommen, angesichts der Einstellung dessen [van de Veldes], der ihre Arbeiten umrahmt hat. Dabei wäre es nicht schwer gewesen, etwas Gutes mit Ihren Bildern zu machen. Ich weiß, daß meine Statue hätte ziseliert werden müssen, aber ich hatte die Nase voll: Der Teufel soll sie holen«.[105]

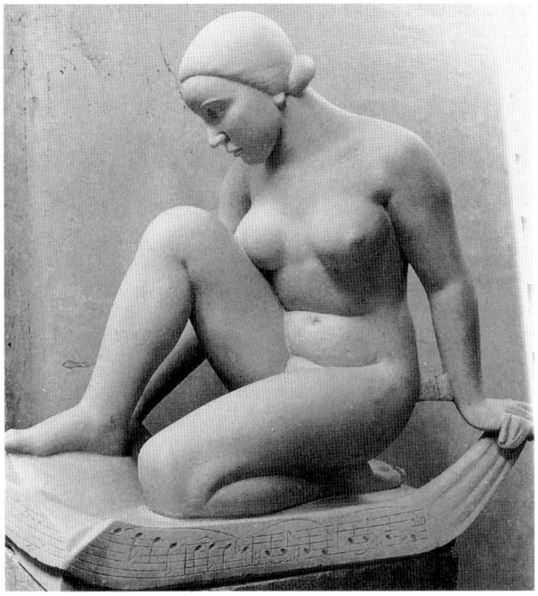

Debussy-Denkmal, 1929-32, Kalkstein (Kat. 83)

Letztendlich zeigt sich der grundlegende Widerspruch der Geisteshaltungen an jenem großartigen und zugleich verstiegenen Projekt für ein Nietzsche-Denkmal in Weimar, das Kessler 1911 – vergeblich – initiierte. Das Denkmal sollte aus einem dorischen, von van de Velde entworfenen ›Tempel‹ bestehen, vor dem, auf ausdrücklichen Wunsch des Mäzens, eine Statue des ›neuen Menschen‹, ein Apollo, ausgeführt von Maillol, aufgestellt werden sollte. Der französische Bildhauer arbeitete zu dieser Zeit an der Frauengestalt für das Cézanne-Denkmal. Der ›neue Mensch‹ konnte für Maillol – ebenso wie für Denis – offensichtlich nur eine solche Frau sein und nicht eine »aufgeblähte« (wie Kessler über Marthe Denis sagte) Version des *Radfahrers*. Diese männliche Figur konnte Maillol – oder van de Velde – zunächst nur zeichnerisch darstellen (vgl. Abb. S. 155, Kat. 111). Kessler träumte vergeblich von einem männlichen Pendant zur *Action enchaînée*.[106]

Das offensichtliche Unvermögen Maillols, Entwicklungen in Deutschland zu verstehen und zu unterscheiden, zeigt sich noch bei dem alt gewordenen Maillol, der sich 1942 unbedacht bereit erklärt, seinen Namen gemeinsam mit anderen für die Schirmherrschaft der Pariser Ausstellung Arno Brekers zu geben.[107]

Endpunkt: Maillols Debussy-Denkmal

Dem ehrgeizigen und wahrhaft absurden Projekt des Nietzsche-Denkmals für Weimar ist in dem Zeitraum, als 1929 in den Tuilerien endlich das Cézanne-Monument Aufstellung findet, das Denkmal für Claude Debussy gegenüberzustellen, das 1932 in Saint-Germain-en-Laye enthüllt wird (Abb. oben). Es zeigt ebenfalls eine weibliche Figur, die möglicherweise Vorbildern von Denis verpflichtet ist, wie etwa jener Aktgestalt, die in dem Gemälde *Rinaldo im Garten der Armida* am Rand des Brunnenbeckens mit einem Fuß unter dem Körper kauert (Abb. S. 137). Wie die *Méditerranée* ist die gemalte Figur in ein Quadrat eingeschrieben. Debussy und den Geist der *Terre latine* feiert Denis in seiner Einweihungsansprache. Die Enthüllung findet im selben Jahr statt wie ein Bankett für Maillol am 4. November 1932, bei dem die Worte Denis' den Bildhauer und seine Frau zu Tränen rühren.[108] Denis und Maillol bleiben einander eng verbunden, Debussy dagegen, der auf die symbolistischen Jahre Denis' zurückverweist, stirbt 1918. Welche Erfolge der Bildhauer und der Maler auch nach dem Ersten Weltkrieg noch erfuhren – es waren die zehn Jahre des ›historischen Augenblicks‹ zwischen Denis und Maillol von 1904 bis 1914, die für beide die entscheidenden waren.

1 Die bewußt gekürzten Zitate aus den Briefen Maillols folgen einer alten Kopie, die im Augenblick weder zugänglich ist noch im Ganzen veröffentlicht werden kann. Dabei wurden die Orthographie und Interpunktion Maillols, die man anarchistisch nennen könnte, beibehalten, wie dies auch Denis bei der Veröffentlichung seines »Journals« getan hat. Ich danke in diesem Zusammenhang insbesondere Ursel Berger, Claire Denis und Sabine Walter, die mir großzügig unveröffentlichte Unterlagen zu diesem unbearbeiteten Thema sowie Ergebnisse ihrer eigenen Untersuchungen zur Verfügung gestellt haben.

2 Cladel 1937, S. 34. »C'est Gauguin et Maurice Denis qui, après mon départ de l'École, ont commencé à m'ouvrir les yeux.«

3 Über die Jahre an der École des Beaux-Arts, also vor 1893, schreibt Maillol: »A cette époque je me rappelle qu'un de mes amis avait cru, en voyant vos peintures aux Indépendants, qu'elles étaient de moi.« (Undat. Brief, nach November 1905; veröffentlicht in: Denis 1957-59, Bd. II, S. 24f.) »Ich erinnere mich, daß einer meiner Freunde, der Ihre Gemälde im Salon des Indépendants gesehen hatte, glaubte, sie seien von mir.« Wenig später erzählt Maillol, daß er erstmals den Wunsch hatte, Denis kennenzulernen, »lorsque j'ai vu les Indépendants, [...] j'ai goûté devant vos toiles une joie si pure« (undat. Brief, nach November 1905; veröffentlicht in Denis 1957-59, Bd. II, S 24f.). »[...] als ich die Ausstellung der Indépendants sah [...], empfand ich vor Ihren Bildern ungetrübte Freude«.

4 In seinem großen Artikel »L'époque du Symbolisme« aus dem Jahr 1934 berichtet Denis über die Anfänge der Künstlergemeinschaft der Nabis. Dabei erwähnt er Maillol und Vallotton nur im Zusammenhang mit einem gemeinsamen Treffen zu einem nicht näher bezeichneten Zeitpunkt nach der Gründung des ersten Zusammenschlusses: »[...] ce n'est que plus tard que nous fîmes la connaissance de Maillol et de Vallotton« (Denis 1993, S. 212). »[...] erst später lernten wir Maillol und Vallotton kennen«.

5 Lorne Huston: L'Évolution des expositions d'art à Paris et le pouvoir dans la vie artistique, Université Concordia, Montreal, 1989 (Typoskript), S. 143.

6 »Aristide Maillol«, in: L'Occident, Nr. 48, November 1905, S. 241-249, von Denis in den »Théories« von 1912 wieder aufgenommen, vgl. auch Denis 1993, S. 99-112. 1925 erschien eine erweiterte Fassung in Buchform. Der Text wird weiter unten zusammengefaßt und analysiert; siehe auch Mirbeau 1905.

7 Ausst.Kat. Paris 1942; Denis 1943.

8 Siehe Bouillon (1993, S. 45), und den Schriftwechsel mit Lugné-Poe, veröffentlicht im ersten Band der Erinnerungen Lugné-Poes: Le sot du tremplin, Paris 1931.

9 »La statue de Puget-Théniers est bien compromise, et si cela continue je serai forcé de la passer à un autre.« (Undat. Brief, Ende 1906) »Die Statue für Puget-Théniers ist gefährdet, und wenn es so weitergeht, sehe ich mich gezwungen, einen anderen damit zu beauftragen.« »[...] je vais commencer la statue de Blanqui sans entrain. Hélas! mais le temps presse« (undat. Brief, vermutlich von 1907, veröffentlicht in: Denis 1957-59, Bd. II, S. 60-62). »[...] ich werde ohne große Begeisterung mit der Statue für Blanqui beginnen. Leider! Aber die Zeit drängt«.

10 Zum Beispiel Lorquin 1994, S. 173.

11 »Je remercierai Kessler pour vous en lui écrivant. Il a vu le maire d'Aix qui approuve la place demandée du monument Cézanne.« (Undat. Brief, vermutlich aus dem Jahr 1909, wegen des Hinweises, daß die Statuen für Morosow abgesandt seien, siehe Anm. 25f.) »Wenn ich an Kessler schreibe, werde ich mich in Ihrem Namen bedanken. Er hat mit dem Bürgermeister von Aix gesprochen, der mit dem Platz, der für das Denkmal für Cézanne gefordert war, einverstanden war.« »Quant au monument Cézanne, faites le mort – on verra ensuite.« (Ebda., ein anderer Brief von 1908 mit Anspielung auf Zeichnungen für die »Eklogen« des Vergil für Kessler) »Was das Cézanne-Denkmal angeht, reagieren Sie gar nicht – wir werden dann schon sehen.«

12 Denis 1957-59, Bd. II, S. 113: »Le Comité Cézanne m'occupe beaucoup. Difficultés avec Maillol qui n'entend pas faire de concessions sur le prix [...]. Je fais convoquer le Comité et l'on décide une vente de tableaux.« »Das Cézanne-Komitee nimmt mich sehr in Anspruch. Schwierigkeiten mit Maillol, der bezüglich des Preises nicht zu Konzessionen bereit ist [...]. Ich lasse das Komitee zusammenrufen und wir beschließen eine Versteigerung von Bildern.« Zur Entwicklung des Cézanne-Denkmals siehe auch den Beitrag von U. Berger, S. 49ff.

13 »Ma statue avance. Les jours de beau temps j'y vois clair, les jours pluvieux je n'y comprends plus rien. J'ai fait un autre projet, les autres étaient trop couchés et peut-être trop héroïques. J'ai fait plus calme et plus solide, à peu près ce geste. Je serai bien content du jour où vous viendrez pour avoir votre avis.« (Undat. Brief, 1912, nach der Lektüre der »Théories« von Denis) »Mit meiner Statue geht es voran. An schönen Tagen kann ich sie mir genau vorstellen, wenn es regnet, verstehe ich überhaupt nichts mehr. Ich habe einen neuen Entwurf gemacht, die anderen waren zu stark liegend dargestellt und vielleicht auch etwas zu heroisch. Nun habe ich sie etwas ruhiger und gediegener gestaltet, etwa diese Geste [hier folgt eine Skizze, aus der die endgültige Position des linken Armes ersichtlich wird, während der rechte Arm noch immer zum Boden herabhängt]. Ich freue mich auf den Tag, an dem Sie kommen werden und ich Ihre Meinung höre.«

14 »J'ai dû abandonner le monument Cézanne entièrement ébauché. Je l'ai couvert de plâtre.« (Undat. Brief, um 1913, veröffentlicht in: Denis 1957-59, Bd. II S. 155) »Ich habe mit der Arbeit am Cézanne-Denkmal aufhören müssen, das inzwischen vollständig abbozziert ist. Ich habe das Modell mit Gips bedeckt.« »Je travaille toujours au Cézanne. Je crois que pendant la nuit un mauvais esprit défait le travail que je fais pendant le jour, car la statue n'est jamais équilibrée – et cependant je vois pourquoi!« (Undat. Brief, um 1920, veröffentlicht in: Denis 1957-59, Bd. II, S. 219f.) »Ich arbeite immer noch am Cézanne. Ich glaube, in der Nacht zerstört ein böser Geist die Arbeit, die ich tagsüber mache, denn die Statue ist nie ausgewogen – dabei sehe ich genau, woran es liegt!«

15 Ein Brief vom 26. Februar 1929 enthält genaue Empfehlungen für Denis mit einer Skizze und Maßangaben für die Aufstellung zwischen zwei Treppen: Maillol erklärt, er habe »aucune confiance dans le goût de Frantz Jourdain«. »[...] überhaupt kein Vertrauen in den Geschmack von Frantz Jourdain«. 1939 (undat. Brief, die hier erwähnte Figur *Luft* macht die Datierung auf 1939 wahrscheinlich) erklärt Maillol Denis, »le plâtre du Cézanne est intact et n'a pas besoin de retouche«. »[..] der Gips für Cézanne ist intakt und bedarf keiner Überarbeitung«.

16 Undat. Brief [1908]: »Je pars décidément le 9 avril pour la Grèce: c'est ainsi qu'en ont décidé les dieux et le comte Kessler [...], viendrez-vous à Banyuls comme vous en aviez manifesté la vague intention ou venez-vous en Grèce?« »Am 9. April reise ich endgültig nach Griechenland ab: So haben es die Götter und Graf Kessler beschlossen [...], werden Sie nach Banyuls kommen, wie Sie vorsichtig angedeutet haben, oder kommen Sie nach Griechenland?« Die Einladung war ein Jahr zuvor als Antwort auf eine Karte ausgesprochen worden, die Denis aus Florenz geschickt hatte: »Je veux d'abord aller en Grèce – voulez-vous y venir avec moi?« (In: Denis 1957-59, Bd. II, S. 91f.) »Ich möchte zuerst nach Griechenland fahren – wollen Sie mit mir kommen?« Siehe auch den Beitrag von S. Walter, S. 145ff.

17 Kessler, Tagebuch (Deutsches Literaturarchiv, Marbach, im folgenden zitiert: DL/M), 8. 5. 1902: »Mit Tschudi Denis in Saint-Germain besucht. [...] Er sieht noch sehr jugendlich aus, jünger als er wirklich ist, mit lachenden knabenhaften Augen. Seine Frau hat das unten breite, runde Gesicht, das er immer wieder auf seinen Bildern malt. Er zeigte seine florentinischen Landschaften, von denen Tschudi zwei kaufte [...]. Denis scheint sehr katholisch zu sein und mit den kirchlichen Kreisen befreundet zu sein.« Bei diesem Besuch kaufte Tschudi zwei Gemälde mit dem Motiv der toskanischen Landschaft; heute Neue Pinakothek, München (Bouillon 1993, S. 87, und Ausst.Kat. Köln 1995, Nr. 101f., S. 251f.).

18 Ebda., 26. 11. 1903. Graf Kessler zitiert Denis' Worte über Maillol: »Ce qu'il y a d'admirable dans Maillol c'est qu'il n'y a pas dans lui cet effort, pour faire de la nature une œuvre d'art. Il croit copier brut bonnement un pied, une jambe et il fait une œuvre d'art, un objet vraiment beau. Il y a quelquefois du raté; mais l'essentiel y est toujours. Il a un tel sens des volumes, qu'il fait toujours un objet beau. Les résultats peuvent paraître maigres quelquefois à ceux qui ne le connaissent pas, parcequ'il se sert de matériaux impossibles; il va chercher la terre glaise lui même dans la forêt, parcequ'il a un dédain profond pour la civilization et autant la science. [...] Mais pour celui qui connaît ses dessins, ses esquisses, c'est un très grand artiste.« »Das Bewundernswerte an Maillol ist, daß er sich nicht anstrengt, um aus der Natur ein Kunstwerk zu machen [...]. Manchmal geht etwas schief, aber das Wesentliche ist doch immer da. Er hat ein so sicheres Gefühl für Volumen, daß alles, was er macht, schön ist. Jenen, die ihn nicht kennen, mögen seine Werke zuweilen ärmlich erscheinen, weil er unmögliches Material verwendet. Er geht selbst in den Wald und holt Ton, denn er hegt eine tiefe Verachtung gegenüber der Zivilisation und der Wissenschaft [...]. Für jemanden, der seine Zeichnungen und Skizzen kennt, ist er allerdings ein sehr großer Künstler.«

19 Siehe zum Beispiel Lorquin 1994, S. 168: »1905: [...] Maillol fait la connaissance du comte Harry Kessler, qui sera son plus grand mécène, chez son marchand Ambroise Vollard, par l'entremise de Rodin.« »1905: [...] Maillol lernt Harry Graf Kessler, der sein größter Mäzen wird, durch die Vermittlung Rodins bei seinem Kunsthändler Ambroise Vollard kennen«.

20 Kessler, Tagebuch (DL/M), 21. 8. 1904: »Er führte uns gleich ins Atelier [...] und zeigte uns seine Arbeiten und Zeichnungen, die Büste von Mme Maurice Denis, eine kleine hockende weibliche Figur.

21 Brief Maillols an Kessler vom 1. 12. 1905, der mit Sicherheit vor dem Erscheinen des Aufsatzes im November 1905 geschrieben wurde: »Quand publiez-vous l'article de Denis? Il me l'a lu et je l'ai trouvé bien beau. Il voudrait le faire paraître à Paris mais il attend que vous l'ayez publié en Allemagne.« (Siehe Hoetinck 1963, S. 46) »Wann veröffentlichen Sie den Artikel von Denis? Er hat ihn mir vorgelesen, und ich habe ihn sehr schön gefunden. Er möchte ihn in Paris erscheinen lassen, aber er wartet, bis Sie ihn in Deutschland veröffentlichen.« Die im Mai 1906 angekündigte Übersetzung erschien in der Zeitschrift »Kunst und Künstler« im August-September 1906.

22 In einem Brief aus Banyuls vom 5. 2. 1909 versichert Maillol Denis seine tiefe Dankbarkeit und fügt hinzu: »Pour les affaires Wolff et Mutzenbecher nous serons du même avis comme l'année dernière«. »In Sachen Wolff und Mutzenbecher sind wir derselben Meinung wie im vergangenen Jahr.« Ein anderer Brief vom Beginn des Jahres (siehe Anm. 29) präzisiert: »Pour l'affaire Wolff il y a trois ans que j'ai la commande mais ils n'ont jamais voulu m'écrire eux-mêmes.« »Was die Angelegenheit Wolff betrifft, so habe ich den Auftrag seit drei Jahren, aber sie haben mir nie selbst geschrieben.« Weiter oben notiert Maillol: »Quant à l'affaire Van de Velde je ne peux pas accepter – il me doit au contraire en plus les intérêts des 4.000 F pendant 3 ans.« »Was die Sache van de Velde angeht, so kann ich nicht zustimmen – im Gegenteil, er schuldet mir noch die Zinsen für die 4.000 Francs für drei Jahre.« Dies verweist auf die Arbeiten für Mutzenbecher: Eine Skulptur Maillols war in Wiesbaden mit dem Zyklus *Der ewige Sommer,* 1906, von Denis in Verbindung mit einer Vertäfelung von van de Velde aufgestellt worden (Abb. S. 157); siehe auch Bouillon (1993, S. 120), und weiter unten die Meinung von Denis und Maillol zu diesem Ensemble. Van de Velde hatte außerdem das Speisezimmer und den Salon des Dr. Wolff in Berlin gestaltet, wobei Denis' Gemälde *Die Weinlaube,* erworben 1905 bei Druet, den Mittelpunkt bildete: Der Maler sah sie während seiner Reise im Januar 1909 (Denis 1957-59, Bd. II, S. 111) vor diesem Schriftwechsel. Siehe auch den Beitrag von U. Berger, S. 156ff.

23 Sein neues Haus in der Avenue des Sycomores in Auteuil wollte Gide von Denis und Maillol gestalten lassen, was der Architekt Louis Bonnier ablehnte. Dieser schreibt in seinen Erinnerungen: »collaboration, oui; salade, non = maître d'œuvre« (Bernard Marrey: Louis Bonnier, Brüssel 1988, S. 63 und S. 231). Am 15. Juli 1905 war Gide gemeinsam mit Maillol, van de Velde und Rysselberghe (vermutlich sein Mittelsmann zu dem Architekten) bei Denis in Saint-Germain-en-Laye zum Essen eingeladen (siehe André Gide: Journal 1889-1939, Paris 1940, S. 167f.). Anfang 1907 macht Maillol eine Anspielung auf einen Auftrag Gides, bei dem Denis der Vermittler war. »Pour Gide vous pensez que je serai très heureux de faire une statue pour lui.« »Sie können sich vorstellen, daß ich sehr glücklich bin, für ihn eine Statue anzufertigen.« Den Preis bei einer Figurenhöhe von 1,30 Meter sollte der Schriftsteller festlegen, und zwar je nach der Qualität des Gusses und unter Berücksichtigung der 4.000 Francs, die für den Wiesbadener Auftrag gefordert waren.

24 Für kurze Zeit schien es, als solle Bourdelle den Zuschlag erhalten, am 26. 2. 1929 schreibt Maillol: »Pour la statue Debussy je le regrette comme vous, mais si Bourdelle fait une jolie chose cela reviendra au même«. »Was die Statue für Debussy angeht, so bedauere ich die Sache ebenso wie Sie, aber wenn Bourdelle etwas Schönes macht, so kommt das auf dasselbe heraus.«

25 Brief aus Banyuls vom 5. 2. 1909. »C'est pour moi un travail magnifique et ce bonheur d'avoir la commande de vous fera que j'y mettrai tout mon soin.« Maillol erwägt ausführlich, wie auch in der folgenden Briefen, die Herstellungsfristen (die vier Monate, die zuerst ins Auge gefaßt worden waren, waren nicht realisierbar), den Preis (40.000 Francs als Verhandlungsbasis) und das Material.

26 In seinem undatierten Brief, in dem es auch um Kessler und das Cézanne-Denkmal geht (wie Anm. 11), teilt Maillol die Verzögerung der Arbeit mit, hofft jedoch immer noch, Morosow die vier Statuen zum Winter liefern zu können (der Brief wurde also nach Erhalt des Auftrags geschrieben). Maillol präzisiert: »[...] j'en ai mis

deux en train – une *Flore* et une *Pomone* – la *Flore* est très avancée, *Pomone* aussi mais je veux la faire sans me presser, je la fais avec la nature entièrement et veux m'approcher autant que je pourrai de la forme vraie [...] si je fais des photographies je vous en enverrai, je pense que vous serez content de voir au moins 2 statues faites à votre retour«. »Zwei Figuren habe ich angefangen, eine *Flora* und eine *Pomona*. Die *Flora* ist sehr weit gediehen, die *Pomona* auch, aber ich will mich bei der Arbeit nicht unter Druck setzen. Ich mache sie ganz vor der Natur und will mich so weit wie möglich der wahren Form nähern. [...] Wenn ich Photos mache, werde ich sie Ihnen zusenden. Ich denke, Sie werden zufrieden sein, bei ihrer Rückkehr zumindest zwei fertige Statuen anzutreffen.« Hier wird wohl auf die verschiedenen Reisen Denis' im Jahr 1909 angespielt. Daß Maillol von »einer *Flora* und einer *Pomona*« schreibt, scheint zu belegen, daß die Themen Denis zuvor nicht bekannt waren. Auf jeden Fall und auch in Anbetracht des Briefes vom 5. 2. 1909, in dem der Auftrag erwähnt ist, kann nicht mehr davon ausgegangen werden, daß Morosow durch die Entdeckung der *Pomona* im Salon d'Automne von 1910 angeregt wurde, sich mit dem Bildhauer in Verbindung zu setzen (Lorquin 1994, S. 68-70): »Un homme visite le Salon de 1910 [...] il se nomme Ivan Abramovitch Morosov. Il voit la *Pomone* et en reste étonné [...] Non seulement il se rend acquéreur de la *Pomone* mais il réussit à convaincre Maillol d'exécuter pour lui une série d'allégories sur le thème des saisons«. »Ein Mann besucht den Salon von 1910 [...]. Sein Name ist Iwan Abramowitsch Morosow. Er sieht die *Pomona* und ist verblüfft [...]. Er erwirbt nicht nur die *Pomona*, sondern es gelingt ihm auch, Maillol davon zu überzeugen, für ihn eine Reihe von Allegorien der vier Jahreszeiten anzufertigen.«

27 Undat. Brief, geschrieben nach dem Tod von Ranson (20. 2. 1909), in dem Maillol angibt, er habe »an Morosow geschrieben, um den Auftrag anzunehmen«. Nach der Rückkehr nach Marly fügt er hinzu: »[...] je suis sûr de voir au moins la moitié de vos tableaux finis (pour la Russie)«. »[...] ich werde sicher wenigstens die Hälfte Ihrer Bilder (für Rußland) fertiggestellt sehen«.

28 Denis 1957-59, Bd. II, S. 117, 15. 1. 1910: »C'est pitié de voir Maillol, déjà mûr [...] s'exténuer pour mouler cette admirable *Pomone* qui se crevasse, se déforme et s'affaisse entre ses mains [...]. Et il est assez maître pour que ce travail de Pénélope, loin d'abîmer la statue, lui ait ajouté un peu plus de caractère«. »Es ist ein Jammer zu sehen, wie Maillol, ein Mann im reifen Alter [...], sich abmüht, um diese wunderbare *Pomona* abzuformen. Unter seinen Händen hat sie Risse bekommen, sich verformt und ist zusammengesunken [...]. Und er ist so sehr Meister, daß diese Arbeit einer Penelope die Statue nicht etwa verdorben, sondern ihr im Gegenteil Charakter verliehen hat.« Auf der folgenden Seite wird unter dem Datum vom 23. 1. 1910 vom Guß der *Flora* berichtet. Sechs Tage später bestätigt eine Karte Maillols, die sich wahrscheinlich auf diesen Guß bezieht, erneut die bedeutende Rolle Denis': »[...] vu fonte statue splendide, très solide – patine juste celle que vous vouliez – suffira de laver certains tons trop roses à l'eau simple et d'essuyer«. »[...] den herrlichen Guß der Statue gesehen, sehr massiv – Patina genau wie von Ihnen gewünscht – es wird genügen, einige allzu rosafarbene Stellen mit einfachem Wasser abzuwaschen und zu trocknen«.

29 Undat. Brief, vermutlich vom Beginn des Jahres 1909, in dem es um van de Velde und die Angelegenheit Dr. Wolff geht (wie Anm. 22). »Il est bien évident que je reçois plus de joie de savoir que la commande vient de vous que de la commande elle-même.« Dieser Brief nimmt auch Bezug auf die Reise Denis' nach Moskau, auf seinen kurz zuvor erschienenen Artikel über Maillol (Denis 1909, siehe Anm. 54) und auf den ebenfalls kurz zuvor erfolgten Guß der Figur des *Radfahrers* für Kessler (der im Januar fertiggestellt wurde). Maillol erteilt in diesem Brief seine Zustimmung zur Ausführung von vier Statuen. Der Brief kann also kurz vor dem vom 5. 2. 1909 geschrieben worden sein.

30 Über die profunden philosophischen Kenntnisse Denis', die noch aus seiner Gymnasialzeit stammen, siehe zuletzt den Beitrag des Autors zum Kolloquium über die Nabis im Musée d'Orsay, Paris, November 1993 (J. P. Bouillon: Maurice Denis, Hippolyte Taine, Herbert Spencer: Les origines positivistes du mouvement nabi; erscheint demnächst).

31 Undat. Brief [1907], veröffentlicht in: Denis 1957-59, Bd. II, S. 60-62. »Sitôt qu'il s'agit d'écrire ça ne va plus, la plume attend la pensée qui ne vient pas [...]«.

32 Gide 1940, S. 280. Abschnitt über den Besuch in Saint-Germain-en-Laye, 1. 1. 1910. »Maillol parle avec verve, gentillesse et innocence. Il a l'air d'un Assyrien de Toulouse. Pourvu que Mirbeau ne le force pas à ›penser‹!« Gide läßt sich bei einem Besuch bei Mirbeau dazu hinreißen, über diese »Naivität« zu lachen: »Jourdain parlera de Maillol, se refusera de comprendre, ou feindra de ne comprendre pas, des propos de lui qu'il rapporte et qu'il serait aisé d'expliquer; moi-même je me laisse aller à rire, à tolérer sinon à approuver le massacre [...].« »Jourdain wird von Maillol sprechen, er wird dessen Worte wiedergeben und sich weigern, sie zu verstehen, oder er wird so tun, als verstehe er sie nicht, dabei wäre es so leicht, sie zu erklären. Ich selbst lasse mich dazu hinreißen, über dieses Massaker zu lachen, es hinzunehmen und womöglich gar gutzuheißen.«

33 Über Denis' »gaucherie« siehe Denis 1993, S. 108, Anm. 65: Gerade in den Jahren 1903/04 begann Denis über diesen Punkt nachzudenken und theoretisch auszuarbeiten, wobei er sich auf Tagebuchaufzeichnungen (Journal, 15. 4. 1903) und auf seinen Artikel »La gaucherie chez les primitifs« (Juli 1904) stützte. Dies führt ihn konsequenterweise zum 7. Teil des Artikels über Maillol mit der Überschrift »La gaucherie de Maillol«. Zu Carlyle, der über Taine entdeckt werden konnte und von dessen »Über Helden« (»On Heroes«) 1902 die 7. Auflage der französischen Übersetzung erschien, siehe Denis 1993, S. 80, Anm. 40.

34 Zuletzt abgedruckt in: Denis 1993, S. 99-112.

35 Brief (wie Anm. 16).

36 Karte vom 29. 1. 1910 (wie Anm. 28). »En lui se concilient deux traditions successives, le Vème grec et le XIIIème chrétien, deux arts qui ont réalisé des types idéaux d'humanité, par la plénitude de la forme.«

37 Undat. Brief [1907], veröffentlicht in: Denis 1957-59, Bd. II, S. 60-62: »[...] il me paraît impossible de décorer les jardins de Versailles avec la sculpture de Gauguin [...] c'est là où je diffère – et ma recherche, ou mon désir serait que ma sculpture ne soit pas impossible dans un jardin français«. »[...] es erscheint mir unmöglich, daß die Gärten von Versailles mit Skulpturen von Gauguin geziert würden [...], in diesem Punkt stimme ich nicht mit Ihnen überein – und mein ganzes Bestreben, mein Wunschtraum wäre, daß meine Skulpturen in einem französischen Park nicht unpassend wären«.

38 Siehe Anm. 21 und einen undat. Brief, nach November 1905, veröffentlicht in: Denis 1957-59, Bd. II, S. 24f. »A quoi bon écrire puisque vous voyez clair en moi: je l'ai bien vu par l'article que vous élevez comme un monument à ma gloire...«

39 Undat. Brief (wie Anm. 9), teilweise zitiert bei Lorquin 1994, S. 104. »[...] je suis de votre avis [...] rien ne vaut une toile caressée pendant longtemps. Les jeunes se contentent trop facilement [...] On finit par se fatiguer de la plus belle des pochades, c'est sûr, tandis qu'une oeuvre tranquillement travaillée satisfait pleinement. Donc je partage votre manière de voir...« Diese Bemerkungen könnten sich auf Kapitel 4 des Artikels über Maillol aus dem Jahre 1905 beziehen: »[...] er wird weder sich selbst mit einer Skizze zufriedengeben noch uns mit einer Skizze zufriedenstellen wollen. Er hat den Ehrgeiz und die Aufrichtigkeit, ein Werk zu Ende zu bringen, zu polieren, letztendlich das vollkommene Kunstwerk herzustellen«. Die spätere Erwähnung der Werke von Gauguin im Salon d'Automne verweist hingegen auf das Jahr 1906; das Thema war von Denis bereits nach einem Besuch des Salon d'Automne 1905 angeschnitten worden: »Il y a vraiment trop d'études: on expose le moindre croquis.« (Denis 1993, S. 95) »Es gibt wirklich zu viele Studien: die belangloseste Skizze wird ausgestellt.«

40 Undat. Brief, nach November 1905, veröffentlicht in: Denis 1957-59, Bd. II, S. 24f. »[...] je vous écris de longues lettres, que vous ne recevez pas parce que je les écris par la pensée seulement, et puis je me dis que vous savez tout cela, que nos pensées sont communes. A quoi bon écrire puisque vous voyez clair en moi«.

41 Undat. Brief von 1907 aus Banyuls, veröffentlicht in: Denis 1957-59, Bd. II, S. 60-62, wobei durch eine falsche Abschrift das Gegenteil von dem zum Ausdruck kommt, was Maillol deutlich und zart formuliert hat: »[...] ridicules notes (pour vous écrire mes pensées puisque vous étiez là)«. »[...] lächerliche Notizen (ich schreibe Ihnen, was ich denke, denn Sie waren selbst dort)«. »Il y a une semaine j'ai fait en votre compagnie une promenade le long de la mer car j'aime souvent me promener avec votre âme à défaut du corps. J'ai même pris de ridicules notes (pourquoi vous écrire mes pensées puisque vous étiez là).«

42 Zweiter der beiden in Anm. 11 zitierten Briefe, 1908 (?). »[...] j'avoue que le pénible travail du métier de sculpteur me suffit et qu'il me serait impossible de faire tout ce que vous arrivez à faire.«

43 Undat. Brief [1913], veröffentlicht in: Denis 1957-59, Bd. II, S. 147f. »[...] un travail que personne – après Chavannes – n'a pu entreprendre et mener si crânement«.

44 Undat. Brief, siehe Anm. 39. »[...] vous nous avez donné des œuvres de longue haleine et de fortes dimensions. Vos belles toiles sont sincèrement travaillées et peuvent supporter d'être approfondies«.

45 Undat. Brief, Anfang 1907 (wie Anm. 23), zu einer nicht näher bezeichneten Plastik: »[...] je serais curieux de savoir l'impression que cette photo vous fera, si vous y voyez quelque défaut trop apparent, dites le moi [...] ce sur quoi je compte c'est sur ce que vous allez aussi en dire quand elle sera finie«. »[...] ich wüßte gern, welchen Eindruck dieses Photo auf Sie macht, wenn Sie einen allzu offensichtlichen Fehler sehen, sagen Sie es mir [...], womit ich ebenfalls rechne ist, daß Sie mir sagen, wann das Werk fertig ist«. Dasselbe Photo wurde auch an Roussel geschickt.

46 Siehe Anm. 22, zweiter Brief vom Anfang des Jahres 1909 und Anm. 29: »J'ai reçu la fonte à cire perdue du jeune homme de Kessler.« »Ich habe den Cire-perdue-Guß des jungen Mannes für Kessler erhalten.« Siehe Anm. 11, zweiter Brief, 1908 (?): »J'ai fait plusieurs dessins pour le Virgile de Kessler et je vais les graver.« »Ich habe mehrere Zeichnungen für den Vergil von Kessler angefangen, und ich werde sie in Holz schneiden.« Und undat. Brief [1913], veröffentlicht in: Denis 1957-59, Bd. II, S. 147f.: »Je travaille toute la journée aux gravures – c'est un travail fou, je n'en finirai jamais. C'est la faute à Kessler qui me fait éreinter«. »Ich arbeite den ganzen Tag an den Holzschnitten – es ist eine wahnsinnige Arbeit, und ich werde niemals damit fertig. Es ist Kesslers Schuld, daß ich mich so plagen muß.«

47 Brief vom 15. 12. 1921 mit einer Liste von 18 Werken, wobei das erste das Porträt des *Radfahrers* ist und der letzte Punkt der Aufzählung alle weiblichen Büsten und das Porträt von Terrus umfaßt; der Brief vom 8. 11. 1923 enthält Antworten auf einige Fragen von Denis, in denen offensichtlich erstmals der Titel *Méditerranée* genannt wird: »La statue de Perpignan, je l'appelle *Méditerranée*, je l'exécute en ce moment en marbre à Marly, pour un jardin de Paris.« »Die Plastik von Perpignan, ich nenne sie *Méditerranée*, führe ich zur Zeit in Marly in Marmor aus. Sie ist für einen Park in Paris bestimmt.« Derselbe Brief enthält eine Erklärung zu *Le Désir*: »Le bas-relief, je l'appelle *l'homme et la femme*. Dans mon idée je voulais faire une suite de bas-reliefs sous ce titre représentant divers états ou sentiments. J'ai commencé par le Désir, qui est celui exécuté.« »Das Relief nenne ich *Mann und Weib*. Ich hatte eine Reliefolge mit

diesem Titel geplant, in der verschiedene Zustände oder Gefühle dargestellt werden sollten. Ich habe mit *Le Désir* angefangen, und dies allein wurde ausgeführt.«

48 Undat. Brief, März oder April 1939: »*L'aviation* me donne beaucoup de mal car j'ai dû la grossir beaucoup. Je n'ai pas encore terminé le plâtre.« »Die *Luft* macht mir viel zu schaffen, denn ich mußte sie stark vergrößern. Ich habe das Gipsmodell noch nicht fertig.«

49 Undat. Brief, nach November 1905, veröffentlicht in: Denis 1957-59, Bd. II, S. 24f. »[...] le hasard m'a fait rencontrer Gauguin avant vous, mais avec lui l'amitié n'était pas possible«.

50 Undat. Brief, Anfang 1909 (wie Anm. 27). »Très frappé de la mort de ce brave Ranson et de ce fait l'académie ne m'intéresse plus. Cependant je veux bien essayer de continuer l'aventure avec vous parce que je vois que vous tenez à continuer [...] je n'allais à l'académie que pour rendre à Ranson le service que vous m'aviez demandé: ces élèves étrangers ne m'intéressent pas beaucoup.« »Bin tief betroffen vom Tod des guten Ranson, und von daher interessiert mich die Akademie nicht mehr. Dennoch will ich gern versuchen, das Abenteuer mit Ihnen weiterzuführen, denn ich sehe, es liegt Ihnen daran, weiterzumachen [...]. Ich bin nur an die Akademie gegangen, um Ranson den Gefallen zu tun, um den Sie mich gebeten hatten: Diese ausländischen Studenten interessieren mich nicht sonderlich.«

51 Undat. Brief, zwischen 1904 und 1907, in dem das Brennen der Büste von Marthe Denis erwähnt wird (siehe weiter unten). Außerdem geht es darin um eine dicke und fette Figur, deren Gipsmodell bei Roussel sei«.

52 Undat. Brief, Anfang 1907; siehe Denis 1993, S. 116-123. »Je viens de recevoir L'Ermitage où il y a un article de vous très mis au point, je l'ai lu avec plaisir.« »Ich habe gerade ›L'Ermitage‹ erhalten, wo ein sehr treffender Artikel von Ihnen abgedruckt ist, es hat mir Spaß gemacht, ihn zu lesen.«

53 Der Brief ist – mit Ausnahme dieses Abschnittes – in Denis 1957-59, Bd. II, S. 91f. veröffentlicht. »[...] j'ai lu avec plaisir votre bel article sur Cézanne, c'est très bien«. Maillol spricht darin auch von der Veröffentlichung Émile Bernards – »le coup de patte que vous lui donnez dans votre article est bien emmené« (»der kleine Seitenhieb, den Sie ihm in Ihrem Artikel verpassen, ist gut gezielt«); siehe Denis 1993, S. 129-150.

54 Undat. Brief (wie Anm. 29). »[...] vous savez quelle joie profonde me donne votre idée sur mes travaux et aussi un vrai courage et plus de joie au travail«.

55 Undat. Brief, vermutlich 1912 (wie Anm. 14), in dem Maillol zugleich über seine letzten Veränderungen am Cézanne-Denkmal berichtet. »J'avais depuis la lecture de votre livre l'excellente intention de vous écrire pour vous dire des tas de choses suggérées par vos idées.« »Seit ich Ihr Buch gelesen habe, hatte ich die löbliche Absicht, Ihnen zu schreiben, um Ihnen eine Menge Dinge zu sagen, auf die ich durch Ihre Gedanken gekommen bin.« Während des Krieges (undat. Brief) kommt Maillol auf das Buch zurück und bestätigt, daß er ausführlich darin gelesen hat: »J'ai passé un bon moment l'autre jour en forêt où j'avais emporté votre livre Théories. C'est un beau livre, le seul vrai livre de critique moderne, avec Baudelaire« »Neulich habe ich eine ganze Weile im Wald verbracht, wohin ich Ihr Buch ›Théories‹ mitgenommen hatte. Es ist ein schönes Buch, das einzige wahre Buch der modernen Kritik, zusammen mit Baudelaire.« (Die letzten Worte wurden später hinzugefügt.)

56 Undat. Brief (wie Anm. 14), möglicherweise von 1920, veröffentlicht in: Denis 1957-59, Bd. II, S. 219f. »[...] pourquoi n'avons-nous jamais l'occasion de nous trouver ensemble soit à Banyuls, soit en Bretagne, soit à Florence? Comme j'aimerais philosopher avec vous sur une belle route longeant la mer – ou sur la cime d'une belle montagne. Nous avons tous les deux des choses à dire. (Vous, vous les dites par votre plume). Moi, toutes mes réflexions, toutes mes trouvailles, tous mes doutes sur l'art restent perdus, n'ayant soit pour les approuver, soit pour les contredire, une idée comme la vôtre qui réponde à la mienne«.

57 Cladel 1937, S. 66. »Maurice Denis a eu sur moi une influence profonde.«

58 Undat. Brief, veröffentlicht in: Denis 1957-59, Bd. II, S. 96f., unter dem Jahr 1908. »Pour ce que vous m'avez dit hier, vous m'avez rempli d'orgueil: vous allez me rendre inabordable. Peut-être tout au plus pourriez-vous reconnaître dans mon jardin des fleurs dont je vous ai pris la graine dans le temps.«

59 Denis 1957-59, Bd. II, S. 25. »[...] je vois réalisé un de mes grands désirs: notre amitié, notre fraternité artistique«.

60 Ebda., Bd. I, S. 224. »Ce sont les fruits de Chavannes qui me frappent le plus. Un peu de remords de m'avouer que ma voie était par là, que je l'ai négligée ces temps-ci. Envie de faire quelques chose de grand, avec de larges teintes et des cernés autour d'un dessin robuste. Les grands panneaux de Vuillard, les statues de Maillol, ce que j'aime le mieux peut-être, tout m'incite vers le même retour à mon art d'autrefois.«

61 »La peinture« wurde in »Théories« unter dem Titel »De Gauguin, de Whistler et de l'excès des théories« wiederaufgenommen (Denis 1993, S.83-98). Über den endgültigen Stellenwert dieses Textes in der künstlerischen Entwicklung und dem Denken Denis' zu jenem Zeitpunkt siehe die Darstellung des Autors im selben Band (Bouillon 1993, S. 122) sowie die Untersuchung von Jane Lee, in: Ausst.Kat. Köln 1994, S. 61ff., und den Beitrag des Autors zum Denis-Kolloquium in Köln im März 1995: »Denis, Matisse, Kandinsky« (erscheint demnächst).

62 Denis 1993, S. 98. »C'est le matérialisme de nos professeurs qui nous a conduits, par réaction, à chercher la Beauté hors de la Nature, la Nature par la Science, et l'art dans les théories. Ah! tout de même, Matisse, soyons objectifs! Précisément, voici une belle statue de Maillol, la *Femme accroupie*, une de ces œuvres qui dépassent tous les raisonnements [...] une noble figure à la fois expressive et harmonieuse, simple et grande comme l'antique. Maillol l'a créée ainsi sans système, avec son seul génie [...] c'est cette statue classique qui est l'oeuvre d'art la plus belle et la plus neuve de tout le Salon d'Automne. Admirons-la; et apprenons d'elle le néant des subtilités.«

63 Bouillon 1993, S. 172f.

64 Denis 1993, S.101. »L'idéal de l'Art, c'est de condenser, de résumer en un petit nombre de formes claires et concises les rapports infiniments variés que nous percevons dans la nature. C'est de réduire à l'essentiel nos sensations les plus particulières, c'est de faire du simple avec du compliqué.« Zu den früheren Definitionen siehe Denis 1993, S.91, Anm. 53.

65 Ebda., S.181, und der in Anm. 61 genannte Beitrag.

66 Ebda., S.103. »Le Classique a le goût de la Beauté objective. Il veut de la raison partout, et partout de la vraisemblance. Il a de grandes idées, de fortes impressions, il dégage la beauté idéale des objets; mais le sens qu'il a du général se double heureusement du sentiment du possible.«

67 Ebda., S.101. »[...] cette simplicité, ce grand style que nous cherchions parmi les paradoxes, et que nous ne trouvions qu'à force de systèmes, Maillol les découvrit presque sans effort, en lui-même«. Denis unterstreicht den Eindruck vom »naiven Genie«, in Wirklichkeit jedoch arbeitete Maillol mühsam mehrere Jahre lang.

68 Siehe Anm 47.

69 Siehe die sehr aufschlußreiche Gegenüberstellung der Abbildungen bei Lorquin 1994, S. 46f.

70 Siehe J.-P. Bouillon: Journal de l'Art déco, Genf 1988, S. 20.

71 Undat. Brief, der zweite zitierte Brief in Anm. 2: »Je serais très heureux d'avoir une peinture de vous. Puisque le plâtre vous suffit je pourrai malgré Vollard à qui appartiennent ces statues vous donner peut-être les deux plâtres [...] dans tous les cas je suis heureux de votre lettre et de l'échange quel qu'il soit.« »Ich wäre sehr glücklich, wenn ich ein Gemälde von Ihnen bekommen könnte. Da das Gipsmodell Ihnen genügt, könnte ich Ihnen, auch wenn Vollard Besitzer dieser Plastiken ist, vielleicht zwei Gipsmodelle geben [...], auf alle Fälle bin ich glücklich über Ihren Brief und über jeglichen Austausch.« Siehe außerdem den Brief, der in Denis 1957-59, Bd. II, S. 91f., veröffentlicht ist, siehe unten in dieser Anm. Über den Besuch in Marly am 21. August 1904, siehe Anm. 20. Auf dem Bild *Die Anprobe*, das zuletzt auf die Zeit um 1903 datiert wurde (Ausst.Kat. Lyon 1994, S. 205) trägt Marthe Denis, wie Thérèse Barruel bemerkt hat, dasselbe Kleid wie auf dem Photo, das Maillol bei der Arbeit an ihrer Büste zeigt. Dieses Photo dokumentiert also die erste Version, wie sie Kessler im August 1904 gesehen hat (Abb. S. 134). In dem Brief aus dem Jahr 1907, der in Denis 1957-59 veröffentlicht ist, wird eine spätere Fassung erwähnt, die von Hugo von Tschudi zu der Zeit erworben wurde, als der Austausch von Kunstwerken zwischen Denis und Maillol stattfand. Die Büste ist heute in der Neuen Pinakothek in München ausgestellt (Abb. S. 135). »J'ai enfin trouvé un cadre très joli pour votre peinture – un petit trumeau Louis XV [eine Skizze, die an dieser Stelle eingefügt ist, bestätigt, daß es sich um das Gemälde *Akt am Strand* handelt, Abb. S. 133]. Le buste de Mme Denis est cuit, je ne l'ai pas encore vu, mais on le dit merveilleusement réussi, tellement que le Directeur du Musée de Berlin voudrait en avoir un exemplaire pour son musée – cela vous regarde – je ne saurais là-dessus vous conseiller en aucune façon.« »Ich habe endlich einen sehr hübschen Rahmen für ihr Gemälde gefunden, ein kleines Werk im Stil Ludwig XV. Die Büste von Mme Denis ist gebrannt, ich habe sie noch nicht gesehen, aber sie soll wunderbar sein, so gut, daß der Direktor des Berliner Museums ein Exemplar für sein Museum haben möchte – das ist Ihre Sache – ich kann Ihnen in dieser Hinsicht keinen Ratschlag geben.«

72 Suzanne Barazzetti-Demoulin: Maurice Denis, Paris 1945, S. 150.

73 Insbesondere die Tonfigur mit dem Titel *Stehende Badende* (Abb. S. 131). Als 1939 der Krieg ausbricht, sorgt Denis in Perros dafür, daß das Wertvollste eingepackt wird: »Unsere Bücher, die Maillols«. (Denis 1957-59, Bd. III, S. 212)

74 Denis 1993, S. 128-150; die folgenden Zitate finden sich auf den Seiten 152, 148, 137, 150 und 145. »[...] un certain Style, un certain ordre obtenu par la synthèse [...] le juste équilibre entre la nature et le style [...] son originalité s'exalte au contact de ceux qu'il imite ou qu'il subit: de là sa persistante gaucherie, sa bienheureuse naïveté [...] nature enfantine et sérieuse [...] il accomplit ce miracle de conserver, parmi l'effort et les scrupules, toute sa fraîcheur et sa naïveté«.

75 Wie Anm. 15.

76 Brief teilweise in: Denis 1957-59, Bd. II, S. 91f. »L'Égypte et la Grèce – j'étudie ces époques [...] ce n'est pas diminuer Michel-Ange que de dire que les Grecs le dépassent pour la forme. J'ai devant les yeux des photos d'Olympie [...] qui rendent le Michel-Ange insupportable si on le regarde autrement que par la grandeur de l'idée«. »Ägypten und Griechenland – ich studiere diese Epochen [...], man setzt Michelangelo nicht herab, wenn man sagt, daß die Griechen in der Form besser waren. Ich habe zwei Photos aus Olympia vor mir [...], die Michelangelo unerträglich erscheinen lassen, wenn man ihn unter einem anderen Gesichtspunkt als unter dem der Größe der Idee betrachtet.«

77 Siehe den in Anm. 16 zitierten Brief und Anm. 35; Maillol fügt hinzu: »Ce qui cause surtout ma joie, plus que d'aller voir le chef d'œuvre de l'architecture, c'est que je verrai du marbre au soleil, l'art dans la nature.« »Was mir vor allem Freude bereitet, mehr noch als der Anblick eines Meisterwerks der Architektur, das ist, wenn ich den Marmor in der Sonne sehen werde, die Kunst in der Natur.«

78 1921 stellt Denis beispielsweise in Palermo vor den Metopen aus dem 6. und 5. Jahrhundert sofort Vergleiche an, siehe Denis 1957-59, Bd. III, S. 13: »Certes, ce que nous appelons raison dans l'œuvre d'art n'a pas sa place ici, mais c'est le primat de l'intelligence. Belles têtes dans le

type de Maillol.« »Gewiß, das, was wir die Logik eines Kunstwerks nennen, hat hier keinen Platz, aber das ist ja auch das Primat der Intelligenz. Schöne Köpfe in der Art Maillols.«

79 Undat. Brief, 1907, veröffentlicht in: Denis 1957-59, Bd. II, S. 60ff. »[...] figurer parmi les personnages les mieux réussis [...], la figure qui me tend les bras si ronds doit être une belle chose«.

80 Undat. Brief, veröffentlicht in: Denis 1957-59, Bd. II, S. 96f., unter dem Jahr 1908. »[...] je suis heureux de marcher avec vous sur la route de Delphes, nos cruches solides à la main, allant puiser sous les roches lumineuses – aux flancs mêmes du Parnasse – aux sources pures de la fontaine Castalie«.

81 Kessler, Tagebuch (DL/M), 28. 11. 1904. »Er war ganz unglücklich, dass ich Maillol gesagt hatte, dieser type gonflé sei mir nicht gerade besonders sympathisch, weshalb Maillol den Typus seiner grossen Statue geändert habe. ›Je lui ai dit de remettre des pomettes, de refaire des pommettes, de refaire Mme Maillol, comme il l'a toujours fait.‹«

82 Siehe Anm. 51 und den Brief vom 15. 12. 1921, in dem Maillol gratuliert zu »[...] votre mariage, qui me paraît pour vous une chose nécessaire. Je souhaite seulement, et j'espère qu'il en est ainsi, que vous trouverez une femme charmante comme l'était Madame Denis«. »[...] Ihrer Hochzeit, die mir für Sie als eine Notwendigkeit erscheint. Ich wünsche nur, und ich hoffe, daß es so sein wird, daß Sie eine so charmante Frau finden, wie Madame Denis es gewesen ist«.

83 Gide (wie Anm. 23), S. 193. »›Le modèle! Le modèle; qu'est-ce que je m'en vais ficher d'un modèle? Quand j'ai besoin d'un renseignement, je vais trouver ma femme à la cuisine; je lève un pan de la chemise; et j'ai le marbre.‹ Tout ceci dit avec un fort accent du Midi.«

84 Denis 1957-59, Bd. II, S. 117.

85 Brief vom 27. 1. 1913 an Madame La Laurencie, veröffentlicht in: Denis 1957-59, Bd. II, S. 149f. »[...] une sorte de chevrier de Virgile, amoureux de toute la nature de sa petite patrie, depuis la ligne des montagnes jusqu'aux brins d'herbes odorantes qu'il foule au pied«.

86 Zu *Das Boot des Hl. Paulus* siehe Bouillon (1993, S. 151) und Myriam Poiatti und Théo-Antoine Hermanès: L'église de Saint-Paul, Grange-Canal Genf, Bern 1988. Zur *Geschichte der französischen Kunst* siehe Bouillon 1993.

87 Undat. Brief, veröffentlicht in: Denis 1957-59, Bd. II, S. 147f. (ohne die Skizze). Hier wird ein »herrlicher ausladender Feigenbaum« erwähnt, der sich in der Skizze auf einer Erhebung hinter dem Haus gegen einen »blauen Himmel« abhebt.

88 Wie Anm. 79.

89 Siehe Bouillon 1993, S. 101.

90 L'Age d'or, Ausst.Kat. Musée départemental de l'Oise, Beauvais 1982, Nr. 82, Reproduktion von *Strand mit weißem Pferd* (Verbleib unbekannt). Dieses Bild wirkt wie eine Montage aus Figuren von Maillol.

91 Bestandskat. Symbolistes et Nabis. Maurice Denis et son temps, Musée départemental du Prieuré, Saint-Germain-en-Laye 1985, Nr. 340, und Bouillon 1993, S. 101, 123.

92 Siehe Bouillon (1993, S. 133 und S. 147) für den Dekorationszyklus *Die Spiele der Nausikaa*, der weiter unten besprochen wird.

93 Zur Vase siehe Bouillon 1993, S. 125.

94 *Gestalten in einer Frühlingslandschaft* oder *Heiliger Wald*, 1897 (Eremitage, Sankt Petersburg), abgebildet in: Bouillon 1993, S. 83, und Ausst.Kat. Lyon 1994, Nr. 89, S. 240.

95 Undat. Brief [1907], veröffentlicht in: Denis 1957-59, Bd. II, S. 60ff.; siehe auch Anm. 37. »J'ai toujours eu comme vous la plus grande admiration pour la peinture de Gauguin.«

96 Das *Selbstporträt mit gelbem Christus* und *Das Fest Gloanec*, siehe Denis 1993, S. 165, Anm. 141.

97 Kessler, Tagebuch (DL/M), 23. 11. 1903. »Il me semble quelquefois que c'est pour Maillol que Gauguin a été là.« In einer Anmerkung zu seinem Artikel von 1903, »L'influence de Paul Gauguin«, den er für seine Schüler verfaßte, schreibt Denis: »Quant à A. Maillol, je doute qu'il ait jamais rencontré Gauguin: et pourtant quel enseignement pour ce Grec de la belle époque que les xoana du maître de Pont-Aven!« (Denis 1993, S. 75, Anm. 32) »Was Maillol angeht, so bezweifle ich, daß er Gauguin je getroffen hat. Und doch, welche Lektion wäre für diesen Griechen der Belle Époque die ›xoana‹ des Meisters von Pont-Aven!«

98 Undat. Brief [1913], veröffentlicht in: Denis 1957-59, Bd. II, S. 148: »Nous ne pourrons jamais être bien d'accord avec les idées de Vuillard, puisqu'il trouve Gauguin pédant. Pédant, soit, mais c'est bien beau par moments.« »Wir werden nie mit den Ansichten Vuillards übereinstimmen können, denn er findet Gauguin schulmeisterlich. Soll er doch schulmeisterlich sein, aber zeitweise ist das sehr schön.«

99 Denis 1993, S. 101. »Le mouvement néo-classique dont il faut chercher l'origine récente autour de Cézanne et de Gauguin.«

100 Aussagen Cézannes, die im Tagebuch Denis' am 26. 1. 1906 wiedergegeben sind (Denis 1993, S. 113) und ein undat. Brief [1908] von Maillol, siehe Anm. 16 und 35. »[...] un ange Louis XIV très beau – en bois grandeur nature!!«.

101 Über die Rolle beider in der Geschichte dieser Bewegung, die den Rahmen dieses Beitrags sprengen würde, siehe J.-P. Bouillon: Journal de l'Art déco (wie Anm. 70), siehe besonders S. 20 und S. 174. Bezüglich des Vorbildes von Versailles, mit dem man sich von Gauguin entfernt, siehe Anm. 37.

102 Zur Reaktion Denis' auf »Corydon« siehe: Correspondance Jacques-Emile Blanche – Maurice Denis, hrsg. von Georges-Paul Collet, Genf 1989, S. 68 und S. 79.

103 Denis 1957-59, Bd. II, S. 109f. (1909). »Etat d'âme de ce petit monde très éloigné du mien. Paganisme, curiosité d'art malsain, classicisme orgueilleux [...] Quel effort ils font pour être de vrais Hellènes! depuis le culte de Maillol jusqu'aux danses de petites filles nues d'Isadora Duncan [...] Malgré le charme et la distinction d'esprit de Kessler, je ne vivrais pas dans cette société.«

104 Beispielsweise 1907 in Berlin: »Tschudi accroche aussi des dessins de Maillol qu'on aimerait mieux choisis [...] Un sculpteur chez Cassirer imite furieusement Maillol, et il y a là aussi Münch, qui est ridicule, et Corinth, sous Böcklin très grossier, Kolbe qui imite Maillol.« (Denis 1957-59, Bd. II, S. 55) »Tschudi zeigt auch Zeichnungen von Maillol, die besser ausgewählt sein könnten [...]. Ein Bildhauer bei Cassirer imitiert wild entschlossen Maillol, außerdem ist da noch Munch, der lächerlich wirkt, und Corinth, à la Böcklin sehr grobschlächtig, außerdem Kolbe, der Maillol nachahmt.« Positiver äußert er sich 1909 über Hermann Haller, »[...] qui fait du sous-Maillol sans connaître, paraît-il, Maillol; seulement en imitant les archaïques grecs«. (Ebda., S. 111) »[...] der wie Maillol arbeitet, anscheinend ohne ihn zu kennen, lediglich indem er die archaischen Werke der Griechen nachahmt«.

105 Undat. Brief, Anfang 1907 (wie Anm. 23). »[...] ce que vous me dites de Wiesbaden ne m'étonne pas puisque je vous l'avais prédit. Il ne pouvait en être autrement étant donné l'esprit de celui qui vous a encadrés. Il n'était pourtant pas difficile de faire quelque chose de bien avec vos peintures. Je sais que ma statue aurait dû être ciselée, mais j'en avais plein le dos: que le diable les emporte«.

106 Zu diesem Projekt siehe Léon Ploegaerts und Pierre Puttemans: L'œuvre architectural de Henry van de Velde, Brüssel, Québec und Paris 1987, S. 94 und Anm. 327, mit einem besonders aufschlußreichen Zitat aus einem Brief Kesslers an van de Velde: »Pour la figure principale qui doit être absolument monumentale, je ne vois que Maillol qui soit de taille à la réaliser [...]. Il me semble qu'une belle figure de jeune Übermensch, un superbe nu triomphal de Maillol dans le genre de sa première esquisse du Monument Blanqui [...] serait tout désigné comme centre du monument.« »Für die Hauptfigur, die ganz monumental sein muß, kenne ich nur einen, Maillol, der in der Lage wäre, sie zu auszuführen [...]. Mir scheint, daß eine schöne Figur des jungen Übermenschen, ein herrlicher Akt von Maillol in der Art seines ersten Entwurfs für das Denkmal für Blanqui [...] wie geschaffen wäre als Mittelpunkt dieses Denkmals.« Siehe auch die Beiträge von P. Vaisse, S. 196, U. Berger, S. 155f., und Abb. S. 155.

107 Siehe zuletzt Lorquin 1994, S. 190.

108 Denis 1957-59, Bd. III, S. 159.

GRAF KESSLER, MAILLOL UND HOFMANNSTHAL IN GRIECHENLAND

Sabine Walter

Bereits zu Beginn dieses Jahrhunderts war »Maillol, der Grieche«, eine geläufige Assoziation.[1] Maillols Rezensenten verwendeten diesen Topos, um den französischen Bildhauer als Erben der frühen Klassik zu charakterisieren.[2] Maillol selbst betonte gegenüber seinem Mäzen Harry Graf Kessler, einem großen Verehrer der griechischen Kultur, wie vorbildhaft die Griechen für sein Schaffen seien.[3] Die anregende gemeinsame Reise nach London zu den antiken Skulpturen im British Museum im September 1904 brachte Kessler auf die Idee, mit Maillol nach Griechenland zu reisen.

Kessler, der mit Vorliebe Zusammentreffen kreativer Menschen organisierte, plante die Reise für europäische Künstler verschiedener Disziplinen: Außer dem französischen Bildhauer Maillol lud er den österreichischen Dichter Hugo von Hofmannsthal und den belgischen Architekten und Kunsthandwerker Henry van de Velde nach Griechenland ein.[4] Mit allen pflegte Kessler ein freundschaftliches Verhältnis. Wie auf Raffaels Fresko *Die Schule von Athen* sollten sich die Genies unter seiner Obhut zu einem fruchtbaren Austausch am Quell der klassischen Kultur vereinen. Maillol versuchte auch seine Freunde Maurice Denis und József Rippl-Rónai zur Teilnahme an der Griechenland-Reise zu bewegen, allerdings ohne Erfolg.[5] Schließlich nahmen nur Maillol, Hofmannsthal und Kessler an der Reise teil.[6]

Maillol und Kessler schifften sich am 25. April 1908 in Marseille ein. Während der fünftägigen Schiffsreise nach Athen machten sie Zwischenstopps in Neapel und im sizilianischen Messina. Von Neapel aus unternahmen die Reisenden einen Ausflug zu den antiken Ausgrabungen in Pompeji. In Athen angekommen, widmeten sich »der Dilettant und sein Künstler«[7] den antiken Skulpturen im Nationalmuseum und besichtigten die Akropolis. Die Museumsbesuche in Athen, Delphi, Olympia und Neapel bildeten den Schwerpunkt der Reise. Kesslers Berichten in seinem Tagebuch zufolge fertigte Maillol viele Skizzen nach den griechischen Skulpturen an, auch eine Zeichnung vom Parthenon ist erhalten (Abb. rechts).[8]

In der kargen und doch sanft geformten Landschaft Griechenlands fühlte sich Maillol sofort heimisch: »In Itea glaubt man, in Banyuls zu sein. Das gleiche Land, nur ohne Häuser, verlassen«, schwärmte er noch Jahrzehnte später.[9]

In Athen stieß Hugo von Hofmannsthal zu Kessler und Maillol – und fühlte sich gleich ausgeschlossen. Die auf die bildende Kunst beschränkte Konversation, zumal auf französisch geführt – was der Dichter »wie eine Wand zwischen uns« empfand –, und die vertraute Beziehung zwischen Kessler und Maillol stürzten den sensiblen Hofmannsthal in Verzweiflung.[10] Im Gegensatz zu Maillol war Hofmannsthal von der griechischen Landschaft enttäuscht. Vermutlich hatte er idyllische, grüne Haine erwartet und fand nun ein karges, steiniges Land vor.[11] Erschwerend kam hinzu, daß er sich damals mit der Komödie »Christinas Heimreise« beschäftigte, die inhaltlich und formal keinen Bezug zur Antike hatte. Gegenüber Kessler gestand Hofmannsthal, »ihm sei dieses Was des Griechischen, der Inhalt, verloren gegangen: das Griechische sei für ihn Nichts Greifbares mehr«.[12]

Bereits in Delphi, der ersten Etappe der Rundreise, brach der schwelende Konflikt zwischen dem sich vernachlässigt fühlenden Dichter und dem enttäuschten Mäzen offen aus. Hugo von Hofmannsthal hatte in Kesslers Abwesenheit ungefragt ein Buch aus dessen Koffer entnommen, was der Graf als schwerwiegende Verletzung seiner Intimsphäre auffaßte: »[...] dass ich Jemanden, der so weit vom gentleman ist, so in meine Nähe habe kommen lassen«, warf er sich vor. In einer rassistischen Anwandlung konnte sich Kessler diese »Differenz zwischen uns im Taktgefühl« nur mit dem »Rassenunterschied« zwischen ihm und dem Adligen jüdischer Herkunft erklären.[13] Maillol beschwichtigte den aufgebrachten Kessler. Auf die Frage, wie er in einem solchen Fall reagiert hätte, meinte Maillol, ihn hätte es gefreut, wenn der Freund ein Buch genommen hätte, er hätte ihm sogar noch seinen Koffer dazugegeben.[14] Maillol und Hofmannsthal fanden trotz der anfänglichen Eifersüchteleien seitens des Dichters zu einem freundschaftlichen Verhältnis.[15]

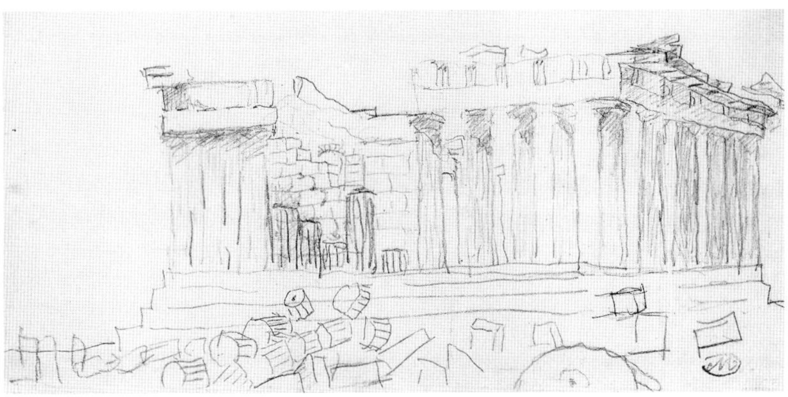

Der Parthenon, 1908, Bleistift;
Staatliche Graphische Sammlung, München

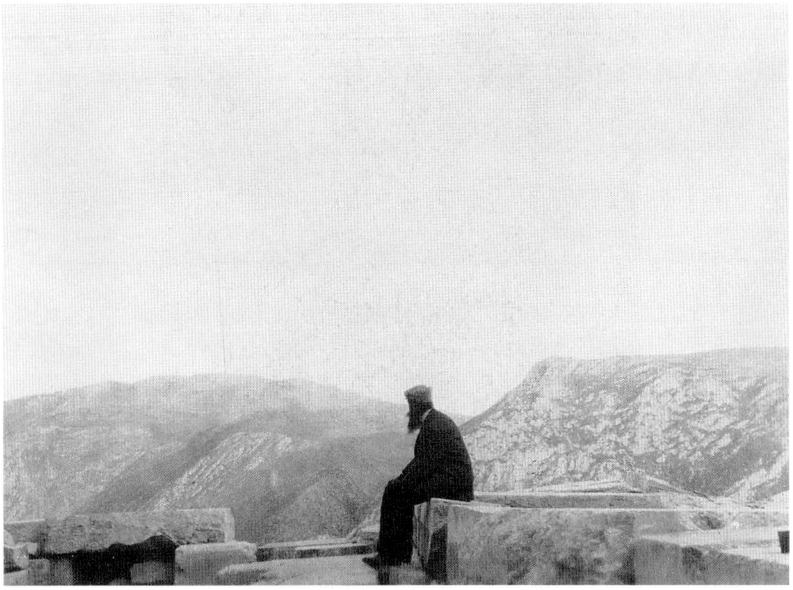

Maillol in Delphi, 1908. Photographie von Harry Graf Kessler

Kessler begleitete Hofmannsthal von Delphi bis nach Athen zurück. Von dort reiste der Dichter nach insgesamt zehn Tagen vorzeitig ab. Während des viertägigen gemeinsamen Rittes konnte die einst enge Beziehung zwischen Kessler und Hofmannsthal wiederbelebt werden. Trotz aller Querelen trug die Reise mit der Trilogie »Augenblicke in Griechenland« literarische Früchte.[16] Diese Texte sind frei von den erlebten zwischenmenschlichen Spannungen und bezeugen Hofmannsthals Versöhnung mit dem Land der Griechen. Auch vermitteln Kesslers persönliche Photographien ein harmonisches Bild der Reise (siehe auch Abb. S. 12).

Nach Hofmannsthals Abfahrt kehrte Harry Graf Kessler zu Maillol nach Delphi zurück (Abb. oben).[17] Zu zweit setzten sie die Reise fort. Während des folgenden viertägigen Aufenthalts in Olympia besuchte Maillol täglich das dortige Museum. Im Bewußtsein der Einmaligkeit dieses kulturellen Erlebnisses für Maillol zog Kessler sich diskret zurück und beobachtete von weitem das Tête-à-tête seines Schützlings mit den großen Werken der frühen Klassik (Abb. unten). Das Tagebuch vermittelt die Dramatik dieser Begegnung: »Er stand im Saal bei den Giebeln und schien ungern zu sprechen. ›Der erste Anblick ist erschreckend. Alles ist viel größer als ich dachte.‹ Ich gieng fort und in die anderen Räume, um ihn allein zu lassen. Nach einer Stunde kam ich wieder in seine Nähe. Er sprach mich an: ›Ich bin vollkommen erledigt. Nie habe ich etwas Ähnliches gesehen. Ich bin am Boden zerschmettert. Es wird Jahre dauern, bis ich das alles verarbeitet habe.‹ «[18]

Zurück in Athen, besuchten die Reisenden abermals das Nationalmuseum und kauften Marmor für Maillol.[19] Da Maillol sich bislang wenig für die Arbeit mit Marmor interessiert hatte, wurde der Kauf vermutlich auf Kesslers Anregung getätigt.[20] Der Sammler wünschte sich von Maillol »eine lebensgrosse Marmorstatue nach dem jungen Colin«.[21]

In dem kleinen Küstenort Phaleron ließen sie die Reise erholsam ausklingen. Maillol zeichnete die männliche Dorfjugend beim Baden. Zufrieden notierte der Mäzen: »Sein Taschenbuch ist schon ganz voll von kleinen Bleistiftkritzeleien nach den Jungen, die am Strande nackt baden, krebsen, spielen.«[22] Als sich Maillol entschied, nach einem der Jungen eine Tonstatuette zu fertigen, wurde die Abreise um acht Tage verschoben. Im improvisierten Atelier im Hotelgarten stand der fünfzehnjährige Angelos Modell. Im Tagebuch erwähnt Kessler ausdrücklich, daß der Ton für die Statuette aus dem Kerameikos stammte, dem seit der Antike bestehenden Töpferviertel am Weg zur Akropolis.[23] Maillol nahm die Statuette mit nach Frankreich und ließ sie später in Bronze gießen, selbstverständlich besaß Kessler ein Exemplar (Kat. 62, Abb. S. 147).

Notizen über Maillols Interesse am männlichen Körper ziehen sich wie ein roter Faden durch Kesslers Tagebuch. Nach dem gemeinsamen Besuch von Boxkämpfen in London soll Maillol 1904 gesagt haben: »Jetzt werde ich aber vor allem Männer darstellen. Frauen sind ein wenig zu rund und weich. Der Mann ist schöner.«[24] Auch am Ende der Griechenland-Reise zeigte sich Maillol von der ästhetischen Überlegenheit des männlichen Körpers überzeugt. Er versprach dem Mäzen, mit seinen Reiseskizzen und Kesslers Photographien weiterzuarbeiten und zum Beispiel den *Apollo Omphalos* vom Dionysos-Theater in Athen und den *Doryphoros* von Polyklet aufzugreifen.[25]

Nach insgesamt sechs Wochen Aufenthalt verließen Kessler und Maillol Griechenland am 31. Mai 1908. Bei einem erneuten Zwischenstopp in Neapel besichtigten sie die antiken Skulpturen im Nationalmuseum. Anschließend kehrte Maillol über Marseille nach Banyuls zurück, und Kessler reiste nach Paris.

Wie anstrengend Graf Kessler die lange und intensive Zweisamkeit mit einem von ihm so verschiedenen Menschen wie Maillol empfand, läßt

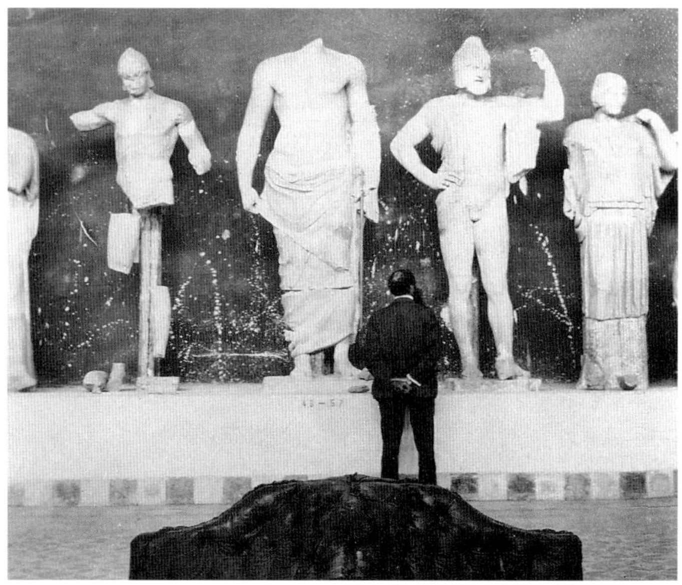

Maillol im Museum von Olympia vor dem Ostgiebel des Zeus-Tempels, 1908. Photographie von Harry Graf Kessler

jener Stoßseufzer ahnen, mit dem Kessler direkt nach Maillols Abreise in Neapel seine Notizen niederschrieb. Ein einziges Mal in der über dreißig Jahre dauernden Beziehung wird in Kesslers Tagebuch ein kritischer Blick auf die sonst als naiv-genialisch gefeierte Persönlichkeit Maillols geworfen. Schlichtweg unmöglich sei es, eine gepflegte Konversation mit ihm zu führen: »Dieses Bäuerische bricht auch in seinen Manieren durch. Er isst viel mit den Fingern und spuckt hier und da Fischgräten oder Ähnliches auf den Teppich. Er geht wie ein Bauer, mit langen, vorsichtigen Schritten [...], rechts und links auf die Erde spähend, wie nach der Frucht oder Unkraut. [...] Und ganz wie ein Bauer sucht er sich jeden kleinen Geldvorteil zu sichern: z.B. lässt er immer den Andren bezahlen, wo er kann, wie bei Droschken, Trinkgeldern, Eintrittskarten u.s.w., wobei das Unangenehme [...] nicht das Bezahlen ist, sondern die Art, wie er Einen zum Bezahlen zwingt: die tausend kleinen Kniffe und Schliche, die er erfindet, um jedesmal nicht da zu sein, wenn ein paar Pfennige auszulegen sind; in diesem drolligen Kampf, der natürlich ganz einseitig ist, [...] gebärdet er sich permanent als schlau triumphierender Gegner [...]. Auf die Dauer wirkt dieses Gebahren auf die Nerven; man wird ungeduldig und möchte ihm die Wahrheit sagen, was man wieder nicht kann, da man nicht unhöflich sein will. Aber schliesslich fühlt man sehr scharf, dass er zu einer andren gesellschaftlichen Schicht gehört, deren Umgangs Konventionen so verschieden sind, dass es einer dauernden Anstrengung bedarf, um von ihnen nicht verletzt zu werden. Es ist wie eine Mesalliance, über die das Geistige allein im täglichen Verkehr nicht hinwegtäuscht. Das sind die Gründe, warum ich ganz froh bin, wieder allein zu sein. Wenn wir länger zusammengeblieben wären, hätte es schliesslich kleine Zerwürfnisse oder doch nicht zu verbergende Misstimmungen gegeben.«[26]

Hugo von Hofmannsthals Auseinandersetzung mit dem Begriff des ›Griechischen‹ animierte auch seine Begleiter, über ihre Liebe zu Griechenland und ihre Begeisterung für seine Kultur nachzudenken. Der in Kesslers Tagebuch überlieferte Diskurs weist auf die unterschiedlichen Akzente in Maillols und Kesslers Hellenophilie hin: »›Was denn für uns das Konkrete sei, warum wir Griechenland liebten?‹ Maillol: ›Das ist doch ganz einfach: Es ist der Ort auf der Welt, wo man all das, was ich liebe, geschaffen hat. Deshalb überkommt mich unwillkürlich ein tiefes Gefühl, wenn ich die Akropolis sehe, mit den Figuren des Erechtheion, den schönsten Figuren, die es gibt.‹ Ich: ›das Griechentum repraesentiere für mich eine Weltanschauung, in der alle Gefühle und Gedanken Platz hätten, Nichts verbannt und ausgeschlossen sei; es sei so die umfassendste und freiste Weltanschauung.‹«[27]

Kesslers Begeisterung für alles Griechische war nicht nur ästhetisch begründet. Er projizierte in die antike griechische Kultur seine Träume von einer besseren Welt, das heißt einer aufgeklärten, toleranten Gemeinschaft, in der das ihm verwehrte Ausleben (homophiler) Sinnlichkeit im Gegensatz zur christlich-bürgerlichen Gesellschaft möglich wäre.[28] Die auf Schönheit und Stärke ausgerichtete Ästhetik der griechischen Antike, die im männlichen Körper eine gültige Form fand, ist ein fester Bestandteil der Hellenophilie, die häufig eine homoerotische Komponente beinhaltet. Hinsichtlich seiner Ästhetik stand Kessler, den die »Schönheit feiner, starker Gelenke, rassiger Formen, dessen was man hier ›nervosité‹ nennt«, faszinierte, in der klassizistischen Tradition.[29]

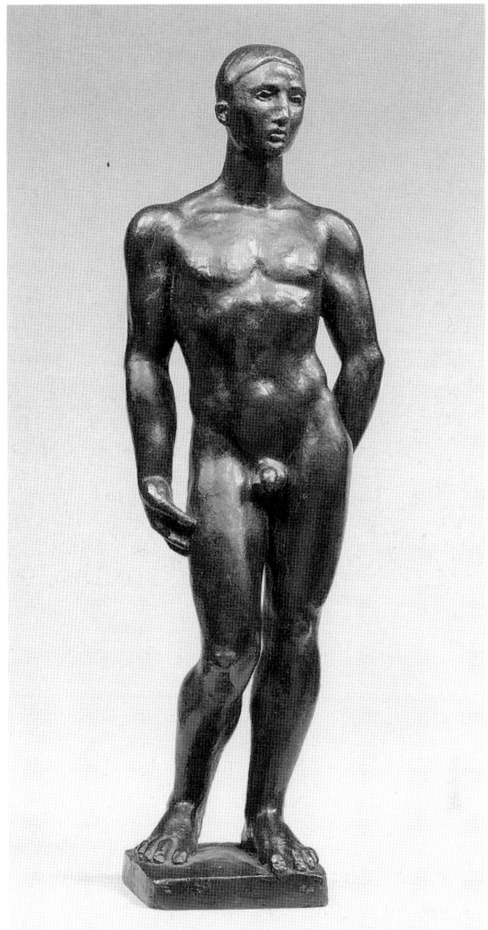

Junger Mann, 1908-30, Bronze (Kat. 62);
Provenienz Harry Graf Kessler

Bei Maillols Faszination für Griechenland stand das formale Interesse des Bildhauers an der früh- und hochklassischen Kunst des 5. Jahrhunderts v. Chr. im Vordergrund. In den Karyatiden des Erechtheions fand er wesentliche künstlerische Fragen beantwortet (Abb. S. 148). Zwar entsprechen die Karyatiden dem Ideal Winckelmanns von ›edler Einfalt‹ und ›stiller Größe‹, jedoch setzte sich Maillol nicht unter dem klassizistischen Blickwinkel mit der Antike auseinander.

Wie viele Künstler um 1900 suchte auch Maillol nach neuen Ausdrucksformen. Seiner Meinung nach konnte ein moderner Künstler nicht mehr an Phidias oder Michelangelo anknüpfen, da diese bereits die höchste Perfektion erreicht hätten. Deshalb müsse er wieder ganz von vorn beginnen: »Angesichts der Natur möchte ich lieber dumm als gescheit sein. Ich möchte ein Anfang sein und nicht ein Ende: ein Jahrhundert beginnen. Wenn ich eine Rolle in der Kunst spielen soll, dann diese. Seit der Renaissance wollen die jungen Künstler immer wieder als Phidias

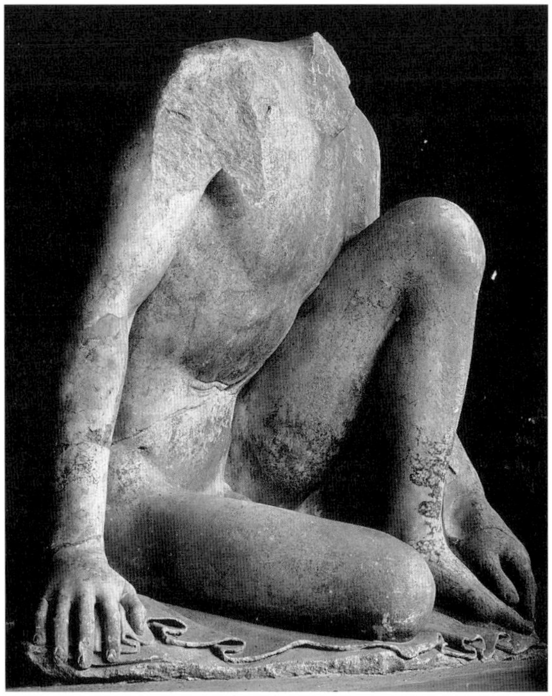

Hockender Knabe vom Ostgiebel des Zeus-Tempels, Olympia

anfangen. Aber Michelangelo war ein Endpunkt, wie auch Phidias. Heute muß ein neuer Aufstieg begonnen werden, wie die Griechen nach den Ägyptern neu begonnen haben und die Künstler der Renaissance nach den Griechen einen neuen Anfang gemacht haben.«[30]

Inspiriert von der Kunst Gauguins und den Nabis, suchte Maillol nach der Synthese, nach der formalen Vereinfachung in der Konzeption seiner Skulpturen. Ein wesentliches Qualitätsmerkmal war für ihn die Schlichtheit eines Werkes. Diese fand er in einer der Karyatiden des Erechtheions verwirklicht, die er als das schönste Werk auf der Welt pries: »Man erkennt sie auf einen Blick, und trotzdem ist alles Nötige vorhanden.«[31]

Jene formale Schlichtheit hatte Maillol bereits um 1900 erreicht, indem er die für die Nabis typische Flächenhaftigkeit anwendete, auf Detailtreue und auf akribisches Einhalten der perspektivischen Gesetze verzichtete, welche häufig die Kompositionen schwerer erfaßbar machen (siehe *Méditerranée*, Abb. S. 99, vgl. Kat. 47). Ähnliche stilistische Mittel fand er in antiken Reliefs wieder. Er begeisterte sich für die Grabstele der Hegeso in Athen. In jenem Relief seien die Flächen derart ausgewogen verteilt, daß keine »Löcher« mehr störten wie noch in seinem Steinrelief *Le Désir* (Abb. S. 101, vgl. Kat. 56).[32] In Delphi wies er Kessler auf die Krieger im Giebelrelief des Knidier-Schatzhauses hin. Sie seien präzise, fein und ohne die Komposition komplizierende Magerkeit – was heute nur selten gelänge: »Wenn wir zart gestalten wollen, wird es meist mager.«[33] In den Lapithengiebeln in Olympia fand Maillol sein Ideal einer tektonischen Gesamtkomposition realisiert. »Sehen Sie diese Fülle an Formen an, die sich alle ordnen, keine beeinträchtigt die andere.«[34]

Die Bildhauer der griechischen Hochklassik beherrschten den harmonischen Aufbau des menschlichen Körpers meisterhaft. Maillol bewunderte in Neapel eine Kopie des *Doryphoros* von Polyklet. In der Haltung des Athleten wird jede Anspannung eines Körperteils mit der Entspannung eines gegenüberliegenden beantwortet, jede Bewegung mit einer Gegenbewegung.

Maillol bevorzugte die ›primitivere‹ frühklassische olympische Kunst des 5. Jahrhunderts v. Chr. und lehnte die elaborierteren Werke der Spätklassik des 4. Jahrhunderts ab. Er verachtete die seiner Ansicht nach manierierten Gestalten des Praxiteles, der die Natur gedankenlos kopiere und sich zu sehr auf das Detail konzentriere. Der *Hermes mit dem Dionysosknaben* von Praxiteles in Olympia ließ Maillol erschaudern (Abb. S. 149).[35] Noch Jahrzehnte später stellte er den *Hermes* als Inbegriff zeitlos-kitschiger Kunst dar: »Das ist Schwulst, schrecklich, als ob es aus Seife geschaffen wäre.«[36]

Für Maillols Antikenrezeption gilt grundsätzlich, daß er griechische Skulpturen nicht unmittelbar als Vorbild nahm. In der formalen Vereinfachung und der Ruhe ausstrahlenden tektonischen Komposition des frühklassischen Stils fand er eine wichtige Bestätigung für sein eigenes Schaffen. Doch ist trotz Maillols Begeisterung für die Griechen eine gewisse Ambivalenz nicht zu übersehen. Maillol war sich der Gefahr – und des Vorwurfs – des Epigonentums bewußt.[37] Nicht um zu lernen, sondern um die Statuen vor dem Meer zu sehen, reise er nach Griechenland, erklärte er Kessler auf der Überfahrt[38], denn: »Der Künstler muß zeitgemäß sein. Man kann nicht etwas, was schon geschaffen ist, erneut schaffen.«[39]

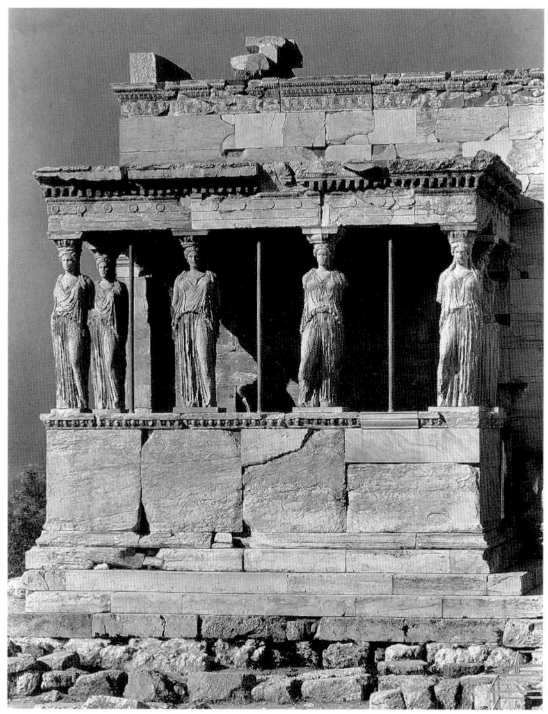

Das Erechtheion auf der Akropolis, Athen

Bezeichnenderweise begeisterte sich Maillol am meisten für jene Skulpturen, die seinen eigenen Werken am nächsten stehen. Der *Hockende Knabe* im Ostgiebel des olympischen Zeustempels zeigt keine herausragenden Merkmale hinsichtlich einer Formvereinfachung oder kompositorischen Ausgewogenheit (Abb. S. 148). Dennoch suchte er ihn zweimal auf.[40] Maillol, der sich damals schon jahrelang mit dem Motiv der hockenden Figur beschäftigt hatte, stieß hier auf eine vertraute Lösung (vgl. Abb. S. 91, Kat. 38).

Eine Untersuchung derjenigen Werke, die nach der Griechenland-Reise entstanden, zeigt, daß Maillol spätestens seit 1908 seinen frühen ornamentalen Stil mit der schwingenden Arabeske des Jugendstils überwunden und zu einem monumentalen klassischen Formenkanon gefunden hat. Besonders die lebensgroßen Figuren der *Pomona* (1908-10) und der *Flora* (1911/12) weisen eine vergleichbare ›matronale Würde‹ auf wie die Koren des Erechtheion, die sicher Pate standen (vgl. Kat. 63, Abb. S. 107 und S. 41).[41] Allerdings wäre es übertrieben, nach der Griechenland-Reise von einer stilistischen Kehrtwende im Œuvre Maillols zu sprechen. Eine konsequente Umsetzung des klassischen Körperbilds und ein Interesse am männlichen Akt als bevorzugtes Thema der griechischen Kunst läßt sich nicht nachweisen. Er stand zwar in der Tradition der nach einem Idealtypus strebenden ›Buona maniera antica et moderna‹ und ließ sich von der Antike inspirieren, ohne jedoch klassisch zu arbeiten.[42] Maillol schuf sich einen eigenen Maßstab und sah die Antike mit anderen Augen als die Klassizisten des 18. und 19. Jahrhunderts, welche nach einer absoluten Regel für den Körperbau strebten. Über die Proportionslehre des Polyklet äußerte er: »Der Kanon unterscheidet sich bei jedem Künstler. Ich habe den meinen. [...] Ich denke nicht an den Kanon des Polyklet oder an den eines anderen Bildhauers. Ich denke nicht an die Antike, sondern an meine eigenen Vorstellungen.«[43]

Maillols Auseinandersetzung mit der griechischen Kunst fand unter dem Aspekt der Suche nach vereinfachend-abstrahierenden Darstellungsformen statt. Insofern ist sein Interesse an der Antike vergleichbar mit Gauguins Orientierung an ozeanischer Kunst oder Picassos Faszination für afrikanische Ausdrucksformen, die Maillol wiederum nicht nachvollziehen konnte.[44] Die Modernen ließen sich von der ›primitiven‹ außereuropäischen Kunst inspirieren und nutzten sie für ihre Suche nach neuen Ausdrucksweisen. Maillol ging in der Abstraktion seiner Skulpturen

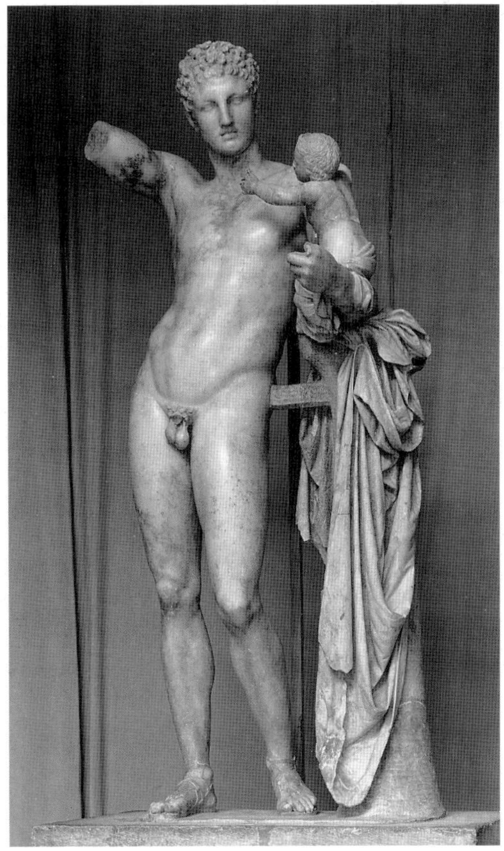

Hermes des Praxiteles, Olympia

weniger weit als andere zeitgenössische Künstler, etwa Matisse, Picasso, Brancusi oder Laurens. Eine mögliche Konsequenz der Auseinandersetzung mit dem frühklassischen Stil hätte auch für Maillol die immer weiter vorangetriebene Konzentration der Form bedeuten können. Doch er lehnte die allzu abstrahierenden Tendenzen seiner Zeit ab.[45] Auch verzichtete er auf problematische Verzerrungen oder Fragmentierungen, die das traditionelle ganzheitliche Körperbild in Frage stellen.

Maillol schlug den klassischen Weg ein, der vor allem in der Skulptur der zwanziger und dreißiger Jahre großen Raum einnehmen sollte. Er blieb dem um 1910 erreichten Formenkanon bis zu seinem Tode treu.

1 Kessler 1925.

2 Vgl. den Beitrag von U. Berger, S. 151.

3 »Er habe sich zuerst am meisten an die Ägypter halten wollen; aber sich dann, ohne es direkt zu suchen, immer mehr den Griechen zugewendet, namentlich den Skulpturen von Olympia [...].« (Kessler, Tagebuch; Deutsches Literaturarchiv, Marbach, im folgenden zitiert: DL/M, 23. 8. 1904)

4 Vgl. Kessler, Tagebuch (DL/M), 8. und 9. 12. 1904. Aus unbekannten Gründen hat van de Velde auf die Reise verzichtet.

5 Vgl. den Beitrag von J.-P. Bouillon, S. 141, Anm. 16. Im Winter 1907 (?) schrieb Maillol an Rippl-Rónai aus Banyuls: »Si rien ne vient troubler mes intentions, je dois aller faire un grand voyage en Grèce – au printemps – peut être comme ce pays n'est pas loin du vôtre – pourrions nous voir – ou nous donner rendez-vous à Athènes, mais d'ici là je vous écrirai.« (Wertheimer 1953, S. 116) »Wenn nichts meine Pläne durchkreuzt, soll ich im Frühling eine große Reise nach Griechenland machen – da dieses Land von dem Ihren nicht weit entfernt ist, könnten wir uns sehen oder uns in Athen treffen, aber ich werde Ihnen noch von hier schreiben.«

6 Die Reise dauerte vom 25. 4. 1908 bis zum 3. 6. 1908; vgl. Kessler, Tagebuch (DL/M).

7 Vgl. Alexandre Kostka: Der Dilettant und sein Künstler. Die Beziehung Harry Graf Kessler – Henry van de Velde, Ausst.Kat. Hagen 1992, S. 253-273.

8 Im Nationalmuseum von Athen fertigte Maillol eine Bleistift-Zeichnung vom *Sterbenden Hoplit*, in Olympia skizzierte er die *Nike* von Paionios (Ausst.Kat. Marbach 1988, S. 240). Vgl. auch ein Ölgemälde von der Akropolis (Lorquin 1994, S. 171).

9 Frère 1961, S. 16. »A Itea on se croyait à Banyuls. C'est le même pays, mais sans maisons, désert.« (Frère 1956, S. 17)

10 »Er habe sich noch nie von irgendwo so fortgewünscht wie von hier. [...] Vielleicht halte er es nicht aus, dauernd neben einem bildenden Künstler herzugehen, der sich hier ganz und gar in seinem Element, wie ein Fisch im Wasser, fühle, während er sozusagen ein ›outsider‹ bleibe. Ich dürfe nicht vergessen, wie prekär sein Verhältnis zur bildenden Kunst überhaupt sei. [...] Ausserhalb der bildenden Kunst biete Maillols Gespräch Nichts. [...] Sein eigenes Gespräch, das sonst sagen wir No 3 sei, sinke hier auf No 1, kaum etwas über Null. Er habe thatsächlich noch nie eine solche Qual erlebt.« (Tagebuch Kessler, 4. 5. 1908, in: Ausst.Kat. Marbach 1988, S. 233ff.)

11 Frère 1956, S. 319.

12 Kessler, Tagebuch (DL/M), 1. 5. 1908.

13 Ebda., 7. 5. 1908.

14 »J'aurais été très content qu'il prenne le livre. Et même la valise, si ça lui avait fait plaisir.« (Frère 1956, S. 318)

15 »Je m'entendais assez bien avec lui. Nous nous sommes assis, à l'Acropole, sur une colonne. Il disait: ›Avec Kessler c'est impossible: il faut toujours marcher.‹« (Frère 1956, S. 319) »Ich verstand mich ganz gut mit ihm. Einmal haben wir oben auf der Akropolis auf einer Säule gesessen und da hat er gesagt: ›Mit Kessler ist das ganz unmöglich – man muß immer laufen.‹« (Frère 1961, S. 335) Zusammen mit Kessler sah Maillol 1930 »Der Rosenkavalier« in Weimar (Tagebuch Kessler, 8. 6. 1930, in: Kessler 1961, S. 626; Frère 1956, S. 319).

16 »Das Kloster des heiligen Lukas« (1908); »Der Wanderer« (1909-1912); »Die Statuen« (1909-1914), in: Hugo von Hofmannsthal: Prosa III, Frankfurt a. M. 1979, S. 7-42.

17 Kessler, Tagebuch (DL/M), 12.5.1908.

18 Ebda., 16. 5. 1908; Ausst.Kat. Marbach 1988, S. 239. »Le premier aspect de ça est terrifiant. C'est plus grand que je ne pensais.« »Je suis complètement abruti. Je n'ai jamais rien vu de parail. [...] Je suis terrassé. Il faudrait des années pour mettre tout ça au point.«

19 Kessler, Tagebuch (DL/M), 20. 5. 1908.

20 Maillol hatte sich 1907 bei Rodin über das Arbeiten mit Marmor erkundigt: »Maillol äusserte dann, er möchte jetzt gern einmal in Marmor arbeiten; ob der Marmor dem Stein gegenüber besondre Schwierigkeiten biete? Rodin: ›Non, c'est la même chose. [...] Il n'y a qu'une chose, c'est de savoir bien modeler la terre.‹« (Kessler, Tagebuch; DL/M, 14. 8. 1907) »[...] Rodin: ›Nein, das ist das gleiche. [...] Wichtig ist aber nur eines, nämlich die Fähigkeit, gut in Ton zu modellieren.‹«

21 Ebda., 11. 3. 1908.

22 Ebda., 24. 5. 1908.

23 Ebda., 23. 5. 1908.

24 Ebda., 4. 9. 1904. »Mais je ferai maintenant surtout des hommes. Les femmes c'est un peu rond et flou. L'homme c'est plus beau.«

25 Ebda., 29. 5. 1908. *Apollo Omphalos*; Nationalmuseum, Athen; *Doryphoros*, römische Kopie; Nationalmuseum, Neapel.

26 Ebda., 3. 6. 1908.

27 Ebda., 1. 5. 1908. »Mais c'est très simple: c'est l'endroit du monde où on a créé tout ce que j'aime; alors je n'ai pu m'empêcher de ressentir une émotion quand j'ai vu l'Acropole, où sont ces figures de l'Erechtheion qui sont les plus belles statues qui existent.«

28 Der Dualismus Griechentum versus Christentum ist stark von Nietzsches Kulturkritik geprägt, mit der sich Kessler intensiv auseinandergesetzt hat.

29 Kessler, Tagebuch (DL/M), 28. 8. 1907. Bereits Winckelmann hatte grazile Körper bevorzugt: »[...] wie biegsam und schnell werden seine Nerven und Muskeln, und wie leicht wird der ganze Bau des Körpers gemacht. So bildet uns Homer seine Helden«, in: J. J. Winckelmann: Gedanken über die Nachahmung der griechischen Werke in der Malerei und Bildhauerkunst (1755), Stuttgart 1991, S. 6.

30 Kessler, Tagebuch (DL/M), 17. 5. 1908. »Je préfère encore être bête devant la nature que savant. Je veux être un commencement, et pas une fin: ouvrir le siècle; si j'ai un rôle dans l'art, c'est celui-là. [...] depuis la Renaissance, les jeunes artistes veulent tous commencer par être Phidias. [...] Mais Michelange était une fin, comme Phidias; aujourd' hui, il faut recommencer l'ascenscion, comme les Grecs l'ont recommencé après les Egyptiens, et comme les artistes de la Renaissance l'ont recommencée après les Grècs.«

31 Ebda., 20. 11. 1907. »On la voit d'un coup, et cependant tout y est.«

32 Ebda., 30. 4. 1908.

33 Ebda., 13. 5. 1908. »Quand nous voulons faire si fin, nous faisons maigre.«

34 Ebda., 16. 5. 1908. »Regardez cette avalanche de formes [...], qui toutes s'emmanchent, dont aucune ne contredit l'autre.«

35 Vor der Hermes-Statue des Praxiteles in Olympia erklärte er Kessler seine Abneigung: »Mais Praxitèle a commencé par faire la peau; il a oublié le caractère, les grands aspects de la nature: il ne voit que le détail, le détail lui noie les grandes lignes.« (Ebda., 16. 5. 1908) »Aber Praxiteles hat mit der Oberfläche angefangen; den Charakter, die Idee der Natur überging er. Er sah nur das Detail, und dies hat ihm die große Linie verdorben.«

36 Cladel 1937, S. 98. »C'est l'art pompier, c'est affreux, c'est sculpté comme dans un savon de Marseille.«

37 Gegenüber Vollard erklärte Maillol, er habe mit dem Titel des *Coureur Cycliste* dem Vorwurf vorbeugen wollen, eine Antikenreplik geschaffen zu haben (Vollard 1949, S. 203).

38 Kessler, Tagebuch (DL/M), 28. 4. 1908. »Je ne vais pas en Grèce pour apprendre, je vais pour voir des statues devant la mer.«

39 Ebda., 29. 4. 1908. »L'artiste doit être de son temps. On ne refait pas ce qui a été fait.«

40 Ebda., 17. und 18. 5. 1908.

41 Buttlar 1949/50, S. 252.

42 Vgl. Hoetink 1963, S. 35.

43 Cladel 1937, S. 133. »Le canon est une règle qui varie avec chaque artiste. J'ai le mien [...]. Je ne pense pas au canon de Polyclète, ni à celui d'un autre sculpteur. Je ne pense pas à l'Antique, je ne pense qu'à moi-même.«

44 Über Picassos Kubismus schrieb Maillol an Jószef Rippl-Rónai im September 1911: »La peinture qu'il fait en ce moment est d'un fou cela ne m'intèresse pas du tout.« (Cifka 1983, S. 156) »Die Malerei, die er zur Zeit macht, ist die eines Verrückten, das interessiert mich überhaupt nicht.«

45 Kessler zitiert Maillol im Tagebuch: »Matisse und seine Schule, die die ornamentale Formenverschiebung bis zur Karikatur trieben, seien auf Irrwegen. Man dürfe die Natur nicht in diesem Masse dem Ornament zuliebe ändern. [...] Les anciens le faisaient bien; pourquoi ne le ferions nous pas?« (Kessler, Tagebuch; DL/M, 2. 8. 1907) »In der Antike konnte man dies, warum gelingt es uns nicht?«

MAILLOLS INTERNATIONALE KARRIERE

Zur Rolle der ausländischen Sammler und Förderer

Ursel Berger

1902 schrieb der vierzigjährige Aristide Maillol halb scherzend, halb ernst an seinen ungarischen Malerfreund Jószef Rippl-Rónai: »Nächstes Jahr werde ich mit Sicherheit Gärtner werden, denn die Geschäfte mit der Kunst laufen nicht mehr, niemand kauft.«[1]

Es kam jedoch anders; nach der ersten Einzelausstellung, die im gleichen Jahr in der Galerie von Ambroise Vollard stattgefunden hatte, war Maillol kein unbekannter Künstler mehr. Der eigentliche und endgültige Durchbruch für den Bildhauer ereignete sich aber erst im Laufe der Jahre 1904/05. Zu jenem Zeitpunkt wurde er nicht nur in seinem Heimatland über die engeren Kunstkreise hinaus bekannt; es begann gleichzeitig – vor allem durch deutsche Förderer und Sammler – seine internationale Karriere.

1904 nahm Maillol erstmals am Salon d'Automne teil, auf dem seine Kleinplastiken noch auf ablehnende Kritik stießen. In der Jury habe man die Statuetten, wie der Bildhauer mitteilte, kritisiert, »weil man keine Muskeln erkennt«.[2] In der deutschen Zeitschrift »Kunstchronik« konstatierte der Rezensent in der Besprechung einer Ausstellung in der Galerie Bernheim Jeune 1904 die »Überflüssigkeit« der Werke Maillols, weil sie nur ägyptische und frühklassische Kunst nachahmten.[3]

Angesichts solcher Urteile muß es überraschen, daß in dem wohl wichtigsten Buch, das damals über die zeitgenössische Kunst veröffentlicht wurde, Julius Meier-Graefes mehrbändiger »Entwicklungsgeschichte der modernen Kunst« von 1904, Maillol ein eigenes Kapitel gewidmet ist. Es steht am Ende des dritten Buches, das die moderne französische Kunst behandelt. Maillols frühes bildhauerisches Werk stellt der einflußreiche Kritiker gleichsam als Ziel- und Endpunkt einer Entwicklung dar, die von Gauguin über Munch zu Maillol führt.

Meier-Graefe, der seit Ende 1895 in Paris lebte, muß früh Werke Maillols in den Salon-Ausstellungen, wo sie anfangs in der Kunstgewerbeabteilung zu sehen waren, entdeckt haben. Wenn auch einige von Meier-Graefes Aussagen beziehungsweise Prognosen über Maillols zukünftigen Werdegang nicht ganz zutreffend sind, so war seine sehr positive Charakterisierung des Schaffens von Maillol jedoch von größtem Einfluß, zumal die »Entwicklungsgeschichte« bald – 1908 – auch in englischer Übersetzung erschien und in deutsch weitere Auflagen erfuhr. Immer wieder bezogen sich Autoren auf Meier-Graefes Darstellung. Einige der späteren Standardurteile über Maillol waren hier vorgebildet, so zum Beispiel die Charakterisierung als Bildhauer des »Runden«: »Es gibt nichts Runderes, als was Maillol unter rund versteht.«[4] Auch das Bild vom Südfranzosen Maillol als wiedergeborenem Griechen wurde hier erstmals ausgemalt: »Es sollen da unten [...] noch Menschen auf die Welt kommen, die halbe Griechen sind, die ein Stück Lehm von der Erde aufheben, und wenn sie es wieder aus der Hand lassen, ist es halb von selber zu einer Form geworden.«[5] Maillol selbst hat immer wieder bekannt, daß er sich als Grieche fühle; sicher haben sich Künstler und Interpret gegenseitig angestachelt, diesen Mythos aufzubauen.

Mit einem Schlag war Maillol durch die Publikation Meier-Graefes eine internationale Größe geworden[6], natürlich wirkte sich diese öffentliche Anerkennung zuerst im deutschsprachigen Raum aus: Privatsammler und Museen, Ausstellungsveranstalter und Publizisten wandten sich nun Maillols Werk zu.

Graf Kessler und die Méditerranée

Im Jahr 1905, in dem die ersten längeren Aufsätze von Octave Mirbeau und Maurice Denis über Maillol erschienen, stellte der Bildhauer im Salon d'Automne der Öffentlichkeit seine erste Großplastik vor, die später den Titel *Méditerranée* erhielt (Abb. unten, vgl. Kat. 47). Nun war die

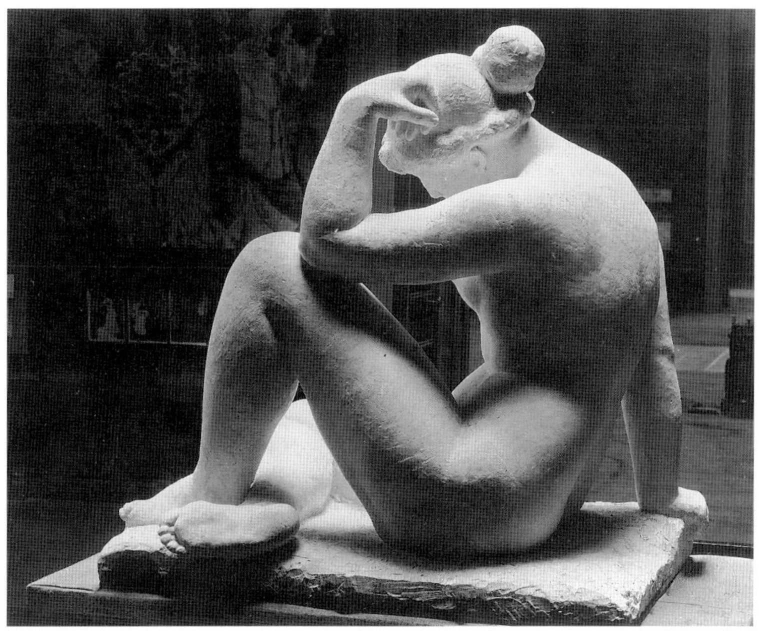

Das Gipsmodell der *Méditerranée* im Salon d'Automne, Paris, 1905. Photographie von Eugène Druet

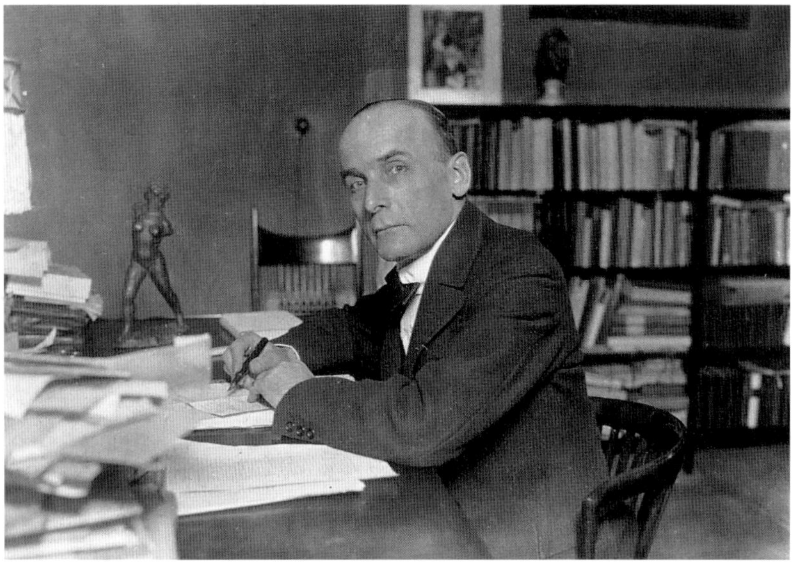

Harry Graf Kessler in der Bibliothek seiner Berliner Wohnung, 1919.
Auf dem Schreibtisch die Skizze für die *Action enchaînée*, 1905, Bronze

Kritik einhellig von Maillols Beitrag begeistert. André Gide veröffentlichte in seiner Besprechung in der »Gazette des Beaux-Arts« ein einfühlsames Lob dieser Figur. Maillol hatte sich schon seit einigen Jahren mit dem Thema einer großen kauernden Frau beschäftigt, zur Ausführung der großen Steinskulptur kam es jedoch seit 1904/05, nachdem Harry Graf Kessler dem Bildhauer den Auftrag dazu erteilt hatte.

Wie die einheimischen Kunstfreunde, so lernten auch die auswärtigen neue Kunstwerke einerseits in den Salon-Ausstellungen, andererseits in den bekannten Pariser Kunstgalerien kennen. Die für Maillols frühe Karriere wichtigsten europäischen Sammler, neben Kessler Karl Ernst Osthaus aus Hagen, Hedy Hahnloser-Bühler aus Winterthur, aber wohl auch Iwan Abramowitsch Morosow aus Moskau, haben ihre ersten Maillol-Erwerbungen in den Galerien von Ambroise Vollard und Eugène Druet gemacht, bevor sie in direkten Kontakt mit dem Künstler traten. Auch die ersten Museumsankäufe, die nachweisbar sind, wurden in den gleichen Galerien getätigt. Auffallend ist dagegen, daß der Kunstsammler Oskar Schmitz, Dresden/Bremen, schon früher als die bekannteren deutschen Sammler und Museumsdirektoren ein Werk direkt beim Künstler bestellte: ein Terrakottabildnis der Ehefrau Maillols (Kat. 49, Abb. S. 96).[7]

Im Zentrum dieser Untersuchung stehen die Beziehungen zwischen Maillol und Harry Graf Kessler (Abb. oben), der als der wichtigste Mäzen des Bildhauers gelten muß: Er war Sammler, Auftraggeber, Förderer, Propagator[8] und Interpret der Kunst Maillols. Als Sohn eines sehr vermögenden deutschen Kaufmanns, der erst 1879 den Grafentitel erhalten hatte, und einer aus dem irischen Adel stammenden Mutter, wurde Kessler 1868 in Paris geboren. Er wuchs in Großbritannien und Hamburg auf. Nach dem Tod seines Vaters 1895 war er Erbe eines großen Vermögens. Als ausgebildeter Jurist schien er anfangs eine diplomatische Karriere anzustreben, in den Jahren vor dem Ersten Weltkrieg lebte er jedoch als Privatier und widmete sich vor allem der Kunst, sowohl als Sammler wie auch als Essayist. Seine hochfliegenden Publikationspläne, für die er seine umfangreichen Tagebuchaufzeichnungen nutzen wollte, scheiterten allerdings. Für das Werk von Maillol sind Kesslers bisher weitgehend unpublizierte Notizen eine Quelle von größter Bedeutung.

Kessler, dreisprachig aufgewachsen, lebte vor dem Ersten Weltkrieg abwechselnd in Berlin, Weimar, Paris und London. Er stand in Kontakt zu zahlreichen Künstlern und kaufte vor allem in Paris Gemälde und Skulpturen.[9] Zu zwei Künstlern pflegte er ein besonders intensives mäzenatisches Verhältnis: einerseits zu Maillol, andererseits zu dem belgischen Architekten und Kunstgewerbler Henry van de Velde, der auch ein intellektueller Widerpart war und mit Kessler die Begeisterung für Friedrich Nietzsche teilte.[10] Dagegen unterschied sich der in seiner südfranzösischen Heimat verwurzelte Bildhauer Maillol aufs stärkste von seinem weltläufigen Mäzen.

Trotz häufiger Aufenthalte Kesslers in Paris um die Jahrhundertwende dauerte es einige Jahre, bis er Maillol persönlich kennenlernte. Durch den Kunsthändler Vollard, bei dem er 1903 zwei Kleinbronzen von Maillol erwarb[11], sowie Auguste Rodin, vor allem aber durch Maurice Denis und vielleicht durch Meier-Graefe war er schon zuvor auf Maillol aufmerksam gemacht worden.[12]

In seinem Tagebuch berichtet Graf Kessler ausführlich von seinem ersten Besuch bei Maillol in dessen Haus in Marly-le-Roi am 21. August 1904. »Er wohnt in einem ganz kleinen Häuschen sehr primitiv und ländlich mitten in grossen offenen Obstgärten. Als wir an die Thür klopften (eine Klingel giebt es nicht), erschien die Frau auf dem kleinen Balkon und rief in die Gärten hinein: Aristide, Aristide! worauf ein Bauer in der blauen Bluse, einen breitkrempigen Arbeiter Strohhut auf dem Kopf, herankam und uns in sehr breitem Patois bäuerlich bieder begrüsste. Er stellte sich nicht weiter vor, und kümmerte sich auch nicht viel um unsere Namen, sondern war eben Maillol: etwa 40 Jahre alt aussehend, langer unbeschnittener, schwarzer Vollbart, sehr ausdrucksvolle, leuchtende blaue Augen, hager und mit langer Adlernase von prononciert spanischem Typus. Er führte uns gleich ins Atelier, das ein kleiner Bau im Garten ist und zeigte uns seine Arbeiten [...]. Ich fand unter seinen Zeichnungen eine Skizze von einer zusammengekauerten Frau, die mir durch die wunderbare Arabeske der Linien und deren knappe Zusammenfassung so auffiel, dass ich Maillol, der von beabsichtigten Steinskulpturen gesprochen hatte, vorschlug, sie für mich in Stein auszuführen. Maillol plaidierte für Lebensgrösse; und wir einigten uns hierauf, wenn der Preis es erlaubte.«[13]

Diese Tagebuchnotiz dokumentiert den Auftrag für Maillols Hauptwerk, die Skulptur, die später den Titel *Méditerranée* erhielt.[14] Grundlage hierfür war also nicht eine der zahlreichen kleinplastischen Skizzen Maillols für seine *Kauernde Frau* (siehe Kat. 44, 45), auch nicht eine der großformatigen Versionen, von denen schon im Jahr 1900 eine existiert haben muß (vgl. Kat. 46), sondern eine Zeichnung, deren Verbleib unbekannt ist.

Welche Komposition für den Auftrag ins Auge gefaßt war, läßt sich anhand einer Umrißzeichnung erkennen, die zwei Tage nach der Auftragserteilung entstand (Abb. unten, Kat. 96). Kessler berichtet in seinem Tagebuch, wie er und Maillol beim Mittagessen über die große Kauernde diskutierten. Dabei zeichnete Maillol »mit dem Nagel auf das Tischtuch meine Figur auf, und so gut, dass er sich Pauspapier kommen liess, um die Skizze nicht zu verlieren«.[15] Die gepauste Skizze, die Kessler über zwanzig Jahre später (mit der Steinfigur) an Oskar Reinhart, Winterthur, verkaufte, trägt das Datum des 23. August 1904, an dem jenes gemeinsame Mittagessen stattfand.[16] Beim ersten Besuch bei Maillol hatte sich Kessler vermutlich auch für eine kompositionell vergleichbare Terrakottafigur einer bekleideten Frau interessiert, die jedoch sein Begleiter, Kurt von Mutzenbecher, erwarb (siehe S. 156; Kat. 38, Abb. S. 91).

Deutlich wird bei der Auftragsvergabe, daß Kessler auf das entstehende Werk Einfluß nehmen wollte; er bevorzugte eine geschlossene Komposition, während die bisherigen Vorentwürfe eine offene Winkelform aufwiesen (siehe Kat. 44, 45). Da er jedoch während des Jahres, in dem Maillol das große Tonmodell fertigstellte und in Gips abgoß, den Bildhauer nur selten sah, blieb die Einflußnahme des Auftraggebers gering. Maillol berichtete mehrfach in Briefen über den Fortschritt seiner Arbeit. In einem Schreiben vom Beginn des Jahres 1905 skizzierte er eine Terrakotta, die die endgültige Komposition in der charakteristischen Haltung mit dem auf den linken Arm gestützten Kopf zeigt.[17] Damit war die Komposition noch geschlossener geworden; Maillol ging also über Kesslers Anregung hinaus.

1905 wurde das Gipsmodell im Salon d'Automne ausgestellt (Abb. S. 151); gleichzeitig war die Skulptur in lothringischem Kalkstein in Arbeit, die Fertigstellung zog sich jedoch lange hinaus; noch Ende 1910 hatte Maillol erneut Änderungen vorgenommen.[18] Im Ersten Weltkrieg

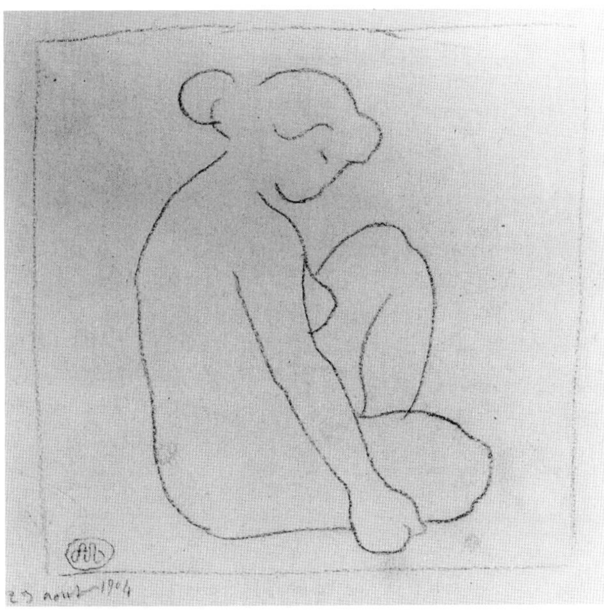

Skizze zur Méditerranée vom 23. August 1904, Kohle (Kat. 96)

war die Skulptur gemäß Kesslers Bitte in Maillols Garten in Marly vergraben worden.[19] Kessler kann Maillols Meisterwerk erst nach dem Krieg nach Berlin geholt haben; 1931 war er gezwungen, die Statue an Oskar Reinhart zu verkaufen, in dessen Villa in Winterthur sie heute öffentlich ausgestellt ist.[20]

Es ist vielleicht Kesslers größtes Verdienst, die erste große Statue Maillols, die zum eigentlichen Hauptwerk des Künstlers wurde, gefördert beziehungsweise ermöglicht zu haben. Als Maillol 1933 Oskar Reinhart in Winterthur besuchte, soll er angesichts der *Méditerranée* gesagt haben: »Er wolle [...] nochmals die beste Arbeit sehen, die er gemacht habe, die beste Arbeit seines Lebens. Darin sei alles verwirklicht, was ihn bewege.«[21] Judith Cladel sieht die Figur ebenfalls im Zentrum von Maillols Schaffen: »Sie wurde zu einem Thema, das er immer wieder mit Liebe aufgriff, zu einer Art Leitmotiv seines Schaffens.«[22]

Kesslers Maillol-Sammlung

Kessler besaß außer der großen Statue zahlreiche Werke von Maillol, zum Beispiel eine der wenigen frühen Holzfiguren. Die *Badende mit erhobenem Arm*, 1908 in der Galerie Druet erworben, stand auf dem Schreibtisch der Wohnung in Weimar (Abb. S. 121, vgl. Kat. 35).[23] Über Druet erwarb er auch eine der raren Wandfontänen, die einen recht seltsamen Platz zwischen Büchern fand (Abb. S. 10); heute ist sie im Musée Maillol, Paris, ausgestellt.[24] Kessler besaß mindestens zwei Gemälde von Maillol.[25] Die Terrakottabüste des Malers Etienne Terrus, 1909 vom Dargestellten erworben[26], befindet sich heute in der Neuen Pinakothek, München; das Porträtköpfchen der Renée Rivière gelangte über die Sammlung Arthur Fontaine in das Musée d'Orsay, Paris (Kat. 59, vgl. Abb. S. 128). Kessler besaß des weiteren einige Kleinbronzen (Abb. S. 158), von denen einige in die Sammlung des Schriftstellers Joseph Breitbach gelangten (Kat. 25, 62).[27] Unter den Terrakotten war eine kleine Version der *Méditerranée*, die sich jetzt in der Sammlung Oskar Reinhart befindet.[28] Von den Zeichnungen[29] sind zwei in der Stiftung Oskar Reinhart, Winterthur, und weitere im Musée Maillol nachweisbar (Kat. 96, 99, 111). Illustrierte Bücher der Cranach-Presse, die Kessler für eigene Zwecke zurückgehalten hatte, sind gelegentlich im Handel. Manche geplante Erwerbungen sind offensichtlich nicht realisiert worden[30]; in der Zeit nach dem Ersten Weltkrieg scheint es nur noch kleinere Ankäufe gegeben zu haben.[31]

Von größerem Interesse für das Verhältnis von Künstler und Mäzen sind jedoch die Auftragswerke; nach der *Méditerranée* bestellte Kessler im Frühsommer 1907 zwei weitere Skulpturen, die zu Hauptwerken Maillols werden sollten: das Relief *Le Désir* (Abb. S. 101, vgl. Kat. 56) und die unterlebensgroße Bronzefigur des *Radfahrers* (Abb. S. 103, vgl. Kat. 57a). Die Entstehung dieser beiden Plastiken wird in Kesslers Tagebuch ausführlich in Wort und Bild dokumentiert.[32]

Am 24. Mai 1907 hatte Maillol seinen Besuchern einige plastische Skizzen zu einer Serie von zwölf Reliefs zum Thema *Mann und Weib* gezeigt, von denen Kessler eine, die der Bildhauer erst am Morgen

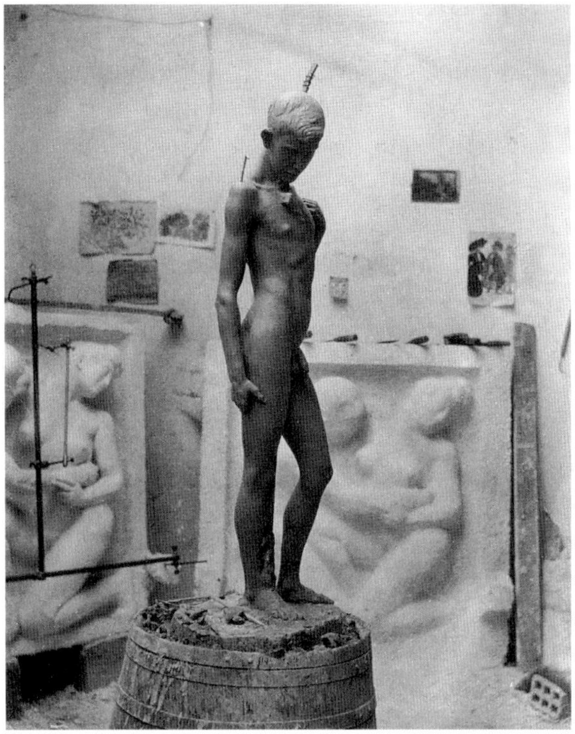

Der *Radfahrer* in der noch unfertigen Tonfassung, dahinter das Relief *Le Désir,* links als Gipsmodell, rechts die abozzierte Steintafel. Photographie von Harry Graf Kessler, 23. November 1907

des gleichen Tages modelliert hatte, besonders gefiel. Kessler bestellte von dieser eine Vergrößerung in Stein für 4.000 Francs.[33] Maillol begann bald mit dem Aufbau im großen Format. Erst danach zog er Modelle heran, nach denen er die Haltung der Einzelfiguren festlegte (Kat. 105).

Die Fassung in Ton und der davon abgenommene Gipsabguß waren relativ schnell fertiggestellt (Abb. oben), so daß das Relief in Gips im Spätherbst im Salon d'Automne ausgestellt werden konnte, allerdings war es offensichtlich für die Aufnahme in den Katalog zu spät angemeldet worden.[34] In der Ausstellung beeindruckte es den dänischen Sammler Carl Jacobsen, den Stifter der Ny Carlsberg Glyptotek in Kopenhagen, die antike und moderne Skulptur vereinte. Er interessierte sich aus diesem Grund besonders für dieses Werk, das an eine antike Metope erinnert. Jacobsen bestellte 1907 bei Maillol eine Terrakotta-Ausformung des Reliefs, die 1909 in Dänemark eintraf.[35] Später entstanden auch Bleigüsse (Kat. 56).

Kessler erhielt sein Steinrelief erst nach dem Ersten Weltkrieg (vgl. Kat. 56).[36] Die geplante Relief-Serie *Mann und Frau* ist über die Tafel für Kessler nicht hinausgeführt worden, ohne diesen Auftrag hätte Maillol sie möglicherweise überhaupt nicht begonnen. Reliefs spielen in Maillols Schaffen keine sehr gewichtige Rolle. Kessler forcierte hier also ein Werk, das – ganz im Gegensatz zur *Méditerranée* – nicht sehr viel zur weiteren Entwicklung des Bildhauers beitrug; ähnlich aufgebaute Reliefs benutzte er später noch einmal für das Kriegerdenkmal in Banyuls-sur-Mer. Vergleichbare Kompositionen führte Maillol jedoch zahlreich im Holzschnitt aus – zum Beispiel in den Illustrationen zu Vergils »Eklogen«, mit deren Konzeption er sich gleich nach seiner Bekanntschaft mit Kessler beschäftigte.[37] Aus Vorzeichnungen für das Relief *Le Désir* entwickelte er einen Holzschnitt für Paul Verlaines »Chansons pour Elle« (Abb. S. 66).

Der dritte Auftrag Kesslers – die Jünglingsfigur, die den Titel *Radfahrer* erhielt (Abb. S. 103, vgl. Kat. 57) – unterscheidet sich von den beiden anderen, weil er nicht auf ein schon vorhandenes Projekt des Künstlers zurückgreift. Figuren nach männlichen Modellen hatte er vorher nicht geschaffen; die Idee zu dieser Statue kam also vom Auftraggeber. Kessler bestellte bei Maillol einen *Narziß*[38], einen Jüngling, der in seine eigene Schönheit verliebt ist. Kessler sorgte auch für ein Modell, das seiner Vorstellung entsprach, den als Radfahrer und Jockey tätigen Gaston Colin, zu dem Kessler freundschaftliche Beziehungen pflegte. In noch größerem Maße als beim Relief verfolgte Kessler – beobachtend, diskutierend und photographierend – das Fortschreiten der Arbeit. Direkt oder indirekt nahm er darauf Einfluß, daß Maillol hierbei, entgegen seiner üblichen Praxis, sich beim plastischen Arbeiten eng an das Modell hielt. Die Fertigstellung zog sich sehr lange hin, viel länger als beim größeren und komplizierteren Relief. Man gewinnt den Eindruck, daß Maillol in den Zeiten, in denen Kessler nicht in Paris war, nur wenig

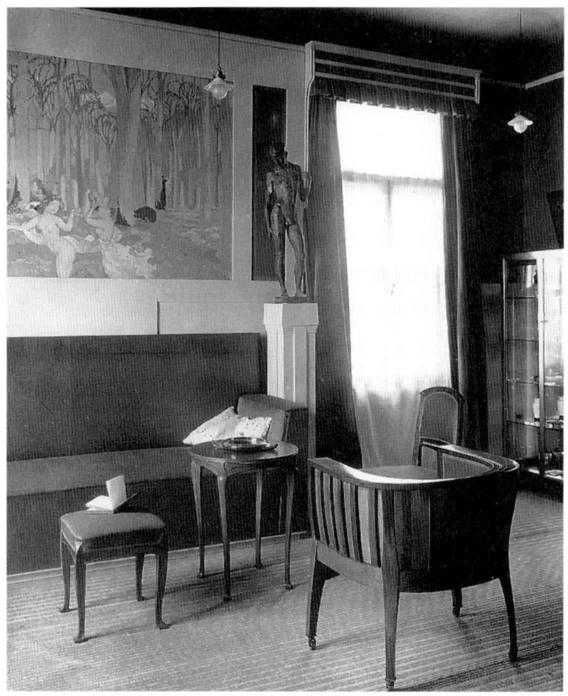

Der große Salon in der Weimarer Wohnung von Graf Kessler mit der Skulptur *Radfahrer* und dem Gemälde *Wald mit Hyacinthen* von Maurice Denis

an der Figur arbeitete. Ende November 1907 war das Tonmodell vollendet und ein Jahr später erst das Wachsmodell für den Guß vorbereitet. Mehrfach strich Maillol die Sonderstellung dieser Statue heraus: »›Das ist keine Idealfigur. Wenn ich die Jugend hätte darstellen wollen, dann hätte ich etwas anderes gemacht. [...] Es handelt sich um ein Porträt: das Bildnis des jungen Colin. In der Antike hat man Athletenporträts gemacht. [...] Vielleicht bin ich der erste, der wieder eine Athletenstatue geschaffen hat.‹ Ich schlug ihm vor, um dieses ein für allemal festzulegen, auf der Plinthe der Statue eine Inschrift anzubringen, etwa: Portrait du jeune Coureur Gaston Colin. Er ging gleich auf den Gedanken ein.«[39] Die Inschrift auf Kesslers Bronzeguß, der sich im Kunstmuseum Basel befindet, nennt tatsächlich den Radfahrer Colin, Künstler und Auftraggeber.[40] Der ungewöhnliche Titel *Radfahrer* war hiermit festgelegt, daß ursprünglich die Figur eines Narziß in Auftrag gegeben worden war, blieb unbekannt. In seiner Wohnung in Weimar räumte Kessler der Bronze einen Ehrenplatz ein (Abb. S. 154).

Mehr als auf die anderen Auftragswerke hatte Kessler auf die Entstehung der Figur des *Radfahrers* Einfluß genommen, die in der Darstellung des Körpers wie auch in der Bewegung zarter, behutsamer und weniger stilisiert ist als Maillols übrige Skulpturen. Dieses untypische Werk von Maillol traf bei Sammlern auf großes Interesse; Osthaus erwarb ein Exemplar (Kat. 57a); die Bronze, die Hugo von Tschudi im Hinblick auf die Berliner Nationalgalerie erwarb, befindet sich in der Neuen Pinakothek, München (Kat. 57b). Eine Bronze wurde 1911 für das Musée du Luxembourg, Paris, erworben, der erste öffentliche Ankauf eines Werkes von Maillol in Frankreich.[41]

Sicher hätten weitere Jünglingsfiguren Maillols eine ebenso große Nachfrage gefunden, doch den Künstler interessierte die Darstellung des männlichen Aktes grundsätzlich nicht. Somit ist es nicht verwunderlich, daß eine große Marmorfigur nach dem Modell Gaston Colin, die sich Kessler von Maillol wünschte, nicht zur Ausführung kam. 1908 hatte dieser für 25.000 Francs Bilder verkauft, um statt dessen ein Werk von van Gogh und zwei von Henri Edmond Cross zu erwerben und außerdem »eine lebensgrosse Marmorstatue nach dem jungen Colin bei Maillol (10000 bis 12000 frcs)« zu bestellen: »Den Marmor kaufen wir in Griechenland (Paros oder Pentelikon).«[42]

Auch für den größten Auftrag, den Kessler Maillol zugedacht hatte, konnte der Künstler keinen großen Enthusiasmus aufbringen: eine Apollo-Statue für das in Weimar geplante Nietzsche-Denkmal. Hier wollte Kessler zum Ruhm des von ihm hochverehrten Philosophen die beiden Künstler zusammenbringen, die er am meisten schätzte: van de Velde als Architekten und Maillol als Bildhauer. Zuerst dachte er an eine dramatische Figur, wie den Entwurf für das Blanqui-Denkmal[43], von dem Kessler einen Guß besaß (Abb. S. 152). Wenig später wünschte Kessler, daß der Tänzer Waslaw Nijinsky, der damals mit den Ballets russes Triumphe feierte, das Modell für die Skulptur sein sollte.[44] Der Bildhauer wurde offensichtlich bei der Konzeption nicht gefragt; und so wie Maillol den Namen des Philosophen schreibt – »Nitzche«[45] –, kann man sicher sein, daß er nichts von ihm gelesen hatte. Auch von der Wahl des Modells

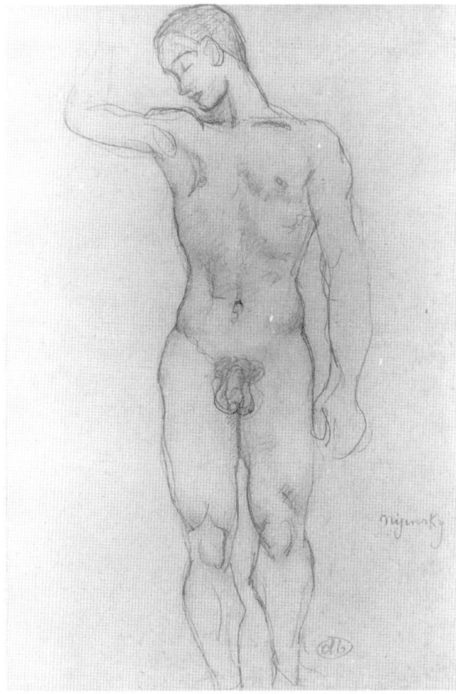

Aktzeichnung nach Waslaw Nijinsky, 1911, Bleistift (Kat. 111)

erfuhr er erst im nachhinein. Kessler rekapitulierte seine Reaktion: »Maillol machte wegen Nijinsky Schwierigkeiten: ›Haben Sie ihn denn nackt gesehen? Sind seine Körperformen plastisch rund? Was anderen schön erscheint, ist es für einen Künstler, der eine genaue Vorstellung im Kopf hat, oft nicht. Das Modell muß der Idee entsprechen, die der Künstler realisieren will.‹«[46] Schon am nächsten Tag notierte Kessler mit Genugtuung: »Im Zwischenakt Maillol auf der Bühne Nijinsky vorgestellt. Maillol war von Nijinsky aufs höchste begeistert. ›Er ist die Verkörperung des Eros.‹«[47]

Als am 9. August 1911 Nijinsky endlich Maillol erstmals Modell stehen sollte, war der Tänzer so verlegen, daß die Begleiter – Diaghilew und Kessler – zuvor das Atelier verlassen mußten. Maillol machte einige Zeichnungen, die nach Kesslers Ansicht »wirklich etwas Heldenhaftes hatten« (Kat. 111).[48] Jedoch nicht nur Kessler, auch Nijinsky wollte die Figur mitgestalten; der Tänzer hatte sich vorher überlegt, wie er einen »jeune héros« darstellen könnte, und entsprechende Haltungen eingeübt. »Diaghilew fragte, ob Maillol die Stellungen habe brauchen können, die Nijinsky sich ausgedacht hatte? Maillol: ›Man sollte sich keine spezielle Pose ausdenken. Es handelt sich um einen Gott, der ganz einfach dargestellt werden muß.‹«[49] Es darf nicht verwundern, daß Maillol angesichts der Vorgaben und Einmischungen an dem Projekt keine Freude hatte. Wenige Tage später eröffnete er Kessler, daß er erst in zwei Jahren mit der Arbeit am *Apollo* beginnen könne. Kessler, der sich so sehr für Maillol eingesetzt hatte, sah Schwierigkeiten voraus, worauf Maillol entgegnet haben soll: »Dann müsse er den Auftrag eben gehen lassen.«[50] Zwar notierte Kessler mehrfach, wie begeistert Maillol von dem Modell Nijinsky war, doch glaubhafter ist die Anmerkung des Photographen Brassaï, daß Maillol ein so muskulöses männliches Modell nicht interessiert habe.[51] Das gesamte Projekt des Nietzsche-Denkmals für Weimar scheiterte wenig später, vor allem an den Einsprüchen der Schwester des Philosophen. Aus der Sicht von Maillol ist dies nicht zu bedauern. Kessler hatte anfangs an van de Velde geschrieben, Maillol sei der einzige, der den »Übermenschen« darstellen könne.[52] Dies zeigt eine groteske Fehleinschätzung der Absichten und Fähigkeiten Maillols, die angesichts des so fruchtbaren Verhältnisses zwischen Künstler und Mäzen verwundert. Der große Einsatz von Kessler für Maillol ist jedoch vor allem deshalb so erstaunlich, weil er in dem Bildhauer gerade nicht einen Künstler gefunden hatte, der ihm geistesverwandt war. In ihrem Denken, den Lebensformen, dem Bildungsniveau und – was bei Aktplastiken besonders ins Gewicht fällt – in ihren sexuellen Präferenzen unterschieden sich Maillol und Kessler aufs stärkste.[53] Die unerschütterliche Grundlage des Verhältnisses war Kesslers Wertschätzung der Qualität von Maillols Kunst.

Aufträge von Kurt von Mutzenbecher und Eberhard von Bodenhausen

Im Europa der Zeit vor dem Ersten Weltkrieg wurde neue Kunst von einer kleinen Gruppe aufgeschlossener und vermögender Sammler gefördert. In dieser, sich als Elite fühlenden, eng verflochtenen Gesellschaft war Harry Graf Kessler ein Hauptexponent und sicher der geschäftigste Vermittler. Immer wieder führte er interessierte Besucher, keineswegs nur Deutsche, ins Atelier Maillols, wie Rodin, Rysselberghe, van de Velde, Tschudi, D'Annunzio, Diaghilew und Nijinsky. Er versuchte Maillol auch international Aufträge zu vermitteln, zum Beispiel eine Porträtstatue von Natascha Goloubeff (Abb. S. 59), deren Ausführung Maillol jedoch absagte.[54]

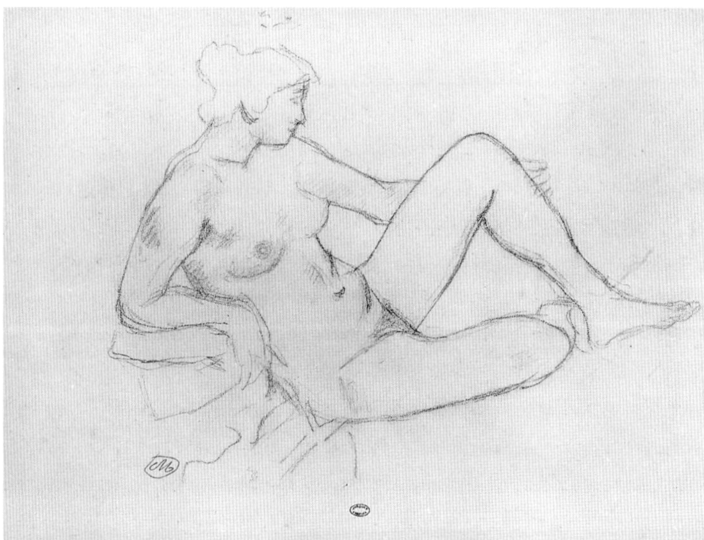

Kauernde, um 1906, Bleistift. Vermutlich Entwurf für eine Kaminfigur für Kurt von Mutzenbecher (Kat. 103)

Kesslers Mundpropaganda für seinen Lieblingsbildhauer wirkte sich jedoch vor allem unter seinen deutschen Freunden aus. Maillol dankte ihm in einem Brief vom 19. Mai 1905: »Seit ich Ihre Bekanntschaft gemacht habe, bringt man mir aus Deutschland viel Sympathie entgegen.«[55] Direkt oder indirekt regte Graf Kessler in seinem Bekanntenkreis zu Erwerbungen von Werken Maillols an. Der Berliner Bankier Julius Stern, einer der Hauptförderer des geplanten Nietzsche-Denkmals, besaß mehrere Arbeiten von Maillol (Abb. S. 159)[56]; Cornelie Richter, die Tochter von Giacomo Meyerbeer, die in Berlin um 1900 einen der bekanntesten Salons führte, wo Henry van de Velde Vorträge hielt, erwarb bei Cassirer eine Bronze.[57] Baron von Simolin kaufte dort 1915 ein großes Holzrelief mit dem Motiv einer kauernden Frau (Abb. S. 100).[58]

Wie in Paris, wo Rodin und Renoir früh Maillol-Erwerbungen machten[59], interessierten sich auch in Berlin Künstler besonders für Maillol. Von den wenigen Werken des Bildhauers, die von der Galerie Paul Cassirer verkauft wurden, erwarben je eines die Maler Max Liebermann, Oskar Moll, Hans Purrmann und der Bildhauer Georg Kolbe.[60]

Wie Graf Kessler erteilten auch andere deutsche Sammler – Kurt von Mutzenbecher, Eberhard von Bodenhausen und Karl Ernst Osthaus – direkte Aufträge an Maillol. Kurt von Mutzenbecher, der aus einer Hamburger Kaufmannsfamilie stammte und damals Theaterintendant in Wiesbaden war, begleitete Graf Kessler bei dessen erstem Besuch bei Maillol am 21. August 1904. Auch er scheint sofort von Maillols Kunst begeistert gewesen zu sein. Beide interessierten sich dabei offensichtlich für die gleiche Terrakottafigur (vielleicht Kat. 38, Abb. S. 91); das Los mußte entscheiden, wobei Kessler den kürzeren zog. Mutzenbecher schrieb triumphierend an Eberhard von Bodenhausen: »Bei Maillol erlooste ich gegen den schluchzenden Harry seine beste Statuette.«[61] Wenig später erwarb Mutzenbecher zwei Terrakotten und eine Bronze.[62] Bei diesem Besuch in Maillols Atelier war er in Begleitung von Henry van de Velde, der damals an der Ausstattung seiner Wohnung arbeitete, in die auch eine Figur Maillols integriert werden sollte.

Wie eng verbunden der Kreis von Kunstliebhabern war, der sich nun für Maillol interessierte, zeigt sich auch darin, daß die gleichen Sammler ihre Wohnungen von van de Velde einrichten ließen, neben Kessler und Mutzenbecher auch Osthaus, Bodenhausen und der Bankier Alfred Wolff, Berlin (später München). Auch für diesen muß Maillol an einem größeren Auftrag gearbeitet haben, der sich bisher nicht genau eingrenzen läßt. Aus der Sammlung Wolff stammt allerdings der vorzügliche Guß der *Flora* in der Neuen Pinakothek, München (Abb. S. 41).[63]

Bei den großen Aufträgen für Wolff und Mutzenbecher war der Architekt der Verhandlungspartner des Bildhauers. Henry van de Velde ist somit ebenfalls für Maillols Karriere von Bedeutung. Er selbst besaß einige Werke des Bildhauers, eine Frauenbüste aus Terrakotta war in seiner Weimarer Wohnung aufgestellt.[64] In das von ihm erbaute Kröller-Müller Museum in Otterlo gelangten zwei Maillol-Figuren aus seiner

Sammlung, die *Ringerinnen* (Kat. 41b) und das Gipsmodell der für Mutzenbecher ausgeführten *Knienden* (Abb. rechts, vgl. Kat. 50).[65]

Ein Brief Maillols an van de Velde vom Sommer 1905[66] beleuchtet die Modalitäten des Mutzenbecher-Auftrages und enthält auch eine Figurenskizze: eine der *Méditerranée* verwandte Kauernde mit veränderter Armhaltung, die in engem Zusammenhang mit einer Zeichnung steht (Abb. S. 156). Maillol könnte aber auch eine fast wörtliche Kopie seiner ersten großen Figur erwogen haben, denn eine von Rewald publizierte Zeichnung zeigt eine ähnliche Hockende vor einer Wandgestaltung auf einem als Kamin zu deutenden Unterbau.[67] Aus dem Brief geht hervor, daß die Plinthe der Figur in die Innenarchitektur integriert werden mußte. Van de Velde wünschte sich offensichtlich eine Skulptur in dunklem Stein, womöglich gar Granit. Maillol bevorzugte dagegen einen weicheren Stein und schlug im übrigen vor, statt einer Freifigur ein Relief mit einer kauernden Frau auszuführen. Möglicherweise ist in diesem Zusammenhang das Konzept für das Relief *Kauernde Frau* entstanden, das Maillol 1907 überraschenderweise in Holz ausführte und das später Baron von Simolin besaß (Abb. S. 100).

Doch statt einer lebensgroßen Steinfigur realisierte Maillol für die Wohnung Kurt von Mutzenbechers eine etwas kleinere Bronze, bei der es sich um eine recht getreue Vergrößerung einer frühen Kleinplastik handelt (siehe Kat. 39). Vermutlich bezog sich Maillol auf die Entstehung dieser *Knienden*, als er 1907 Kessler gegenüber eine Arbeit für Mutzenbecher unter den Werken aufzählte, bei denen er sich keine besondere Mühe gegeben hatte. Kessler notierte: »Bei bestellter Arbeit, die ihm gleichgültig ist, giebt er irgendetwas [...] ›n'importe quoi‹ [...]. So auch für Mutzenbecher, als dieser ihm für eine kleine Figur einen ihm nicht genügenden Preis bot.«[68] Es folgten jahrelange Auseinandersetzungen um den Preis der Bronze, wobei Maillols Forderungen, die er in äußerst erbitterten Briefen an Mutzenbecher und van de Velde sandte, zum Schluß dem Doppelten der ursprünglich vereinbarten Summe entsprachen.[69]

Die vergrößerte *Kniende*, von der Maillol später nur eine torsierte Version gießen ließ (siehe Kat. 50), war zusammen mit Möbeln von Henry van de Velde und Gemälden von Maurice Denis in einen Salon im Hause Mutzenbechers einkomponiert. Bei einer Präsentation der Wohnungseinrichtung auf der Kunstgewerbeausstellung in Dresden 1906 war das Gipsmodell der Figur ausgestellt, obwohl der Katalog Bronze angibt (Abb. rechts oben). Der Guß wurde jedoch erst später fertiggestellt; er ist seit den sechziger Jahren verschollen.[70]

Während in Kesslers Wohnung in Weimar Werke von Denis, Maillol und van de Velde sich harmonisch ergänzen (Abb. S. 154), werden sie bei Mutzenbecher in erzwungener Weise streng symmetrisch zusammenkomponiert.[71] Maillols Figur, deren kantige Plinthe auf den recht klobigen Kamin abgestimmt ist, den sie bekrönt, wirkt in dem düsteren Ensemble deplaziert.

Eberhard von Bodenhausen hatte zusammen mit Harry Graf Kessler die bedeutende Kunstzeitschrift »Pan« herausgegeben. Den dort propagierten Kunstidealen blieben beide treu. Bodenhausen war inzwischen in der Industrie tätig und konnte sich nicht im gleichen Maße wie sein

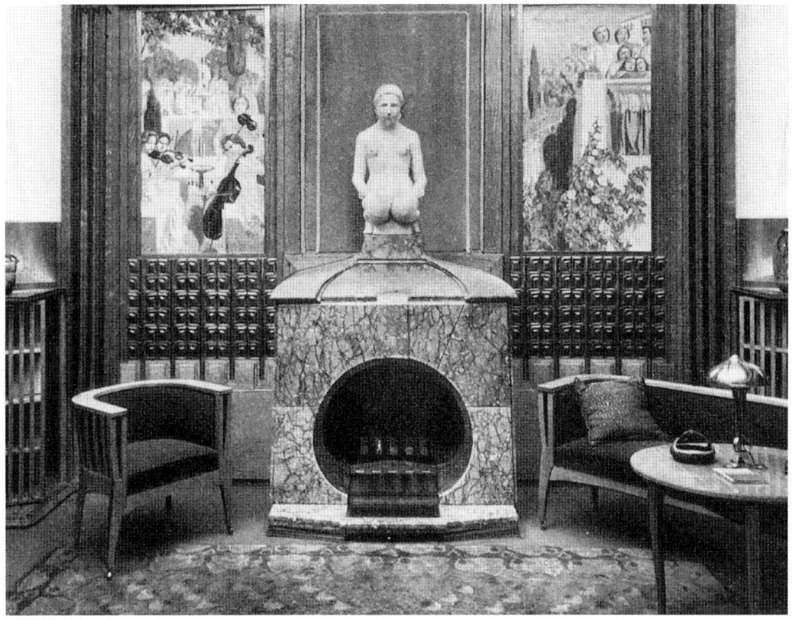

Wohnungseinrichtung für Kurt von Mutzenbecher auf der Kunstgewerbeausstellung in Dresden, 1906: Möbel und Kamin von Henry van de Velde, *Kniendes Mädchen* von Maillol und Gemälde aus dem Zyklus *Der ewige Sommer* von Maurice Denis

Freund seinen Kunstinteressen widmen. Doch auch er trat gleich 1904 mit Maillol in Kontakt, auch er erwarb mehrere Werke. Zunächst interessierte er sich für einen Kopf aus Stein.[72] In Bodenhausens Sammlung befanden sich ein Gemälde und ein Aquarell von Maillol, die 1912 in der Kölner Sonderbundausstellung zu sehen waren.[73] Von größerer Bedeutung war jedoch auch hier der Auftrag zu einer speziell für Bodenhausen zu schaffenden Figur, einer unterlebensgroßen Stehenden. Vom Auftraggeber wurden offensichtlich keine Vorgaben gemacht. In mehreren Briefen berichtete Maillol über seine Arbeit, als Ansichtsmaterial sandte er anfangs nur Aufnahmen vom Kopf eines kleinen Modells. »Dieser Kopf hat die Kraft der griechischen Köpfe des fünften Jahrhunderts«, kommentierte Bodenhausen in einem Brief an Henry van de Velde.[74]

Wie aus den Briefen Maillols an Bodenhausen hervorgeht, modellierte er Alternativentwürfe, sowohl als Akt wie auch als drapierte Figur. Drei Statuetten müssen im Zusammenhang mit diesem Auftrag geschaffen worden sein: eine in Bronze gegossene *Badende* mit Drapierung (Abb. S. 158), eine Gipsversion ohne Kopf und eine Aktfassung ohne Arme.[75] Von letzterer besaß Karl Ernst Osthaus einen Bronzeguß (Abb. S. 158, Kat. 51), während sich von der bekleideten Figur ein Exemplar in der Sammlung von Graf Kessler befunden haben muß.[76] Maillol wollte die Statue in Marmor – für 10.000 Francs – oder in Kalkstein ausführen. Was aus den erhaltenen Briefen an Bodenhausen nicht zu entnehmen ist, belegt eine Photographie (Abb. S. 158): Maillol hatte mit der Arbeit an einer Steinfigur nach dem Modell der *Badenden mit Tuch* tatsächlich begonnen. Die Aufnahme von Eugène Druet zeigt den angehauenen Stein mit aufgezeichneten Hilfslinien. Diese Statue scheint nicht fertiggestellt worden zu sein; nach dem Ersten Weltkrieg griff Maillol die Komposition in einer lebensgroßen Bronzefigur wieder auf (Kat. 74).

Als Statue für Bodenhausen gab Maillol Ende 1906 allerdings ein anderes Werk aus, das er in einem Brief als eine Terrakottafigur von 1,20 Meter Höhe beschrieb. Sie war zu jenem Zeitpunkt im Salon d'Automne in der Spezialausstellung des Keramikers André Metthey zu sehen.[77] Bei dieser zweiten für Bodenhausen entwickelten Statue handelt es sich ohne Zweifel um die *Badende mit erhobenen Armen* (Abb. S. 159), die man als eine Weiterentwicklung der bisherigen Entwürfe ansehen kann, mit denen sie kompositionell verwandt ist. Nun werden jedoch beide Arme in gleicher Weise nach oben geführt[78], auch die Beine stehen fast vollkommen parallel. Dabei entstand eine relativ hart modellierte und streng, beinahe schematisch bewegte Figur.

Mehrfach hatte Bodenhausen Photographien angemahnt, die *Badende* war schon öffentlich ausgestellt, als ihr Auftraggeber noch immer keine Vorstellung von seiner Figur hatte.[79] Als Bodenhausen endlich Aufnahmen erhielt, war er offensichtlich sehr enttäuscht. An Kessler schrieb er am 7. April 1907: »Mit Maillol werde ich, wie ich fürchte, wohl Streit bekommen. Er versprach mir Photo seiner Skizze zu schicken für meine Figur; verstand es aber dann, mir vorher 1000 Frs. dafür zu entlocken.[80] Dann bekam ich die Photo. Ich will lieber 1000 Frs. verloren geben, als diese Figur haben. Auf meine Briefe antwortet er nicht. Ich werde ihm nun vorschlagen, die Figur für jem. anders zu verwenden und werde dann draus werden lassen, was da will.«[81] Maillol schrieb Bodenhausen 1909, daß er sich weiterhin – bisher aber vergeblich – bemühe, eine Statue für ihn auszuführen[82]; dazu ist es sicher nicht mehr gekommen. Bodenhausen erwarb 1912 eine stehende *Mädchenfigur* etwa gleicher Größe von Georg Kolbe, die sich in ihrer zarten Modellierung und behutsamen Gestik aufs stärkste von der *Badenden mit erhobenen Armen* Maillols unterscheidet.[83]

Anders als beim Auftrag Mutzenbechers, für den Maillol einfach eine ältere Kleinplastik vergrößerte, hatte er sich für Bodenhausen viel Mühe gemacht. Wenn auch die *Badende mit erhobenen Armen* vielleicht nicht zu seinen harmonischsten Werken gehört, so nimmt sie in Maillols Werk doch einen wichtigen Stellenwert ein. Nach den frühen, kleineren Statuetten (Kat. 26ff.) beschäftigte er sich nun wieder mit dem wichtigsten Thema der Skulptur, der stehenden Menschengestalt. Die *Badende* weist direkt voraus auf die *Pomona* mit ihren parallel emporgehobenen Armen, Maillols erstem Meisterwerk auf dem Gebiet der lebensgroßen aufrechten Statue, und die wenig später entstandene Figur *Frühling* (Kat. 63, 64).

Die Probleme, die sich bei den Aufträgen für Mutzenbecher und Bodenhausen ergaben, zeigen, daß das Mäzenatentum, wie Graf Kessler es praktizierte, bei einem Künstler wie Maillol nicht ohne weiteres in die

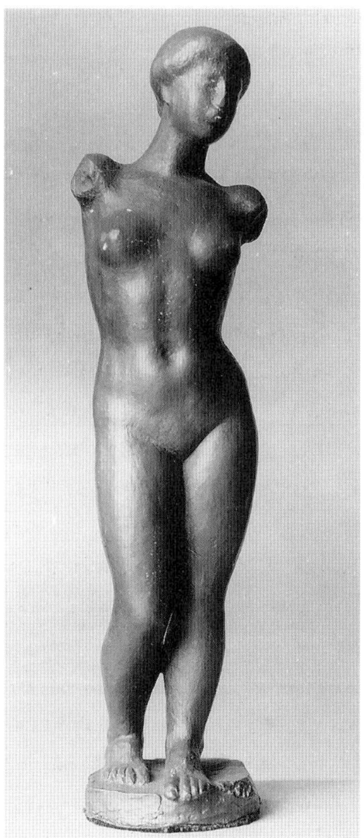

Badende ohne Arme, um 1905, Bronze (Kat. 51)

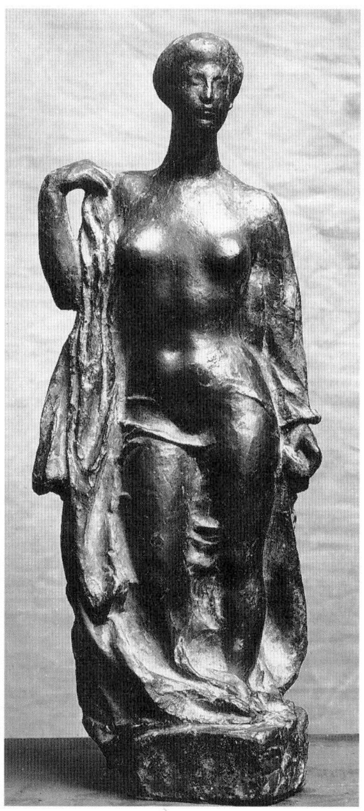

Badende mit Tuch, um 1905, Bronze. Photographie von Eugène Druet

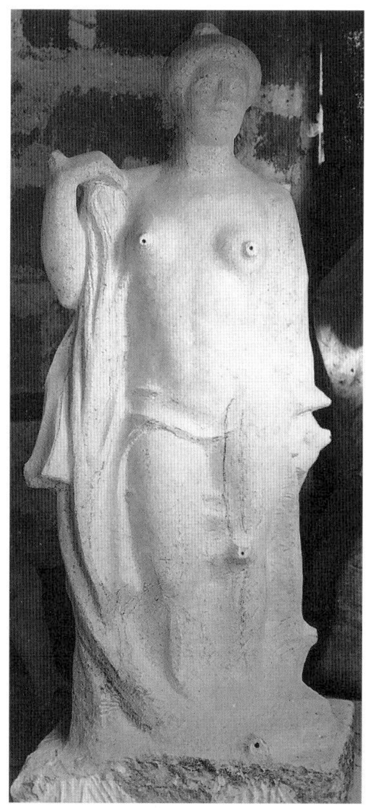

Badende mit Tuch, 1905/06, unvollendete Steinskulptur, geplant für Eberhard von Bodenhausen. Photographie von Eugène Druet

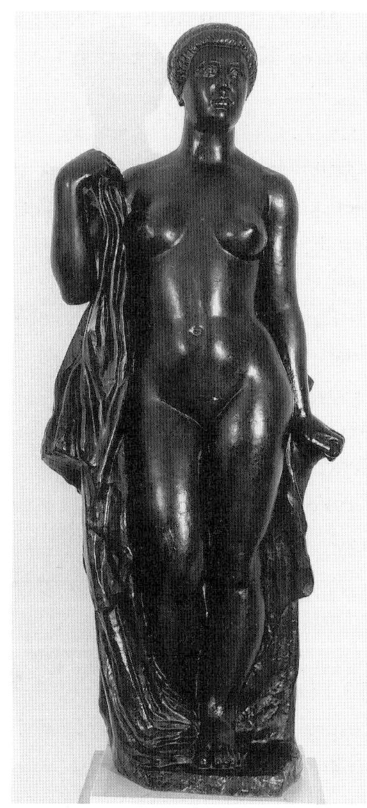

Badende mit Tuch, 1920, Bronze (Kat. 74)

Tat umzusetzen war: gefordert waren Geduld, Ausdauer, Verständnis, Vertrauen und Großzügigkeit. Kessler selbst verbrachte während seiner Paris-Aufenthalte manchmal jeden zweiten Tag im Atelier des Bildhauers. Auf einige Werke mußte er über zehn Jahre warten. Auch zwischen ihm und Maillol gab es Kontroversen ums Geld; beim *Radfahrer* zum Beispiel erhöhte Kessler den ursprünglich geforderten Preis klaglos um fünfzig Prozent.[84] 1925, als Kessler Maillol zur Fertigstellung der Vergil-Illustrationen antrieb, notierte er: »Schrecklich, einem Genie ein Pensum aufzugeben wie einem Schuljungen. Aber so ist es von Anfang unserer Beziehungen an gewesen; ohne sanften Druck und Rücksichtslosigkeit gegen seine fortwährenden Klagen wären weder die große *Hockende* noch das große Relief, noch die Figur von Colin fertig geworden.«[85]

Während Kessler und seine Freunde nicht nur Kunst erwerben wollten, sondern sich auch um einen freundschaftlichen Umgang mit dem Künstler bemühten, war der größte Auftrag, den Maillol vor dem Ersten Weltkrieg erhielt, ganz anderer Art. Für den Musiksalon im Moskauer Palais von Iwan Abramowitsch Morosow schuf er vier lebensgroße Bronzen. Vermutlich sind sich Auftraggeber und Künstler nicht persönlich begegnet. Maurice Denis, der einen Gemäldezyklus mit der Geschichte der Psyche für Morosow ausführte, vermittelte diesen Auftrag wahrscheinlich Ende 1908.[86] Denis hatte offensichtlich schon Einzelheiten betreffend Herstellungszeit und Preis besprochen, womit Maillol jedoch nicht einverstanden war.[87]

Maillol bezog sich auf Denis' Gemälde, scheint sonst jedoch recht frei in seiner Konzeption gewesen zu sein. Maillol wurde durch Denis vertreten, Morosow durch einen Abgesandten, Walentin Serow, der am 12. Juli 1910 nach Moskau über die beiden ersten im Modell fertiggestellten Figuren *Pomona* und *Frühling* berichtete: »Gestern sah ich die beiden Statuen von Maillol, die er für Sie gemacht hat. Sehr gut, aber die eine mit den Früchten [*Pomona*] ist großartig, eine echte Skulptur, originell und vollkommen.«[88]

Das Quartett der vier großen Statuen *Pomona, Flora, Sommer* und *Frühling* (Kat. 63, 64, Abb. S. 41, 163) ist im Werk von Maillol von besonderer Wichtigkeit; offensichtlich konnte er gerade hier – ohne Beeinflussung durch den Auftraggeber und unbelastet von gesellschaftlichen Verpflichtungen – eher seine eigenen Vorstellungen realisieren. Kessler dagegen hatte zuletzt immer mehr versucht, Maillol auf Themen festzulegen, die dem Künstler nicht entsprachen.

Karl Ernst Osthaus und das Museum Folkwang

Unproblematisch scheint Maillols Verhältnis zum zweitwichtigsten deutschen Sammler – Karl Ernst Osthaus – gewesen zu sein. Anders als Kessler und dessen Freunde, aber auch Morosow, war er nicht nur daran interessiert, sein Haus mit Kunstwerken zu schmücken. Die Sammlung, die er erwarb, war für das Museum Folkwang in seiner Heimatstadt Hagen bestimmt. Nicht nur der Kreis der Freunde und Bekannten sollte sie kennenlernen, sondern eine breite Öffentlichkeit. Angeregt und unterstützt von Henry van de Velde, der für die Innengestaltung der Museumsräume verantwortlich war, baute Osthaus eine bedeutende moderne Kunstsammlung auf. Ebenfalls durch van de Velde lernte Osthaus die führenden Pariser Kunsthändler kennen. Bei Vollard wurden er und seine Frau 1903 oder 1904 erstmals auf ein Werk von Maillol aufmerksam, als die Holzfigur *Stehendes Mädchen* (Kat. 48) durch die Galerieräume getragen wurde. »Der Anblick berührte das Ehepaar so, daß es dem Hersteller sofort nachspürte, und damit begann ein jahrelanger persönlicher Kontakt mit Maillol.«[89] Die Erwerbung der Skulptur, die Osthaus 1904 der Presse mitteilte, dürfte überhaupt der erste Ankauf eines Werkes von Maillol für ein Museum gewesen sein.[90] Ob sie allerdings im Museum ausgestellt war oder ihren Dauerplatz in der privaten Villa Hohenhof hatte, wo sie photographisch dokumentiert ist (Abb. S. 160), bleibt offen. Im Museum gezeigt wurde eine Bronze des *Radfahrers*, die einen eindrucksvollen Platz im Treppenhaus einnahm (Abb. S. 160).

Im Katalog, der 1912 aus Anlaß des zehnjährigen Bestehens des Museum Folkwang den damaligen Kunstbesitz von Osthaus dokumentiert, sind von Maillol außerdem Kleinplastiken und eine der seltenen Tapisserien aufgeführt.[91] Dieser Wandteppich, der der Forschung unbekannt geblieben ist, befindet sich jetzt im Hessischen Landesmuseum Darmstadt (Kat. 15, Abb. S. 33). Nach Osthaus' Tod verblieb der größere Teil der Werke Maillols in der Familie, das Museum Folkwang, das 1922

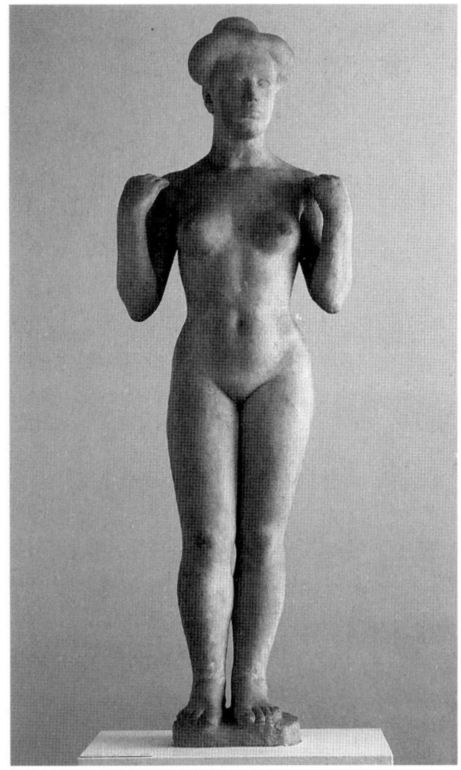

Badende mit erhobenen Armen, 1906, Terrakotta; Kröller-Müller Museum, Otterlo, ehemals Sammlung Julius Stern, Berlin; ursprünglich geplant für Eberhard von Bodenhausen

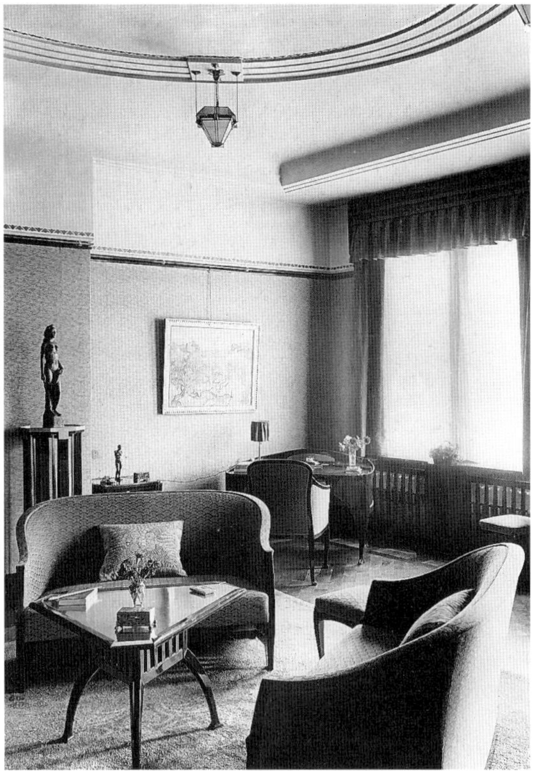

Damenzimmer in Karl Ernst Osthaus' Villa Hohenhof bei Hagen. Einrichtung von Henry van de Velde. Im Hintergrund die Statuetten *Stehendes Mädchen* und *Badende ohne Arme* von Maillol (Kat. 48, 51)

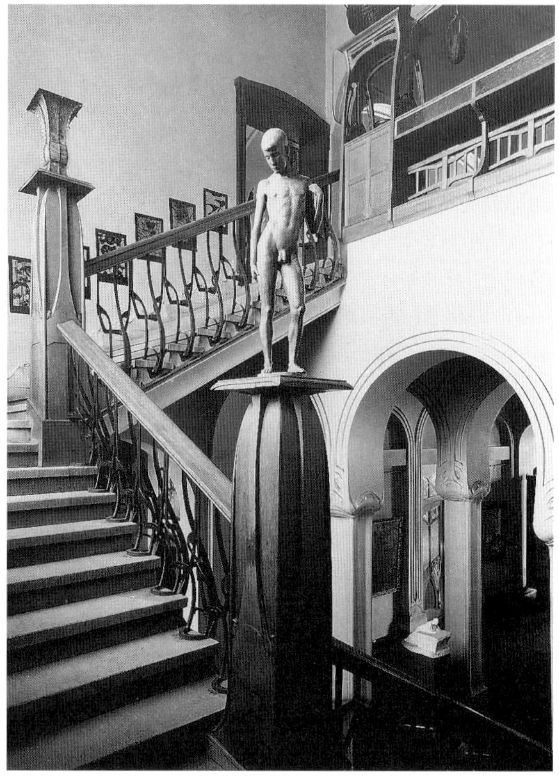

Treppenhaus im Museum Folkwang, Hagen, gestaltet von Henry van de Velde, mit der Figur des *Radfahrers* von Maillol (Kat. 57a)

an die Stadt Essen verkauft wurde, besitzt den *Radfahrer* (Kat. 57a) und eine Terrakottafigur.[92]

Das bedeutendste Werk Maillols aus der Sammlung Osthaus, die überlebensgroße *Sérénité* (Abb. S. 161), ist jedoch seit 1945 zerstört. Wie Kessler hatte auch Osthaus eine große sitzende Steinfigur bei Maillol in Auftrag gegeben, ein Werk, das kompositionell eng mit der *Méditerranée* verbunden ist. Die *Sérénité*, auch *Nymphe* genannt, zeigt ebenfalls eine sitzende Frau, mit übereinandergeschlagenen Beinen, einem aufgestützten und einem angewinkelt erhobenen Arm, der hier jedoch ausgreift und die Komposition nach außen öffnet. Unterschiedlich sind auch die Neigung des Rumpfes und Kopfes: die *Sérénité* erscheint stolz aufgereckt.

Möglicherweise konzipierte Maillol die beiden, trotz der gemeinsamen Ausgangsbasis so unterschiedlichen Figuren in seiner Vorstellung parallel. Mehrfach wurde behauptet, die *Sérénité* wäre Maillols erste Großskulptur, ihr wurde also die Priorität vor der *Méditerranée* eingeräumt.[93] Cladel berichtet von einer großen Tonversion der *Nymphe (Sérénité)*, die während einer Abwesenheit Maillols zusammengefallen sei.[94] Dieses Ereignis könnte zwar der Ausarbeitung der ersten Fassung der großen *Méditerranée* (1900) vorausgegangen sein, doch war deren endgültige Fassung in Lebensgröße früher vollendet als die *Sérénité*. Am 1. Dezember 1905, während der Zeit, in der die *Méditerranée* im Salon d'Automne ausgestellt war, schrieb Maillol an Kessler: »M. Osthaus hat die andere gekauft, die große, mit deren Vergrößerung bald begonnen wird.«[95] Damit ist der Auftrag zeitlich eingegrenzt, gleichzeitig wird deutlich, daß die Komposition damals bereits festgelegt war, jedoch noch nicht im überlebensgroßen Format der späteren Steinfassung.

Die Vergrößerung der Figur ist offensichtlich zügig ausgeführt worden, im Frühjahr 1906 wurde die Statue von einem Steinmetz in dessen Werkstatt herausgehauen. Mit dieser Arbeit war Maillol sehr unzufrieden. Graf Kessler notierte: »Maillol sagte von seiner Statue für Osthaus, die er gestern bei dem Steinmetzen gesehen habe, [...] infolge der schlechten, glatten Arbeit ›[...] wirkt sie ganz klein. In Gips erscheint sie doppelt so groß, aber in Wirklichkeit ist die Steinfassung größer.‹«[96] Er ließ sie ins Atelier bringen, wo Maillol die Statue in den folgenden Jahren überarbeitete, allerdings blieb eine gewisse Härte, vor allem in den Gesichtszügen, zurück. Auf den Photographien, die Graf Kessler 1907 im Atelier Maillols machte, ist mehrfach die Steinfassung neben dem Gipsmodell zu sehen. Um die Jahreswende 1910/11 wurde die *Sérénité* neben der Villa Hohenhof in Hagen aufgestellt (Abb. S. 161). In den zwanziger Jahren gelangte sie nach Düsseldorf, wo sie 1945 nach Kriegsende – mutwillig – zerstört worden ist.

Im gleichen Zeitraum wie die kauernden Figuren für Kessler und Osthaus entstand eine dritte Steinskulptur, die *Nacht* (Abb. S. 58). Von ihrem großen Modell zeigte Maillol im Sommer 1905 Kessler Photographien.[97] Dieses Mal scheint Maillol ohne Auftrag gearbeitet zu haben, die Figur gelangte nach ihrer Vollendung in die Galerie Druet, bis sie – nach drei oder vier Jahren – 1916 von fünf Damen aus Winterthur gekauft und dem dortigen Kunstmuseum gestiftet wurde.[98] Mit Sicherheit war Hedy Hahnloser-Bühler unter den Stifterinnen. Damit gelangte auch die dritte große Steinskulptur Maillols ins deutschsprachige Ausland. Abgesehen von der großen Figur *Action enchaînée* (Abb. S. 123), die er für das Blanqui-Denkmal in Puget-Theniers geschaffen hat, war Maillol in den für seine Entwicklung so entscheidenden Jahren 1904 bis 1914 fast ausschließlich für ausländische Auftraggeber tätig. Dies fällt um so mehr ins Gewicht, wenn man berücksichtigt, daß sein Blanqui-Denkmal sehr angefeindet wurde und es lange dauerte, bis ein Bronzeguß der *Méditerranée,* den Maillol der Stadt Perpignan gestiftet hatte, aufgestellt wurde.[99] 1911 zog Maillol in einem Brief an Rippl-Rónai das Fazit: »In Deutschland vor allem kauft man Werke von mir, in Frankreich dagegen nichts.«[100]

Werke Maillols in ausländischen Museen und Ausstellungen

Neben dem privaten Museum Folkwang in Hagen waren es auch öffentliche Museen im Ausland, vor allem in Deutschland, die früh Werke von Maillol erwarben. Hugo von Tschudi kaufte 1905/06 in Paris für die Berliner Nationalgalerie sechs Bronzen, von denen drei erhalten sind, eine Terrakottamaske (Abb. S. 162) und sechs Zeichnungen von Maillol in den Galerien Vollard und Druet.[101] Dabei war das Terrakotta-Unikat der Frauenmaske mit 500 Francs nicht sehr viel teurer als die kleinen Auflagenbronzen für 250 bis 400 Francs. Unter den Zeichnungen befinden sich auch sehr skizzenhafte Blätter, dies mag der Grund sein, warum Maurice Denis die Auswahl kritisierte.[102]

Die Kunsthalle in Bremen erhielt 1906 eine erste Bronze und 1910 zwei weitere Bronzen als Geschenk, auch eine erste Zeichnung wurde erworben[103]; 1906 kaufte die Städtische Galerie in Frankfurt a. M. eine erste Maillol-Bronze in der Galerie Vollard, in der auch die Kunsthalle Mannheim 1912/13 zwei Bronzen erwarb, das Renoir-Porträt (vgl. Kat. 58) und eine *Badende* (Kat. 35).

Maillol hatte im Verhältnis zu anderen Künstlern nicht sehr häufig an den Salon-Ausstellungen in Paris teilgenommen; noch skeptischer stand er auswärtigen Ausstellungen gegenüber. Harry Graf Kessler war der erste, der Maillol in Deutschland vorstellte: innerhalb einer Ausstellung moderner französischer Malerei, die er im November 1904 in dem von ihm geleiteten Weimarer Museum zeigte.[104] Ein Jahr später präsentierte die Galerie Cassirer in Berlin in ihrer Winterausstellung 1905/06 sieben Bronzen, die sicher Vollard zur Verfügung gestellt hatte.

Graf Kessler versuchte Maillol für eine Teilnahme an der Berliner Secession zu gewinnen, es ergab sich »eine Diskussion über das Ausstellen in Berlin auf der Sezession. ›Das kostet mich das letzte Haar vom Kopf. Ich habe entsetzliche Unkosten.‹ usw. Es nützte nichts, ihm zu sagen, dass das Ausstellen dort auch was einbringt. [...] Ich nahm die Kosten (100 frcs) auf mich und dann endlich sagte er zu.«[105] In der Secession im Herbst 1906 waren daraufhin sechs Werke von Maillol zu sehen, allerdings kam nur eines, das große Gipsmodell der *Méditerranée*, aus dem Besitz des Künstlers; Leihgaben stellten die Nationalgalerie[106] und Karl Ernst Osthaus (Kat. 48).[107] Maillol-Werke auf Ausstellungen außerhalb Frankreichs wurden also überwiegend von Kunstsammlern oder Händlern zur Verfügung gestellt. Das war noch in der bedeutenden Ausstellung 1928 in der Galerie Flechtheim der Fall, auf der Werke aus deutschen Privatsammlungen, vor allem der Kesslers, dominierten. Bei der Mannheimer Ausstellung »Ausdrucks-Plastik« von 1912 wurde offensichtlich eine Reihe von Bronzen von Ambroise Vollard zur Verfügung gestellt, die wie selbstverständlich den übrigen, vor allem deutschen Plastiken zugeordnet wurden (Abb. S. 182). In Mannheim war Maillol schon 1907 in der Kunst- und Gartenbauausstellung eindrucksvoll präsentiert worden; im von Peter Behrens gestalteten Ausstellungsraum standen als Gipsmodelle die *Méditerranée* (Abb. S. 162) und die *Badende mit erhobenen Armen*.[108]

Die erste Einzelausstellung im Ausland fand 1913 im Kunstkring von Rotterdam statt. Maillol wollte sie 1912 eigentlich absagen, sein Kunsthändler Eugène Druet erklärte, der Bildhauer habe nicht genug Arbeiten für eine Ausstellung zur Verfügung.[109] Etwa ein halbes Jahr später als ursprünglich geplant kam die Ausstellung doch noch zustande. Gezeigt wurden acht Plastiken größeren Formats, Gipsmodelle und die zwei Bronzen *Pomona* und *Flora*.[110] Dazu kamen fünf Zeichnungen und über sechzig Photographien, die Eugène Druet von Werken Maillols angefertigt hatte. Druet, ein ehemaliger Bistrobesitzer, der im Atelier von Rodin zum Kunstphotographen geworden war, betätigte sich nach der Tren-

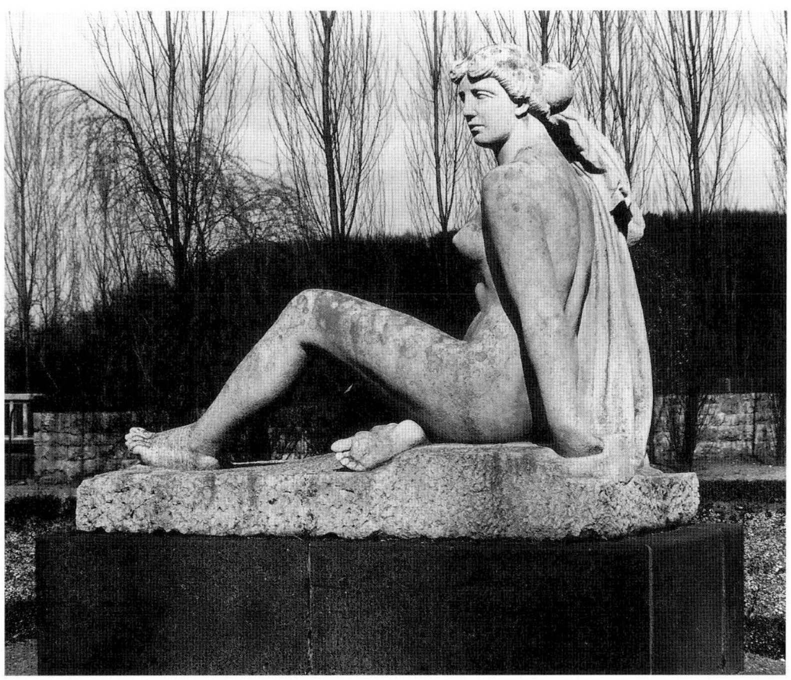

Sérénité, 1905-10, im Garten der Osthaus-Villa Hohenhof; Skulptur zerstört

nung von Rodin als Kunsthändler und Photograph für die von ihm betreuten Künstler.[111] Auch seine Rodin-Photographien waren in Ausstellungen gezeigt worden; anhand der Aufnahmen Druets konnte in Rotterdam ein Überblick über Maillols Schaffen gegeben werden. Übrigens wurden in Rotterdam keine Werke von Maillol, wohl aber Photographien verkauft.

Auch in den folgenden Jahrzehnten blieb Maillol gegenüber Ausstellungen im Ausland reserviert. Nur schlechte Erfahrungen habe er damit gemacht, zitierte ihn 1929 sein Schüler und Mitarbeiter Ernst Suter.[112] Vier Jahre später konnte Suter mitteilen: »Ich habe [...] das bisher scheinbar Unmögliche erreicht, nämlich, dass M. Maillol verschiedene seiner Arbeiten, die bis jetzt sein Atelier oder seine Wohnung nie verlassen hatten, für die Ausstellung in Basel bereitstellt, was [...] eines längeren und ziemlich hartnäckigen Kampfes bedurfte.«[113] Die Ausstellung im Sommer 1933 in Basel, die Maillol – allerdings mit mehrwöchiger Verspätung – selbst besuchte, war die größte Präsentation seines plastischen Werkes zu Lebzeiten.

Eine Ausstellung nach seinem eigenen Geschmack arrangierte Maillol 1911 unmittelbar vor der Haustür in seinem Garten von Marly (Abb. S. 59). Graf Kessler notierte: »Nach Marly zu Maillol, der seine Arbeiten bei sich im Garten und Atelier ausgestellt hat. Zwischen den blühenden Sträuchern und wuchernden wilden Gräsern stehen die *Pomona, Torso vom Blanqui Monument* fast wie wieder gefundene Antiken.«[114] Auch Rainer Maria Rilke berichtete in einem Brief: »Ich war heute wieder bei Maillol [...], er ist sehr zufrieden mit dem Ergang seiner Ausstellung; viele Leute waren nach und nach gekommen, beaucoup d'allemands sagte er nicht ohne Listigkeit. Und wirklich geht fast alles, was fort soll, nach Deutschland.«[115] Auch hier, beim Künstler privat, kamen die engagiertesten Sammler aus dem Ausland.

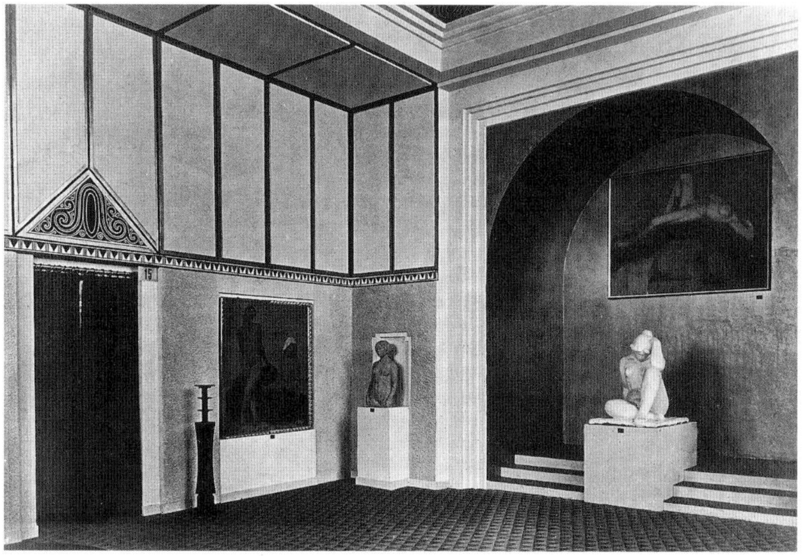

Internationale Kunstausstellung in der Kunsthalle Mannheim, 1907. Raumgestaltung von Peter Behrens, rechts das Gipsmodell der *Méditerranée*

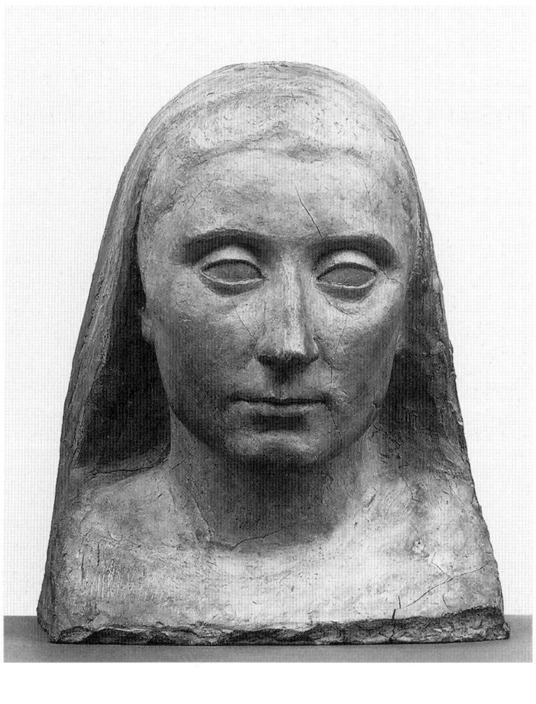

Katalanin, 1898, Terrakotta; Nationalgalerie, Berlin, erworben 1905

Maillol-Sammler nach dem Ersten Weltkrieg

Der Erste Weltkrieg bildete einen tiefen Einschnitt in dieses fruchtbare europäische Beziehungsgeflecht. Die Deutschen und die Russen, bisher die wichtigsten Sammler für Maillol, sollten nie wieder die gleiche dominante Rolle spielen.[116] Maillols gute Beziehungen zu Deutschen wurden ihm im übrigen von der nationalistischen Presse vorgeworfen, vor allem die Verbindung zu jener »seltsamen Person, die sich Graf Kessler nennt«.[117] Das Hauptgewicht der Sammeltätigkeit verlegte sich nun in die Schweiz, wofür die Stiftung der *Nacht* 1916 die Initialzündung gegeben hatte. Mehr und mehr interessierten sich auch Sammler aus anderen europäischen Ländern für Werke Maillols, dabei konnte man auf die frühesten, sich nun auflösenden Kollektionen zurückgreifen: Johannes Rump, Kopenhagen, ersteigerte Terrakotten aus der Sammlung Zoubaloff (Kat. 66, 75); Helene Kröller-Müller, Otterlo, nahm Skulpturen aus den Kollektionen von Henry van de Velde und Julius Stern auf (Abb. S. 159). Oskar Reinhart in Winterthur erwarb die *Méditerranée* und andere Werke aus der Sammlung Kessler, aber auch die *Leda* (Abb. S. 119) von Octave Mirbeau. Auch die beiden anderen für Kessler geschaffenen Hauptwerke gelangten in die Schweiz. Nach der Basler Ausstellung 1933 waren sie wegen Bankschulden Kesslers gepfändet worden[118], das Kunstmuseum Basel erwarb 1938 bei einer Pfänderversteigerung den *Radfahrer*.[119] Das Relief *Le Désir*, das bis heute als verschollen galt, befindet sich seit Jahrzehnten in einer Schweizer Privatsammlung.[120] Die 1945, im Jahr

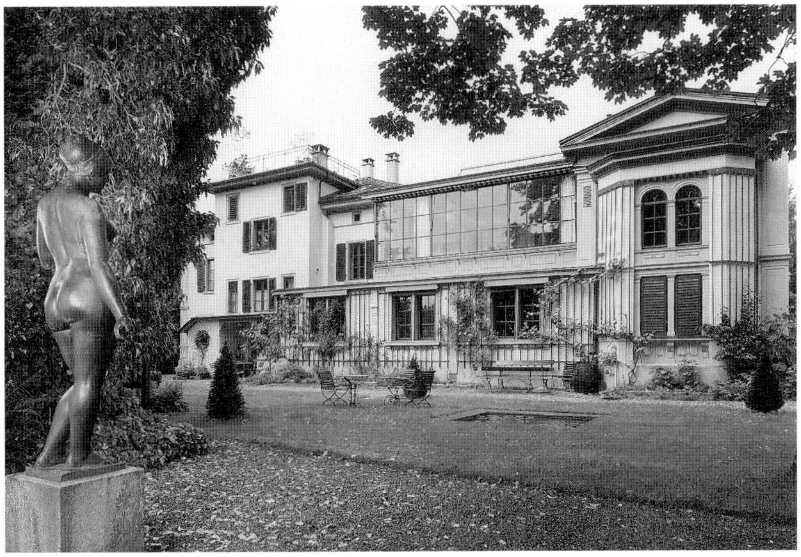

Garten der Villa Flora, Winterthur, mit der Bronze *Sommer*, um 1910

nach Maillols Tod, veranstaltete große Einzelausstellung in Buffalo demonstrierte, wie zahlreich Werke Maillols inzwischen auch in private und öffentliche Sammlungen in den USA gelangt waren.

So enge mäzenatische Beziehungen wie sie vor dem Ersten Weltkrieg zwischen Maillol und Kessler sowie dessen Kreis bestanden hatten, bildeten sich später offensichtlich nicht mehr. Selten kam es noch zu speziellen Aufträgen, wie der Grabmalsfigur, die Maja Hoffmann-Stehlin, Basel, für ihren Gatten bestellte.[121] Es ist ferner nicht auszuschließen, daß ein Auftrag von Johannes Rump der Anlaß für die Vergrößerung der *Badenden, ihr Haar ordnend* (Kat. 26, 80) war. Nun dominieren aber generell andere Sammlerpersönlichkeiten. Besonders engagiert war Hedy Hahnloser-Bühler, die für die Familienkollektion in direktem Kontakt mit dem Künstler zahlreiche, auch großformatige Werke erwarb, Maillol jedoch nicht auf vorgegebene Aufgaben festzulegen versuchte. Oskar Reinhart, ebenfalls Winterthur, trat nicht mit dem Künstler in Kontakt, die Werke Maillols in seiner Sammlung wurden vom Kunsthändler Alfred Flechtheim vermittelt.

Winterthur war seit den späten zwanziger Jahren die Stadt, in der Werke Maillols am eindrucksvollsten präsent waren; dies zeigt sich neuerdings verstärkt, nachdem auch die Villa Flora der Hahnlosers für die Öffentlichkeit zugänglich ist (Abb. links).[122] Der Schriftsteller Rudolf Alexander Schröder, der früh Maillol-Werke bei Kessler, Bodenhausen oder dem verwandten Schriftstellerkollegen Alfred Heymel kennengelernt hatte, fand erst spät einen begeisterten Zugang zum Werk des Bildhauers: »Dies Ereignis und Ergebnis danke ich der Schweiz. Ich war nach Winterthur gefahren, um dort diesmal die Sammlung Hahnloser zu sehen [...]. In dem schönen Hausgarten standen unter Blumen und Bäumen ein paar bronzene Frauenbilder des Meisters, vor deren Schönheit meine früheren Bedenken gar nicht erst zu schweigen brauchten, weil sie in diesem Augenblick des Erkennens und Genießens überhaupt niemals da gewesen zu sein schienen.«[123] Die Aufstellung der Bronzen im Garten der Villa Flora wie auch der *Méditerranée* bei Reinharts Villa am Römerholz war den Skulpturen sicher angemessener als ihre Integration in die raffinierten – von Henry van de Velde ausgestatteten – Salons der Vorkriegszeit. Auch darin zeigt sich, daß die neue Sammlergeneration einen anderen – vielleicht souveräneren – Umgang mit den Werken des Künstlers pflegte. Maillol beteuerte 1933 begeistert: »Nichts ist ergreifender als zu sehen, wie die Maillol-Statuen in Winterthur in wunderbaren Gärten ›leben‹, dies ist ihre ewige Bestimmung.«[124]

Maillol hat international Karriere gemacht, so durchschlagend und schnell wie kaum ein anderer Künstler vor ihm. Dieser große Erfolg ist der anfänglichen Neuartigkeit und der Qualität seines Schaffens angemessen. Es war jedoch fast eine Karriere wider Willen. Der in seiner südfranzösischen Heimat verwurzelte Künstler, der sich sogar in Paris nicht heimisch fühlen konnte, profitierte davon, daß sich Freunde, Händler und vor allem Sammler außergewöhnlich stark für ihn einsetzten. Sie haben folglich durch ihr Engagement entscheidenden Anteil an seinem Werk, ein Aspekt, der bisher nur wenig Beachtung gefunden hat.

1 Wertheimer 1953, S. 115. »L'année prochaine je compte devenir tout à fait jardinier – car les affaires d'art ne vont plus – personne n'achète.«

2 Kessler, Tagebuch (Deutsches Literaturarchiv, Marbach, im folgenden zitiert: DL/M), 3. 11. 1904. » [...] parce qu'il n'y avait pas les muscles«.

3 Kunstchronik, 29. 4. 1904.

4 Meier-Graefe 1904, S. 399.

5 Ebda., S. 394.

6 Maillol wußte den Einfluß, den Meier-Graefes Buch für seine Karriere hatte, offensichtlich nicht richtig einzuschätzen; dies lassen seine späteren maliziösen Bemerkungen über »Meièr-Gräff« erkennen (Ernst Suter, in: Ausst.Kat. Basel 1933, S. 5).

7 Drei undatierte Briefe von Maillol an Schmitz aus dem Zeitraum von 1903 bis 1905 (Privatbesitz). Vgl. auch: Paul Fechter: Die Sammlung Schmitz, in: Kunst und Künstler, September 1909, S. 15-25, Abb. S. 31.

8 Graf Kessler dürfte den ersten Artikel von Maurice Denis angeregt haben (siehe den Beitrag von J.-P. Bouillon, S. 129), vermutlich auch den Léon Werths, der 1911 zuerst in deutsch erschien, denn in jener Zeit traf sich Kessler öfter mit Werth. Kessler sorgte dafür, daß die Werke Maillols, vor allem die Auftragsarbeiten für ihn, photographiert wurden. Unter den Aufnahmen Eugène Druets in der Bibliothèque nationale, Paris, dominieren die Werke aus Kesslers Sammlung; es gibt dort 28 verschiedene Aufnahmen des *Radfahrers*. Siehe auch Anm. 111.

9 Bismarck 1988.

10 Alexandre Kostka: Der Dilettant und sein Künstler. Die Beziehung Harry Graf Kessler – Henry van de Velde, in: Ausst.Kat. Hagen 1992, S. 253-273.

11 In einem Brief vom 19. 8. 1903 an Kessler stellt Vollard die beiden Bronzen, eine sitzende und eine stehende Frau, für je 300 Francs in Rechnung (DL/M).

12 Kessler nannte später nur Rodin (Kessler 1925, S. 164); in seinem Tagebuch jedoch verzeichnet er dies nicht, dagegen referiert er ausführlich Denis' Hinweise auf Maillols Kunst (26. 11. 1903); siehe den Beitrag von J.-P. Bouillon, S. 129.

13 Kessler, Tagebuch (DL/M), 21. 8. 1904; vgl. Ausst.Kat. Marbach 1988, S. 228. Die erste Begegnung zwischen Maillol und Kessler wurde bisher meist auf 1905 datiert und in die Galerie Vollard lokalisiert (zuletzt Lorquin 1994, S. 168).

14 Unrichtig ist demnach, daß Kessler erst 1905 – angeregt durch die Ausstellung im Salon d'Automne – die Figur bestellt hat (siehe zuletzt Ausst.Kat. London 1990, S. 151, und Lorquin 1994, S. 49). Kessler war, wie seinem Tagebuch zu entnehmen ist, während der Ausstellung überhaupt nicht in Paris. Maillol beklagte sich, ihn im Salon d'Automne nicht gesehen zu haben, vgl. Hoetink 1963, S. 44f.

15 Kessler, Tagebuch (DL/M), 23. 8. 1904.

16 Eine Zeichnung mit vergleichbarer Komposition mußte sich der Auftraggeber demnach zuvor ausgesucht haben. Es ist gut möglich, daß der Entwurf im Katalog der Berliner Maillol-Ausstellung von 1928 in der Galerie Flechtheim abgebildet ist (Ausst.Kat. Berlin 1928, S. 5). Hauptleihgeber war damals Kessler.

17 Linnenkamp 1960, Abb. 135. In dem undatierten Brief, der sich nicht im Kessler-Nachlaß in Marbach befindet, wird auf den Tod der jungen Weimarer Großherzogin am 17. 1. 1905 eingegangen (freundliche Mitteilung von Rolf Linnenkamp). Wie Maillol schreibt, skizziert er eine kleine Terrakotta-Version.

18 Kessler, Tagebuch (DL/M), 8. 11. 1910: »Er deckte meine grosse Frauenfigur auf, an der er in der letzten Zeit viel gearbeitet hat.« Die Statue gelangte also nicht schon 1906 in Kesslers Sammlung. Siehe dagegen Linnenkamp 1957, S. 6; Ausst.Kat. Marbach 1988, S. 228.

19 Dominique Denis, Sohn von Maurice Denis, erinnert sich im Gespräch mit der Autorin an eine kleine Erhebung im Garten über dem Kopf der *Méditerranée*.

20 Kessler 1961, S. 649; Koella 1985, Nr. 150.

21 Hackelsberger 1960, S. 12.

22 Cladel 1937, S. 75. »Elle est devenue un thème amoureusement repris, une sorte de leit-motif de son œuvre.«

23 Rechnung vom 15. 5. 1908, Preis 3.000 Francs (DL/M). Flechtheim vermittelte die Skulptur an Reinhart, Preis 55.000 Francs, siehe die Briefe von Flechtheim an Reinhart vom 12. und 30. September, 1., 6. und 10. Oktober 1933 (Archiv Sammlung Oskar Reinhart, Winterthur). Die Skulptur gelangte aus der Maillol-Ausstellung in Basel nach Winterthur (Akten der Maillol-Ausstellung 1933 im Staatsarchiv, Basel).

24 Brief vom 15. 11. 1904. Versuche, sie über die gleiche Galerie 1933/34 wieder zu verkaufen, mißlangen (Briefe von L. Druet vom 17. 11., 15. 12. 1933, 7. 11. 1934; DL/M). Schließlich erwarb Maillol sie zurück (freundliche Mitteilung von Dina Vierny). Auch von Maillol bemalte Vasen muß Kessler besessen haben; Verbleib unbekannt (Cladel 1939, S. 61, vermutlich Ausst.Kat. Berlin 1928, Nr. 39, 40).

25 *Mädchen im Profil* (Slatkin 1976, Nr. 19; falsche Identifizierung mit Abb. 35 bei Rewald 1939); siehe Auktionskat. Christie's, Impressionist and Modern Paintings, II, London 1993, Nr. 124. 1904 kaufte er bei Druet ein Landschaftsgemälde (Rechnung vom 15. 11. 1904; DL/M).

26 »Mich interessierte vor allem Maillols Büste, die ich für 800 frcs kaufte.« (Kessler, Tagebuch; DL/M, 18. 4. 1909)

27 Erwerbungen 1903, siehe Anm. 11; im März 1905 schickte ihm Druet eine Bronze (DL/M). Photographisch dokumentiert sind *Leda*, *Badende, ihr Haar ordnend* und die Entwurfsskizze zur *Action enchaînée* (Ausst.Kat. Marbach 1988, S. 218, 223, 329). Vermutlich 1960 erwarb der Schriftsteller Joseph Breitbach einige Bronzen »aus dem Nachlaß des Grafen Kessler« (Brief an Alexander Mohr, 24. 1. 1961; DL/M). Von den fünf Bronzen seiner Sammlung hat er zumindest vier en bloc erworben. Richard Moehring (d. i. Peter Gan) erwähnte in einem Brief an Breitbach vom 1. 6. 1960 vier kleinere Maillols (DL/M; freundlicher Hinweis von Wolfgang Mettmann). Breitbach besaß *Badende mit Tuch* (vgl. Abb. S. 158); *Sitzende bekleidete Frau* (vgl. Kat. 38), heute Musée Maillol, Paris (?); eine *Sitzende* und die ausgestellten Werke *Junger Mann* und *Schäferin* (Kat. 62, 25).

28 Diese Version kann nicht, wie bisher angenommen, der erste Entwurf (Rewald 1939, Abb. 52, 53) oder überhaupt ein Vorentwurf für die *Méditerranée* sein; Maillol hat sie in einem Brief Anfang 1905 skizziert (siehe Anm. 17). Eine kleine Terrakottafassung, die Kessler laut Tagebuch am 21. 8. 1904 erworben hat (Ausst.Kat. Marbach 1988, S. 228), läßt sich nicht nachweisen. Eine stehende Terrakottafigur verkaufte Kessler 1933 über die Galerie Druet (Brief vom 17. 11. 1933; DL/M). Kesslers *Kauernde, sich beide Füße haltend* (vgl. Abb. S. 53) ist vermutlich identisch mit der Terrakotta in der Sammlung Oskar Reinhart, Winterthur (Koella 1975, Nr. 149).

29 1904, 1905 und 1909 kaufte er Zeichnungen bei Druet (DL/M). 1907 schenkte ihm Maillol zehn oder zwölf Zeichnungen, vgl. Kessler, Tagebuch (DL/M), 25. 11. 1907.

30 In einem Brief vom 29. 9. 1907 teilte ihm Ambroise Vollard mit, daß er mehrere Plastiken für ihn reserviert habe: »statue en cire«, »Bois sculpté« und »Tête de jeune fille, terre cuite« (DL/M). Zur geplanten großen Marmorstatue nach Colin siehe S. 154f.

31 1925 interessierte sich Kessler für eine Version der *Ile de France* in Terrakotta, die sicher nicht ausgeführt worden ist (Kessler 1961, S. 402). 1927 schenkte ihm Maillol eine Bronze des Entwurfs für das Kriegerdenkmal in Banyuls (Kessler 1961, S. 533). Diese ist nicht identisch mit dem Relief in der Sammlung Oskar Reinhart, Winterthur (siehe dagegen Bismarck 1988, S. 60, Anm. 30). Das Exemplar in Winterthur stammt aus der Galerie Flechtheim, die es direkt von Maillol erworben hatte (Brief von Flechtheim an Reinhart, 15. 9. 1932; Archiv Sammlung Oskar Reinhart, Winterthur).

32 Siehe die Beiträge von U. Berger, S. 45ff., und A. Le Normand-Romain, S. 121ff.

33 Kessler, Tagebuch (DL/M), 24. 5. 1907. Cladel (1937, S. 80) datiert den Plan für die Relief-Serie allerdings an den Beginn von Maillols Schaffen.

34 Abgebildet und besprochen in der Ausstellungsrezension von André Pératé, in: Gazette des Beaux Arts, 1907, S. 405f.

35 Harboe 1994, Nr. 43.

36 Alfred Flechtheim schreibt über den Anbringungsort des Reliefs an der Gartenwand des Kesslerschen Hauses in Weimar, »dass das Herausnehmen desselben aus seinem Garten ihm seinen Garten zerreissen würde« (Brief vom 16. 9. 1932 an Oskar Reinhart; Archiv Sammlung Oskar Reinhart, Winterthur).

37 Vgl. den Beitrag von S. Walter, S. 67.

38 Kessler, Tagebuch (DL/M), 24. und 28. 6. 1907.

39 Ebda., 14. 11. 1908. »Ce n'est pas une statue ›idéale‹. Si j'avais voulu faire ›la jeunesse‹, ce n'est pas comme ça que je l'avais fait. [...] C'est un portrait: c'est le portrait du jeune Colin. Les Anciens ont bien fait des portraits d'athlètes. Eh bien, c'est un portrait d'athlète. C'est même moi peut être le premier qui ai refait une statue d'athlète.«

40 Ausst.Kat. Marbach 1988, S. 231, Nr. 5.

41 Cifka 1983, S. 155.

42 Kessler, Tagebuch (DL/M), 11. 3. 1908, vgl. den Beitrag von S. Walter, S. 145ff. Die *Pomona* im Musée du Petit Palais, Paris, besteht aus pentelischem Marmor (Linnenkamp 1960, Abb. 113).

43 »[...] un superbe nu triomphal de Maillol dans le genre de sa première esquisse du Monument Blanqui« (Brief vom 2. 2. 1911 an van de Velde; Bibliothèque royale Albert 1er, Brüssel). »[...] ein wunderbarer, triumphaler Akt von Maillol in der Art seines ersten Entwurfs für das Blanqui-Denkmal«. Vgl. Günther Stamm: Monumental Architecture and Ideology. Henry van de Velde's and Harry Graf Kesslers Project for a Nietzsche Monument at Weimar 1910-1914, in: Gentse Bijdragen tot de Kunstgeschiedenis, Bd. 23, 1973-75, S. 303-342, hier S. 306.

44 Kessler, Tagebuch (DL/M), 16. 6. 1911.

45 Cifka 1983, S. 155.

46 Kessler, Tagebuch (DL/M), 16. 6. 1911. »Maillol machte wegen Nijinsky Schwierigkeiten: ›Vous l'avez vu nu? Il n'est pas rond? Ce qui est beau pour les autres ne l'est souvent pas pour l'artiste qui a une idée en tête. Il faut que le modèle réponde à l'idée que l'artiste veut exécuter.‹«

47 Ebda., 17. 6. 1911. »[...] Maillol war von Nijinsky aufs höchste begeistert. ›C'est absolument Eros.‹«

48 Ebda., 9. 8. 1911. Von prachtvoll herrischen Aktzeichnungen sprach Kessler in seinem Brief vom 31. 8. 1911 an Hugo von Hofmannsthal (Hugo von Hofmannsthal und Harry Graf Kessler. Briefwechsel 1898-1929, hrsg. von Hilde Burger, Frankfurt a. M. 1968, S. 340).

49 Kessler, Tagebuch (DL/M), 9. 8. 1911. »Diaghilew fragte, ob Maillol die Stellungen habe brauchen können, die Nijinsky sich ausgedacht hatte? Maillol:'›Il n'y a pas de pose à chercher. C'est un dieu: il faut qu'il soit tout simple.‹«

50 Ebda., 12. 8. 1911.

51 Brassaï 1982, S. 122.

52 »Maillol, [...] c'est lui seul qui peut réaliser L'Übermensch, le printemps heroique, qui symboliserait l'élan de Nietzsche« (Brief vom 8. 2. 1911; Bibliothèque royale Albert 1er, Brüssel). »Nur Maillol kann den Übermenschen darstellen, den heroischen Frühling, Symbol für den Elan Nietzsches.« Vgl. Günther Stamm: Studien zur Architektur und Architekturtheorie Henry van de Veldes, Göttingen 1969, S. 106.

53 Auf Diskrepanzen verweist zum Beispiel Thadée Natanson (1948, S. 142f.). Vgl. auch die Beiträge von J.-P. Bouillon, S.136ff., und S. Walter, S. 146f.

54 Kessler, Tagebuch (DL/M), 29. 5. 1911: »Heute wollte ich mit der Goloubeff zu Maillol hinausfahren zur ersten Sitzung für ihre Statue; [...] ›toutes sortes de complications‹ usw. Was mag passiert sein?« Natascha Goloubeff, damals die Geliebte von D'Annunzio, war einige Jahre früher von Rodin porträtiert worden, vgl. Rainer Maria Rilke: Auguste Rodin, Leipzig 1913, Abb. 57.

55 Hoetink 1963, S. 44. Der Brief befindet sich nicht im Kessler-Nachlaß; DL/M. »Depuis que j'ai fait votre connaissance il me vient beaucoup de sympathie de l'Allemagne.«

56 Auktionskatalog Sammlung Julius Stern, Berlin 1916; Hammacher 1970, Nr. 245.

57 Abrechnungsbücher der Galerie Cassirer; Galerie Feilchenfeldt, Zürich: *Sitzende Frau* (Frau Prof. Richter, 28. 12. 1906)

58 Ebda., 19. 10. 1915. Auktionskat. Galerie Kornfeld, Bern 1995, Nr. 95. Dort Graf Kessler fälschlicherweise als Provenienz angegeben. Das Relief war von Cassirer bei dem Pariser Händler Jos Hessel gekauft worden. Anhand einer Photographie (Abb. S. 45) kann die Ausführung in Holz auf 1907 datiert werden.

59 Siehe den Beitrag von A. Le Normand-Romain, S. 119. Renoir kaufte 1902 einen Wandbrunnen (Wertheimer 1953, S. 115), er stellte außerdem Werke Maillols in Stilleben dar (Vierny 1995, S. 74). Die Nabis-Freunde Maurice Denis (siehe den Beitrag von J.-P. Bouillon, S. 135; Kat. 60), Édouard Vuillard (siehe Kat. 41a), Pierre Bonnard (siehe Kat. 42) und Ker-Xavier Roussel (siehe den Beitrag von J.-P. Bouillon, S. 137) besaßen Arbeiten von ihm.

60 Abrechnungsbücher der Galerie Cassirer; Galerie Feilchenfeldt, Zürich: *Ringerinnen* (Kolbe, 21. 12. 1907; vgl. Kat. 41), eine etwas größere Bronze (Liebermann,12. 3. 1908), ein weiblicher Terrakottakopf (Moll, 24. 12. 1915), eine Pendule (Purrmann, 10. 6. 1918; vgl. Kat. 31).

61 Brief vom August 1904 an Eberhard von Bodenhausen; Mutzenbecher-Archiv, Witzhawe, dort fälschlich 1903 datiert (Erhard und Barbara Göpel: Max Beckmann. Katalog der Gemälde, Bern 1976, S. 6; freundlicher Hinweis von Stephan Pucks).

62 Brief von Maillol an van de Velde vom Juni/Juli 1907 (Bibliothèque royale Albert 1er, Brüssel, Archive et Musée de la Littérature, FS X 555/2).

63 Eberhard Ruhmer u. a.: Neue Pinakothek München. Erläuterungen zu den ausgestellten Werken, 3. Aufl., München 1981, S. 204f. Siehe auch den Beitrag von J.-P. Bouillon, S. 129.

64 Ausst.Kat. Hagen 1992, S. 42; Ausst.Kat. Amsterdam 1939, Nr. 201, ausgestellt war als Nr. 2000 auch ein *Frauentorso* aus seiner Sammlung.

65 Hammacher 1970, Nr. 244, 248. Eine alte Aufnahme der *Knienden* van de Veldes befindet sich im Bildarchiv Foto Marburg, Archivnummer 606.207.

66 Bibliothèque royale Albert 1er, Brüssel, Archive et Musée de la Littérature, FS X 555/2 (Photokopie, das Original wurde von den Erben van de Veldes zurückgezogen).

67 Rewald 1939, S. 159. Die Dekoration ist – noch – nicht identisch mit der realisierten Version. Möglicherweise stehen einige Bozzetti, die bisher als Vorentwürfe für die *Méditerranée* galten, vielleicht auch der sogenannte erste Zustand dieser Figur mit dem Auftrag Mutzenbechers in Zusammenhang (Ausst.Kat. Paris 1986, Abb. 2, 7, Kat. 5, 6).

68 Kessler, Tagebuch (DL/M), 5. 7. 1907. Diese Passage wurde von Kessler durchgestrichen.

69 Der vereinbarte Preis war nach Ansicht von van de Velde und Mutzenbecher 2.500 Francs, nach Ansicht von Maillol 4.000 Francs, später forderte er 5.000 Francs; siehe Briefe und die Notiz von van de Velde über die Preisabsprache (Bibliothèque royale Albert 1er, Brüssel, Archive et Musée de la Littérature, FS X 607/1-7). 1911 drohte Maillol sogar, die angeblich nicht bezahlte Figur abholen zu lassen.

70 Freundlicher Hinweis von Adolf von Ribbentrop.

71 Maurice Denis kommentierte: »Wiesbaden. Ma désillusion: ridicule entourage des mes panneaux.« (Denis 1957, S. 59) »Enttäuschung, eine lächerliche Umgebung für meine Bilder.«

72 Brief von Maillol an Bodenhausen vom 13. 12. 1904 (DL/M).

73 *Dekorativer Entwurf, Weiblicher Akt* (Nr. 264/65); siehe auch Brief des Sonderbundes an Bodenhausen vom 2. 11. 1912 (DL/M). Vgl. Schröder 1939, S. 306.

74 Brief angeblich vom Dezember 1906, sicher aber schon 1905 (Dora von Bodenhausen-Degener: Eberhard von Bodenhausen. Ein Leben für Kunst und Wirtschaft, Düsseldorf und Köln 1955, S. 218).

75 Rewald 1939, Abb. 75, 74, 132, 133.

76 Eine solche Bronze hatte Joseph Breitbach aus dem Kessler-Nachlaß erworben, siehe Anm. 27.

77 In dessen Werkstatt in Asnières wurden später von dem Modell noch weitere Terrakotten ausgeformt (Kessler, Tagebuch; DL/M, 20. 8. 1907).

78 Ein Zwischenstadium stellt möglicherweise eine drapierte Halbfigur mit beidseitig erhobenen Armen dar (Ausst.Kat. Buffalo 1945, S. 92).

79 Undat. Brief von Maillol an Bodenhausen vom Herbst 1906 (DL/M): »Vous verriez facilement votre statue dans les journeaux illustrés de Paris – mais – mon nom ne figurant pas au catalogue cette année, parce que M. Metthey [a] décide d'envoyer la statue au dernier jour.« »In illustrierten Zeitungen von Paris könnten Sie Ihre Figur problemlos entdecken. Mein Name taucht dieses Jahr allerdings im Katalog nicht auf, weil M. Metthey erst im letzten Moment entschieden hat, die Statue einzusenden.« Maillol erklärte, daß er über keine Aufnahmen verfüge, weil er sich mit seinem Photographen und Kunsthändler Eugène Druet zerstritten habe, er würde nun den Photographen von Vollard um Aufnahmen bitten.

80 Zwei undatierte Briefe, in denen Maillol um Vorschuß bat, sind erhalten (DL/M).

81 Eberhard von Bodenhausen. Harry Graf Kessler. Ein Briefwechsel 1894-1918, hrsg. von Hans-Ulrich Simon, Marbach 1978, S. 86.

82 Brief vom 9. 11. 1909 (DL/M): »[...] tout cet été j'ai travaillé pour vous – j'ai fait trois statues dont je n'ai pas été content [...], ces trois statues sont mises de coté dans mon atelier«. »Den ganzen Sommer habe ich für Sie gearbeitet. Drei Figuren habe ich gemacht, mit keiner war ich zufrieden. Die drei Statuen habe ich nun in meinem Atelier zur Seite gestellt.«

83 Ursel Berger: Georg Kolbe. Leben und Werk, Berlin 1990, Nr. 21.

84 Kessler, Tagebuch (DL/M), 28. 6. 1907: »Ich bestand darauf, dass es, wie für den Preis (3000 frcs) verabredet, wirklich eine ›cire perdue‹ werde.« Maillol klagte darüber, wieviel Arbeit das machen würde. Kessler reagierte: »Ich nahm den Wink an und erhöhte den Preis auf 4500.«

85 Ebda., 1. 4. 1925; Kessler 1961, S. 430.

86 Unrichtig ist die gängige Darstellung, daß Morosow durch den Anblick der *Pomona* im Salon d'Automne sich zu dem Auftrag entschlossen habe.

87 Vgl. den Beitrag von J.-P. Bouillon, S. 141, Anm. 25.

88 Ausst.Kat. Essen 1993, S. 113.

89 Hesse-Frielinghaus 1971, S. 236, Anm. 19. Die verbreitete Behauptung, erst Kessler habe Osthaus mit Maillol in Kontakt gebracht, erscheint unwahrscheinlich. Vielleicht kannte Osthaus den Bildhauer sogar früher als Kessler.

90 Hagener Zeitung, 19. 10. 1904 (Hesse-Frielinghaus 1971, S. 179). Die Figur wurde im Zusammenhang mit dem Erwerb von Gauguin-Bildern, der vermutlich 1903 erfolgte, entdeckt (Hesse-Frielinghaus 1971, S. 142, 236, Anm. 19).

91 Osthaus 1912, Nr. 25-29, 147; Hesse-Frielinghaus 1971, S. 520f. Eine *Liegende* in Fayence ist entgegen der Angaben von Hesse-Frielinghaus (1971, S. 180) im Hagener Museum nicht vorhanden, dafür aber eine *Kauernde* (Kat. 37b, Abb. S. 90).

92 Laxner-Gerlach 1973, S. 71f.

93 Zuletzt Lorquin 1994, S. 42.

94 Cladel 1937, S. 72f.

95 Hoetink 1963, S. 45; Linnenkamp 1957, S. 7. »M. Osthaus a acheté l'autre, la grande que l'on va commencer à dégrossir bientôt.«

96 Kessler, Tagebuch (DL/M), 3. 4. 1906: »Maillol sagte von seiner Statue für Osthaus, die er gestern bei dem Steinmetzen gesehen habe, dass infolge der schlechten, glatten Arbeit: ›elle a l'air toute petite, tout petite. Le Plâtre a l'air deux fois plus grand; et pourtant la pierre est plus grande.‹«

97 Ebda., 1. 6. 1905: »Er zeigte mir eine weitere Photographie seiner neuen lebensgrossen Frauenfigur, die ich der für mich entworfenen vorziehe, weil sie kleiner und leichter unterzubringen ist.« Da die *Sérénité* erheblich größer und ausladender ist als die *Méditerranée*, kann nur die Figur *Nacht* gemeint sein.

98 Suter 1948; Cladel 1937, S. 82.

99 Im September 1911 an Rippl-Rónai: »J'ai fait cadeau d'une grande statue à Perpignan il y a déjà 6 mois qu'ils l'ont pas encore placée. C'est dégoutant.« (Cifka 1983, S. 155) »Perpignan habe ich schon vor sechs Monaten eine große Statue geschenkt, die sie noch immer nicht aufgestellt haben; das widert mich an.«

100 Ebda. »Je suis surtout acheté en Allemagne, en France on n'achète rien.«

101 Ausst.Kat. Bonn 1992, Nr. 67-69; Paul 1994, Nr. 86-99.

102 Denis 1957, S. 55.

103 Heiderich 1993, S. 312-315, 317f.; Ausst.Kat. Bremen 1984, Nr. 88. Noch die Ausgabe des Künstlerlexikons Bénézit von 1976 nennt an Museen, in denen sich Werke Maillols befinden, neben Pariser Sammlungen lediglich die Berliner Nationalgalerie und die Kunsthalle Bremen.

104 Ausst.Kat. Marbach 1988, S. 140.

105 Kessler, Tagebuch (DL/M), 4. 4. 1906. »[...] eine Diskussion über das Ausstellen in Berlin auf der Sezession. ›Ça va encore me coûter les yeux de la tête. J'ai des frais terribles‹ usw. Es nützte nichts, ihm zu sagen, dass das Ausstellen dort auch was einbringt. [...] Ich nahm die Kosten (100 frcs) auf mich und dann endlich sagte er zu.«

106 Zwei Bronzen und eine Terrakottamaske, letztere wurde im Katalog fälschlich als »Frauenkopf, Gips« bezeichnet, sind aber anhand der Abbildungen zur Ausstellungsrezension in »Kunst und Künstler« (31. Mai 1906, S. 397) zu identifizieren.

107 Später gab auch der Berliner Bankier Julius Stern Maillol-Plastiken als Leihgabe an die Berliner Secession. Die unverkäufliche Bronze des *Radfahrers*, die 1910 dort ausgestellt war, muß das Exemplar von Graf Kessler (Abb. S. 154), von Karl Ernst Osthaus (Kat. 57a) oder von Hugo von Tschudi (Neue Pinakothek, München, Kat. 57b) gewesen sein (Ausst.Kat. Expressionisten. Die Avantgarde in Deutschland 1905-1920, Nationalgalerie, Berlin (Ost) 1986, Abb. S. 87). Der *Radfahrer* war 1911 auch in Zürich ausgestellt; siehe Cifka 1983, S. 155.

108 Roland Scotti: Die »Internationale Kunst-Ausstellung« 1907 in Mannheim, Städtische Kunsthalle, Mannheim 1985, Abb. 18f., 45.

109 Brief vom 5. 7. 1912; Gemeentearchief, Rotterdam. Ich danke Arie Hartog, der die Ausstellungsunterlagen ausfindig machte und ausgewertet hat.

110 Katalog im Gemeentearchief, Rotterdam. *Sommer, Radfahrer, Badende mit erhobenen Armen, Le Désir* und zwei Torsi waren als Gipsmodelle ausgestellt.

111 Siehe: Licht und Schatten. Rodin-Photographien von Eugène Druet, Ausst.Kat. Georg-Kolbe-Museum, Berlin 1994. In der Bibliothèque nationale, Paris, gibt es drei Alben von Druet mit Photos von Maillol-Werken. Druet-Aufnahmen illustrieren die meisten Publikationen über Maillol bis in die zwanziger Jahre hinein.

112 Brief Suters vom 21. 6. 1929 an die Kunsthalle (Staatsarchiv, Basel, Akten der Basler Maillol-Ausstellung 1933). Aber auch Ausstellungen, die ohne Maillols Kenntnis und Mitarbeit veranstaltet wurden, irritierten den Künstler. So war er, wie Suter schrieb, verärgert über eine Ausstellung in Zürich. Dort wären zu sehen gewesen »[...] mauvaises choses que j'ai faites il y a cent ans«. »[...] schlechte Sachen, die ich vor hundert Jahren gemacht habe«.

113 Ebda., Brief vom 16. 5. 1933.

114 Kessler, Tagebuch (DL/M), 21. 5. 1911.

115 Rilke nennt »die beiden Sachen für Kessler« (*Méditerranée* und *Le Désir*), einen Akt ohne Arme für Franz von Mendelssohn, einen weiblichen Porträtkopf, der vermutlich auf Abb. S. 59 zu erkennen ist, für Frau Wolff (Brief vom Juni 1911 an Erica von Scheel, der Verlobten des Malers Ivo Hauptmann, dem Sohn Gerhart Hauptmanns; siehe: Rolf Italiaander und Ludwig Benninghoff: ... und ließ eine Taube fliegen. Ein Almanach für Kunst und Dichtung, Hamburg 1948, S. 35). Im Ausst.Kat. Berlin 1928 werden unter anderen die Sammler Mendelssohn und Dr. Wolff als Leihgeber genannt.

116 Grautoff (1920) berichtet vom mühsamen Wiederanknüpfen zerrissener Verbindungen.

117 Arsène Alexandre: Leurs artistes. Espions & Déménageurs, in: Le Figaro, 5. 1. 1915, S. 3. »[...] personnalité étrange, qui s'appelle le comte Kessler«.

118 Kessler, der nach der Machtübernahme der Nationalsozialisten Deutschland verlassen hatte und in finanziellen Nöten war, ließ das Relief und die Bronze des *Radfahrers* in der Kunsthalle Basel zurück. Nach einem Jahr meldete sich ein Berliner Bankhaus als Eigentümer, schließlich wurden beide Skulpturen gepfändet (Staatsarchiv, Basel, Akten der Basler Maillol-Ausstellung 1933).

119 Unzutreffend ist demnach, daß Kesslers Schwester Wilma Brion die Figur an das Museum verkauft hat (Ausst.Kat. Marbach 1988, S. 231).

120 Es gelangte 1939 als Leihgabe ins Kunstmuseum Basel (Staatsarchiv, Basel, Akten der Basler Maillol-Ausstellung 1933). Von dort wurde es an die Galerie E. Beyeler, Basel, abgegeben, die es an den heutigen Besitzer verkaufte (freundliche Mitteilung von Ernst Beyeler).

121 Sie wünschte sich eigentlich einen Guß der *Méditerranée,* auch die *Douleur* war im Gespräch, siehe unter anderem den Brief von W. Barth an Frau Hoffmann-Stehlin vom 20. 6. 1933 (Staatsarchiv, Basel, Akten der Basler Maillol-Ausstellung 1933).

122 Hahnloser-Ingold 1995.

123 Schröder 1939, S. 307.

124 Robert Steiner-Jäggli, in: Hahnloser-Ingold 1995, S. 27. »[...] que rien n'est plus émouvant, que de voir à Winterthour les statues de Maillol vivre dans des splendides jardins, leur éternel destin«.

MAILLOL ALS LEHRER?

Susanne Kähler

Viele Bildhauer sind von Aristide Maillols Werk und Stil beeinflußt worden. Hier sind nicht in erster Linie französische Künstler, sondern auch junge Bildhauer aus dem Ausland zu nennen, die im ersten Drittel des 20. Jahrhunderts eine Zeitlang in Paris gelebt haben. Sie entwickelten vor, nach oder während dieser Studienzeit eine große Verehrung für Maillol. Wenige Jahre zuvor, gegen Ende des 19. Jahrhunderts, hatte die Bewunderung junger Künstler für Auguste Rodin eingesetzt. Rodins Arbeiten ahmte man nach, jedoch schien es keine Weiterentwicklung seines Stils zu geben. Im Gegensatz dazu versprachen die klare, kubische Formensprache und die Ausgewogenheit der Werke Maillols endlich einen neuen Weg für die Bildhauerei des 20. Jahrhunderts. Die Wirkung auf Künstler wie Karl Albiker, Wilhelm Lehmbruck, Hermann Haller, Bernhard Hoetger, Kurt Edzard oder Richard Engelmann – sie alle haben sich längere Zeit in der französischen Hauptstadt aufgehalten – ist nicht zu unterschätzen. Naturgemäß lag den jungen Bildhauern nicht nur daran, Maillols Arbeiten auf Ausstellungen zu sehen, sondern sie suchten auch den persönlichen Kontakt zum Meister. Daraus ergibt sich die Frage, wer von ihnen tatsächlich von Maillol unterrichtet worden ist und als sein Schüler im eigentlichen Sinne des Wortes bezeichnet werden kann. In der Literatur, im besonderen in Nachschlagewerken, werden häufig Künstler, die einige Zeit lang in Frankreich gearbeitet haben, als »Schüler von Rodin« oder »Schüler von Maillol« bezeichnet. Besonders bei unbekannteren Künstlern, deren Schaffen bisher kaum untersucht worden ist, ist zu überprüfen, ob es sich um eine wirkliche Schülerschaft oder lediglich um eine Beeinflussung oder eine einmalige persönliche Begegnung handelte.

Beinahe obligatorisch war für junge ausländische Bildhauer in Paris seit dem Ende des 19. Jahrhunderts der Besuch im Atelier von Auguste Rodin. Sie suchten ihn mit einem Empfehlungsschreiben auf und erhielten Gelegenheit, sich die Werke des bewunderten Meisters anzuschauen und einige Worte mit ihm zu wechseln. Zu nennen wären hier etwa Benno Elkan, Georg Kolbe, Käthe Kollwitz, Kurt Kroner oder Arnold Rechberg. Viele von ihnen zeigten Rodin Photographien ihrer eigenen Arbeiten, der Meister äußerte sich offensichtlich durchgehend lobend über die Werke der jungen Künstler, von denen einige auch mehrmals kamen. Wirklich wahrgenommen hat Auguste Rodin aber nur wenige. Er war zwar oft Vorbild, aber kein Lehrer, der eine Ausbildung anbot oder zumindest Ratschläge gab. Rodin hatte viele Nachahmer, einige Mitarbeiter, aber keine wirklichen Schüler. Ob Maillol, den junge Künstler bald ebenso gern besuchten, seine Verehrer ähnlich oberflächlich behandelte, oder ob dieser tatsächlich bereit war, Zeit und Gedanken für junge Talente aufzuwenden, soll im folgenden geprüft werden.

Die Bildhauerin Milly Steger, Schülerin von Karl Janssen in Düsseldorf, kam, nachdem sie in Italien gewesen war, 1909 nach Paris. Sie lernte dort Rodin und Maillol persönlich kennen, um anschließend nach Belgien weiterzureisen, wo sie mit Georges Minne, einem weiteren international bedeutenden Künstler, bekannt wurde. Der Schweizer Hermann Haller war vermutlich zwischen 1909 und 1914 in Paris und soll ebenfalls sowohl Rodin als auch Maillol kennengelernt haben. Hallers Auseinandersetzung mit dem Œuvre der beiden großen Künstler hatte aber, wie bei vielen Bildhauern, schon vor ihrem Zusammentreffen stattgefunden. Seine bewußt statisch konzipierten Frauengestalten sprechen für die nachhaltige Wirkung, die Maillol auf ihn hatte. Auch Hermann Geibel[1] war in den Jahren 1913 und 1914 vermutlich nicht Schüler Maillols und Despiaus, sondern er wird diese Künstler lediglich besucht haben. Seit 1929 war Gustav Seitz mehrfach in Paris. Höhepunkt seiner ersten Reise war der Besuch bei Charles Despiau, aber auch Maillol soll er damals kennengelernt haben.[2] Diese Begegnungen ereigneten sich in der Mehrzahl anläßlich von Besuchen der Bildhauer bei Maillol in dessen Atelier in Marly-le-Roi. Nach Gotthard Jedlicka erzählte Maillol, daß er an Sonntagnachmittagen immer sehr viel Besuch habe, vor allem von jungen Leuten aus allen Ländern.[3] Auch in Begleitung Jedlickas befanden

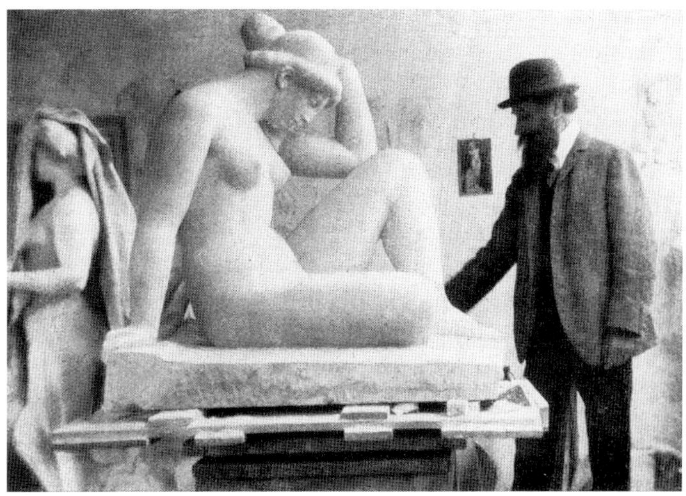

Maillol in seinem Atelier in Marly, 1908,
mit der Steinskulptur *Méditerranée* und dem Gipsmodell der *Pomona* (links)

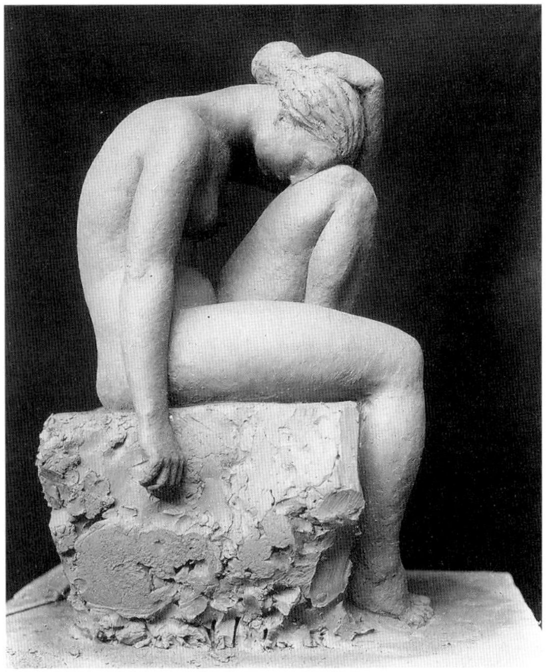

Hanna Koschinski, *Frau, sich auf ihr linkes Knie stützend*, 1906, Gips; verschollen

sich damals junge Künstler. Er beschreibt, wie einer von ihnen Maillol um ein Urteil bittet: »Der junge deutsche Bildhauer öffnet ein Kuvert mit Photographien nach eigenen Arbeiten. Er zeigt sie Maillol, um sein Urteil zu hören. [...] [Maillols] Bemerkungen sind einfach und sachlich [...]. Er zeigt mit dem Finger auf bestimmte Stellen der Photographien und lobt oder tadelt mit einem klaren Satz. [...] Dann ergreift er einen dicken Bleistift, der in der Nähe liegt, und zeichnet zum Teil in die Photographien hinein, was er mit seinen Sätzen sagt. Den Umrissen und mit denen er einverstanden ist, fährt er sachte in der Luft nach. Aber dort, wo er zu tadeln hat, setzt er mit dem Bleistift an, schonend allerdings, und zeichnet die Veränderungen, die er als notwendig empfindet mit einem raschen sichern Strich.«[4]

Im Gegensatz zu Rodin scheint Maillol sich tatsächlich mit den Werken junger Bildhauer beschäftigt und versucht zu haben, seine Auffassung zu vermitteln. Jedlicka zitiert Maillols abschließende Beurteilung: »Ihre Arbeiten sind im allgemeinen gut, soviel ich nach diesen Photographien urteilen kann. Aber sie fangen zu viele Arbeiten zugleich an. Das ist ein sehr großer Fehler, den Sie aber beheben können. Sie dürfen immer nur wenige Arbeiten zugleich unternehmen. Ich gehe ja auch so vor.«[5]

Arno Breker arbeitete zwischen 1927 und 1933 in Frankreich und lernte neben François Pompon, Charles Malfray, Paul Belmondo und Charles Despiau auch Maillol kennen, den er in Banyuls-sur-Mer nach eigenem Bericht 1927 erstmalig besuchte. 1943 hat Breker Maillol porträtiert. Wie Breker gaben zahlreiche Künstler verschiedener Nationalitäten Zeugnis über ihre Besuche bei Maillol. Dazu gehört beispielsweise auch der Däne Adam Fischer, der zwischen 1913 und 1933 in Paris lebte und dort an der skandinavischen Akademie lehrte.[6]

Hans Defregger, Sohn des Malers Franz von Defregger, war nach seiner Ausbildung in München von Mai bis Juni 1907 in Paris an der privaten Académie Julian im Atelier des Bildhauers Raoul Verlet eingeschrieben[7] und, so wird berichtet, außerdem Werkstattgehilfe bei Aristide Maillol.[8] »Schülerin von Maillol« wird auch Amelie Breling, eine Keramikerin aus Fischerhude, genannt.[9] Nähere Auskünfte darüber, wo und wie Maillol gelehrt hat, gibt der Bildhauer und Lithograph Arnold Ronnebeck, der 1925 einen Bericht über seine Pariser Erfahrungen aus den Jahren 1908 und 1909 veröffentlicht. Er schildert Maillols Lehrtätigkeit an einer privaten Akademie: »Ich ging im Herbst 1908 nach Paris, weil ich in Zeitungen von der Eröffnung einer Kunstschule am Montmartre erfahren hatte, die ihren Schülern die Möglichkeit gab, in persönlichen Kontakt mit den sogenannten Meistern des Post-Impressionismus zu kommen. Lehrer für Bildhauerei waren Maillol und Lacombe, für Malerei Odilon Redon, Bonnard, Vallotton, Theo van Rysselberghe und Sérusier.«[10] Ronnebeck lebte, lehrte und arbeitete später in Berlin und anschließend in Amerika.

Gegen Ende des 19. und zu Anfang des 20. Jahrhunderts wurde in Paris eine Reihe dieser privaten Kunstschulen gegründet, die eine wachsende Beliebtheit insbesondere bei ausländischen jungen Künstlern erfuhren. Auch die in der Rue Monnier eröffnete Académie Ranson, von der Ronnebeck spricht, gehörte dazu. Die älteste, größte und bekannteste private Pariser Kunstakademie in der Zeit der Jahrhundertwende war diejenige, die 1868 von dem Maler Rodolphe Julian gegründet worden ist. Dort wurden zeitweise bis zu 2.000 Studenten in verschiedenen Ateliers unterrichtet. Häufig war nicht die akademische Lehre, sondern eher die Möglichkeit, Kontakte zu knüpfen sowie regelmäßig Akt zu zeichnen oder zu modellieren, der Anreiz diese oder ähnliche Schulen zu besuchen. Konkurrenz erhielt die Académie Julian durch die Académie Colarossi, die Académie de la Grande-Chaumière oder die von Paul Ranson, einem ehemaligen Schüler der Académie Julian, gegründete Institution am Montmartre, an der auch Maillol unterrichtete.[11] Paul Ranson, Mitglied der Künstlergruppe der Nabis, rief seine Schule 1908 zusammen mit seiner Frau France ins Leben, um unter anderem die künstlerischen Ideen der Nabis zu vermitteln. Neben den von Arnold Ronnebeck erwähnten Künstlern hat auch Maurice Denis dort gelehrt. Ein Jahr nach der Akademiegründung starb Paul Ranson, in dessen Wohnung sich die Gruppe der Nabis regelmäßig getroffen hatte. France Ranson leitete mit der Unterstützung der Nabis-Künstler die Schule bis 1932 weiter.[12]

Nach der Jahrhundertwende boten immer mehr auch kleinere private Akademien eine Alternative zu den großen Schulen. Namen bekannter Künstler als Lehrer zogen die Schüler an. Das Atelier Jean Dampt, die Académie Matisse und das Institut Rodin sind hier zu nennen. Die Begeisterung, die Auguste Rodins Sonderausstellung bei der Weltausstellung 1900 bei vielen jungen Künstlern auslöste, bewog ihn Mitte März desselben Jahres, zusammen mit seinen Mitarbeitern Jules Desbois und

Émile-Antoine Bourdelle am Boulevard de Montparnasse eine eigene Schule für Bildhauerei zu gründen. Rodin selbst hat zwar seine offensichtliche Abneigung gegen das Unterrichten nicht offen ausgesprochen, er besuchte seine eigene Schule jedoch kaum, was viele der Lernwilligen enttäuschte. Das Institut Rodin hatte nur wenige Monate Bestand. Kurze Zeit nachdem Maillol an der Académie Ranson gelehrt hat, begann Bourdelle an der Académie de la Grande-Chaumière zu unterrichten, eine Aufgabe, die dieser bis zu seinem Lebensende 1929 – zum Großteil für ausländische Schüler – wahrgenommen hat.[13]

Aufzeichnungen über Maillols Schüler an der Académie Ranson sind nicht erhalten, so daß bei der Feststellung, wer seine Studenten waren, auf sekundäre Quellen zurückgegriffen werden muß. Möglicherweise war seit 1909 Hanna Koschinski aus Breslau, die von 1904 bis zum Ausbruch des Ersten Weltkriegs ein Atelier in Paris besaß, eine Schülerin Maillols.[14] Die Formensprache der sehr eigenständigen Arbeiten dieser Künstlerin ist von Maillols summarischer Auffassung geprägt (Abb. S. 168). Hanna Koschinskis plastische Darstellungen von Frauen aus der Zeit ihres Paris-Aufenthaltes zeigen allerdings eine weniger sinnliche Note als die Figuren Maillols.

An einer Unterrichtsstunde Maillols an der Académie Ranson hat auch dessen Förderer Harry Graf Kessler im September 1909 teilgenommen. Kessler berichtet in seinem Tagebuch, wie Maillol über das Thema Kunst und Natur sprach. »In einer naiven Zeit habe man die Natur direkt beobachtet und verstehen können; aber in unserer Zeit halte er seine Methode für die beste, die darin bestanden habe: ›daß ich die Natur verstehen lerne, in dem ich Kunstwerke betrachte‹. Er spricht einfach, langsam und verständlich.«[15] Eine ähnliche Beschreibung von Aristide Maillols Unterricht ist dem Aufsatz Arnold Ronnebecks zu entnehmen, der zu den ersten seiner Schüler an der Akademie zählte: »Normalerweise pflegte er seine Kritik zu unserer Arbeit mit den Worten zusammenzufassen: Sie müssen das, was Sie in der Natur sehen, vereinfachen. Die Natur ist immer einfacher, als wir sie einschätzen; sie hat niemals Höhlungen und Wölbungen. Er gab uns keine positive Anleitung, wie wir vereinfachen sollten, weil er nicht bewußt nach einer vorgefaßten Theorie arbeitete.«[16]

Das Prinzip der klaren Form versuchte Maillol seinen Schülern demnach eindrücklich nahezubringen. Neben ihm gab es weitere Künstler seiner Zeit, die in der klaren Form oder Linie ihren Ausdruck fanden. Für Frankreich ist Albert Bartholomé zu nennen. Desweiteren kamen archaisierende Tendenzen auf. Seit 1904 hatte sich der in Paris tätige Bernhard Hoetger vom Arbeiten mit bewegten Oberflächen distanziert, um sich der Vereinfachung, zum Teil in Verbindung mit exotischen Elementen, die an den Maler Gauguin denken lassen, zu widmen. Einen Bezug zur Antike zeigten auch die Skulpturen der Neoklassizisten, die in Italien arbeiteten, wie etwa Louis Tuaillon. Die theoretischen Grundlagen hatte Adolf von Hildebrand 1893 mit seiner Schrift »Das Problem der Form in der bildenden Kunst« formuliert. Ob es deswegen tatsächlich in der Mehrzahl Künstler aus dem deutschsprachigen Raum waren, die sich – für die klare Form sensibilisiert – von der Kunst Maillols angezogen fühlten, bleibt fraglich.[17] Zumindest lassen ihre relativ häufigen Zeugnisse zum Thema Maillol diesen Schluß zu.

Der Basler Bildhauer Otto Roos lebte von 1909 bis 1910 in Paris, ermöglicht durch ein Stipendium des Basler Kunstvereins, auch er besuchte Maillols Unterricht an der Académie Ranson: »Ich erinnere mich, in der bescheidenen Werkstatt eines deutschen Kleinplastikers den Namen Maillol zuerst gehört zu haben. Bald darauf sah ich im Salon von 1909 seine kauernde Gestalt *La nuit*. [...] Bald darauf vernahm ich, daß Maillol gewöhnlich am Samstag Vormittag in der damals neu gegründeten Académie Randson [sic!] in der Nähe der Place Pigalle zur Korrektur komme. Ich meldete mich an und wurde aufgenommen. Wir waren 16 oder 18 Schüler aus verschiedenen Ländern, darunter auch mehrere Franzosen. Ich war außerordentlich gespannt auf das Erscheinen des Meisters. An einem Vormittag begegnete ich auf dem Weg zur Akademie einem elastisch daherschreitenden Mann. Auf den ersten Blick eines sauber gekleideten Arbeiters im Sweater und ohne Kragen. Ich wußte aber sofort, daß nur Maillol so aussehen konnte. In der Haltung hatte er etwas von einem spanischen Granden, das gesunde gelbbraune Gesicht umrahmt von einem wallenden Vollbart.«[18]

Den Schilderungen Otto Roos' zufolge war Maillols Unterricht durchaus nicht auf Korrekturen der Schülerarbeiten beschränkt, sondern er bemühte sich, seine Prinzipien auch theoretisch zu erläutern: »An einer Wandtafel pflegte er uns mit Umrißlinien die Probleme der kubischen, dreidimensionalen Form zu erläutern. Er scheute sich auch nicht, gelegentlich mit uns Grünschnäbeln weitgehende Auseinandersetzungen zu halten über das Woher und Wohin künstlerischer Auffassung in der

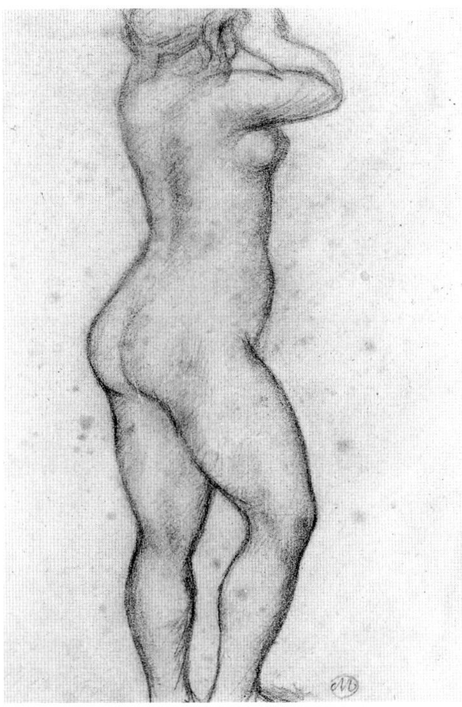

Rückenakt, Bleistift (Kat. 118)

Antike und der Neuzeit.«[19] Diese Schilderung deckt sich mit derjenigen Harry Graf Kesslers insofern, als auch Roos von Maillols Wertschätzung der Naturstudie spricht. Weiter berichtet der Basler Bildhauer, daß der französische Meister seine Schüler dazu aufforderte, ihn in Marly-le-Roi, »wo die Buchfinken die Köpfe seiner meisterhaften Skulpturen als Ruheplätze aussuchen«[20], zu besuchen und ihn selbst bei der Arbeit zu beobachten. Das Angebot, Schüler der Académie Ranson privat zu empfangen, bestand noch in den dreißiger Jahren, als Maillol selbst schon längst nicht mehr dort unterrichtete. Unter der Leitung Jean Osoufs, der von Maillol stark beeinflußt war und mit ihm in freundschaftlichem Kontakt stand, kamen Schüler nach Marly. »Den Schülern die Augen zu öffnen«, das sah Osouf als Lehrer in der Nachfolge Maillols als seine Hauptaufgabe an.[21] Die Orientierung an Maillol setzte sich über mehrere Generationen fort, so war Osouf beispielsweise von dem oben erwähnten Dänen Adam Fischer unterrichtet worden, dessen Schaffen wiederum von Maillol geprägt worden war.

Wenn auch zahlreiche Bildhauer zu Maillols ›Sprechstunde‹ nach Marly-le-Roi kamen, scheint er nur wenige Künstler regelmäßig dort empfangen zu haben. Arnold Ronnebeck gehört zu diesen Ausnahmen: »Als ich ihn eines Tages in seinem Atelier in Marly-le-Roi besuchte, war er gerade damit beschäftigt, an der Steinfassung jenes wundervollen Werkes zu meißeln, das ihn berühmt gemacht hat [*Mediterranée*, Abb. S. 99]. Als ich in den kleinen Garten kam und ihn fragte, ob ich ihm bei der Arbeit zuschauen dürfte, antwortete er, daß ich vom Zuschauen allein nicht lernen könne. Ich sollte ihm helfen. Natürlich antwortete ich, daß ich Angst hätte, sein Werk zu berühren, aber er lächelte: ›Sie brauchen nur etwas Mut.‹ Er gab mir Hammer und Meißel, und er markierte eine Stelle, wo ich etwas überflüssiges Material heraushauen konnte ohne das Risiko, sein Werk zu zerstören.«[22] Dieser erste Besuch Ronnebecks war der Anfang eines persönlichen Lehrer-Schüler-Verhältnisses: »Während dieses Sommers ging ich oft nach Marly-le-Roi, denn es waren gerade diese Stunden enger Zusammenarbeit, in denen Maillol unbewußt und freigiebig die Fülle seiner Menschlichkeit und seiner künstlerischen Erfahrung weitergab.«[23]

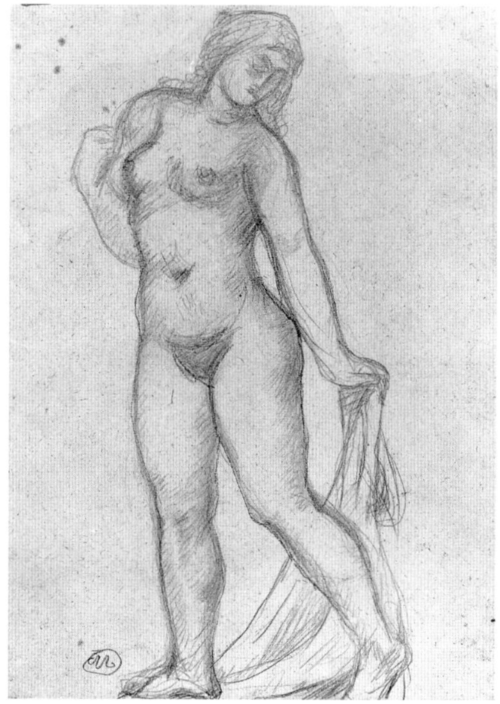

Schreitender Akt, Bleistift (Kat. 124)

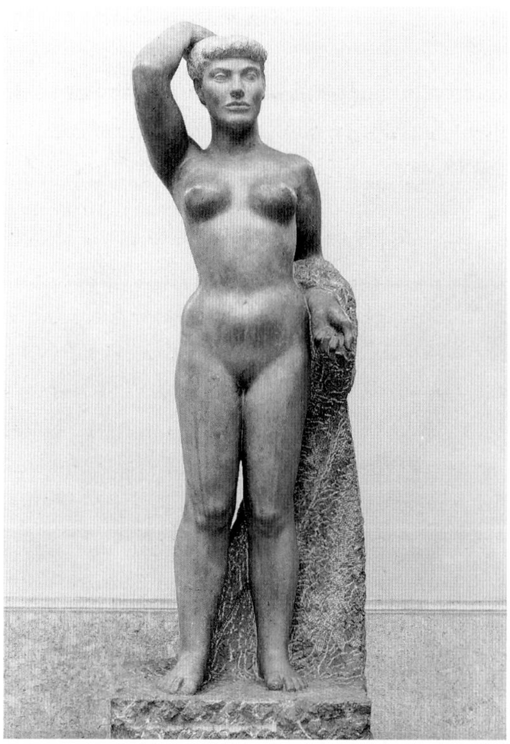

Ernst Suter, *Morgenröte*, 1943, Kalkstein;
Museum Oskar Reinhart, Winterthur

Der Basler Bildhauer Ernst Suter verbrachte die Sommermonate der Jahre 1923 bis 1926 bei Maillol in Marly-le-Roi. Beide verband ein ähnlich enges Lehrer-Schüler-Verhältnis. Dies belegt schon die Tatsache, daß Maillol 1928 Suter nach seinen Anweisungen Bronzen ziselieren ließ.[24] 1934 verließ der Schweizer Paris, um in Basel tätig zu werden. Von den Lehrstunden Maillols berichtete er: »Wie er das brummt, arbeitet er an einer lebensgroßen Zeichnung. Ein schönes, volles Modell steht daneben. ›Sie ist charmant, hübsch. Aber daraus muß man nun erst etwas machen. Denn sie einfach kopieren, das führt zu nichts.‹ Er deutet auf seine Stirne: ›Hier drinnen muß etwas entstehen.‹ Dann fährt er nach einer Weile fort: ›Zeichnen Sie! Man kann eine Figur nach einer guten Zeichnung aufbauen und braucht dazu kein Modell mehr.‹ [...] Er wiederholt: ›Zeichnen muß man, das ist die Hauptsache und daraus etwas schaffen, danach die Gesetze suchen, aber zuerst alles zeichnen, was man beobachtet.‹ Das sagte er schon oft und sagt es jedem Künstler, der bei ihm vorbeikommt. Aber die wenigsten folgen seinem Rat. Begreiflich. Was soll man denn zeichnen, wenn man noch nicht weiß, was man suchen will? Maillol: ›Das muß am Anfang stehen, es muß aus dem Bauch kommen.‹ Das heißt soviel wie: der eine ist eben potent, der andere nicht, und die Impotenten suchen nutzlos, mit Phrasen und Theorien etwas zu erreichen.«[25]

Der Münchner Künstler Toni Stadler, der unter anderem im Atelier August Gauls in Berlin und an der Akademie in München als Schüler von Hermann Hahn ausgebildet worden war, wurde ebenfalls Schüler Maillols. 1925, im Alter von 37 Jahren, kam Stadler für zwei Jahre nach Paris. Neben dem Unterricht an der Académie de la Grande-Chaumière ließ er auch von Maillol seine Werke korrigieren. Stadlers eigener Schilderung zufolge versuchte Maillol ihm anhand einer Porträtplastik von Stadlers Frau beizubringen, daß es weniger auf die genaue Ähnlichkeit als auf das sinnliche Erleben ankäme.[26]

Vor allem die Sinnlichkeit oder die »Lyrik und erotische Schwärmerei« ist das, was nach Ansicht Harry Graf Kesslers die Kunst Maillols von den Werken des deutsch-griechischen Bildhauers Wolf Demeter unterscheidet. Dieser sei »fast sein Schüler geworden«.[27] Demeter siedelte sich um 1930 in Marly in der Nähe Maillols an. Maillol habe, so Kessler, Demeters Begabung geschätzt und ihm mit Rat und Kritik zur Seite gestanden. Als eher kollegiale Zusammenarbeit schildert der Maler Wilhelm Wessel seine Besuche bei Maillol im Sommer 1943.[28] Wessel berichtet von Gesprächen über die Gefangenschaft Dina Viernys und über Arno Breker. In dieser Zeit, als Maillol nicht an seiner Figur *Harmonie* weiterarbeiten konnte, weil ihm sein Modell Dina Vierny fehlte, malte er zusammen mit Wessel in der Natur. »Ich spannte Papier über mein Malbrett und malte den westlichen Blick in das trockene Tal. Wie in der letzten Woche schwiegen wir bei der Arbeit, bis er aufstand und mir zuschaute. Seine höflichen Komplimente bringen mich in Verlegenheit.«[29]

Maillol war, den persönlichen Schilderungen zufolge, bemüht, Ratsuchende zu loben, zu kritisieren und seine eigene Arbeitsweise zu erläutern. Die jungen Bildhauer konnten gewisse Prinzipien übernehmen, sich möglicherweise an Leitsätzen und Hinweisen orientieren, wie zum Beispiel die Natur zu studieren, nicht zu viele Arbeiten gleichzeitig bewältigen zu wollen, viele zeichnerische Studien zu einem Projekt anzufertigen und die vermeintlich vollendeten Werke immer wieder zu überarbeiten. Daß man nach Maillols Ansicht nicht ohne Modell arbeiten solle, hat Henri Frère bei einer der »Conversations de Maillol« erfahren. Es bestünde sonst die Gefahr der Banalität.[30] Das Thema des einzelnen Frauenaktes, das der Meister selbst so konsequent verfolgte, findet man beinahe ebenso durchgehend bei vielen seiner Schüler wieder. Es habe niemals geschadet, eine nackte Frau darzustellen, zitiert Frère.[31] Maillol versuchte, geometrische Gesetzmäßigkeiten beim Aufbau einer Figur zu vermitteln und die Aufmerksamkeit der Lernenden auf das Einfache und die Vereinfachung zu lenken. Ebenso wie er seine Schüler an der Académie Ranson darauf hinwies, daß die Natur weder Höhlungen noch Wölbungen aufwiese, belehrte er auch Wolf Demeter im Sommer 1930 in Weimar. Demeter fertigte zu dieser Zeit eine Porträtbüste Harry Graf Kesslers an. »[Maillol] meinte: Da sind zu viele Löcher. Man muß es einfach und klar machen. Schauen Sie sich den Kopf von Herrn Kessler an: Da gibt es keine Löcher. Man muß das Modell von Weitem betrachten, den Gesamteindruck.«[32]

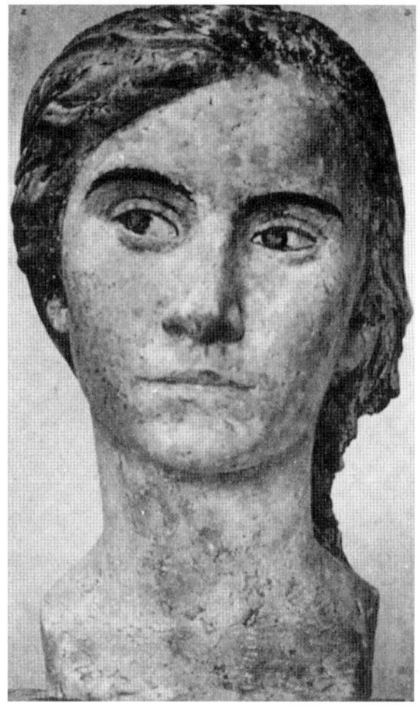

Toni Stadler, *Mädchen mit rotem Haar*, 1926 in Paris entstanden; verschollen

Ausgefeilte theoretische Überlegungen konnten Maillols Schüler von einem Lehrer, der mit einem »erdensicheren Instinkt«[33] arbeitete, nicht erwarten. Maillol vertraute auch bei der Korrektur der Schülerarbeiten auf seine Intuition, so daß er manchmal überraschend und unaufgefordert Werke, die die jungen Künstler als vollendet ansahen, veränderte, was auch Wolf Demeter bei seiner Büste Harry Graf Kesslers erlebte.[34] Maillol, der selbst als Bildhauer keine klassische Ausbildung erfahren hatte, bot keine akademische Lehre, sondern suchte seine eigenen Wahrnehmungen und Arbeitsprinzipien zu vermitteln. Auch für Jean Osouf hatte Maillol bei aller Kultiviertheit weder etwas von einem Pädagogen noch von einem Literaten.[35] Er wirkte vor allem durch sein Werk und seine Persönlichkeit.

1 Zu Hermann Geibel siehe: Hans Vollmer (Hg.): Allgemeines Lexikon der bildenden Künste, Leipzig 1953-63, Bd. 2.

2 Ursel Grohn: Gustav Seitz. Das plastische Werk, Hamburg 1980, S. 13.

3 Jedlicka 1945, S. 41.

4 Ebda., S. 46.

5 Ebda., S. 48.

6 Fischer 1933, S. 161-167.

7 Susanne Kähler: Deutsche Bildhauer in Paris, Phil. Diss., Freie Universität Berlin, 1994 (im Druck), S. 262.

8 Paul Weiglin: Illustrierte Rundschau, in: Velhagen und Klasings Monatshefte, 1926/27, S. 447.

9 Zu Amelie Breling siehe: Vollmer (wie Anm. 1), Bd. 1.

10 Ronnebeck 1925, S. 38. »I went to Paris in the fall of 1908 because I had read in the papers that an academy had just opened in Montmartre which gave its pupils the opportunity to come in personal touch with the so-called post-impressionist masters. The teachers of sculpture were Maillol and Lacombe, and of painting Odilon Redon, Bonnard, Vallotton, Theo van Rysselberghe and Sérusier.«

11 Kähler (wie Anm. 7), S. 116f.

12 Ausst.Kat. Zürich 1993, S. 199, siehe auch den Beitrag von J.-P. Boullion, S. 143, Anm. 50.

13 Kähler (wie Anm. 7), S. 144.

14 Heinz Rudolf Fritsche: Zum 100. Geburtstag von Hanna Koschinski, in: Schlesien, 1984, S. 244.

15 Kessler, Tagebuch (Deutsches Literaturarchiv, Marbach, im folgenden zitiert: DL/M), 19. 6. 1909. »In einer naiven Zeit habe man die Natur direkt beobachtet und verstehen können; aber in unserer Zeit halte er seine Methode für die beste, die darin bestanden habe: ›que j'appris à comprendre la nature en regardant les œuvres d'art.‹ Er spricht einfach, langsam und verständlich.«

16 Ronnebeck 1925, S. 38f. »Usually he would compress his criticism of our work with the words ›You must simplify what you see in nature; nature is always simpler than we think it is; it never has holes and bumps.‹ [...] He did not give a positive instruction as to how we should simplify, because he did not consciously work after any preconceived theory.«

17 Vgl. Keisch 1988, S. 22.

18 Ausst.Kat. Basel 1933, S. 11.

19 Ebda., S. 12.

20 Ebda., S. 13.

21 Bertrand Dorléac 1986, S. 404 . »[...] ouvrir les yeux des élèves«.

22 Ronnebeck 1925, S. 39. »When one day I went to see him in his studio in Marly-le-Roi, he was just chiselling at the stone original of that wonderful work [...] [*Méditerranée*] which made him famous [...]. When I entered his little garden and asked him if I might watch him work, he said that by watching alone I could not learn. I should help him. Of course, I answered that I was afraid to touch his work, but he smiled: ›You just want some courage.‹ And he gave me hammer and chisel and pointed out a place where I could chop off some superfluous material without risk of damaging his work.«

23 Ebda., S. 39. »In the course of that summer I went to see him often at Marly-le-Roi, because it was just in these hours of intimate collaboration that he unconsciously and profusely gave of the richness of his human kindness and artistic experience.«

24 Statens Museum for Kunst. Moderne udenlansk Kunst. J. Rumps Samling etc., Kopenhagen 1964, S. 86-88.

25 Ausst.Kat. Basel 1933, S. 4. »C'est qu'avant tout, il faut l'avoir dans le ventre.«

26 Toni Stadler, Ausst.Kat. Lenbachhaus, München 1979, S. 27.

27 Harry Graf Kessler: Wolf Demeter, Ausst.Kat. Galerie Ferdinand Möller, Berlin 1932, o. S.

28 Wessel 1948, S. 32-35.

29 Ebda., S. 32.

30 Frère 1956, S. 29.

31 Ebda., S. 33.

32 Kessler, Tagebuch (DL/M), 17. 6. 1930 (vgl. Kessler 1961, S. 631). »[Maillol] meinte: ›Il y a trop de trous. Il faut faire simple et carré. Regardez la tête de Monsieur Kessler: il n'y a pas de trous. Il faut voir le modèle de loin, l'impression générale‹.«

33 Kuhn 1925, S. 23.

34 Kessler 1961, S. 639.

35 Bertrand Dorléac 1986, S. 402.

MAILLOL UND DIE FRANZÖSISCHE SKULPTUR ZWISCHEN DEN KRIEGEN

Paul-Louis Rinuy

Aristide Maillol nimmt in der französischen Bildhauerkunst zwischen dem Ersten und dem Zweiten Weltkrieg eine beherrschende Stellung ein. der englische Kritiker Kineton Parkes resümiert 1931: »Joseph Bernard, Antoine Bourdelle und Aristide Maillol bildeten innerhalb der französischen Bildhauerkunst ein strahlendes Triumvirat. Indem sich diese drei Künstler der Tradition öffneten, machten sie sie nutzbar und fruchtbar, anstatt sie erstarren zu lassen.«[1] Damit faßte er eine weithin geteilte Meinung zusammen. Nach dem Tod Bourdelles im Jahr 1929 und Joseph Bernards 1931 tritt Maillol in den dreißiger Jahren als unerreichter Meister in Erscheinung. »Maillol ist unter den französischen Bildhauern sicher noch immer die bedeutendste Persönlichkeit. Er ist noch aktiv tätig und schafft Skulpturen, die seinem Jugendwerk in nichts nachstehen«, erklärt 1939 Stanley Casson in seinem Überblick über die zeitgenössische Skulptur »Sculpture of today«.[2]

Diese Würdigungen aus dem Ausland werden durch zahlreiche Stimmen in Frankreich selbst bekräftigt. Als André Martinie 1928 eine Bilanz der französischen Bildhauerei zieht, stellt er fest: »Urteilsfähige Kenner und fanatische Bewunderer stellen Aristide Maillol an die Spitze der zeitgenössischen Bildhauer.«[3] Auch Paul Fierens erkennt dem Meister ohne Zögern den Titel des »größten lebenden französischen Bildhauers« zu.[4] Tatsächlich nimmt Maillol in dieser Periode den Platz ein, den Rodin zwischen 1890 und 1914 innehatte – gemäß einer mehr oder weniger authentischen Prophezeiung des Bildhauers aus Meudon: »Maillol, wenn ich einmal tot bin, werden Sie meinen Platz einnehmen.«[5] Dieser Ruhm, den Maillol in den letzten fünfzehn Jahren seines Lebens erfuhr, erklärt den privilegierten Platz, der seinen Werken bei der Ausstellung »Les maitres de l'art indépendant« im Jahr 1937 eingeräumt wird. Maillol und Matisse sind die einzigen Künstler, denen eine regelrechte Retrospektive ausgerichtet wird; Maillol erhält die drei zentralen Säle und zeigt 61 Exponate, während nur dreizehn Skulpturen Rodins und vierzehn Werke von Bourdelle zu sehen sind.

In diesem Rückblick auf sein bisheriges Schaffen zeigt sich das bildhauerische Werk Maillols als stilistisch recht homogen – wenn auch nicht seit seinen Anfängen in den neunziger Jahren des 19. Jahrhunderts, so doch nach Schaffung der Skulptur *Méditerranée* 1905 (Abb. rechts), als dieselben Themen und kompositorischen Prinzipien zehn, zwanzig oder dreißig Jahre nach ihrer ersten Gestaltung häufig wieder aufgegriffen werden. Die Berühmtheit Maillols in der Zeit zwischen den beiden Weltkriegen hat folglich ihre Ursache eher in dem stetigen Anwachsen seines Bekanntheitsgrades und in der Tatsache, daß er in dieser Epoche die Idealvorstellung des französischen Bildhauers verkörpert, als in tiefgreifenden Veränderungen innerhalb seines bildhauerischen Werks. Maillol beherrscht die französische Skulptur seiner Zeit, weil er zutiefst in seiner Epoche verwurzelt ist und zugleich eine eigenständige und originelle Formensprache entwickelt. Seine Auseinandersetzung mit der bildhauerischen Technik und mit der Skulptur der griechischen Klassik schlägt sich in einer eigenen zeitgenössischen Definition der Bildhauerei nieder.

Maillol und die Arbeit in Stein (›taille directe‹)

Nach dem Tod Rodins im Jahr 1917, kurz vor dem Ende des Ersten Weltkriegs, wird unter den Bildhauern eine bestimmte Technik leidenschaftlich diskutiert: ›la taille directe‹, das freie und unmittelbare Schaffen des Bildwerks aus dem Stein. Bekanntlich bedeutet dieses Verfahren für den Bildhauer, daß er die Skulptur aus dem harten Block ohne Modell und ohne Hilfe eines Steinmetzen frei heraushaut.[6] Die zeitgenössische Kritik hat den für dieses Verfahren geführten Kampf als eine geradezu religiöse Suche nach der »Wahrheit der Skulptur« verstanden. So bemerkt zum Beispiel Kineton Parkes: »In Paris ist ein Kult im Schwange, der schlicht

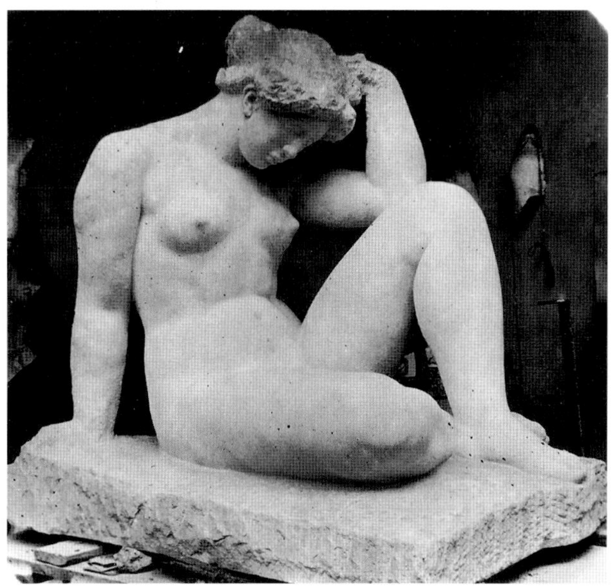

Die noch unvollendete Steinfassung der *Méditerranée*, 1905/06

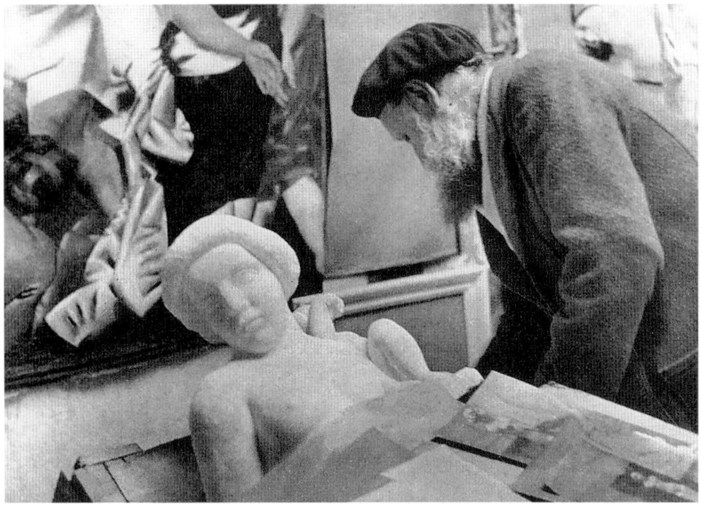

Maillol bei der Arbeit an einer Steinfigur, 1936

unter dem Namen ›En Taille directe‹ bekannt ist«[7], und der Kritiker Pierre du Colombier macht mit ironisch-spitzer Feder eine ähnliche Feststellung: »Obendrein muß ein bestimmtes Evangelium als Modeerscheinung angesehen werden, das mit Leidenschaft, wenn nicht gar mit Fanatismus zwischen 1919 und 1925 gepredigt wurde und von dem man danach kaum mehr sprechen hörte: das Evangelium der Wiedergeburt der Skulptur durch die taille directe.«[8]

In der in einen menschlichen, ökonomischen und moralischen Bankrott gestürzten Welt der Nachkriegszeit erschien die Erneuerung der Skulptur als eine um so dringlichere Aufgabe, als die »Affäre der gefälschten Rodins« Schlagzeilen machte und ein kritisches Licht auf die herausragende Figur der französischen und europäischen Plastik vor 1914 warf. Am 19. Januar 1919 wird der Steinmetz Charles-Emile Jonchery unter der Anklage festgenommen, nach 1917 mehrere Rodin-Statuen aus Marmor gefälscht zu haben. Jonchery, der den Tatbestand nicht leugnen kann, verteidigt sich, indem er die Arbeitsweise Rodins offenlegt, die in der breiten Öffentlichkeit bislang unbekannt war. Das Verfahren Rodins bestand in der Übertragung eines Ton- oder Gipsmodells auf den Stein durch die Festlegung von Meßpunkten im Block (Punktierverfahren). Die Journalisten, die rasch diese Meldung aus dem Polizeibericht aufgreifen – ein Fall, in den selbst Léonce Bénédite, Leiter des Musée Rodin in Paris, verwickelt ist –, gehen mit der Frage, welcher Wert generell den Marmorbildwerken Rodins zuzumessen sei, über das ursprüngliche Thema hinaus. In einem Artikel mit dem Titel »La mare aux Rodin« versichert Marcel Laurent, daß »als unvermeidliche Schlußfolgerung dieser heftigen Debatte alle echten Rodins in der Öffentlichkeit als Fälschungen gelten werden«.[9] Die »Affäre der gefälschten Rodins« verwandelt sich dergestalt in eine regelrechte »Affäre Rodin«[10] und löst weitere Überlegungen über das angemessene Verfahren der Bildhauer aus. Louis Vauxcelles kritisiert in einem seiner Artikel mit der Überschrift »La moralité de l'affaire Rodin«: »Das ganze Übel kommt daher, daß die modernen Bildhauer, und das bereits seit langem, statt ihre Skulpturen unmittelbar in den harten Stein zu meißeln, Klößchen aus Tonerde kneten. Sie sind Modelleure, keine Bildhauer.«[11]

Auf diese Weise wird unter dem Banner von Emmanuel de Thubert, Begründer der Zeitschrift »La douce France« und treibende Kraft der gleichnamigen Gruppe, die Technik der ›taille directe‹ angewendet, wie sie zum Beispiel Joseph Bernard seit 1906/07 praktiziert und Brancusi, Zadkine und zahlreiche andere Bildhauer schon vor 1914 wiederentdeckt haben. Es sind zwei Ereignisse, die den Erfolg der ›taille directe‹ in das öffentliche Bewußtsein rücken. 1920 erhält der Steinbildhauer Paul Dardé den Grand Prix de Sculpture für *Le Faune*[12], ein Werk, das aufgrund seines Erschaffens unmittelbar aus dem Block ausdrücklich als ein Wunder an Virtuosität vorgestellt wird. Es verhilft dem Künstler dazu, als der »neue Rodin« in die Schlagzeilen zu gelangen, und in der Ausstellung von 1925 führt nach allgemeinem Dafürhalten die Skulptur *Pergola de la Douce France* dem Publikum die Überlegenheit der ›taille directe‹ beweiskräftig vor. Dennoch bleibt ihr Erfolg trotz der fünf Jahre währenden Diskussion umstritten, denn es zeigt sich, daß eine spezielle Technik nicht notwendigerweise eine klar definierte Ästhetik hervorbringt. Anders als Bourdelle, der sich gegen die künstlerische Technik wendet, anders als Joseph Bernard, der als der ›Prophet der taille directe‹ gilt, ergreift Maillol in dieser Diskussion nicht einseitig Partei, sondern nimmt einen differenzierten Standpunkt ein. Sein persönliches Urteil ist vielleicht in jener nostalgischen Formulierung zu finden, die er 1937 Rodin zuschreibt: »Wir sind Modelleure, wir sind keine Bildhauer mehr.«[13]

In der Tat hat sich Maillol seit seinen Anfängen zum Verfechter eines handwerklich sauberen bildhauerischen Schaffensprozesses gemacht, indem er das übliche mechanische Punktierverfahren kritisierte aufgrund des Unterschieds, der sich dabei zwischen dem Entwurf des Werks und seiner Umsetzung in das endgültige Material auftue. »Was ich absolut nicht gelten lasse«, erklärte er Octave Mirbeau im Jahr 1905, »ist die Tatsache, daß sich etwa ein Bildhauer damit brüstet, ein vollendeter Arbeiter zu sein, wenn er nicht zuerst und vor allem ein perfekter Handwerker ist, das heißt ein Bezwinger der Materie. Natürlich ist es sehr gut, seinen Ton zu modellieren und nach der Formgebung dem guten Mann anzuvertrauen, der ihn in seinem Ofen brennt, darauf dem Metallgießer, der ihn in Bronze gießt [...], dem Formgießer, der einen Gipsabguß macht. Aber es ist besser, darauf können Sie sich verlassen, seine Figur selbst direkt aus dem Stein- oder Marmorblock herauszuschlagen. Und doch macht das niemand, versteht niemand das zu machen [...]. Das ist unsinnig, sagen Sie, wofür soll das gut sein? Doch darin liegt das Heil unseres Berufes, sein Adel und seine Größe. Begreifen Sie denn nicht diese mächtige, kraftvolle, berauschende, schöpferische Freude, die der gute Stiel eines Hammers feurig vom Arm zum Herzen und vom Herzen ins Gehirn strömen läßt?«[14] Dieses Loblied auf das unmittelbare Arbeiten am Block – es steht mit der Tatsache im Einklang, daß Maillol das erste Exemplar der *Méditerranée* (Abb. S. 173) selbst zur Gänze aus dem Stein gehauen hat[15] – veranlaßt ihn indessen in den zwanziger Jahren keineswegs dazu, sich dem Kreis der ›gläubigen Anhänger der taille directe‹ anzuschließen. Im Gegensatz zu den Aposteln eines Verfahrens, das sie allein deshalb verfechten, weil es das gewünschte Ergebnis garantiert, gibt Maillol zu bedenken: »Bei der taille directe ist die Materie einzig und allein durch die Vermittlung der Hand in Kontakt mit dem Gedanken. Von ihr erhält sie ein Leben, eine Wärme, die unmittelbar dem Temperament des Bildhauers entspringen; doch dieser muß durch den Entwurf und das geformte Modell eine profunde Kenntnis von der Form besitzen; er muß zeichnen können! Wenn er sich nicht auf die Form versteht, wird ihm die taille directe nicht mehr nützen als ein gewöhnliches Punktierverfahren, von einem mittelmäßigen Steinmetzen ausgeführt.«[16]

In diesen Worten sind die Geisteshaltung und künstlerische Praxis Maillols prägnant zusammengefaßt. Das freie und direkte Aushauen einer Skulptur aus dem Stein bleibt in seinem Œuvre die Ausnahme und beschränkt sich auf einige in den von 1890 bis 1900 aus Holz geschaffenen Statuetten (Kat. 27, 32) oder Reliefs[17] wie *Die Tanzende*[18] und auf einige wenige spätere Steinskulpturen wie *Die Kauernde* von 1908 bis 1930 (Abb. unten, Kat. 81). Diese kleinformatigen Werke sind keineswegs repräsentativ für den Stil der großen Figuren Maillols, die eine markantere monumentale Größe und Einfachheit ausstrahlen. Maillol selbst bestätigt die Schwierigkeiten, die er bei der *Kauernden* hatte: »Und selbst wenn man die Erfahrung [des direkten Arbeitens in den Stein] erworben hat, welche Probleme stellen sich doch noch ein, welche unliebsamen Überraschungen, welche Fehler in den Berechnungen! Bei dieser kleinen Aktfigur habe ich nicht genügend Marmor für die Füße reserviert; ich habe ihr keine gemacht, die Figur ist dennoch gut.«[19]

Die Ausdruckswirkung der Volumen und die Fülle der Formen, die Maillol anstrebt, sind als ästhetische Qualitäten nicht in so entscheidendem Maße von der direkten Arbeit in den Stein abhängig, als daß er die Einschränkungen des Verfahrens akzeptieren würde. Dies gilt um so mehr, als die traditionelle Methode der allmählichen Entwicklung der Form – zuerst modellierend und danach in Stein arbeitend – Korrekturen erlaubt und Schritt für Schritt die angestrebte Perfektion ermöglicht. Diese Arbeitsweise entspricht eher Maillols formalen Bestrebungen. Maillol läßt sich darüber hinaus von Gehilfen unterstützen – es sind dies Claret, van Dongen, Malfray und andere –, deren Arbeit er kontrolliert und korrigiert und die ihm bei der Verwirklichung des endgültigen Werkes zur Seite stehen. Paul Sentenac liefert am Beispiel der Ausführung von *Das Gebirge*[20] einen genauen Bericht über die übliche Arbeitsweise des Meisters in der Zeit zwischen den beiden Weltkriegen: von der Zeichnung zur Studie in Ton über das Gipsmodell bis zur Figur in Stein oder Bronze. Die endgültige Fassung erhält ihre genaue Form im Verlauf dieser verschiedenen Arbeitsschritte, in denen es möglich ist, alle notwendigen Veränderungen vorzunehmen. Maillol stellt Henri Frère gegenüber fest: »Kein Stück ist vollendet, bis zur letzten Minute. Eine Form folgt aus der anderen. Ich arbeite daran, von einem Ende zum anderen.«[21]

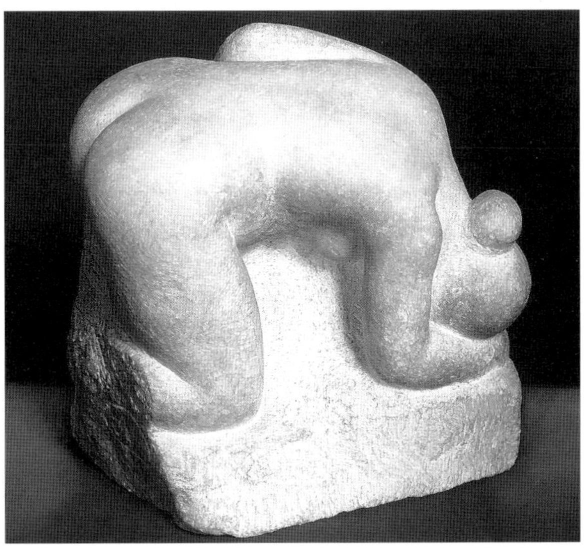

Kauernde, 1908-30, Marmor (Kat. 81)

Diese fortschreitende Erfindung der Form mit stets möglichen Korrekturen schließt die direkte Arbeit in den Stein aus, die endgültige Entscheidungen voraussetzt und jede nachträgliche Änderung ausschließt. Wenn Marc Lafargue 1920 sagen kann, daß Maillol »den Wesenskern der Kunst der Ägypter, der besten Griechen, der würdevollen Steinbildhauer wiedergefunden hat«[22], dann deshalb, weil er seinen Blick auf das von Maillol erzielte Ergebnis richtet und nicht auf dessen Arbeitsweise. Kineton Parkes, der in seinem Buch »The art of carved sculpture« den Wesenskern der ›taille directe‹ zu definieren sucht, um ihre Überlegenheit gegenüber der Arbeit vermittels eines zuvor hergestellten Modells zu demonstrieren, muß zugeben, daß im Œuvre Maillols »die beste Methode, die Herstellung eines Modells mit der Arbeit in den Stein zu verbinden«[23], in Erscheinung tritt. Maillol ist nicht der Mann, der sich einer Theorie verschreibt. Für ihn zählt das Ergebnis, denn »sein Hauptinteresse gilt mehr der Form als der Technik«.[24] Waldemar George äußerte schon 1925 dieselbe Idee, in dem er feststellte, daß bei Maillol »die Form [...] nicht die Funktion seiner Technik« ist[25] und daß der Bildhauer »nicht glaubt, daß man die Kunst allein durch die Kraft des Manuell-Handwerklichen erneuern könne«.[26]

Maillol also ist dieser Bildhauer-Handwerker, ein Meister seines Fachs, der mit Hingabe bemüht ist, dieses zu vervollkommnen, aber den Stein mit Hilfe des Punktierverfahrens auf herkömmliche Art bearbeitet. Seine tatsächliche Ambition ist, einen wahren Stil zu schaffen.

Maillol und die Rückbesinnung auf die Klassik

Einige Kunstwissenschaftler wie etwa Stanley Casson haben in dem Künstler einen Geistesverwandten der Impressionisten gesehen: »Maillol hat sich mehr den Impressionisten zugewandt und ist im Bereich der Skulptur zu ihrem Vertreter geworden.«[27] Eine solche Feststellung, die die stets schwierige Frage der Übereinstimmungen zwischen den Strömungen in der Malerei und in der Skulptur aufwirft, stützt sich in

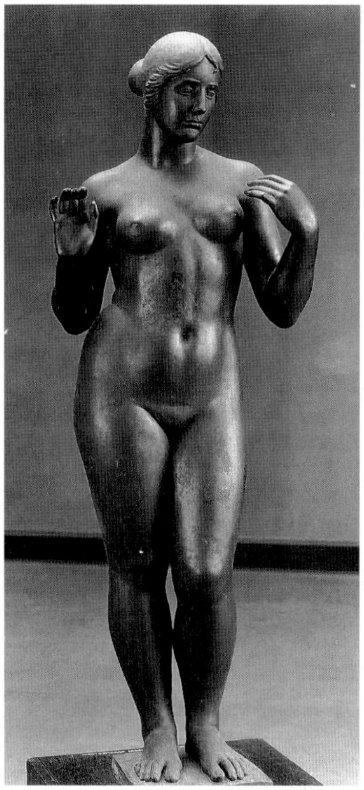

Venus, 1918-28, Bronze (Kat. 78)

diesem speziellen Fall mehr auf eine des öfteren hervorgehobene thematische Verwandtschaft[28] als auf eine wirkliche formale Entsprechung. Wenn wir auch in den Frauenakten Maillols die Schwestern von Renoirs Frauen wiederzuerkennen glauben, so unterscheiden sich doch die von dem Bildhauer gewollte Einfachheit der Komposition, die Strenge der Modellierung und die Ausdruckswirkung der Volumen radikal von der Auflösung der Konturen und den farblichen Differenzierungen der Impressionisten.

Adolphe Basler erfaßt 1928 Maillols ästhetisches Anliegen mit den Worten: »Mit Maillol hat sich die Skulptur einem prägnanten Stil zugewandt, der auf mathematischen und nicht auf optischen Proportionen beruht, der auf einer Kunstauffassung der Interpretation und nicht der Imitation gründet, mit einem Wort, auf einer subjektiven Umsetzung der Elemente der Natur.«[29] Damit folgt er der Interpretation von Maurice Denis, der schon 1905 die Skulptur Maillols als »eine Kunst der Synthese«[30] bezeichnet hatte. Aufgrund seiner Ablehnung einer starken Gestik und einer allzu expressiven Modellierung, seines Strebens nach einer auf Ruhe und Gleichgewicht basierenden formalen Schönheit entspreche Maillol mit seinem Schaffen dem Ideal der »Rückkehr zur Ordnung« oder »Rückkehr zur Ruhe« der zwanziger Jahre.[31] 1920 macht Marc Lafargue aus ihm einen der großen Vorkämpfer der zeitgenössischen klassischen Erneuerung: »Indem er den Sinn für die Hierarchie der Formen wieder aufleben ließ und die Vorrangstellung der schönen Zeichnung gewährleistete, hat Maillol zu einer Renaissance der Klassik beigetragen.«[32] Weit mehr noch als Joseph Bernard oder Antoine Bourdelle wird Maillol zur Verkörperung des »klassischen französischen Bildhauers«.[33] Waldemar George sieht 1925 in seinem Schaffen die Vereinigung antiker mediterraner Schönheit und französischen Esprits: »Dieser Romane, der seine Bindung an das Romanische bestätigt, bleibt eingebunden in die Ahnenreihe einer französischen Tradition.«[34] Zwei Jahre später hebt er den nationalen Charakter der Kunst Maillols noch stärker heraus: »Maillol ist ein französischer Bildhauer. In seinem Œuvre ist keine Spur von Italianismus zu finden.«[35] Noch deutlicher äußert sich Jean Girou, der den Bezug auf das griechisch-römische Vorbild unterschlägt, um eine national geprägte Vorstellung der klassischen Kunst mit Maillol zu begründen. »Maillol«, urteilt er 1938, »ist ein großer französischer Klassiker; er ist das wundervolle und authentische Produkt unserer Rasse.«[36] So findet sich Maillol in der Rolle »des ausdrucksvollsten Vertreters des französischen Genies innerhalb einer Ahnenreihe, die von Jean Goujon bis zu den Statuen im Park von Versailles und von dem Medicibrunnen bis zu dem großartigen Brunnen von Bouchardon reicht«.[37] Er ist das Vorbild par excellence für »das Überdauern des französischen Geistes«.[38]

Der auf Gleichmaß, kompositorischer Harmonie und Vollkommenheit der Modellierung beruhende Klassizismus Maillols erreicht seine Vollendung mit *Drei Nymphen* (Abb. unten, Kat. 85), einer Skulpturengruppe, in der dieselbe Figur unter verschiedenen Blickwinkeln dreifach wiederholt ist. Ihre gedrungene Form und vereinfachende Modellierung offenbaren die dem Künstler eigentümliche Genialität in klassischem

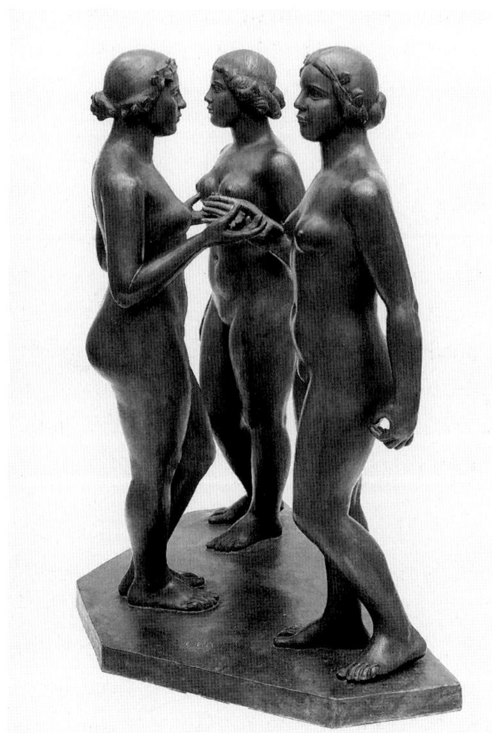

Drei Nymphen, 1930-37, Bronze (Kat. 85)

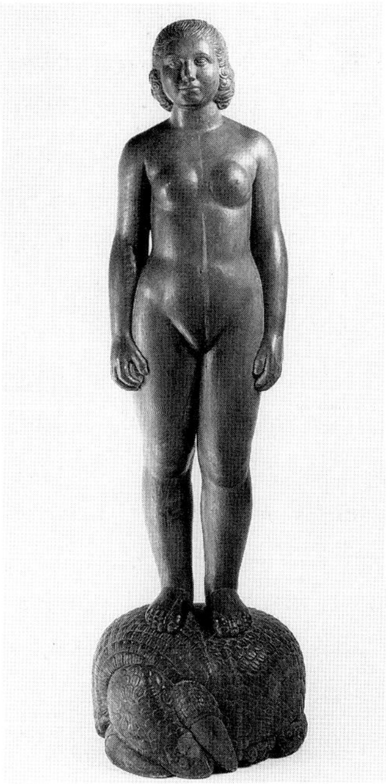

Joachim Costa, *Femme au tatou*, 1923, Nußholz, in ›taille directe‹ geschnitzt; Centre Georges Pompidou, Paris

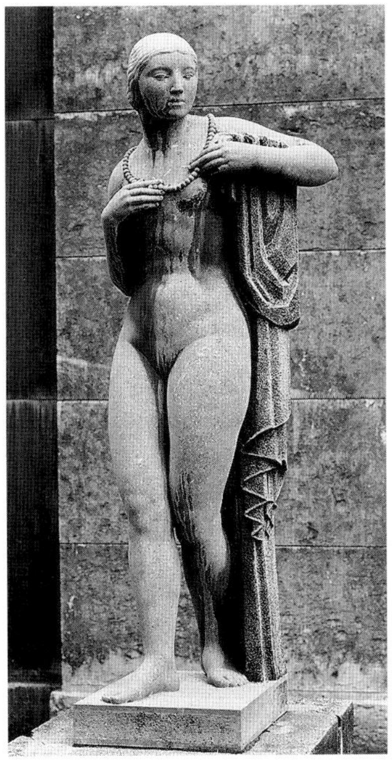

Georges Chauvel, *Femme au collier*, 1928, Granit, Centre Georges Pompidou, Paris

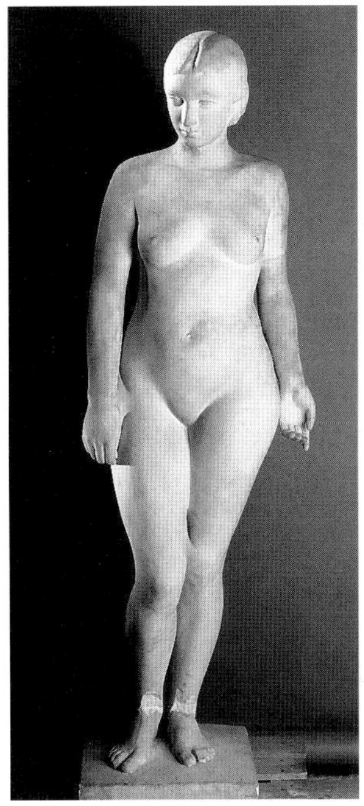

Henry Arnold, *Femme nue*, 1938, Stein; Musée d'Art Moderne de la Ville de Paris, Paris

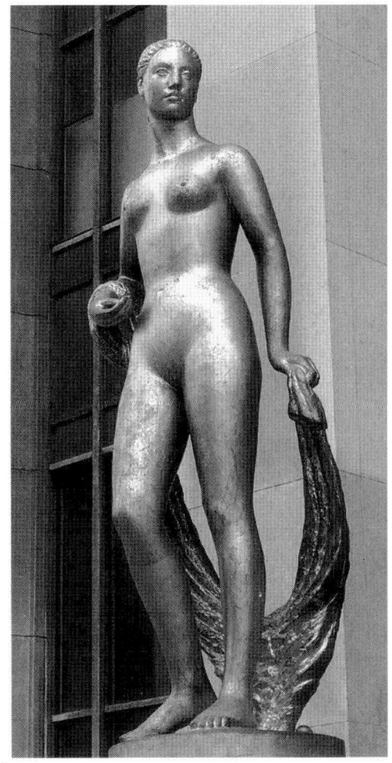

Marcel Gimond, *Flore*, 1937, vergoldete Bronze; Palais du Trocadéro, Paris

Geist. Freilich sind zuweilen Stimmen laut geworden, die den Vorwurf erheben, hier handle es sich um die Nachahmung antiker Skulpturen. So hat sich etwa Fernand Vallon über dieses »Wiederkäuen« lustig gemacht, das Phidias dazu veranlaßt habe, »Platon eine Strafanzeige wegen Diebstahls künstlerischen Eigentums auszuhändigen«. Ironisch schlug er vor, über der Werkstatt des Künstler die folgende Inschrift anzubringen: »Aristide Maillol. Spezialitäten nach der Antike. Ähnlichkeit garantiert«.[39]

Doch der größte Teil der Kritiker hob vor allem hervor, daß der Bezug zur klassischen Antike nicht ausreiche, um Maillols komplexe Kunst zu erklären. Maillols Beziehung zur Antike steht zugleich für das Anknüpfen an wie auch den Bruch mit dem kulturellen Erbe, dies belegt die Skulptur *Venus* (Abb. S. 176, Kat. 78), eine Hommage an das antike Thema und eine ausdrucksstarke Schöpfung von kraftvoller Formgebung, deren klar strukturierte und logische Komposition sich von ihren griechisch-römischen Vorbildern, der *Aphrodite* des Praxiteles und der *Venus* von Milo, unterscheidet.

Der Stil Maillols ist so kraftvoll, daß zahlreiche seiner Zeitgenossen in ihm den Ausgangspunkt einer eigenständigen Schule sahen. Wilenski schreibt in seinem Aufsatz »The meaning of modern sculpture«: »In Paris bilden die Nachahmer Maillols bereits eine akademische Schule«[40], und Paul Sentenac bestätigt, daß »Maillol im Moment das Haupt dieser bedeutenden Phalanx von Bildhauern ist, die sich auszeichnen durch Gleichgewicht, Maß, Geschlossenheit, Geschmeidigkeit und die sich einem tiefen Gefühl für die Wahrheit und das Leben hingeben«.[41] Wenn auch von einer wirklichen Schule oder künstlerischen Gruppierung auf der Basis eines echten Lehrer-Schüler-Verhältnisses mit geregeltem Unterricht nicht die Rede sein kann, so trifft es doch zu, daß viele Zeitgenossen Maillols Themen und plastische Erfindungen übernahmen. Als Joachim Costa[42] mit *Femme au tatou* (Abb. oben) seinen ersten weiblichen Akt schafft, wählt er einen Formenkanon, der dem Maillols nahesteht, auch wenn das Werk weit statischer ist und keinerlei Streben nach Bewegung oder Anmut erkennen läßt. Auch *Femme au collier* (Abb. oben) von Georges Chauvel steht der *Venus* (Abb. S. 176) thematisch, kompositorisch und gestalterisch recht nahe. Dieses Werk, das »als goldene Wegemarke für die Karriere des Künstlers dient«[43], zeigt den Einfluß, den Maillol auf einen jüngeren Künstler auszuüben vermochte, um so mehr, als sich Chauvel bislang bewegungsreichen Kompositionen wie der *Léda* von 1925 zugewandt hatte, die von gegenläufigen Bewegungsrhythmen und einem höchst virtuosen Arabeskenspiel geprägt sind. Ein vergleichbares künstlerisches Streben nach Ruhe und Ausgewogenheit in der Komposition findet sich bei Henry Arnold[44], der um 1904 zur »Schnegg-Bande« gehörte und zunehmend nach Formvereinfachung in seinem Werk suchte. Den Endpunkt dieser Entwicklung zeigt die *Femme nue* (Abb. oben) aus dem Jahr 1938. Ihre klare Struktur, ausgewogene Gewichtung und die vollplastische Modellierung der Form sind mit den Frauenfiguren Maillols vergleichbar.

Maillols Stil wirkte jedoch eher als ein charakteristisches Beispiel für die Rückkehr zur klassischen Harmonie, denn als zwingendes Vorbild zur direkten Nachahmung für andere Bildhauer. So zeigt zum Beispiel Marcel Gimond[45] mit seiner für die Ausstellung von 1937 geschaffenen Statue der *Flore* (Abb. oben) einen schlankeren weiblichen Formenkanon mit einer verfeinerten Silhouette, einer fließenden Gesamtstruktur und einer weniger glatten Modellierung. Nicht zu vergessen sind unter den bedeutenderen Künstlern Charles Despiau, Robert Wlérick, Jane Poupelet und viele andere, von denen jeder auf seine Weise eine besondere Art der Figurendarstellung und der Rückkehr zum antiken Stil entwickelt hat. Unter diesem Gesichtspunkt hat André Martinie eine wirklich zutreffende Einordnung vorgenommen, als er diese Künstler unter der Bezeichnung »Unabhängige« zusammenfaßte, denn dadurch unterstrich er zugleich den gemeinsamen Ausgangspunkt ihres Denkens – ihr Abrücken vom offiziellen akademischen Bildhauerunterricht – und ihre Distanz untereinander. Er erklärte: »Man kann ebensoviele Formen der Unabhängigkeit definieren wie es Unabhängige gibt.«[46]

So zeigt sich Maillol eher als mustergültiges Beispiel eines Bildhauers, der sich für die »Rückkehr zur Harmonie« entschieden hat, denn als echtes Leitbild einer Schule, die es in Wirklichkeit nie gab. Seine Kunst läßt sich nicht ausschließlich auf die klassische Tradition reduzieren, die in seinem Bewußtsein gleichberechtigt neben dem so manches Mal ausgesprochenen Wunsch, »modern zu sein, [...] sich der Zeit anzupassen«[47], fortbestand.

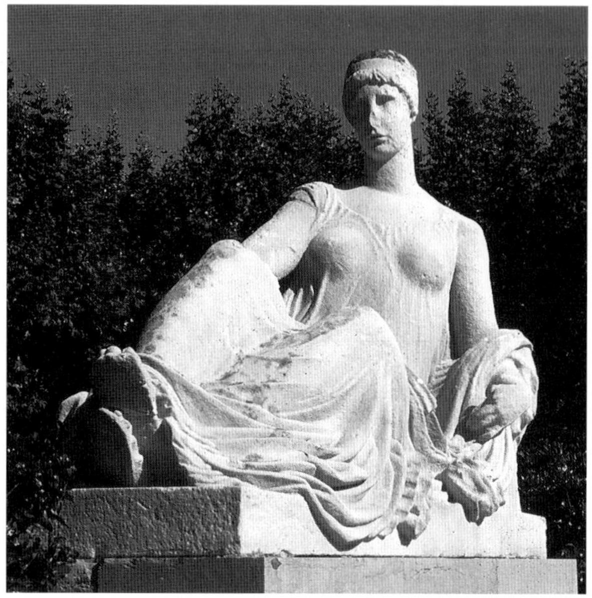

Gefallenendenkmal in Port-Vendres, 1923, Kalkstein

»Man muß zeitgemäß arbeiten«

Die Kritiker zwischen den beiden Weltkriegen erwiesen sich im allgemeinen als aufgeschlossen gegenüber dem neuartigen Charakter der Kunst Maillols. Waldemar George ist der Ansicht, Maillol habe seiner Vision des modernen Menschen »die Überreste der antiken griechischen Kunst gegenübergestellt, die er übernommen hat«[48], und Stanley Casson äußert über die *Ile de France* (Kat. 72): Maillol »verbindet die Schönheit der Tradition mit dem neu erweckten ästhetischen Empfinden für eine bestimmte Form, die typisch für unsere Zeit ist«.[49] Der Bildhauer hat den Archaismus Antoine Bourdelles unmißverständlich gegeißelt: »Immer suchen und immer modern sein«, erklärt er Henri Frère. »Bourdelle machte Herakles-Gestalten, Minerven, dieser Dummkopf. Sind wir denn in Griechenland, um eine Minerva zu machen? Man muß die Dinge unserer Zeit gestalten. Und es hat niemals geschadet, eine nackte Frau zu schaffen.«[50] Der Verweis auf die Modernität steht bei Maillol für das Thema des weiblichen Akts, das ihm für das 20. Jahrhundert charakteristisch erscheint, während »die Griechen und Michelangelo den männlichen vor den weiblichen Formen den Vorzug [gaben]«.[51] Wenn sie auch manches Mal als »Venus« oder »Nymphe« bezeichnet werden, so weisen die von Maillol modellierten Frauengestalten doch einen Weg, sich von der traditionellen Skulptur zu lösen, »um etwas Neues zu schaffen«.[52]

Die Modernität beruht auch auf einer geschlossenen Komposition und dem Streben nach Formvereinfachung. »Die Skulptur ist für mich der Block«[53], erklärte Maillol und erteilte damit jeglicher Zerstückelung der Form durch eine unruhig bewegte Komposition oder eine nervöse Oberflächenmodellierung, die mit den tausend Zufälligkeiten des Lichteinfalls spielt, eine Absage. Dieses künstlerische Wollen Maillols fügt sich ein in den großen Gesamtzusammenhang der Skulptur zu Anfang des 20. Jahrhunderts, von dem *Effort vers la nature*[54] Joseph Bernards bis zu den ›formes essentielles‹ Brancusis.[55] Das Ziel war, eine Kunst der plastischen Fülle, der geglätteten Oberfläche, der ruhigen und kompakten Formen zu schaffen.

Sicher bleibt der Bezug zum Figürlichen für Maillol wichtig, doch darf er nicht überbewertet werden. Das Modell ist ein notwendiger Ausgangspunkt, über den man bei der Arbeit an einer Statue hinausgehen muß, denn »die Schwierigkeit besteht darin, der Natur zu entkommen«.[56] »Je mehr man sich von der Natur entfernt, desto mehr wird man zum Künstler«, vertraute Maillol John Rewald an.[57] Zwar kann man in keiner Skulptur Maillols eine radikale Entfernung von der Natur entdecken, doch gibt es in der abstrakten französischen Bildhauerei zwischen den beiden Weltkriegen – in den Werken Chauvins[58] seit 1918 oder Arps[59] in den dreißiger Jahren – eine ästhetische Verwandtschaft mit der konzentrierten Kunst Maillols, die gleiche Hinwendung zur geschlossenen Form, die gleiche Ausstrahlung weiblicher Sinnenhaftigkeit.

Die Modernität Maillols entspringt letztendlich der Idee, die er seinen Werken eingeprägt hat. André Fontainas war einer der ersten, der erkannte, daß »bei Maillol nichts existiert, was nicht Skulptur ist«[60], was Paul Fierens in einer prägnanten Aussage verdeutlichte: »Mit wunderbarer Integrität ruhen die Statuen Maillols in sich selbst, verkörpern allein das, was sie sind. Sie symbolisieren nur sich selbst, sind keine Allegorien, keine Trugbilder.«[61] Die Loslösung vom Sujet belegt wohl am besten die Figur *Méditerranée* (Abb. S. 173), die diesen Titel erst in den zwanziger Jahren erhielt und zuvor »Femme accroupie«, »Pensée«, »Pensée latine«, »Statue pour un jardin ombragé«, »Nu« oder gar nur »Figure« genannt wurde.

Selbst bei den Aufträgen für Denkmäler verweigert sich Maillol der allegorischen Formensprache oder stellt sie zumindest in Frage. Wahr oder nicht, die Anekdote, derzufolge Maillol für das bei ihm in Auftrag gegebene Monument zu Ehren des Revolutionärs Blanqui schlichtweg die Darstellung eines weiblichen Akts vorgeschlagen haben soll, wirft jedenfalls ein bezeichnendes Licht auf einen deutlich erkennbaren Sachverhalt. Bis auf eine Ausnahme – das Denkmal für die Toten von Banyuls von 1933 – zeigen alle von Maillol geschaffenen Denkmäler Darstellungen der Frau, ohne daß es eine Verbindung zwischen der Aussage des Monuments – seinem Wert als monumentum, im lateinischen Sinn des Wortes – und seiner Form gäbe. Der schon beinahe systematische Rückgriff auf bereits bestehende Werke ist innerhalb dieses Denkens zu verstehen. Die ersten Kommentatoren haben bemerkt, daß etwa die Gestalt der Trauernden des Mahnmals für die Toten von Céret eine bekleidete Version der *Méditerranée* darstellt, während die Verkörperung der Stadt Elne eine Variante der *Pomona* ist, oder daß die Frauengestalt des Denkmals von Port-Vendres (Monument de Port-Vendres, Abb. S. 178) die seitenverkehrte und drapierte Reprise der Muse des Cézanne-Denkmals (Abb. S. 128, Kat. 70) bildet.[62] Dieses Spiel der Wiederholungen steht im Zusammenhang mit der Arbeitsweise Maillols, der von einem Werk zum anderen seine Suche nach der vollkommenen Form verfolgte, offenbart aber auch seine Gleichgültigkeit gegenüber dem Thema zugunsten der Form. Gide hatte dies bereits 1905 bemerkt, als er über die *Méditerranée* (Abb. S. 173) sagte: »Sie ist schön. Sie bedeutet nichts.«[63] Dies bestätigt auch Paul Fierens: »Die (moderne) Skulptur will nichts weiter sein als Skulptur.«[64]

Es wird deutlich, daß die Modernität Maillols ebensosehr auf seinen Selbstaussagen wie auf seiner praktischen Tätigkeit beruht, sie sowohl in seinem Denken wie in seinen Werken selbst gründet. So wird verständlich, daß er in seinem Bemühen, neue Wege zu eröffnen, stolz zu sagen vermochte: »Ich bin der erste Mensch, der Skulptur macht.«[65]

Heute, sechzig Jahre später, erscheint Maillol als beispielhafter Vertreter der »klassischen Moderne« und repräsentiert eine bedeutende Periode der Skulptur zwischen den Weltkriegen.

1 Parkes 1931, S. 195. »Joseph Bernard, Antoine Bourdelle and Aristide Maillol formed a brilliant sculptural trinity in France. They are the three persons who, while accepting the tradition, made it useful and fruitful instead of deadening.«

2 Casson 1939, S. 27. »Probably it is Maillol who is the most potent figure still in French sculpture. He is still actively working and producing sculpture as good as any he made when younger.«

3 Martinie 1928, S. 64. »De bons juges, des admirateurs fanatiques placent Aristide Maillol au premier rang des sculpteurs contemporains.«

4 Fierens 1934, S. 146. »[...] le plus grand sculpteur français vivant«.

5 Zitiert nach Sentenac 1936, S. 11. »Maillol, quand je serai mort, vous me remplacerez.«

6 Zu dieser Frage im allgemeinen siehe Patrick Eliott: Sculpture en taille directe (1900-1950), Saint-Rémy-lès-Chevreuse 1988, wie auch Paul-Louis Rinuy: 1907, naissance de la sculpture moderne? Le renouveau de la taille directe en France, in: Histoire de l'art, Nr. 3, 1988, S. 67–76; für nähere Informationen siehe Paul-Louis Rinuy: Le renouveau de la taille directe en France (1880–1940), Phil. Diss., Université de Paris X, 1991.

7 Parkes 1931, S. 177. »In Paris there is a cult simply known as ›En Taille directe‹.«

8 Pierre du Colombier und Roland Manuel: Tableau du XXe siècle 1900–1933. Les arts, la musique et la danse, Paris 1933, S. 163. »Il faut encore bien plus regarder comme une mode certain évangile qui fut prêché avec passion, si ce n'est avec fanatisme, entre les années 1919 et 1925 et dont on n'entendit plus guère parler depuis: l'évangile de la régénération de la sculpture par la taille directe.«

9 Marcel Laurent: Notes d'un passant. La mare aux Rodin, in: L'évènement, 5. Februar 1919. »[...] la conclusion inévitable de ce violent débat est que tous les vrais Rodin seront catalogués faux par la puissance publique«.

10 André Salmon: L'affaire Rodin, Artikel ohne Datum und Quellenangaben (Archives du Musée Rodin, Paris).

11 Louis Vauxcelles: La moralité de l'affaire Rodin, in: Excelsior, 30. Januar 1919, S. 4. »Tout le mal provient de ce que les sculpteurs modernes, et depuis trop long temps, au lieu de travailler directement la matière dure, pétrissent des boulettes de terre glaise. Ils sont des modeleurs, non de statuaires.«

12 Stein aus Euville, 1920; Musée de la Révolution, Vizille française. Zu Dardé siehe Jean Mercadier: Un grand sculpteur languedocien, Paul Dardé, tailleur de pierre, Lodève 1988.

13 Cladel 1937, S. 154. »Nous sommes des modeleurs, nous ne sommes pas des sculpteurs.«

14 Mirbeau 1905, S. 321. »Ce que je n'admets absolument point. C'est qu'un sculpteur, par exemple, puisse se vanter d'être un ouvrier complet, s'il n'est d'abord, avant tout, un parfait ourvrier manuel, c'est-à-dire un dompteur de la matière. Évidemment, c'est très bien de modeler sa terre et, une fois modelée, de la confier au bonhomme qui la cuit dans son four, au fondeur qui la fond en bronze [...], au mouleur qui la moule en plâtre. Mais, c'est mieux, je vous en réponds, de tailler sa figure bravement, soi-même, à même le bloc de pierre ou de marbre. Or aucun ne le fait, aucun ne le sait faire [...]. C'est fou, disent-ils, et à quoi bon? Mais c'est la santé, la noblesse, la grandeur de notre métier. Ils ne comprennent donc pas cette joie forte, puissante, grisante, créatrice, qu'un bon manche de maillet fait circuler généreusement, du bras au cœur, et du cœur au cerveau?«

15 Le Normand-Romain: La genèse de la Méditerranée, in: Ausst.Kat. Paris 1987, S. 12.

16 Cladel 1937, S. 153. »Dans la taille directe, la matière est en contact avec la pensée par le seul intermédiaire de la main. Elle en reçoit une vie, une chaleur, puisée dans le tempérament même du sculpteur, mais il faut que celui-ci ait une connaissance profonde de la forme par le dessin et le modelage; il faut savoir dessiner! S'il ne connaît pas la forme, la taille directe ne vaudra pas mieux qu'une mise aux points ordinaire, exécutée par un praticien médiocre.«

17 Der größte Teil dieser Werke wird in Slatkin 1980 und Slatkin 1982 untersucht.

18 Holz, 1892; Musée d'Orsay, Paris.

19 Cladel 1937, S. 153. »Et même, quand on a acquis l'expérience [de la taille directe], que de problèmes se posent, que de mauvaises surprises, que d'erreurs de calcul! Dans ce petit nu, je n'ai pas réservé assez de marbre pour les pieds, je ne les ai pas faits; la figure est bonne quand même.«

20 Sentenac 1938/39. La Montagne befindet sich im Musée des Beaux-Arts in Lyon.

21 Frère 1961, S. 269. »Aucun morceau n'est jamais fini jusqu'à la dernière minute. C'est une forme qui se suit. J'y travaille d'un bout à l'autre.« (Frère 1956, S. 257)

22 Lafargue 1920, S. 187. »[...] a retrouvé l'essence de l'art des Egyptiens, des meilleurs Grecs, des graves tailleurs de pierre«.

23 Parkes 1931, S. 196. »The outstanding instance of the combination of modelling and carving.«

24 Ebda., S. 198. »His obsession is rather with form than with technique.«

25 George 1925, S. 1. »La forme de Maillol n'est pas fonction de sa technique.«

26 Ebda., S.2. »[...] ne croit pas que l'on puisse rénover un art par la seule vertu du métier manuel«.

27 Casson 1939, S. 27. »Aristide Maillol turned more to the French Impressionists and became their sculptural representative.«

28 Zum Beispiel bei Fierens 1934, S. 151, oder Letourneur 1944, S. 10.

29 Basler 1928, S. 40. »La sculpture s'est orientée avec Maillol vers un style concis, basé sur des proportions mathématiques et non optiques, sur une science d'interprétation et non d'imitation, en un mot sur une transposition subjective des éléments de la nature.«

30 Denis 1905. »[...] un art de synthèse«.

31 Siehe Ausst.Kat. London 1990.

32 Lafargue 1920, S. 191. »Recréant le sens de la hiérarchie des formes et assurant une prééminence au beau dessin, Maillol a contribué à une renaissance classique.«

33 George 1925, S. 1.

34 Ebda., S. 2. »Ce latin qui affirme son attachement à la latinité reste dans la ligne d'une tradition française.«

35 George 1927, S. 4. »Maillol est un sculpteur français. Il n'y a aucune trace d'italianisme dans son œuvre.«

36 Girou 1938, S. 71. »Maillol est un grand clas-

sique français; il est le produit merveilleux et authentique de notre race.«

37 Camo 1926, S. 7. »[...] représentant le plus expressif du génie français dans la lignée qui va de Jean Goujon aux statues du parc de Versailles, et de la fontaine de Médicis à l'exquise fontaine de Bouchardon«.

38 Waldemar George, in: Ausst.Kat. Paris 1947. »[...] la permanence française«.

39 Fernand Vallon: L'archaïsme et Maillol, in: Art et médecine, Nr. 10, Juli 1931, S. 38–40. »[...] à déposer entre les mains de Platon une plainte en spoliation de propriété artistique«. »Aristide Maillol. Spécialités d'antiques. Ressemblance garantie«.

40 R. H. Wilenski: The meaning of modern sculpture, Boston 1932, S. 123. »In Paris, Maillol's imitators already constitute an academic school.«

41 Sentenac 1936, S. 11. »Maillol tient à l'heure actuelle la tête de de cette importante phalange de sculpteurs (qui se distingue par) l'équilibre, la mesure, la fermeté, la souplesse, s'alliant à un sens profond de la vérité et de la vie.«

42 Siehe Paul-Louis Rinuy: Joachim Costa (1888–1971), apôtre de la taille directe dans l'entre-deux-guerres, in: Bulletin de la société de l'histoire de l'art français, 1990, S. 295-307.

43 Pierre Ladoué: Georges Chauvel, in: L'Art et les Artistes, 1929, S. 311. »[...] marque d'un jalon d'or la carrière de l'artiste«.

44 Siehe B. Dorival u. a.: Henry Arnold, Boulogne 1994.

45 Zu Marcel Gimond siehe: Marcel Gimond, Ausst.Kat. Musée de Lyon, Lyon 1962.

46 Martinie 1928, S. 47. »On peut définir autant de formes d'indépendance qu'il existe d'indépendants.«

47 Cladel 1937, S. 130. »[...] être moderne, [...] de s'adapter à son temps.«

48 George 1925, S. 2. »Maillol a confronté avec ses vestiges d'art grec ancien sa vision d'homme moderne.«

49 Casson 1939, S. 78. »[Maillol] combines the beauty of tradition with the revived sense of definite form typical of today«.

50 Frère 1961, S. 31. »Il faut faire moderne. Bourdelle faisait des Hérakles, des Minerve, ce couillon. Est-ce que nous sommes en Grèce pour faire des Minerve? Il faut faire des choses de son temps. Il n'a jamais été foutu de faire une femme nue.« (Frère 1956, S. 33)

51 Cladel 1937, S. 154. »Les Grecs et Michel-Ange préféraient les formes masculines aux formes féminines.«

52 Siehe Elsen, in: Ausst.Kat. London 1973, S. 17. »[...] créer du nouveau«.

53 Cladel 1937, S. 128. »Pour moi, la sculpture c'est le bloc.«

54 Stein, 1906; Musée d'Orsay, Paris.

55 Siehe insbesondere Friedrich Teja Bach: Constantin Brancusi, la réalité de la sculpture, in: Constantin Brancusi, Ausst.Kat. Centre Georges Pompidou, Paris 1995, S. 29, Nr. 32.

56 Cladel 1937, S. 147. »[...] le difficile, c'est de s'échapper de la nature«.

57 Rewald 1979, S. 19. »Plus on s'éloigne de la nature, plus on devient artiste.«

58 Paul-Louis Rinuy: Jean Chauvin (1889–1976), Saint-Rémy-lès-Chevreuse 1992.

59 Wie man weiß, hat Arp das bildhauerische Schaffen Maillols sehr früh in den Sammlungen Harry Graf Kesslers entdeckt.

60 Fontainas 1931, S. 148. »Chez Maillol rien n'existe qui ne soit de la sculpture.«

61 Fierens 1934, S. 159f. »Les statues de Maillol ne signifient en somme que ce qu'elles sont, ce qu'elles sont avec une intégrité merveilleuse. Elles ne symbolisent qu'elles-mêmes n'étant plus des allégories, de simulacres.«

62 Antoinette Le Normand-Romain, in: Ausst.Kat. Saint-Tropez 1994, S. 95.

63 Gide 1905, S. 478f. »Elle est belle. Elle ne signifie rien.«

64 Fierens 1934, S. 164. »La sculpture (moderne) ne veut plus être que sculpture.«

65 Cladel 1937, S. 130. »Je suis le premier homme qui fais de la sculpture.«

ZWISCHEN »AUSDRUCKS-PLASTIK« UND »KLASSIK«

Die Rezeption Maillols in Deutschland

Arie Hartog

In seinem 1904 erschienenen Buch »Entwicklungsgeschichte der modernen Kunst« präsentierte Julius Meier-Graefe den Bildhauer Aristide Maillol als Beginn des Neuen in der französischen Plastik. Er räumte jedoch ein, daß es anmaßend erscheinen könne, »einen jungen, ganz unbekannten Menschen in einem Zusammenhang zu nennen, der ihm eine scheinbar unmöglicherweise gerechtfertigte Bedeutung gibt«.[1] Die deutsche Kunstgeschichte der zwanziger Jahre scheint die Beurteilung Meier-Graefes jedoch zu bestätigen. Von Maillol bis Rudolf Belling, so beschrieb Carl Einstein 1926 in der »Propyläen-Kunstgeschichte« die Geschichte der Plastik des zwanzigsten Jahrhunderts.[2]

Es ist schon vielfach darauf hingewiesen worden, daß der Ruhm Maillols von Deutschland ausging. Ein holländischer Autor schrieb 1924 in einem ausführlichen monographischen Artikel, daß Maillol nur außerhalb Frankreichs richtig gewürdigt worden sei und zwar vor allem in Deutschland.[3] Tatsächlich besprachen die deutschen Kunstzeitschriften regelmäßig seine Arbeiten, und als der Künstler 1928 in Berlin ausstellte, wurde dies als wichtiges kulturelles Ereignis angekündigt.[4] Daß die Kritiker Maillol als bedeutend einstuften, läßt sich einfach nachweisen. Die Frage nach dem Warum dieser Wertschätzung ist weit schwieriger zu beantworten.[5]

Im folgenden wird die Rezeption Maillols in Deutschland in den zwanziger und frühen dreißiger Jahren anhand einiger Beispiele untersucht. Es wird versucht, die Inhalte dieser durchaus positiven Kritik in ihre Zusammenhänge zu stellen, auch wenn gerade dieser Kontext eine weitere Erforschung erforderte. Obwohl es Biographien einiger Kritiker und einzelne Untersuchungen zu Zeitschriften gibt, ist die deutsche Kunstkritik der ersten Jahrhunderthälfte noch immer ein weitgehend brachliegendes Feld der kunsthistorischen Forschung.[6]

Die Rezeption Maillols in Deutschland ist eine Geschichte voller Widersprüche. Sie ist mehr als eine Abfolge divergierender Meinungen, denn die unterschiedlichen Positionen tauchen zum Teil nebeneinander auf und beeinflussen sich gegenseitig. Typisch für die Rezeption ist dabei die ständige Vermischung einiger Grundgedanken. Diese Vorgehensweise soll herausgearbeitet und anhand der Rezensionen zur Berliner Ausstellung in der Galerie Flechtheim 1928 exemplarisch dargelegt werden.

Die Rezeption Maillols in Deutschland dauerte auch nach 1933 und nach 1945 an. Der Künstler wurde in den Medien des Dritten Reiches häufiger positiv erwähnt.[7] Nach dem Zweiten Weltkrieg gab es bis in die sechziger Jahre eine anhaltende Auseinandersetzung mit seinem Werk. So zeigte 1955 der Katalog der Skulpturenabteilung der ersten »documenta« als erstes eine Abbildung von Maillols *Venus* (Abb. S. 176).[8] Diese ungebrochene Wertschätzung über zeitpolitische Grenzen hinweg scheint aus heutiger Perspektive bereits in den zwanziger Jahren vorbereitet.

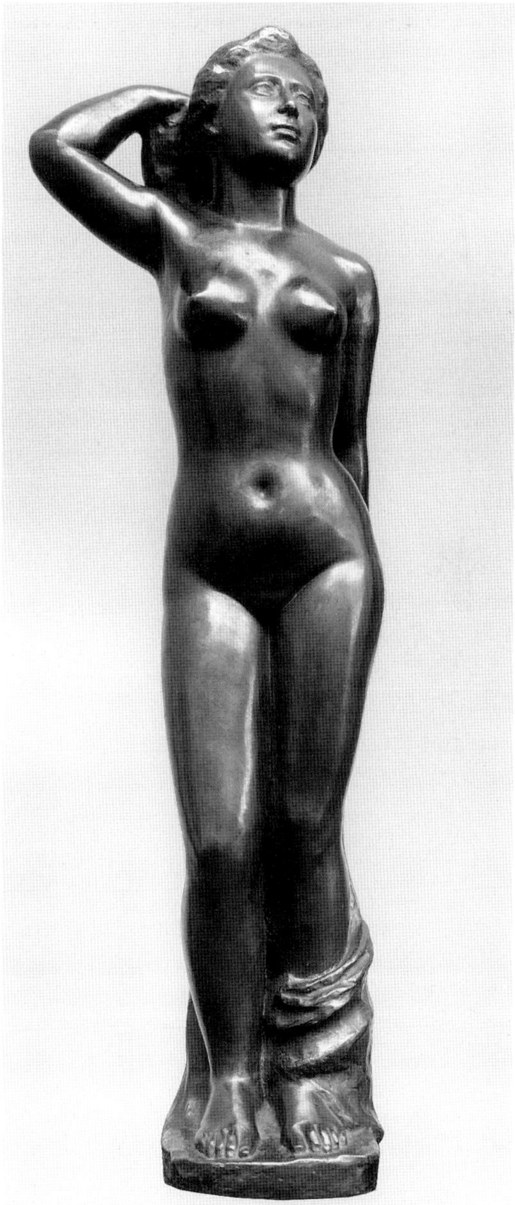

Stehende Badende, 1900, Bronze (Kat. 35)

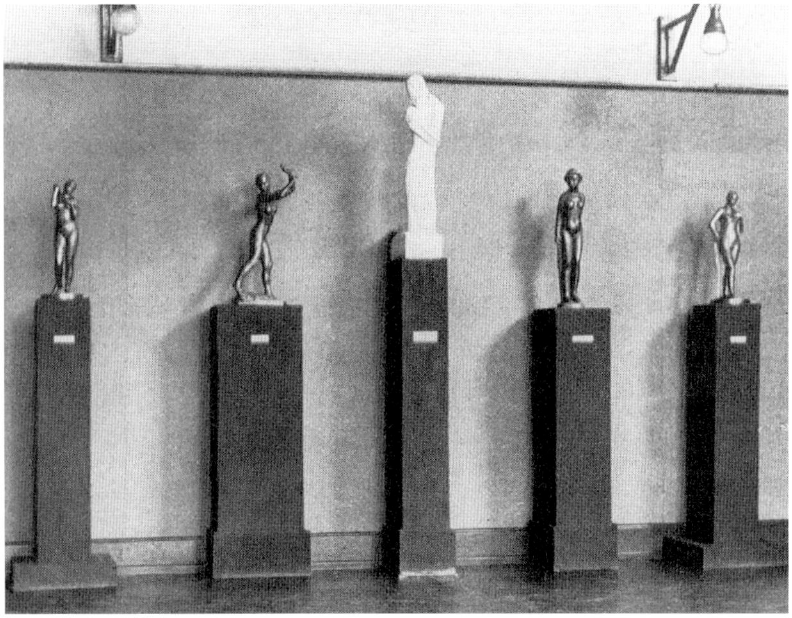

Ausstellung »Ausdrucks-Plastik« in der Kunsthalle Mannheim, 1912, mit Figuren von Karl Albiker, Georges Minne und Aristide Maillol

Maillol – Zwei Betrachtungsweisen vor dem Ersten Weltkrieg

In der deutschen Maillol-Rezeption steht die Frage nach dem Einfluß des französischen Bildhauers auf die deutschen zeitgenössischen Künstler im Zentrum. 1912 führt Julius Meier-Graefe dem deutschen Publikum Maillol als den Antipoden Rodins vor und stellt ihn an den Beginn aller modernen Plastik. Die deutschen Bildhauer sind für Meier-Graefe die Nachfolger Maillols, im Falle Lehmbrucks immerhin talentiert, meist aber nur Nachahmer.[9] Andere Publizisten, die zwar die wichtige Rolle Maillols nicht leugnen, reihen ihn jedoch unter die deutschen Bildhauer ein. Als Beispiel mag hier Wilhelm Radenbergs ebenfalls 1912 erschienene Abhandlung »Moderne Plastik« gelten, das Maillol als einen der Bildhauer charakterisiert, die seit der Jahrhundertwende nach einer vereinfachten, monumentalen Form strebten, wie Ernst Barlach, Rudolf Bosselt, Bernhard Hoetger, Hugo Lederer, Wilhelm Lehmbruck und Georges Minne.[10]

Eine eigentümliche Variante dieser zweiten Position zeigte 1912 die Ausstellung »Ausdrucks-Plastik« in der Mannheimer Kunsthalle (Abb. oben). Hier wurde Maillols *Stehende Badende* (Abb. S. 181) unter dem Titel *Erwachen* präsentiert. Mit dem geänderten Titel wurde die Figur den Ansprüchen der Ausdrucksplastik angepaßt und im Katalog neben Werken von Karl Albiker, Ernst Barlach, Richard Engelmann und Hermann Haller besprochen. Die Beschreibung der Plastik dient hier der Interpretation im expressionistischen Sinn: »[...] so steigen Säfte und Empfindungen in dem *Erwachen* von Maillol schwellend von unten nach oben und füllen den aufwärts gewandten Kopf mit sieghaftem Glanze. Aber auch der gehobene Arm und die Brust verraten dies steigende Leben«.[11] Zwei Jahre später zeigte die Kunsthalle die Figur, ohne jegliche inhaltliche Ansprüche, als *Stehende Frau*.[12]

»Ausdrucks-Plastik« war für die Organisatoren der Mannheimer Ausstellung 1912 ein europäisches Phänomen. Maillol gehörte dazu. Sobald aber die Vergeistigung der Plastik zum deutschen Reservat erklärt wurde, bekam die Rezeption Maillols eine oft implizit nationale Komponente. Er war jetzt noch immer einer der Modernen, aber doch anders geartet als seine deutschen Kollegen.

Maillol: ungermanisch

Als Arbeiten Maillols 1907 auf der »Internationalen Kunstausstellung« dem Mannheimer Publikum vorgestellt wurden, zeigte man gleichzeitig Plastiken von Bernhard Hoetger.[13] Hoetger hatte in Paris zu einer monumentalen Form gefunden, und so lag es nahe, sein Werk zusammen mit den Figuren Maillols auszustellen. Der Vergleich beider Bildhauer wurde im Kreis der Leipziger Kunstzeitschrift »Der Cicerone« zu einem wichtigen Thema. Der in Leipzig von Georg Biermann herausgegebene »Cicerone« widmete sich bis 1919 nur gelegentlich der zeitgenössischen Kunst.[14] Der einzige Gegenwartskünstler, der bis 1919 den Lesern in größeren Aufsätzen vorgestellt wurde, war Bernhard Hoetger.

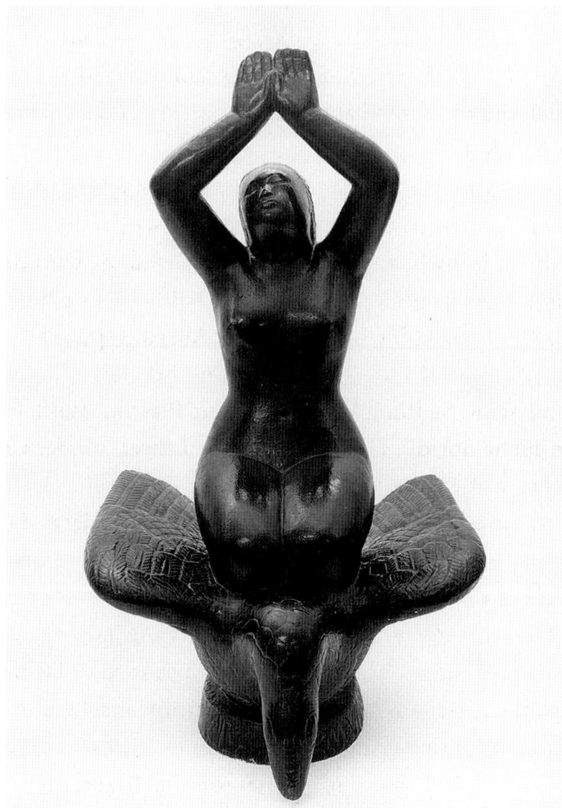

Bernhard Hoetger, *Eva auf dem Schwan (Anbetung)*, 1906/07, Bronze; Museum am Ostwall, Dortmund

Im ersten großen Aufsatz über Hoetger im »Cicerone« werden 1913 dieser und Maillol als die wichtigsten Vertreter einer Renaissance der Plastik nach Rodin genannt. »Hoetger war derjenige, welcher gleichzeitig ähnliche Wege suchte wie Maillol und zu verwandten Resultaten gelangte.«[15] Mit dem Ausbruch des Weltkriegs verschwindet Maillol jedoch aus dem kunsthistorischen Bewußtsein der Redaktion. Hoetger wird zum hauseigenen ›Anti-Rodin‹. Oft zitiert ist in diesem Zusammenhang der euphorische Ausspruch Kasimir Edschmids: »Als Hoetger sich von Rodin trennte, löste die neue Zeit sich von der alten.«[16] Die historische Leistung Hoetgers sei aber nicht nur eine formale, sondern auch eine geistige: »Am lautesten zeugt aber doch für die Größe der Hoetgerschen Kunst die Kraft der Beseelung, die er seinen Geschöpfen verleiht.«[17]

Erst 1920 wird Maillol im »Cicerone« wieder neben Hoetger genannt. »Hoetger! So wie er Kubik erlebte, hatte man sie in Deutschland, wo Maillol nie recht bekannt geworden, noch nicht gesehen.«[18] Der Autor dieser Zeilen, der Kunsthistoriker Alfred Kuhn, wurde in den folgenden Jahren zum wichtigsten Befürworter Maillols im deutschen Sprachraum.[19] Eine erste große Würdigung publizierte er 1921 in seinem Buch »Die neuere Plastik von 1800 bis zur Gegenwart«, in dem er Maillol dezidiert von allen deutschen Künstlern absetzt. »Er ist ohne Dualismus, ohne Kampf, ohne Hemmung – ungermanisch.«[20]

Bemerkenswert ist, wie Kuhn die Formensprache Maillols und Hoetgers vergleicht. Hoetger komme zur Form über ein Gesetz, Maillol ganz naiv über seine südliche Herkunft, und dieser Unterschied sei »blutmäßig«: »Die Kubik Maillols ist durchflossen von rotem Blut, die Schenkel seiner Frauen werden sich in heißem Krampf im Schatten eines Ernteabends über Männerkörpern zusammenschließen, die Hoetgerschen Mädchen knien dumpf betend auf einem Vogel, [...] der hinaus will über sich zu Gott.«[21] (Abb. S. 182)

»So ist die Geschichte der nordischen Plastik die Geschichte der taktilen Impotenz einer im Grunde immer malerisch, visionär gerichteten Seele.«[22] In dieser kunsthistorischen ›Weltanschauung‹ wird Maillol zum vitalen, sinnlichen Gegenbild der deutschen Bildhauer nach der Jahrhundertwende. 1925 wird dieses Thema zum Ausgangspunkt der Maillol-Monographie Alfred Kuhns. Er bespricht Maillols Herkunft, seine Ansichten und seine Stellung in der neueren Plastik. Maillols Herkunft ist für Kuhn nicht nur die Geschichte seiner Lehrer, sondern mehr noch eine Geschichte von Klima, Landschaft, Meer und Volk. Der Autor gibt vor, Maillol zu zitieren: »Er deutete über Strand und Meer. ›Das, was Sie da sehen, das ist alles, was ich denke. Ich habe es nicht erfunden. Es hat mich erfunden. Ihr Nietzsche hat ja gesagt: Wir müssen zur Erde zurückkehren. Na also, mit der Erde lebe ich. Jeder kann nur schaffen, was in seiner Rasse liegt. Noch in Tausenden von Jahren wird es Deutsche, Franzosen und Spanier geben, und wenn sie gute Kunst machen, so werden sie das Wesen ihrer Rasse zum Ausdruck bringen.‹«[23]

Kuhn ordnet Maillol in die neuklassizistische Tradition ein, indem er ihn zum Vollender des Werkes Adolf von Hildebrands abstempelt. Aber Maillol bleibt natürlich ein ungermanischer Künstler. »Nicht der archäologische Reformerwille eines Hildebrand, nicht das Wissen eines Gebildeten um die Dinge fand den Weg zum Quell zurück, sondern der erdensichere Instinkt eines Bauern.«[24] Dieser Topos, Maillol als Künstler, der aus seiner Natur heraus schöpft, bildet eine Konstante in den Schriften Kuhns und in der gesamten deutschen Kunstkritik.[25] »Maillol hat sich nicht weiterentwickelt, wie die Natur sich ja auch nicht weiterentwickeln kann.«[26] Die Werke des französischen Bildhauers verkörpern für den Kunsthistoriker den absoluten Gegensatz zur deutschen, expressionistischen, gotischen Tradition. Diese von nationalen Mustern abgeleitete Sichtweise beeinträchtigte jedoch die positive Bewertung Maillols keineswegs.

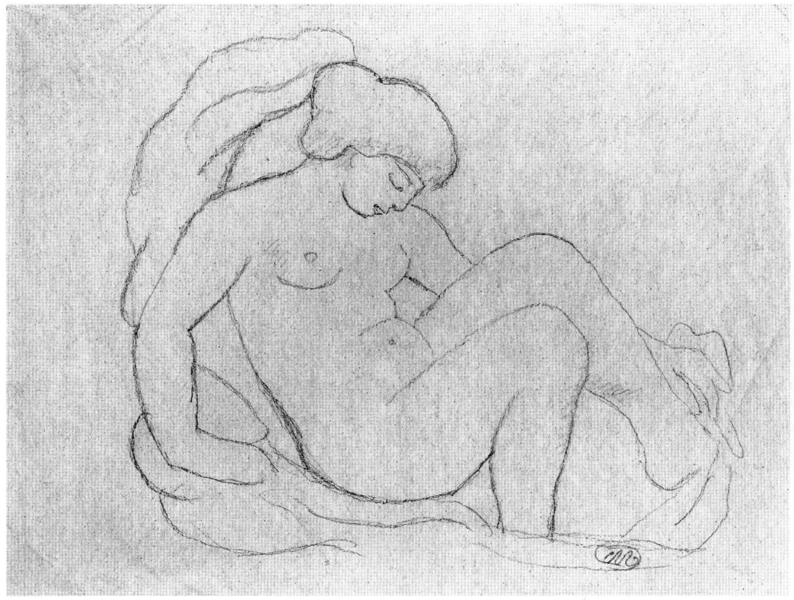

Sitzende, 1925, Bleistift, gezeichnet für die Maillol-Monographie von Alfred Kuhn (Kat. 121)

In der deutschen Kunstkritik der zwanziger Jahre wurden viel und gern nationale und kulturgeschichtliche Begriffe wie »deutsch«, »französisch«, »germanisch« oder »gotisch« benutzt. Die Verwendung dieser Begriffe war damals ebenso unangefochten, wie sie heutige Leser befremdet. Alfred Kuhn war einer der Vertreter dieser Form der Kritik, und interessante Beispiele finden sich in dem bereits erwähnten Buch »Die neuere Plastik«.

Kuhn gibt 1921 eine Erklärung, warum Maillol im besonderen in Deutschland so bekannt geworden ist, und bedient sich hier der gängigen Polarisierung Deutschland – Frankreich. Alle positiven Eigenschaften Maillols seien dem französischen Publikum wesensverwandt und fielen diesem deshalb nicht auf, wohl aber dem deutschen. Das Fremdartige Maillols sei demnach der Schlüssel zu seinem Erfolg. Der Gegensatz Deutschland – Frankreich erhält nach Kuhn eine Analogie in der Gegenüberstellung der beiden französischen Meister Rodin und Maillol. Der ältere Meister gilt Kuhn als »nordischgotisch«, der jüngere als »romanischklassisch«, und so wie Rodin die Franzosen in Erstaunen versetzte, so Maillol die Deutschen. Der formale Gegensatz zwischen den beiden französischen Bildhauern erhält in der Interpretation Kuhns eine national-metaphysische Komponente, die auf den ersten Blick dem Vergleich Hoetger und Maillol – im gleichen Buch – sehr ähnlich ist. Dabei zeigt sich aber das weite begriffliche Spektrum, das Kuhn zur Verfügung stand, denn im Vergleich zu Hoetger sei Rodins Arbeit von einer »romanischen Transzendentalität« gekennzeichnet.[27] Eine begriffliche Klärung sucht man vergebens, jeder neue Vergleich zwischen den verschiedenen Künstlern zeigt neue Kombinationen von Prädikaten, die außerhalb dieses Vergleichs ihren Sinn einbüßen.

Das Ende der expressionistischen Kritik

1925 legt Alfred Kuhn in seiner Maillol-Monographie, wie oben beobachtet wurde, die Bemerkungen zur Herkunft dem Bildhauer in den Mund. Der Kritiker selbst hat hier seine frühere expressionistische Ausdrucksweise schon hinter sich gelassen und schreibt in einer anderen Sprache über Maillol: »Er setzt der illusionistischen Kunst Rodins die Taktilität entgegen.«[28]

Eine vergleichbare Entwicklung kann bei Paul Westheim, dem Herausgeber vom »Kunstblatt«, beobachtet werden. Und dort zeigt sich, wie eng die Wertschätzung Maillols mit der Entwicklung der deutschen Plastik verbunden ist.[29] In seiner Lehmbruck-Biographie brachte Westheim 1919 den Deutschen mit Maillol in Verbindung. Dabei griff er auf Meier-Graefe zurück. Er korrigierte dessen Einschätzung vom Verhältnis der beiden Bildhauer zugunsten seines Freundes Lehmbruck. Dieser sei um 1910 von Maillol beeinflußt worden. »Paris ist für ihn die Entdeckung Maillols, die beruhigte Klassik seiner Formensprache hilft ihm die Schaffensgrundlagen klären, das Bauen, das in den Raum Hineinstreben wird hier als die eigentliche Tendenz des Zeitwollens ergriffen.«[30] Lehmbruck verfolge aber den deutschen, expressionistischen Weg: »[...] auf dem Boden des von Maillol Gesicherten hätte Lehmbruck zu einer edlen und volltönenden Klassik gelangen können, er zog eine stürmisch wallende Problematik vor, um hineinzustreben in die Dschungel des Seelischen«.[31] Auch hier ist es expressionistisches Pathos, mit dem der Kritiker einen deutschen Bildhauer von dem französischen Kollegen unterscheidet.

Die Entwicklung der deutschen Plastik in der zweiten Hälfte der zwanziger Jahre zeigt einen Übergang von expressionistischen Tendenzen zu einer Betonung des Statuarischen und der Tektonik. Mit dieser Entwicklung verschiebt sich die Rolle Maillols. In den Augen der Expressionisten war sein Werk Ausdruck einer »französischen« Diesseitigkeit. Mit den Wandlungen der deutschen Plastik bekommt Maillol eine völlig neue Bedeutung. Um 1930 verkörpert sein Werk die ewigen Gesetze der Plastik. Das »Ungermanische«, also Nicht-expressionistische des Bildhauers, mache Maillols großen Wert für die neuesten, nachexpressionistischen Entwicklungen aus.

»Maillols Plastik ist Rückkehr zur organischen Natur. Diese Naturhaftigkeit des Gestaltens verbindet Maillol mit dem Griechentum und macht ihn zum Anreger und Lehrmeister für alle, die aus dem unfruchtbaren Zirkel der modischen Effekthascherei herauswollen [...]. In Frankreich Despiau, Kogan, Lipschitz, in England Moore, in Deutschland Lehmbruck, Barlach, Marcks, Harth, Belling, Haizmann und viele andere.«[32] Maillol wird in dieser Stellungnahme Paul Westheims zum Vorfahren aller modernen Plastik, sowohl der abstrakten als auch figurativen, umgedeutet. Die Rezeption Maillols in der zweiten Hälfte der zwanziger Jahre zeigt auch, wie die Kunstkritik sich vom expressionistischen Pathos abkehrt.[33]

Deutsche und französische Plastik

1928 und 1929 publizierte die Pariser Zeitschrift »Cahiers d'Art« eine Gegenüberstellung der zeitgenössischen deutschen und französischen Plastik. »Abgesehen von wenigen Ausnahmen gibt es nur zwei Länder, in denen die Bildhauerei weit entwickelt ist: Deutschland und Frankreich.«[34] Paarweise konnte das französische Publikum Werke von Lehmbruck und Maillol, Hoetger und Maillol, Haller und Despiau sowie Barlach und Laurens vergleichen. Die begleitenden Texte stammten von deutschen Autoren, damit die Leser nicht nur die Kunst, sondern auch die Kunsturteile des Nachbarn kennenlernen konnten. Drei Autoren waren um ihre Meinung gebeten worden: Georg Biermann, der Herausgeber der Zeitschrift »Cicerone«, sein Konkurrent, Paul Westheim vom »Kunstblatt«, sowie der deutsche Korrespondent der »Cahiers d'Art«, Will Grohmann.[35]

Georg Biermann geht von einem kulturhistorischen Hintergrund aus, den er bis ins Mittelalter zurückführt. Die Kathedralen von Bamberg bis Vézelay zeigen seiner Theorie nach eine gesamteuropäische Kultur. Seit dem Dreißigjährigen Krieg habe sich die deutsche Kunst aber von der französischen fortbewegt. In Frankreich habe sich dagegen eine klassizistische Tradition gehalten. »Die französische Kunst erreicht ihre Meisterschaft, indem sie ihre Tradition fortsetzt, die wir Deutschen verloren haben, die wir jedoch eines Tages vielleicht wiederfinden werden, wie im Mittelalter.«[36] Biermann vergleicht daraufhin Maillol mit Hoetger, einen Bildhauer, den die Redaktion der französischen Zeitschrift in ihrer Anfrage an ihn vergessen habe. Hoetger sei der Bruder Maillols, wenngleich beide Brüder sich fundamental unterschieden. Diesen Unterschied führt der Autor auf die Rassen zurück. Den Aufsatz über französische und deutsche Plastik nutzt Biermann vor allem für eine erneute Würdigung Hoetgers.[37]

Auch Paul Westheim verteidigt die eigenen, in der Bildhauerkunst gefaßten Vorlieben; für ihn gibt es jedoch keinen Gegensatz zwischen den beiden Ländern. Der zeitgenössischen Plastik sowohl in Frankreich wie auch in Deutschland gehe es um Konstruktion und Aufbau von Massen, um das Gleichgewicht des Raumes und des Volumens und die rhythmische Abfolge der Volumen. »Solche Formen findet man heute in Frankreich bei Maillol, Brancusi, Laurens, Lipschitz, Despiau; in Deutschland bei Belling, Barlach und bei meinem Freund Lehmbruck.«[38] Alle Entwicklungen der Plastik, wie Abstraktion, Expressionismus, neuer Klassizismus lassen sich – so Westheim – auf eine neue Konzeption von Volumen und Raum zurückführen.

Die Kontroverse zwischen Biermann und Westheim zeigt zwei Linien der Maillol-Rezeption. Auf der einen Seite die Position Biermanns, die um 1928 in ihrem expressionistischen Anspruch wie ein Anachronismus anmutet, und auf der anderen Seite die Position Westheims, der den Expressionismus hinter sich gelassen hat. Der dritte deutsche Autor, Will Grohmann, macht in seinem Aufsatz den Versuch, die Entwicklung in Deutschland detaillierter zu skizzieren als die beiden Kollegen, wobei er deutlich macht, daß es sich bei der deutschen und französischen Plastik in seinen Augen um unvergleichbare Größen handelt. »In Deutschland gibt es weder einen Maillol noch einen Brancusi.«[39] Die französische Plastik sei so gut wie unbekannt in Deutschland, nur wenige Spezialisten seien im Bilde. Die Ausnahme sei Maillol, »der den ersten Rang einnimmt« und der eine uneingeschränkte Hochachtung genieße. »Für die Deutschen stellt Maillol die Vollendung dar. Er wird gleichzeitig als Grieche und Franzose angesehen.«[40] Ob den französischen Lesern Grohmanns deutlich war, was in Deutschland alles unter »Grec« verstanden wurde, muß bezweifelt werden.

Maillol als Grieche

Der wichtigste Topos in der deutschen Maillol-Rezeption betrifft das in vielen Variationen geäußerte Urteil, der Bildhauer sei den klassischen Griechen wesensverwandt. Dieser Topos stammt von Meier-Graefe, der ihn 1904 in seiner »Entwicklungsgeschichte der modernen Kunst« einführte. Nach Meier-Graefe spricht aus den Figuren Maillols die romanische Rasse, wie diese sich auch in den Skulpturen der Ägypter und Griechen offenbare.[41] Die Verwandtschaft mit den Griechen zeige sich nicht in einzelnen Formen, sondern das Verhältnis von Kunst und Wirklichkeit sei der griechischen Kunst verwandt. Maillol sei also kein Klassizist, sondern seinem Wesen nach ›klassisch‹. Die verschiedenen Autoren, die sich mit Maillol beschäftigten, haben den Topos des Griechentums, wohl auch eines idealistischen Anspruchs wegen, gern übernommen. Es soll nun versucht werden, einige Aspekte des ›Griechentums‹ Maillols, wie es dem kunstinteressierten Publikum der zwanziger Jahre präsentiert wurde, zu klären. In diesem Zusammenhang tauchen verschiedene, bereits besprochene Aspekte der Maillol-Rezeption in neuem Gewand auf.

1925 publizierte Harry Graf Kessler im »Insel-Almanach« einen größeren Aufsatz über Maillol, der wichtige Themen der Rezeption zusammenfaßt. Der Gegensatz zwischen Rodin und Maillol sei der Gegensatz zwischen dem gotischen Menschen und dem Griechen, zwischen Improvisator und Architekt und zwischen genialen Anläufen und durchdachten Werken. Damit hatte Kessler die formalen Kriterien des ›Griechentums‹ Maillols genannt: architektonischer Aufbau und durchdachte Komposition. Viel wichtiger waren Kessler und seinen deutschen Zeitgenossen aber die inhaltlichen Aspekte des vermeintlichen Griechentums. »In der Tat ist Maillol so fest wie wenige Künstler in einem ganz bestimmten Fleck Erde verwurzelt.«[42] Das Fischerdorf Banyuls habe seine Ursprünglichkeit bewahrt, und die Menschen und ihre Umgebung seien »noch fast antik, antik-griechisch, ja homerisch«.[43] Anders als Gauguin brauchte der Bildhauer Frankreich nicht zu verlassen, denn sein Paradies fand er in seinem Heimatdorf. »Dieses Gefühl für das Paradiesische des Verhältnisses zwischen Mensch und Natur, wenn es nie gestört worden ist, beherrscht seine Gestaltung des Nackten. [...] In dieser Naivität seines Nackten berührt er sich gefühlsmäßig mit den Griechen.«[44] Die Figuren Maillols werden von Kessler aus der Tradition der Idylle interpretiert, wobei Banyuls zum südfranzösischen Arkadien wird.

Die Plastiken in diesem Arkadien sind – so die Kritiker – nur auf sich selbst bezogen, womit sie sich deutlich von der expressionistischen, gotischen, nordischen Tradition unterscheiden. Paul Westheim etwa schrieb 1931: »Im Gegensatz zu jener nordischen Geistigkeit, der Gott und Welt, Sinnlichkeit und Übersinnlichkeit der faustisch-ewige Konflikt ist, der sie zerwühlt und immerfort in metaphysische Spekulation forttreibt, auch darin ein Grieche, daß er der Natur nicht gegenübersteht als einem Fremden, Fernen und Unfaßbaren, daß er sie bejaht als das Gute, Gesunde, Starke, das auch seiner Kunst die Lebenskraft gibt.«[45] Wie die Griechen stehe auch Maillols Werk für eine in der Moderne verlorengegangene Ganzheitlichkeit, und so folgert Kessler im oben zitierten Aufsatz: »Die Gegensätze, die den modernen Künstler zersplittern und zur problematischen Figur machen, die Konflikte zwischen modern und antik, zwischen Mensch und Natur, zwischen Sittlichkeit und Sinnlichkeit, sind für Maillol nicht vorhanden.«[46]

Kessler führt noch einen dritten Aspekt von Maillols Griechentum an, der eng mit der arkadischen Herkunft und dem Ungeteiltsein verbunden sei, seine pantheistische Religiosität. Die Kunst Maillols sei im griechischen Sinne religiös, weil sie das Weltganze bejahe.[47] In seinen Aufsätzen leitet Kessler aus dieser »Religiosität« die Monumentalität der Werke her. Monumentalität meint hier aber mehr als eine monumentale Form, und zwar den Anspruch der Kunstwerke, die »über das Individuelle wieder nach einer Gemeinschaft [streben], die den Einzelnen mit der Gesellschaft, den Menschen mit der Natur, das Individuum mit dem Ganzen versöhnt und zu einer allumfassenden Harmonie vereinigt, in der dann das Kunstwerk als Teil und höchster Ausdruck dieser Harmonie seinen natürlichen Platz« habe.[48]

Die Ausstellung bei Flechtheim

Ende November 1928 eröffnete die Galerie Flechtheim in Berlin die erste größere Einzelausstellung Maillols in Deutschland. Gezeigt wurden 46 Plastiken, daneben Druckgraphiken, Gemälde und Zeichnungen. Die Werke stammten aus verschiedenen deutschen Sammlungen, die meisten aus dem Besitz Graf Kesslers. Dieser war auch Vorsitzender des Ausstellungskomitees, dem außerdem Bildhauer aus dem Kreis der Galerie Flechtheim angehörten.[49] Auch der einführende Aufsatz im Katalog

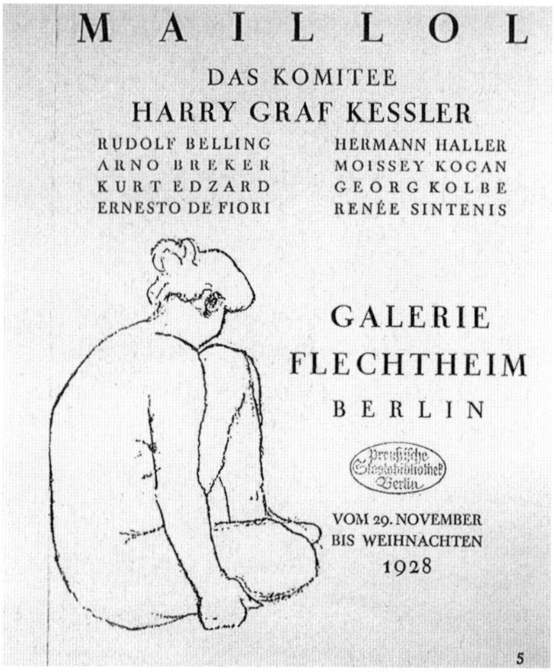
MAILLOL
DAS KOMITEE
HARRY GRAF KESSLER
RUDOLF BELLING
ARNO BREKER
KURT EDZARD
ERNESTO DE FIORI
HERMANN HALLER
MOISSEY KOGAN
GEORG KOLBE
RENÉE SINTENIS
GALERIE
FLECHTHEIM
BERLIN
VOM 29. NOVEMBER
BIS WEIHNACHTEN
1928
5

Katalog zur Maillol-Ausstellung in der Galerie Flechtheim, Berlin, 1928

stammte von Kessler, der hier seinen 1925 erschienenen Text erneut publizierte und damit den Rezensionen der Berliner Kunstkritik die Interpretationshilfen lieferte.

Zwei Tage nach der Eröffnung bei Flechtheim schrieb Kessler einen kurzen Bericht in der »Frankfurter Zeitung«, in dem er die Monumentalität der Skulpturen Maillols heraushob. Hier scheint er seine eigene frühere Position zu revidieren: »Seine [Maillols] Kunst ist nicht mehr eine Liebhaberkunst für reiche Sammler, sondern in ihrer Grundeinstellung eine Volkskunst wie die griechische, wie die des Mittelalters und des Barocks [...].« Kessler interpretiert Maillols Werke als den Anfang einer »dem Volksganzen und der Öffentlichkeit dienenden europäischen Monumentalkunst, wie sie einem demokratischen Zeitalter Not ist«.[50] Obwohl Kessler andeutet, daß die Bildhauer des Ausstellungskomitees der gleichen Meinung seien, muß dieses angezweifelt werden. Die auffallend euphorische Diktion Kesslers fand zumindest keine Nachfolge, wohl aber wurde sein drei Jahre früher geschriebener Katalogaufsatz in verschiedenen Rezensionen variiert.

Die Ausstellung bei Flechtheim fand große Resonanz. Zwar wurde sie nicht in dem Maß beachtet, wie die großen Slevogt-Ausstellungen des gleichen Jahres, doch deuten Anzahl und Umfang der Besprechungen darauf hin, daß die Ausstellung als ein wichtiges kulturelles Ereignis in der deutschen Hauptstadt galt.[51] Sie wurde sowohl in Kunstzeitschriften als auch in Tageszeitungen besprochen und somit einem breitgefächterten Publikum präsentiert.[52] Übergangen wurde sie in den Zeitungen der Kommunisten und Nationalsozialisten, in denen die Kunst der politischen Agitation weit untergeordnet war. Auch die Zeitungen des Zentrums besprachen die Ausstellung nicht, was durchaus mit ›Berührungsängsten‹ der katholischen Redaktionen den Aktfiguren Maillols gegenüber zu tun haben mag. Für einige Massenzeitungen wie die »Berliner Illustrierte Nachtausgabe« bot sich im gleichen Monat mit den großen Skandalen um die gefälschten van Goghs und die Verhaftung des italienischen Kunstfälschers Alceo Dossena der geeignetere Stoff. Die »Deutsche Allgemeine Zeitung« dagegen besprach die Ausstellung auf der Titelseite direkt unter den Schlagzeilen, womit sie ihren Lesern die Bedeutung des Ereignisses implizit vermittelte. Autor dieser Rezension war Bruno E. Werner, der mit Maillol seinen Lesern einen idealen Bildhauer vorstellt.[53] Maillol sei heroisch, weil er es in einem Zeitalter der Musik auf sich genommen habe, »die Idee der reinen Plastik« zu verfolgen. Die naive Selbstverständlichkeit mit der dieser Franzose dies vollbringe, stufe ihn aber weit über die Zeitgenossen ein, die zwar heroisch wollten, aber nur akademisch könnten. Werner spricht von der »homerischen Luft« in Banyuls, vom »Arkadischen« des Werks und davon, daß in diesen Plastiken Sinnliches und Tektonisches zusammengingen. »Wenn heute die

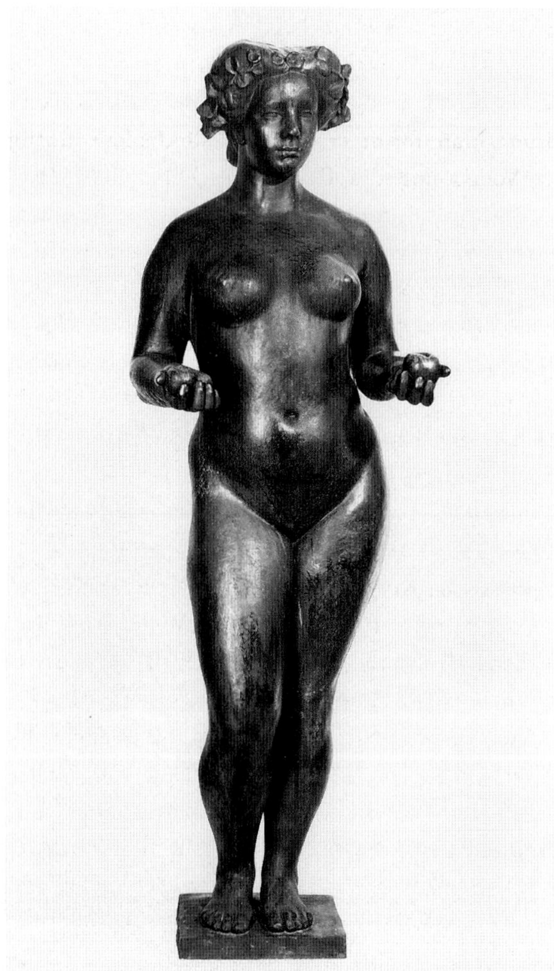

Pomona, 1908-10, Bronze; Villa Flora, Winterthur

Bildhauer scheinbar andere Wege schreiten und an einer flockigen, in Licht und Schatten spielenden Oberflächenbehandlung festhalten, so deutet doch manches darauf hin, daß dem Plastiker Maillol die nähere Zukunft gehört, wenn auch der arkadische Mensch ein einmaliger und kaum wiederholbarer Glücksfall war.«[54] Nicht optischen Reizen, sondern der »Tastbarkeit selber« gehöre die Zukunft der Plastik. Maillol, als arkadischer Mensch, ist für Werner ein »Grieche« der Gegenwart, womit er diesen wichtigsten, von Meier-Graefe geprägten und von Kessler weiter verbreiteten Topos der Maillol-Rezeption übernimmt.

Unterschiedliche Akzente in den Besprechungen sind in manchen Fällen einfach zu erklären. Hugo Kubsch, der Kritiker der »rechts-agrarischen« »Deutschen Tageszeitung«, verbindet die positiven Eigenschaften Maillols mit der »Scholle«, in der dieser verwurzelt sei.[55] Meistens ist es jedoch nicht möglich, inhaltliche und ästhetische Unterschiede in der Bewertung des Künstlers eindeutig auf weltanschauliche Differenzen zurückzuführen.

Eine auffallende Konstante der verschiedenen linksliberalen Autoren betrifft die Hervorhebung des Natürlichen bei Maillol. Meier-Graefe setzte hier den Ton: »Der Unterschied zwischen ihm und einem südfranzösischen Ziegenhirten beschränkt sich auf die von seiner Hand geschaffenen Werke. Die Welt besteht aus Frauenschenkeln, Frauenbrüsten, Frauennacken und den Plänen, Ebenen, Schnitten zwischen den Körperteilen.«[56] Weitere Kritiker folgen: »[...] im kraftvollsten Wesen schöpferischer Gestaltungskraft formt er die ganz sündenlose, unangekränkelte, unbeschwerte Vollendung des Daseins, [...] die uralte Frage nach der Beständigkeit der Welt durch die Einfachheit seiner Bejahung lösend«.[57] »Einfach, geschlossen, gerundet stehen diese Frauen da. Es ist eine feste Physis. Starke Beine, breite Becken, pralle Brüste. Mit der Schlankheit der Salondamen von heute hat das nichts zu tun. Hier quillt noch Weibtum, liebespendende und mütterliche Frauenleiblichkeit aus der Erde.«[58] »[...] also keine kranken, mondänen Gestalten, sondern Frauen und Mädchen von sinnlicher Fülle des Fleisches: derb die Brüste und das Becken, dick die Waden«.[59]

Die Autoren der rechtskonservativen und nationalen Tagespresse äußern sich, wie auch Bruno E. Werner, distanzierter, sie betonen eine idealistische, klassische Komponente in den Werken Maillols, und wenn die Schönheit des menschlichen Körpers besungen wird, dann geschieht dies in sachlicheren Tönen als bei der Konkurrenz. Was der Betrachter in diesen Plastiken sehe, so Franz Servaes in der Zeitung »Der Tag«, sei »der hohe und unbeirrbare Schönheitsdienst an der menschlichen Gestalt«.[60] »Sie sind in der Tat so ruhig, so ganz entspannt, daß sie uns Deutsche fremd anmuten«, schreibt Wilhelm Westecker in der »Berliner Börsen Zeitung« und lobt die »innere Harmonie«.[61] Sein Kollege von der »Illustrierten Nachtausgabe« beschreibt »hieratisch ruhige Gestalten, nackt, schwer, späte Enkel frühgriechischer Götter«.[62]

Die einzige Kunstzeitschrift, die der Ausstellung bei Flechtheim eine größere Besprechung widmete, war »Kunst und Künstler«. Der Redakteur, Karl Scheffler, kritisiert einige Werke, wie etwa die *Pomona* (Abb. S. 186), in der er einen »naturalisierten und modernisierten« Klassizismus bemerkt. Scheffler nennt den Künstler einen »Akademiker«, weil vieles in seiner Kunst lehrbar sei, und führt eine Reihe von zeitgenössischen Bildhauern an, deren Werke ohne Maillol undenkbar wären: Kurt Edzard, Ernesto de Fiori, Fritz Huf, Hermann Haller, Moissey Kogan und Georg Kolbe. »Der Franzose verkörpert mit seinem stillen, stetigen Schaffen eine ganze Akademie. Das ist nicht das Höchste; aber es ist unendlich viel.« Scheffler schreibt mit kritischer Distanz, und so erscheint es nur logisch, daß bei ihm keine Rede vom »Griechentum« Maillols ist, sondern lediglich davon, daß der Bildhauer das »Klassische schlechthin« suche und nur manchmal finde.[63]

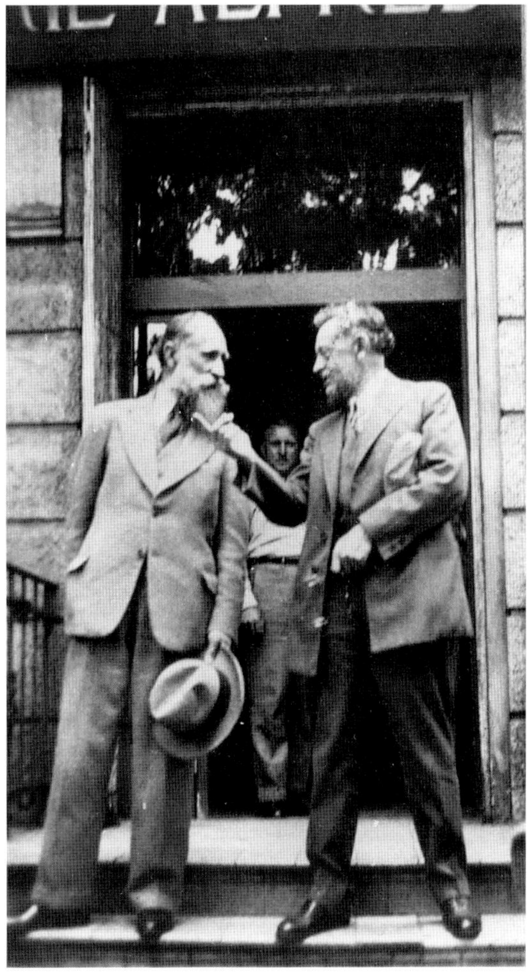

Maillol und Ernst Barlach
vor der Galerie Flechtheim
in Berlin, 1930

Scheffler erhielt für seine Kritik von unerwarteter Seite Beifall. In der sozialistischen Zeitung »Welt am Abend« wurde die Ausstellung bei Flechtheim von Adolf Behne kurz und negativ besprochen. Ohne Frage stehe Maillol am Anfang der neuen Plastik, so Behne, aber seine ›Klassizität‹ habe mit der Überwindung des Impressionismus seine heilsame Wirkung getan. Unverständlich ist dem Kritiker, daß dieser Künstler wieder Saison habe. »Mit erstaunlicher Einmütigkeit ist man heute ›klassisch‹.«[64] »Der nackte Mensch in der Haltung der guten griechischen

Zeit ist heute das einzige Thema«, so Adolf Behne in seiner Rezension. Den Autor führt diese Beobachtung zu einer Besprechung der neuesten zeitgenössischen deutschen Plastik in einer Ausstellung der Akademie der Künste. Die hier gezeigten eingereichten Arbeiten für die Staatspreise der Akademie hätten nur ein Thema: der nackte Mensch. »Es gibt eine Normalstellung für den weiblichen Akt (Motto: Die Art, sich hinzugeben), und es gibt eine Normalstellung für den männlichen Akt (Motto: Arm wie eine Kirchenmaus). [...] Diese Plastik ist das genaue Seitenstück zur ›neuen Sachlichkeit‹ der Maler: Proklamierung des Stillebens!«[65]

Junge und moderne Plastik

Bruno E. Werner hatte in seiner Rezension der Ausstellung bei Flechtheim in der »Deutschen Allgemeinen Zeitung« darauf hingewiesen, daß dem »Plastiker Maillol die Zukunft« gehöre. Adolf Behne hatte im Akademiegebäude am Pariser Platz diese Zukunft gesehen, und sie mißfiel ihm. Für die jungen Bildhauer der Akademie, Schüler von Wilhelm Gerstel, Hugo Lederer und Edwin Scharff, hatte Maillol, seit dem Abflauen des Expressionismus, eine neue Bedeutung bekommen. Das erneute Interesse an gesetzmäßigem Aufbau und Statuarik, das positiv als »reine Plastik« (Werner) oder eher negativ als »Stilleben« (Behne) gedeutet wurde, verlieh auch Maillol eine neue Rolle in der Geschichte der deutschen Plastik. Und dies sollte nach 1933 ein Nachspiel haben.

Im August 1933 eröffnete die Basler Kunsthalle eine große Maillol-Ausstellung. Die Rezension in der »Frankfurter Zeitung« nimmt Kesslers Begriff der »Monumentalität« erneut auf und verbindet diesen mit der veränderten politischen Lage in Deutschland. Maillol habe die Plastik dem Bewußtsein dieser Zeit zurückgegeben, und diese erhielte gegenwärtig einen großen Wert. »Denn auch die deutsche Plastik steht im Begriff, jetzt wieder ihre Stunde zu erleben, und es liegt an uns sie jetzt wahrzunehmen. Der Augenblick wäre gekommen. Ist nicht Plastik gemeinschaftsbildend, eine Kunst von spezifischem Öffentlichkeitswert, ist sie nicht berufen, Ausdruck eines seiner selbst bewußten Ganzen zu sein. Bietet sie nicht Verwirklichungen für einen Staat, der sich darzustellen und zu ehren wünscht?«[66] Der französische Bildhauer Aristide Maillol wird hier zum Vorläufer einer – noch nicht existierenden – monumentalen Plastik im ›neuen Reich‹ erklärt, ein Gedanke der allerdings keine Nachfolge finden sollte.

1939 erschien im Rembrandt-Verlag ein kleines Buch über »Junge Bildhauer«, meist Künstler, die um die Jahrhundertwende geboren waren. Im einführenden Text betont der Autor Fritz Nemitz die wichtige Rolle Maillols für die jungen Deutschen: » [...] statt des Erregten, Explosiven eine unbekümmerte Gelassenheit; statt reicher Innenmodellierung eine erhabene Monotonie der Oberfläche. Das Klassische seiner einfachen erdnahen Gestalten wirkt unmittelbar«.[67] Das Buch zeigt keine Monumentalarbeiten, sondern autonome Plastiken, Werke in der Tradition der Akademien der späten zwanziger Jahre.

Zwei Jahre zuvor war in Zürich Carola Giedion-Welckers Buch »Moderne Plastik« erschienen. Die Autorin, eine ehemalige Mitarbeiterin der 1933 verbotenen Zeitschrift »Das Kunstblatt«, präsentiert Maillol als Bildhauer des Übergangs vom 19. Jahrhundert zur modernen Plastik. »Er steht in Opposition zu der Formauflösung und tritt ein für den klaren Formzusammenhang. [...] Vom klassisch-statischen Körperideal ausgehend, vollzieht er eine großzügige Formsynthese und einfachen Aufbau.«[68] Den nächsten Schritt vollzog, so Giedion-Welcker, das Werk Modiglianis, und die abstrakten Werke der zwanziger und dreißiger Jahre galten ihr als letzte Stufe.[69]

Die beiden Publikationen »Moderne Plastik« und »Junge Bildhauer« waren durch kulturpolitische Grenzen getrennt. In der internationalen Kunstgeschichte der modernen Plastik steht Maillol am Anfang des Weges zur Abstraktion seit 1900. Hier scheint es eine direkte Linie von Julius Meier-Graefe zu Carola Giedion-Welcker zu geben. Maillols Werk und Wirkung wurden seit der Jahrhundertmitte kunsthistorisch eingeordnet und dabei – eindimensional – festgelegt. Daß sein Schaffen zu seinen Lebzeiten andere und zudem divergierende Wirkungen hervorrief, zeigt der Überblick über die deutsche Maillol-Rezeption. So widersprüchlich und weithergeholt manche dieser Urteile heute auch erscheinen mögen, können sie uns doch Ansätze bieten, um das festgelegte Bild von Maillol zu überprüfen.

1 Meier-Graefe 1904, S. 397.
2 Einstein 1926, S. 163-175.
3 W. F. A. Roëll: Bij Aristide Maillol, in: Elseviers geïllustreerd Maandschrift, Nr. 34, 1924, Bd. 1, S. 1-5.
4 Zum Beispiel die Vossische Zeitung, Nr. 264, 4. 11. 1928.
5 Peters 1978, S. 14f.
6 Erste Versuche und Literaturhinweise siehe: Henrike Junge (Hg.): Avantgarde und Publikum, Köln, Weimar und Wien 1992; Iris Klein: Vom kosmologischen zum völkischen Eros. Eine sozialgeschichtliche Analyse bürgerlich-liberaler Kunstkritik in der Zeit von 1917 bis 1936, München 1991. Zur Rezeption des französischen Bildhauers Charles Despiau vgl. Judith van Beukering: Charles Despiau – de wetten van de sculptur hersteld, Phil. Diss., K.U. Nijmegen (in Vorbereitung).
7 Vgl. Thomae 1978.
8 Ausst.Kat. Kassel 1955, Abb. 93.
9 Vgl. Julius Meier-Graefe: Pariser Reaktionen, in: Kunst und Künstler, Nr. 10, 1911/12, S. 444-448.
10 Radenberg 1912.
11 Ausst.Kat. Mannheim 1912, S. 6.
12 Ausst.Kat. Mannheim 1914, S. 15.
13 Siehe Roland Scotti: Die »Internationale Kunstausstellung« 1907 in Mannheim, Mannheim 1985, S. 44-50, Abb. 18.
14 Georg Biermann (1880-1949), zur Biographie siehe: In Memoriam Georg Biermann, München 1961; Degeners Wer ist's?, Bd. 8, Berlin 1922; Bd. 9, Berlin 1929; Bd. 10, Berlin 1935.
15 M. K. Rohe: Bernhard Hoetger, in: Der Cicerone, Nr. 5, 1913, S. 197-203.
16 Kasimir Edschmid: Hoetger, in: Galerie Erich Cüpper. Die Sammlung der Werke von Bernhard Hoetger, Leipzig 1916, S. 15-26, hier S. 15.
17 Hans Friedeberger: Bernhard Hoetger-Ausstellung bei Paul Cassirer in Berlin, in: Der Cicerone, Nr. 8, 1916, S. 187-190.
18 Alfred Kuhn: Emy Roeder. Über das Formproblem der Plastik, in: Der Cicerone, Nr. 12, 1920, S. 423-431.
19 Der Kunsthistoriker Alfred Kuhn (1885-1968) war unter anderem Mitarbeiter der »Deutschen Allgemeinen Zeitung« und der »Frankfurter Zeitung«. Zur Biographie siehe: Degeners Wer ist's?, Bd. 9, Berlin 1929; Bd. 10, Berlin 1935.
20 Kuhn 1921, S. 94.
21 Ebda., S. 101.
22 Ebda., S. 12.
23 Kuhn 1925, S. 12.
24 Ebda., S. 23f.
25 Vgl. Alfred Kuhn: Hermann Haller. Bildhauer, Zürich und Leipzig 1927, S. 14-16.
26 Kuhn 1928.
27 Kuhn 1921, S. 99.
28 Kuhn 1925, S. 23.
29 Paul Westheim (1886-1963) war 1917 bis 1933 Herausgeber von »Das Kunstblatt«, seine Rezensionen und Aufsätze erschienen zudem in verschiedenen Tageszeitungen wie der »Berliner Börsen Zeitung«. Biographische Daten siehe: Lutz Windhöfel: Paul Westheim (1886-1963) und seine Zeitschrift »Das Kunstblatt« (1917-1933), in: Junge (wie Anm. 6), S. 329-339.
30 Paul Westheim: Wilhelm Lehmbruck, Potsdam und Berlin 1919, S. 20.
31 Ebda., S. 21.
32 Paul Westheim: Aristide Maillol. Zum 70. Geburtstag am 8. Dezember, in: Berliner Börsen Zeitung, 8. 12. 1931 (Morgenausgabe).
33 Zu untersuchen wären daher auch die Änderungen im Sprachgebrauch der Kritiker im Zusammenhang mit dem »Ende des Expressionismus«. Vgl. dagegen Magdalena Bushart: Der Geist der Gotik und die expressionistische Kunst, München 1990, S. 197-207.
34 N.D.L.R. Enquête sur la sculpture en Allemagne et en France, in: Cahiers d'Art, 3, Nr. 9, 1928, S. 383. »A quelques exceptions près il n'y a que deux pays où la sculpture doit le plus développée: l'Allemagne et la France.«
35 Biographische Hinweise zu Will Grohmann siehe: In Memoriam Will Grohmann. Wegbereiter der Moderne, Stuttgart 1987.
36 Biermann 1928, S. 384. »L'art français atteint sa maturité en continuant sa tradition que nous autres, Allemands, avons perdue, mais que nous retrouverons peutêtre un jour, comme au moyen âge.«
37 Wie ein Kommentar der Redaktion erscheint die Illustration des Aufsatzes mit mehreren Abbildungen von Maillol und nur einer von Hoetgers *Volkshausfiguren* und zwei von Lehmbruck, den Biermann überhaupt nicht nennt.
38 Westheim 1929, S. 143. »De telles formes, on les trouve aujourd'hui en France chez Maillol, Brancusi, Laurens, Lipschitz, Despiau; en Allemagne chez Belling, Barlach et chez mon ami Lehmbruck.«
39 Grohmann 1928, S. 371. »L'Allemagne ne possède ni un Maillol, ni un Brancusi.«
40 Ebda., S. 372. »[...] qui occupe la premier place«. »Pour les Allemands, Maillol est le réalisateur et considéré comme Grec et comme Français«.
41 Meier-Graefe 1904, S. 399.
42 Kessler 1925, S. 166.
43 Ebda., S. 167.
44 Ebda., S. 169.
45 Paul Westheim: Maillol. Griechentum in unsere Zeit verschlagen, in: Ders.: Helden und Abenteurer, Potsdam 1931, S. 155-159, hier S. 159.
46 Kessler 1925, S. 170. In seinem Tagebuch verbindet Kessler, als Maillol 1930 Deutschland besuchte, diese Gedanken mit der unbefangenen Nacktheit, die er in einem Frankfurter Schwimmbad beobachten konnte. Damit deutet er an, daß das vermeintliche Griechentum Maillols seinem (deutschen) Lebensgefühl entsprach; siehe Kessler 1961, S. 625, auch S. 637; vgl. auch Ausst.Kat. Baden-Baden 1978, S. 14.
47 Kessler 1928, S. 772.
48 Kessler 1925, S. 176.
49 Rudolf Belling, Arno Breker, Kurt Edzard, Ernesto de Fiori, Hermann Haller, Moissey Kogan, Georg Kolbe und Renée Sintenis.
50 Harry Graf Kessler: Die Eröffnung der Maillol-Ausstellung in Berlin, in: Frankfurter Zeitung, Nr. 897, 30. 11. 1928. Die Tatsache, daß Kessler betont, daß Maillols Kunst »nicht mehr eine Liebhaberkunst für reiche Sammler« sei, könnte durchaus als eine Reaktion auf Vorwürfe Kolbes zu verstehen sein (vgl. Kolbe 1949).
51 Grautoff (1929, S. 74), spricht von einem der »bedeutendsten Ereignisse der letzten Jahre«. Für die Vorbereitung dieses Beitrages wurden, neben den bekannten Kunstzeitschriften, 33 Berliner und sieben nationale Tageszeitungen und Illustrierte untersucht, die regelmäßig Berichte zur bildenden Kunst brachten. In ihrer Breite und Dichte ist die Resonanz der Ausstellung vergleichbar mit der Wirkung der beiden großen Kolbe-Ausstellungen (1928 bei Cassirer; 1931 bei Flechtheim) in Berlin.
52 Hier nicht besprochene Rezensionen der Ausstellung: Max Deri: Aristide Maillol, in: BZ am Mittag, Nr. 348, 19. 12. 1928; W. G. [Willy Ganske]: Berliner Kunstspaziergang, in: Berliner Lokal-Anzeiger, Nr. 576, 5. 12. 1928; Curt Glaser: Die Maillol-Ausstellung. In der Galerie Flechtheim, in: Berliner Börsen-Courier, Nr. 565, 2. 12. 1928; H.: Berlin, in: Kunstchronik und Kunstmarkt, Nr. 62, NF 35, 1928/29, S. 123f.; Benno Reifenberg: Maillol, bei Flechtheim, in: Frankfurter Zeitung, Nr. 952, 21. 12. 1928; Paul Westheim: Ausstellungen, in: Das Kunstblatt, Nr. 12, 1928, S. 380; [Willy] Wolfradt: Berliner Ausstellungen, in: Der Cicerone, Nr. 20, 1928, S. 805-807; V. Z. [Viktor Zuckerkandl]: Aristide Maillol. Ausstellung bei Flechtheim, in: Tempo, Nr. 68, 29. 11. 1928.
53 Bruno E. Werner (1896-1964) gehörte von 1926 bis 1938 der Feuilleton-Redaktion der »Deutschen Allgemeinen Zeitung« an. Biographische Hinweise bei C. F. W. Behl, in: Hermann Kunisch (Hg.): Handbuch der deutschen Gegenwartsliteratur, München 1965, S. 623f.; Andreas Hüneke: Zum Beispiel Bruno E. Werner. Kunstkritische und kunsthistorische Publizistik in den dreißiger Jahren, in: Maria Rüger (Hg.), Kunst und Kunstkritik der dreißiger Jahre, Dresden 1990, S. 198-204.
54 Bruno E. Werner: Maillol. Ausstellung in der Galerie Flechtheim, in: Deutsche Allgemeine Zeitung, Nr. 564, 1. 12. 1928.
55 Hugo Kubsch: Berliner Kunstchronik. Ein Bildhauer und ein Maler, in: Deutsche Tageszeitung, Nr. 572, 4. 12. 1928. Zur Charakterisierung der »Deutschen Tageszeitung« vgl. Peter de Mendelsohn: Zeitungsstadt Berlin, Frankfurt a. M., Berlin und Wien 1982, S. 371.
56 Julius Meier-Graefe: Maillol. Zu der Ausstellung bei Flechtheim, in: Berliner Tageblatt, Nr. 565, 29. 11. 1928.
57 Anton Mayer: Aristide und Lucien Maillol. Ausstellung bei Flechtheim, in: 8-Uhr Abendblatt, Nr. 280, 29. 11. 1928.
58 Max Osborn: Aristide Maillol. Die Ausstellung bei Flechtheim, in: Vossische Zeitung, Nr. 288, 2. 12. 1928.
59 E. C. [Ernst Collin]: Aristide Maillol, in: Berliner Volkszeitung, Nr. 578, 7. 12. 1928.
60 F. S-s. [Franz Servaes]: Drei Bildhauer. Maillol, Fritz Huf, Kurt Kroner, in: Der Tag, Nr. 301, 16. 12. 1928.
61 Wilhelm Westecker: Kunstausstellungen. Die beiden Maillols, in: Berliner Börsen Zeitung, Nr. 560, 29. 11. 1928.
62 Dr. D. [Felix Dargel]: Der Mann im Schatten Rodins. Aristide Maillol in der Galerie Flechtheim, in: Berliner Illustrierte Nachtausgabe, Nr. 281, 30. 11. 1928.
63 Karl Scheffler: Plastik. Aristide Maillol in der Galerie Flechtheim, in: Kunst und Künstler, Nr. 27, 1928/29, S. 137-140.
64 Adolf Behne: Moderne Bildhauer. Maillol – Akademie – Huf – Kroner, in: Die Welt am Abend, Nr. 295, 17. 12. 1928.
65 Ebda.
66 L. F.: Maillol – und wir Selbst. Zur Maillol-Ausstellung in der Kunsthalle Basel, in: Frankfurter Zeitung, 23. 8. 1933.
67 Fritz Nemitz: Junge Bildhauer (Die Kunstbücher des Volkes / Kleine Reihe Bd. 3), Berlin 1939, S. 18, 20.
68 Giedion-Welcker 1937, S. 30.
69 Ebda., S. 7.

PORTRÄT DES KÜNSTLERS ALS GRIECHE

Pierre Vaisse

Alle Publikationen über Maillol sind einander recht ähnlich: Sie bieten dem Leser fast dasselbe Porträt des Künstlers, dieselben Anekdoten über sein Leben, dieselben Anmerkungen über seine Kunst. Da ein Teil der Autoren ihn persönlich gekannt hat, könnten die Übereinstimmungen als Beweis für den Wahrheitsgehalt des Gesagten gelten, wären sie sich nicht auch dort einig, wo sie irren, und verfielen sie nicht allzu häufig und allzu offenkundig von der Geschichte in die Legende. So wird etwa berichtet, Maillol habe sich spät in seinem Leben der Skulptur zugewandt, während er doch schon in Perpignan Unterricht in dieser Kunst erhalten hatte, oder es wird vergessen, daß er schon als Fünfzehnjähriger Millet in Barbizon kennengelernt hatte, was schlecht zu dem Bild paßt, das man von seiner Jugend zeichnet.[1] Der Bericht über seine Wiederentdeckung der alten natürlichen Farben für Wandteppiche ähnelt einem Märchen, und die Bemerkungen über die damalige Produktion der staatlichen »manufacture des Gobelins«, die unfehlbar mit der Beschwörung dieser Jugendwerke einhergehen, offenbaren eine akribisch von Buch zu Buch weitergereichte Unkenntnis des fraglichen Sachverhalts.[2]

Doch zumindest in bezug auf die äußere Erscheinung und den Charakter des Künstlers dürfen die übereinstimmenden Zeugnisse der Menschen, die freundschaftlich mit ihm verkehrten, als maßgeblich gelten. So bestreitet zum Beispiel niemand, daß er einen Bart trug, einen Bart, über den uns Thadée Natanson berichtet und der gegen Ende von Maillols Leben lang und weiß war und sehr der Barttracht Rodins, Bourdelles, Bartholomés und Brancusis ähnelte.[3] Monet, wie Rodin 1840 geboren, trug ebenfalls einen beeindruckenden Bart; dies war ein Modediktat für die Männer jener Generation. Doch zu Beginn unseres Jahrhunderts änderte sich die Mode. Nunmehr seltener geworden, nahm der Bart eine neue Bedeutung an. Für geraume Zeit konnte man sich einen großen Bildhauer ohne dieses Attribut nicht vorstellen, denn der weiße Vollbart war zum Kennzeichen eines ›primitiven‹, erd- und traditionsverwurzelten Menschen geworden, des Hüters eines sehr alten Wissens, wie es früher die Handwerker oder die Hirten waren. Man weiß, welche Rolle in der Biographie eines Bourdelle oder Brancusi die Tatsache spielt, daß der eine in seiner Kindheit Ziegen und der andere Schafe gehütet hat. Wiewohl von weniger bescheidener Herkunft, heißt es von Maillol, er habe in seinem reifen Alter das Äußere und den Charakter eines Hirten bewahrt, und alle Autoren unterstreichen einhellig seine Verbundenheit mit dem heimischen Boden, der heimatlichen Landschaft, wie auch seinen angeborenen Sinn für die handwerkliche Arbeit, die sich aus seiner Herkunft herleite.[4]

Hier soll gewiß nicht das Zeugnis derjenigen angefochten werden, die ihn kannten, doch man kann nicht umhin, festzustellen, wie stark das Bild, das sie uns von dem Künstler überliefert haben, mit dem Idealbild des Bildhauers zusammenfällt, das diese Epoche beherrschte: ein Weiser in Kontakt mit der Natur, ein Handwerker, der mit dem Material arbeitet, mit dem er vertraut ist. Mit dem Hammer in der Hand arbeitete er mit jener Selbstsicherheit, die eine aus urvordenklichen Zeiten stammende Weisheit verleiht, unmittelbar am Block. Das war die Zeit, in der – als Reaktion auf die akademische Methode und die expressive Gestaltungsweise Rodins – man in der Bildhauerei ausschließlich die ›taille directe‹ gelten ließ. Dieses Verfahren erachtete man als einzig gültige Methode, die, wie man glaubte, die Ägypter, die Griechen und danach die sogenannten Imagiers (Bildner) des Mittelalters verwendet hatten, bevor die Künstler sich mit dem »mühelosen« Modellieren in Ton zufriedengaben, was die Bildhauerei in einen dauernden Niedergang stürzte.

Ohne Zweifel handelt es sich bei dem bärtigen, nach der ursprünglichen Methode arbeitenden Bildhauer um ein Idealbild von holzschnittartiger Vereinfachung nach Art eines Bilderbogens von Épinal, doch darf man die Wirkung nicht verkennen, die es auf das zeitgenössische Bewußtsein und damit auch auf das Bewußtsein der damaligen Bildhauer

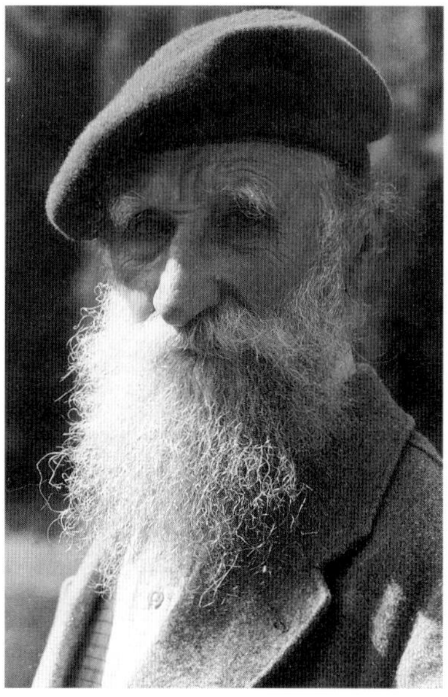

Aristide Maillol, 1944.
Photographie von Heinz Grothe

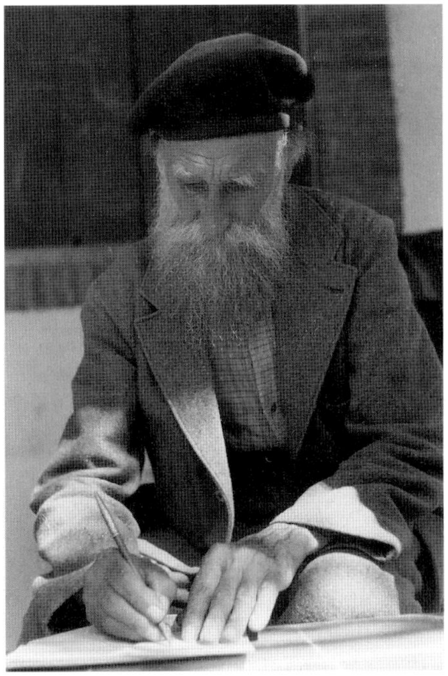

Aristide Maillol, 1944. Photographie von Heinz Grothe

ausübte. Dabei war es recht bedeutungslos, daß zwischen diesem Idealbild und der von den meisten Bildhauern übernommenen Arbeitsmethode eine große Kluft bestand. Alle dem Künstler Maillol gewidmeten Bücher versichern mit Nachdruck, daß Maillol mit der ›taille directe‹, dem unmittelbaren Aushauen der Skulptur aus dem Stein, gearbeitet hat. Laut Judith Cladel soll er sie »ohne Zögern [...], ganz selbstverständlich« angenommen haben.[5] Schenkt man diesen Worten Glauben, die sie ihm zuschreibt, sah Maillol in der ›taille directe‹ die Technik des Bildhauers par excellence – so berichtet auch Waldemar George: »Maillol verteidigt die taille directe, die er nur in seinen Anfängen verwendet hat, die aber, wie er versichert, die eigentliche Basis des Bildhauer-Handwerks ist.«[6] Octave Mirbeau legte ihm in den Mund, daß sich kein Bildhauer rühmen könne, »ein vollkommener Künstler zu sein, wenn er nicht zuerst und vor allem ein vollkommener Handwerker ist [...], das heißt ein Bezwinger der Materie«, und daß es besser sei, »seine Figur kühn selbst aus dem Stein- oder Marmorblock zu hauen«.[7] So zeigt auch eine von Marguette Bouvier veröffentlichte Photographie mit der schlichten Beschriftung »La taille directe« den Künstler in seinem Atelier – eine Photographie, in der man schwerlich eine aus dem Leben gegriffene Momentaufnahme sehen kann (siehe auch Abb. S. 174).[8]

Doch welches auch immer seine Erklärungen waren, Maillol war – wie Rodin – ein Modelleur, und die einzigen seiner Werke, die unmittelbar aus dem Block gehauen wurden, sind außer der *Mediterranée* und wenigen kleinen Steinplastiken einige Holzfiguren, die aus seiner Jugendzeit datieren. In ihnen hat man einen Einfluß von Gauguins bildhauerischen Arbeiten gesehen; in Wirklichkeit sind sie vor der Zeit entstanden, in der Maillol Kenntnis von dessen Skulpturen haben konnte.[9] Doch diese Version seiner Biographie paßt nur allzugut zu der Legende von dem erdverbundenen, noch ungebildeten, aber schon genialen Kind, so daß kein Biograph sie ausließ. Während die klassische akademische Richtung ihren jungen Giotto feierte, der mit dem Finger Figuren in den Sand zeichnete, hatte unser Jahrhundert seine jungen künftigen Bildhauer, die mit einem einfachen Messer Figuren in ihren Hirtenstab schnitten.[10]

Sogar das Material des Modelleurs, die Erde, dieses weiche, von den Anhängern der ›taille directe‹ verachtete Material, trug dazu bei, jene Gestalt eines Maillol als Handwerker zu prägen. Denn er soll den Ton nicht, wie die akademisch arbeitenden Bildhauer des 19. Jahrhunderts modelliert, sondern wie der antike Töpfer auf der Töpferscheibe gedreht haben.[11] Wo er diese Technik gelernt hat, darüber schweigt die Überlieferung. Er war, so muß man annehmen, durch ein angeborenes Gefühl für das Material zu dieser Fertigkeit gelangt, die er aber in Wirklichkeit wenig ausübte, denn seine getöpferten Werke aus der Jugendzeit waren zum großen Teil keine gedrehten Stücke. Doch das Gewicht, das seine Biographen darauf legen, erklärt sich auch aus anderen Gründen. Die Vase hat stets als Analogie für weibliche Formen gedient, das heißt für das Hauptthema seiner Skulpturen, und die liebkosende Hand des Töpfers auf dem Ton ist dieselbe, mit der er einen Entwurf oder die Haut eines Modells berührt hätte.[12] Darüber hinaus ruft die Gestalt des Töpfers archaische Zeiten ins Gedächtnis, genauer gesagt, die griechische Antike, das Goldene Zeitalter der keramischen Kunst, und hat dadurch das Bild eines Maillol, der von den Griechen abstammt, die sich einst an der Küste des westlichen Mittelmeers niederließen, um eine weitere Facette bereichert.

Denn Maillol, der Handwerker, war auch Maillol, der Grieche. Sicher ist kein Begriff häufiger als dieser gebraucht worden, um ihn zu charakterisieren. Schon 1904 verwendet ihn Meier-Graefe zum ersten Mal in der ersten Ausgabe seiner »Entwicklungsgeschichte der modernen Kunst«.[13] 1919 sah Maurice Denis in Maillol »den Weisen aus Griechenland, der inmitten der modernen Zivilisation und des Erfolgs die Einfachheit eines homerischen Helden bewahrt«; fünfzehn Jahre später beschrieb ihn Robert Rey als »Greco-Lateiner aus Gallien«, und laut Will Grohmann wurde er »als Grieche und Franzose betrachtet«.[14] Diese Wesensart, so meinte man, verdankte er offensichtlich seiner Herkunft, dem Landstrich, in dem er geboren wurde, dessen Landschaft und Geschichte. Als die ersten Berichte über sein Leben veröffentlicht wurden, schien zwar der Positivismus eines Hippolyte Taine längst aus der Mode gekommen zu sein und nur noch belächelt zu werden, doch tatsächlich bestanden in der Geschichte der Kunst die auf Rasse und Herkunft beruhenden Erklärungsmodelle mit unverminderter Wirkung fort. Die katalanische Küste des Mittelmeers diente als Begründung für das Genie Maillols, und man vergaß auch nicht, daß dieser Boden in archaischer Zeit von den Griechen kolonisiert worden war. »Ich habe den Eindruck, daß er tatsächlich ein Nachfahre der Griechen war. Es gab in der Nähe von Banyuls eine griechische Kolonie, von der er ganz und gar geprägt schien«, bekundete noch 1980 der Bildhauer Jean Osouf.[15] Dasselbe hatte Maurice Denis schon zu Beginn des Jahrhunderts in poetischeren Worten niedergeschrieben: »Durch seine Geburt, durch seine Rasse gehört er dem Süden Frankreichs an: Er kommt von den Ufern des Mittelmeers, dessen blaue Fluten die Geburt der Venus gesehen und zu so vielen berühmten Kunstwerken inspiriert haben. Irgendein Grieche, sein Ahnherr, hat vielleicht an unsere südlichen Küsten mit dem Kultus der Schönheit auch den der Pallas Athene mitgebracht, also den Kultus des klassischen Geistes.«[16] Etwa dreißig Jahre später führt John Rewald mit dem gleichen Tonfall in das Leben seines Helden ein: »Aristide Maillol wurde geboren, ehe das christliche Zeitalter begann. Die großen Bildhauer der Antike lehrten ihn die Liebe zu den nackten Körpern, offenbarten ihm das Geheimnis der Massen und den Rhythmus der Bewegungen. Dann erwachte der Jüngling eines Tages am Gestade des Mittelmeeres, unter den Weinstöcken, nahe der spanischen Halbinsel, im Schatten der Pyrenäen. Sohn von Fischern und Weinbauern, verbrachte er seine Jugend in einem Landstrich, der einst von den Griechen und Römern kolonisiert worden war und dessen Bewohner einen reinen und noblen Typus von klassischer Schönheit bewahrt haben.«[17] Eine derartige Erklärung wurde von Maillols Biographen um so lieber aufgegriffen, als sie ihnen erlaubte, mit einem literarischen Bravourstück zu glänzen: Nun konnten sie vor den Augen des Lesers das Bild der Landschaft von Banyuls und seiner Umgebung heraufbeschwören – die felsigen Abhänge der mit Weinstöcken und Olivenbäumen bepflanzten Hügel, die unter dem südfranzösischen Himmel zum Meer abfallen. Doch die wiederholte Betonung seiner Herkunft reichte noch nicht aus, Maillols Platz und Rolle in der Kunst seiner Epoche zu bestimmen. Man stellte ihn darüber hinaus in ein Spiel von Gegensätzen, das das Denken von Generationen geprägt hat: Dieses System bildeten ethno-geographische und ästhetische Oppositionen, die, als grundlegend erachtet, den Vorteil boten, die alte literarische Gattung des Vergleichs rhetorisch effektvoll anzuwenden.

Aufgrund seiner Herkunft war Maillol ein Mensch des Südens, des Midi, also ein Klassiker, der mit seiner Kunst auf die Romantik des Nordens reagierte. Lange Zeit wurde er als Gegensatz zu Rodin definiert. Rodins Kunst wurde zu Beginn des Jahrhunderts häufig als ein in die Skulptur übersetzter Impressionismus betrachtet, das heißt man sah sie als eine Spielart der Romantik, die die malerischen Werte und den subjektiven Ausdruck bis an die äußerste Grenze trieb. Da sich heute die meisten mit der Skulptur befaßten Kunsthistoriker mehr für Brancusi als für Maillol interessieren, ist diesem die Rolle des Gegenspielers zu Rodin zugefallen; doch die Begriffe, die zur Charakterisierung seiner Kunst Anwendung finden – Reinheit, Streben nach einfachen Volumen, Reduzierung auf das Wesentliche – sind dieselben, die noch bis vor kurzem dazu dienten, die Werke Maillols zu beschreiben. Zieht man freilich die profunden Unterschiede zwischen ihren Arbeiten in Betracht, kann man nicht umhin, die Angemessenheit derartiger Begriffe in Frage zu stellen.[18]

Um nun zu der Gegenüberstellung von Maillol und Rodin zurückzukehren, so hat zweifellos niemand diese mit größerer Stringenz durchgeführt als Jules Romains, der große, akademisch gebildete Schriftsteller, in einem 1930 veröffentlichten Artikel.[19] Er bestimmt dort eine Reihe von

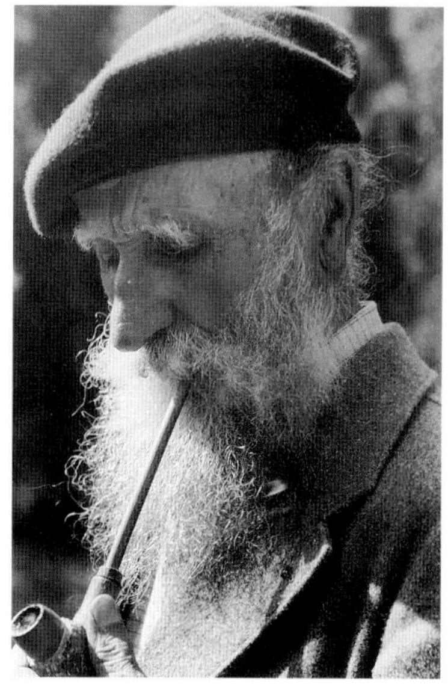

Aristide Maillol, 1944.
Photographie von Heinz Grothe

Gegenpositionen wie Unruhe und Ruhe, Pathos und Harmonie, Ausdruck und Schönheit, Ästhet und Handwerker (der Töpfer!), »die sich offenbar alle zu einem einzigen Gegensatz zusammenfassen lassen: Romantik versus Klassik«.[20] Judith Cladel greift diese Gegensatzbestimmung einige Jahre später wieder auf. Sie stellt die gotische Welt, der die Kunst Rodins nach ihren Worten angehört, dieses Mannes des Nordens von zugleich normannischem und lothringischem Ursprung, der griechisch-lateinischen Welt des mediterranen Menschen Maillol und dessen »klarer und harmonischer Plastizität« gegenüber.[21] Im Grunde entsprachen die Begriffe denen von Jules Romains insofern, als gegenüber einer zeitlos-ewigen Klassizität die Romantik als eine neue Offenbarung des Gotischen gelten konnte, als neuer Ausdruck des gleichen nordischen Genius, doch zeigt die Argumentation beider Autoren unterschiedliche Perspektiven auf. Bewegen sich die Äußerungen Jules Romains' in dem abstrakten Universum ästhetischer Kategorien, um nicht zu sagen in der akademischen Rhetorik, so führt der Vergleich des gotischen oder nordischen Geistes mit dem griechisch-lateinischen zu einer anderen Weltsicht. Zwar verwendet auch Judith Cladel schon diesen Topos, er findet sich jedoch in der deutschen Kritik mit einer solchen Beständigkeit, daß er noch in einem kürzlich erschienenen Aufsatz über Rodin und Deutschland auftaucht.[22]

Man weiß, auf welche Bewunderung die Kunst Maillols in Deutschland gestoßen ist.[23] Ursel Berger hat völlig zutreffend geltend gemacht, daß sie in Wirklichkeit nicht den Einfluß auf die deutsche Skulptur ausgeübt hat, den man ihr zuschrieb[24], doch der konkrete Einfluß auf künstlerische Werke ist eine Sache und das Ansehen, die Anerkennung durch die Kunstkritik eine andere. Aus diesem Gesichtswinkel ist das 1928 geschriebene Urteil Will Grohmanns in seinem Artikel »Enquête sur la sculpture moderne en Allemagne et en France« zu lesen: »Es ist Maillol, der den ersten Platz einnimmt, er genießt grenzenloses Ansehen.

Während seiner letzten Lebensjahre hat er bei den Kunstliebhabern sogar Rodin überrundet.«[25] Noch aufschlußreicher erscheint das der Skulptur gewidmete Kapitel in dem 1926 erschienenen Band über die Kunst des 20. Jahrhunderts innerhalb der monumentalen Propyläen-Kunstgeschichte: Auf jede Überleitung verzichtend, beginnt der Autor, Carl Einstein, ohne Umschweife die »historische Bedeutung Maillols« darzulegen, dessen Kunst er auf drei der zwölf Seiten des Kapitels analysiert.[26]

Wenngleich seine Analyse zu einem Gutteil der formalistischen Tradition verpflichtet ist, erinnert er nichtsdestoweniger daran, daß Maillol Südfranzose ist, und unterstreicht die Bedeutung, die das »provenzalische« (sic!) Licht für dessen Entwicklung gehabt haben müsse. Wieder einmal ein Gemeinplatz, der vor allem in Deutschland kursierte, wo der Gegensatz zwischen dem Norden und dem Süden, dem germanischen und dem mediterranen Charakter, der Gotik und der Klassik die Sichtweise insbesondere der Kunsthistoriker mit um so größerer Kraft beherrschte, als das Nationalgefühl hier unmittelbar angesprochen schien. Freilich sind in der Bewunderung, die Maillol hier erlebte, auch paradoxe Züge zu erkennen. So mag die Aussage eines französischen Autors zwar einer inneren Logik folgen, steht aber im Widerspruch zu den Tatsachen: »Der mediterrane Mensch wurde von den Deutschen gering geachtet; eine starke Rasse war in ihren Augen in Frankreich ausschließlich nördlich der Loire zu finden.«[27] Immerhin war die Frage der Anerkennung Maillols in Deutschland bereits 1921 von dem deutschen Kunsthistoriker Alfred Kuhn angeschnitten worden, der sie für einfach zu beantworten hielt: Wenn Maillol in Frankreich wenig bekannt sei, so deshalb, weil seine Kunst dort als ein Anknüpfen an etwas Wohlbekanntes, im Blut Liegendes erkannt wurde, während sie in Deutschland einer sehnsüchtigen Erwartung entgegenkam: »Maillol breitete vor den staunenden Söhnen des Nordens das aus, was sie nur in sehnsuchtsvollen Wunschträumen der Jugend geschaut.«[28]

Kuhn erinnert daran, daß in Deutschland zweifellos die klassizistische Tradition eines Rauch und eines Hildebrand dem Werk Maillols vorausgegangen sei. Doch was bei ihnen nur eine aus kühler und mühevoller Kalkulation und Disziplin geborene Kunst sei, ergebe sich bei Maillol mühelos aus einer naiven Sinnlichkeit.[29] Indem Kuhn jedoch seine Perspektive allein auf die Skulptur beschränkt, beraubt er das Phänomen seiner wahren Dimension. Die Anziehungskraft des Südens, die Faszination des »Landes, wo die Zitronen blühn«, um die unvermeidliche Verszeile Goethes zu zitieren, bilden, wenn schon nicht eine Konstante dieser imaginären Einheit, als die man sich die germanische Seele denkt – ein überstrapaziertes Bild, das nur allzu oft wiederholt wurde –, so doch anderthalb Jahrhunderte lang eine Hauptkomponente der deutschen Kultur. Für dieses Bild des Südens waren nicht allein die Bildhauer und Maler empfänglich, sondern es war, vermengt mit literarischen Erinnerungen und Versatzstücken, in den humanistisch gebildeten Kreisen weit verbreitet. Im Hinblick auf diese Tradition der deutschen Italien-Sehnsucht muß man der Maillol-Rezeption in Deutschland einen neuen Stellenwert zuweisen, ebenso der besonderen Bewunderung, die der wichtigste Mäzen des Künstlers, Harry Graf Kessler, diesem entgegenbrachte.

Man kann nicht von Maillol sprechen, ohne auf die große Persönlichkeit Kesslers einzugehen. Alle Biographen des Bildhauers haben dies mit mehr oder weniger Details, mit mehr oder weniger Sympathie getan.[30] Allein Thadée Natanson erwies sich ihm gegenüber als engstirnig und ungerecht. Er befand, »das Niveau von Maillol hätte Kessler nur schreibend erreichen können«.[31] In der Tat ist zu bedauern, daß Kessler Maillol nicht das große Buch gewidmet hat, das er besser als jeder andere hätte schreiben können. Gleichwohl erlauben zwei Artikel wie auch die Passagen in seinen Tagebüchern und in seiner Korrespondenz, die sich mit dem Künstler befassen, seine Sicht auf Maillol zu rekonstruieren. In mancherlei Hinsicht unterscheidet sie sich nicht von derjenigen, die sich schon seit den Anfängen des Bildhauers durchgesetzt hatte. In einem 1925 erschienenen Artikel entwirft Kessler den unvermeidlichen Gegensatz zu Rodin, ein Vergleich, zu dem er auf den letzten Seiten zurückkehrt, indem er an »das unüberbrückbar Trennende der im Blute liegenden Weltanschauung« erinnert.[32] Während er in Rodin den die französische Gotik fortführenden Meister sieht, ist Maillol für ihn »der Grieche«.[33] Er beschreibt den Ort, in dem der Künstler geboren wurde und verwurzelt ist, und vermeint, in der Landschaft und der Bevölkerung antik-griechische, ja homerische Züge zu erkennen. Im folgenden stellt er eine innere Verwandtschaft zwischen der Formenwelt Maillols und den Skulpturen des Zeustempels von Olympia fest: »[...] aber die Giebelfiguren und Metopen des Zeustempels redeten zu ihm wie Brüder und Schwestern in seiner eigenen Sprache«. Dieser Satz klingt wie eine Erinnerung an ihre im Frühling 1908 unternommene Reise nach Griechenland; doch bereits zwei Jahre zuvor hatte Hans Rosenhagen in seinem Bericht über eine Ausstellung der Berliner Secession dieselbe Assoziation hergestellt, so daß sich die Frage aufdrängt, ob Kessler hier nicht unbewußt etwas aufgegriffen hat, was bereits ein Gemeinplatz der Kritik geworden war – falls es sich nicht ohnehin um eine Reaktion Maillols vor den Skulpturen in Olympia handelte, der Kessler erst diese Worte gab.[34]

Im Denken Kesslers erscheint Maillol stets mit Griechenland verbunden, manche der Verbindungen jedoch, die er zwischen diesem Land und dem Bildhauer wahrnimmt, sind überraschend und originell. So betont er in demselben Artikel mit Nachdruck den platonischen Charakter der Idee bei Maillol. Es handelt sich hier nicht, wie man vermuten könnte, um einen der oberflächlichen Vergleiche, die vor allem bezwecken, den Autor in ein glänzendes Licht zu stellen, denn Kessler war von dieser Verwandtschaft so erfüllt, daß er sich die Mühe machte, vor der Niederschrift des Artikels Platons »Gastmahl« im Original zu lesen.[35] Das Bild eines philosophierenden Maillol scheint gleichwohl auf den ersten Blick schlecht mit demjenigen in Einklang zu stehen, das Kessler einen Monat zuvor in seinem Tagebuch von ihm zeichnet, als er bei ihm »ein Gesicht wie das eines griechischen Hirtendichters« feststellt.[36] Daß der beständige Kontakt mit der Natur den Hirten zu einem inspirierten Menschen, einem Lyriker, mache, fällt in den Bereich des Gemeinplatzes, doch diese Vorstellung hatte für Kessler einen genauer umschriebenen Sinn, den eine andere seiner Veröffentlichungen erhellt. Es handelt sich dabei um den langen, 1909 verfaßten essayistischen Kommentar zum Tagebuch von

Gerhart Hauptmanns Griechenland-Reise, das der Bühnendichter im Vorjahr veröffentlicht hatte. Die Veröffentlichung seiner Rezension nahm Kessler als Anlaß und Vorwand, seine eigene Sicht von diesem Land darzulegen, indem er sich sowohl auf die psychologischen Theorien von Theodor Lipps und Wilhelm Wundt, auf die Werke von Historikern als auch auf Nietzsches »Geburt der Tragödie« und die Reflexionen Hauptmanns stützte.[37]

Gewiß, Maillol wird in diesem Bericht nicht zitiert, vielmehr vergleicht Kessler hier den Stil Gerhart Hauptmanns mit dem Rodins.[38] Eine derartige Gegenüberstellung unternimmt Kessler bereits ein Jahr zuvor in einem Brief, in dem er den Stil Maillols und das literarische Schaffen eines Freundes, des österreichischen Dichters Hugo von Hofmannsthal, vergleicht.[39] Dem sei vorausgeschickt, daß das Griechenland Gerhart Hauptmanns nicht das der Mittelmeerküste, sondern das der Berge, das Griechenland der Hirten war. Kessler greift nun dieses Thema seinerseits auf und sieht in dem griechischen Hirten einen ursprünglichen Typus des Menschen, dessen Imagination seiner Meinung nach auf einer Weltanschauung beruhe, die sich bis zu Platon fortgesetzt habe.[40] Die Gestalt des archaischen Hirten, schreibt er weiter, bewege sich im Rahmen einer zur Romantik im Gegensatz stehenden Anschauung.[41] Derlei Betrachtungen erinnern an Kesslers Auffassung von der Kunst Maillols, der Kunst jenes »Hirtendichters«, mit dem er selbst im Frühling 1908 eine Reise nach Griechenland unternommen hatte.

Ein anderer Absatz führt indessen in eine andere Denkrichtung: Stimmt man Nietzsche zu, daß das Dionysische und das Apollinische die beiden Quellen der Kunst seien, dann, so erklärt Kessler, sei die Einbildungskraft des Hirten dionysischer Natur.[42] Andererseits erkennt Kessler eine apollinische Inspiration im Werk Maillols, was uns jedoch keinerlei Handhabe gibt, uns an diesem Widerspruch zu stören. Und dies nicht nur, weil die beiden von Nietzsche herausgestellten Prinzipien der griechischen Künste als untrennbar miteinander verbunden galten, sondern auch und vor allem, weil es müßig wäre, allzuviel logisch-systematische Strenge von einer Denkweise zu verlangen, die sich, wie bei Kessler, völlig aus literarischen Werken und aus Wissenschaften speiste, die – man denke hier etwa an die Psychologie seiner Zeit – noch auf unsicheren Grundlagen beruhten oder die auf den eher philosophischen, denn philologischen Theorien Nietzsches in »Die Geburt der Tragödie« fußten.

Der Einfluß dieses 1872 in Erstausgabe erschienenen schmalen Buches auf das deutsche, ja das europäische Denken Ende des 19. und Anfang des 20. Jahrhunderts ist bis heute noch nicht erschöpfend bestimmt worden. Kessler bewunderte den Autor in so hohem Maß, daß er vor dem Ersten Weltkrieg den Plan faßte, ihm zu Ehren in Weimar ein Denkmal errichten zu lassen, das durch eine internationale Subskription finanziert werden sollte. Zu diesem Zweck hatte er ein Komitee um sich geschart, zu dessen Mitgliedern so namhafte Schriftsteller wie André Gide und Gabriele d'Annunzio gehörten. Der Plan scheiterte, sei es, weil man die notwendigen Geldmittel nicht zusammenbringen konnte, sei es aufgrund des Widerstands, den Elisabeth Förster-Nietzsche seiner Durchführung entgegensetzte, nachdem sie in einem Brief ihres Bruders von dessen Abscheu vor den äffischen Nachahmungen griechischer Kultur, in denen sich reiche Müßiggänger ergingen, erfahren hatte.[43] In der Tat stellte sich Kessler die Errichtung eines Tempels und eines Stadions im griechischen Geist vor, deren Verwirklichung er Henry van de Velde, dem Direktor der Kunstgewerbeschule in Weimar, übertrug.[44] Im Inneren des Tempels sollten sechs Reliefs von Max Klinger das dionysische Prinzip darstellen, während Maillol dazu ausersehen war, die überlebensgroße Statue eines Epheben zu schaffen, der als Verkörperung des apollinischen Prinzips vor dem Tempel auf einer die Stadt überschauenden Terrasse Aufstellung finden sollte.[45] Als Modell für den Jüngling sollte Nijinsky dienen, der berühmte Tänzer der Ballets russes, nach dem Maillol 1911 mehrere Studien zeichnete (Abb. S. 155).[46]

Das Projekt Kesslers mit Stadion und der großen Statue eines Epheben drängt durch den Geist seiner Konzeption den Gedanken an vergleichbare Schöpfungen des Dritten Reiches auf, etwa an die Nürnberger Anlage oder das für die Olympischen Spiele 1936 in Berlin gebaute Olympiastadion. Die Analogie gilt nicht nur für den architektonischen Bereich, sondern auch für Maillols Kunst, soweit sie dem Geist von Kesslers Projekt entsprach. So geschah es, daß der Künstler sich in Deutschland während des Dritten Reichs einer gewissen Gunst erfreute.

Dieser letztgenannte Punkt, der auch die Frage nach der Haltung der Verantwortlichen des nationalsozialistischen Regimes ihm gegenüber und nach den persönlichen Überzeugungen des Künstlers in sich schließt, war leider noch nicht Gegenstand einer gründlichen Untersuchung.[47] Man weiß, daß Maillol 1942 aus Banyuls nach Paris reiste, um an der Vernissage von Werken Arno Brekers, den er seit langem kannte, teilzunehmen. Dieser war inzwischen zum Lieblingsbildhauer Hitlers aufgestiegen. Diese Unbesonnenheit, mit der er sich nach Ansicht gewisser Kreise damals schwer kompromittierte, wurde ihm heftig vorgeworfen, so daß sich nach dem Krieg das Gerücht verbreitete, der Autounfall, der zu seinem Tod führen sollte, sei aus Rache von Angehörigen der Résistance provoziert worden.[48] Daran ist nichts Wahres; über den Unfall auf der Straße nach Perpignan berichten die Zeitungen.[49]

Es ist bekannt, daß Maillols Modell Dina Vierny Flüchtlinge auf einem Weg über die Grenze nach Spanien brachte, den ihr der Bildhauer selbst gezeigt hatte.[50] 1943 festgenommen und inhaftiert, sollte Dina Vierny nur durch das Eingreifen Arno Brekers ihre Freilassung erlangen.[51] Durch die Initiative desselben Breker erhielt Maillol während der Besatzung vom deutschen Staat möglicherweise den Auftrag für ein Monument, einen Brunnen für den Grunewald in Berlin, für den er einen Vorschuß erhalten haben soll.[52] Die Rolle, die Breker bei dieser Angelegenheit spielte, relativiert ihre Bedeutung. In der Nachkriegszeit wurde durch dieses Gerücht Maillols Haltung ungerechtfertigterweise von manchen Zeitgenossen in Frage gestellt.

Kessler zufolge hatte ihm der Künstler 1936 versichert, daß er nichts von Politik verstünde.[53] Hierin lag vielleicht ein einfacher Verteidigungsreflex, bedingt durch das seit dem 19. Jahrhundert weit verbreitete Bild des Künstlers als unpolitischer, naiver Mensch, das ihm differenzierte persönliche Standpunkte nicht zugestand. So berichtet der englische

Zeichner John Rothenstein, Maillol habe Elisabeth Förster-Nietzsche, der Schwester des Philosophen, den Wunsch abgeschlagen, Mussolini ein Exemplar der »Eklogen« des Vergil zu widmen.[54] Sein Bekenntnis, nichts von Politik zu verstehen, erfolgte jedoch nach einer Diskussion über den Spanischen Bürgerkrieg, in deren Verlauf er völlig der Seite der Rebellen, das heißt Francos, zuzuneigen schien.[55] Die Sache berührte ihn unmittelbar, denn wie der Bildhauer Osouf sagte: »Er war vor allem Katalane.«[56] Diese enge Bindung an die Provinz, in der er geboren wurde, ging bis zu einer erklärten Feindseligkeit gegenüber den »Franzosen«.[57] Dies ist aus den Worten zu schließen, die er angesichts der Landschaft der kahlen Hügel um Banyuls an Rothenstein gerichtet haben soll. Wenn man seinem Neffen glauben will, war Maillol darüber hinaus Royalist.[58] So ähnelt er einem politischen Denker, der einmal seine Stunde des Einflusses gehabt hatte: Charles Maurras, der französische Monarchist, der in seinen Anfängen mit der Félibrige verbunden war, einem Dichterkreis zur Pflege und Erneuerung der provenzalischen Sprache und Literatur, das heißt mit der regionalistischen provenzalischen Bewegung. Doch gibt es auch andere Züge, die ihnen beiden gemeinsam sind: Im Denken von Maurras spielten ebenfalls das Mittelmeer, die Klassik und Griechenland eine große Rolle.[59]

Erneut Griechenland! Heute kann man sich die starke Faszination kaum vorstellen, die das Land in der ersten Hälfte des 20. Jahrhunderts ausübte, die Ausstrahlung, die sein mehr ideales als reales Bild hatte, und die Macht des Mythos, der Griechenland als Wiege von Kunst und Zivilisation interpretierte. Maillol war gewiß nicht unempfänglich für diese Faszination, was den Weg erklären könnte, den seine Kunst sehr früh einschlug. Eine sehr alte kulturelle Tradition, in der sich Nietzsches Denken mit dem Erbe Winckelmanns vermischte, machte den Mythos in Deutschland noch weit lebendiger. Das ging so weit, daß er absurderweise während des Dritten Reichs auflebte – begründet mit der rassistischen These, daß die Dorier Eindringlinge aus dem Norden gewesen seien.[60] So wie sich die Skulptur Arno Brekers zweifellos nicht mit der Maillols verbinden läßt, hatte auch das Griechenland Hitlers nichts mit dem von Maurras zu tun und noch weniger mit dem von Kessler erträumten, diesem liberalen Europäer und Pazifisten, der Deutschland 1933 verlassen mußte. Gleichwohl gibt es Analogien, ohne die sich die Rezeption Maillols kaum verstehen läßt.

Am 4. Juni 1930 führte Graf Kessler den Künstler ins Frankfurter Stadion. Hingerissen von der Schönheit der nackten Körper rief Maillol aus: »Wenn ich in Frankfurt lebte, würde ich meine Tage hier mit Zeichnen verbringen«.[61] Am 14. Juli besuchten sie in Gesellschaft von Lucile Passavant, dem Modell, das Maillol nach Deutschland begleitete, eine Sporthochschule im Berliner Grunewald. Maillol bat Graf Kessler, zwei Jünglinge zu photographieren, die er »schön wie antike Götter« fand.[62] Kessler bewunderte den Eindruck, den diese fast nackten Körper im hellen Licht hervorriefen, als »ganz und gar griechisch«. Beim Lesen dieser Zeilen in seinem Tagebuch begreift man, daß er fast zwanzig Jahre zuvor ein Stadion als Teil des Monuments für den Autor der »Geburt der Tragödie« geplant und Maillol dazu bestimmt hatte, für diese Anlage die Statue eines Epheben zu schaffen.

Am 4. Juni 1930 erklärte Kessler dem Künstler in Frankfurt, daß das, was er im Stadion gesehen hatte, einem neuen, in Deutschland weit verbreiteten Lebensgefühl entspräche, und am 14. Juli in Berlin stimmte er der Witwe eines Archäologen in ihrer Meinung zu, daß die Deutschen sich in ihrer Sehnsucht nach Sonne und ihrer Verehrung körperlicher Vollkommenheit unbewußt und ganz natürlich Griechenland zuwandten. Wir kennen die Bedeutung, die in der Nazi-Propaganda dem Körper und dem Sport beigemessen wurde. Aufgrund des Stellenwertes, den hier die körperlichen Übungen einnahmen, aufgrund der Ehrungen, die die Athleten erhielten, der religiösen Dimension, die die sportlichen Wettkämpfe annahmen, war es immer noch Griechenland, das als Bezugsmodell diente. Gewiß, der Stil Arno Brekers läßt sich nicht mit dem Polyklets in Verbindung bringen, ebensowenig wie die Skulpturen Maillols Ähnlichkeit mit der Bildhauerkunst von Olympia besitzen; doch diese Unterschiede zählen wenig für den, der durch die verzerrende und vereinfachende Brille der Ideologie blickt. Auch die sinnlich-blühende Fülle der Frauenskulpturen Maillols, die ihre kraftvolle Nacktheit mit naiver Unschuld dem Licht darzubieten scheinen, konnten im Dritten Reich noch als ein Wiederaufleben griechischen Formgefühls und als Verkörperung jenes Ideals gelten, das zuvor bei Graf Kessler so viel Bewunderung hervorgerufen hatte.

Im Gegensatz zur landläufigen Annahme sind die verschiedenen Elemente, aus denen sich eine Ideologie oder die Gedankenwelt eines Individuums zusammensetzen, nicht derartig starr miteinander verknüpft, daß jede andere Verbindung ausgeschlossen wäre. So befürwortete Graf Kessler sowohl den Sport im Freien wie auch die moderne Architektur, die er als Ausdruck desselben Lebensgefühls betrachtete, während das Hitler-Regime diese Architektur ablehnte, den Sport jedoch propagierte.[63] Doch besaß der Sport für Kessler keineswegs dieselbe Bedeutung wie für die Ideologen des Nationalsozialismus: Während dieser in ihm die Eroberung einer neuen Freiheit oder die Rückeroberung einer seit der Antike verlorengegangenen Freiheit schätzte, verstanden jene die Leibesertüchtigung als eine Schule der Disziplin und eine Maßnahme, die Überlegenheit der Rasse aufrechtzuerhalten. Es ist wenig wahrscheinlich, daß die Skulptur Maillols mit der einen oder der anderen dieser beiden Auffassungen völlig im Einklang steht, gewiß ist jedoch, daß sie einer Sehnsucht entsprach, daß man in ihr das wiederzuerkennen glaubte, was man erträumte und erstrebte, und daß der Künstler, bewußt oder unbewußt, sein Werk nach dem Bild dieses Traums von einem idealen Griechenland gestaltete. Doch es waren nicht allein seine Skulpturen, die auf diese Art und Weise geformt werden sollten. Dank seinen Biographen ist es er selbst, der zu dem wird, als der er scheinen mußte. Die Frage, wer er wirklich war, dürfte lange ohne Antwort bleiben, falls sie denn überhaupt gestellt werden sollte.

1 Kessler 1961, S. 431: »Er [Maillol] korrigierte einige biographische Einzelheiten so, daß er nicht erst über Gauguin und seine dekorativen Studien zur Plastik gekommen sei, sondern schon als ganz junger Mensch in Perpignan bei einem jungen Bildhauer Stunden genommen [...] habe«, und S. 638: »Maillol erzählt Liebermann, daß er [Anfang der siebziger Jahre in Barbizon] noch Millet gekannt habe.« Zweifellos waren diese Informationen vor der Veröffentlichung von Kesslers Tagebüchern nicht verfügbar; doch über die Tatsache hinaus, daß diese seit damals nicht ausgewertet wurden, ist man zu Recht erstaunt, daß die Autoren, die Maillol persönlich gesprochen und befragt haben, nicht fähig waren, sie zu nutzen, während doch Kessler sie im Verlauf von ungezwungenen Unterhaltungen aufgezeichnet hatte.

2 Vgl. zum Beispiel zur Wiederentdeckung von Färberwau (gelbliche Reseda): Meier-Graefe 1966, Bd. II, S. 580, und zu Krapprot: Cladel 1937, S. 48f. Zu der staatlichen »manufacture des Gobelins«, vgl. Pierre Vaisse: La querelle de la tapisserie au début de la IIIe République, in: Revue de l'art, Nr. 22, 1973, S. 66-86. Zwar ist dieser Artikel erst nach dem Erscheinen der meisten Monographien über Maillol veröffentlicht worden, jedoch war die Aktivität der Manufaktur um 1900 immer bekannt.

3 Natanson 1948, S. 137: »De Maillol j'ai vu lentement grisonner et s'étendre la barbe.« »Maillols Bart habe ich langsam ergrauen und wachsen sehen.«

4 Nach Meier-Graefe (1966, S. 583), der selbst Berühmtheit erlangte, soll Maillol auch weiterhin einem Hirten in den Pyrenäen geähnelt haben. Über den Eindruck eines »Hirtendichters«, den Graf Kessler von ihm gewonnen hatte, siehe Anm. 36.

5 Cladel 1937, S. 59. »[...] sans hésiter [...], tout naturellement«.

6 Ebda. S. 152-154, und George 1964, S. 44: »Maillol défend la taille directe qu'il ne pratique qu'au temps de ses débuts, mais qui est, affirme-t-il, la base même du métier du sculpteur.«

7 Mirbeau 1921, S. 86. »[...] d'être un artiste complet, s'il n'est d'abord, avant tout, un parfait ouvrier manuel [...], c'est-à-dire un dompteur de la matière, [...] de tailler sa figure, bravement, soi-même, à même le bloc de pierre ou de marbre«.

8 Bouvier 1945, S. 35. Siehe auch Denis 1909, S. 160: »Tel est Maillol: un artisan qui sait fabriquer avec une nature bien à lui, du style et de la vie.« »Das ist Maillol: ein Handwerker, der mit einer ihm ganz eigentümlichen Art Stil und Leben hervorzubringen vermag.« Claude Roger-Marx: Avant la destruction d'un monde (de Delacroix à Picasso), Paris und Plon 1947, S. 54: »Ce fils des vignerons et de maçons était, par-dessus tout, un artisan.« »Dieser Sohn von Weinbauern und Maurern war vor allen Dingen ein Handwerker.«

9 Zur ›taille directe‹ siehe die ausführliche – leider unveröffentlichte – Dissertation: Paul-Louis Rinuy: Le renouveau de la taille directe dans la sculpture en France (1880-1940), Phil. Diss., Université de Paris X, 1991, Bd. I, S. 150-155. Siehe auch den Beitrag von P.-L. Rinuy, S. 173ff. Es ist von signifikanter Bedeutung, daß Maillol in der Ausstellung »Sculpture en taille directe en France de 1900 à 1950« in Saint-Rémy-lès-Chevreuse 1988 nicht vertreten war. Zu dem Gauguin zugeschriebenen entscheidenden Einfluß vgl. zum Beispiel Basler 1928, S. 37.

10 Cladel 1937, S. 15.

11 Ebda.

12 Siehe zu diesem Thema Maillols eigene, von Waldemar George (1964, S. 43f.) wiedergegebenen Worte und vgl. auch die von Bouvier (1945, S. 37) veröffentlichte Photographie der Hände Maillols. Claude Roger-Marx, der von den »hellsichtigen Händen« Maillols spricht, fügt hinzu: »[...] des mains d'amant, des mains de potier«. (Claude Roger-Marx: Aristide Maillol, in: Ders., wie Anm. 8) »[...] die Hände eines Liebenden, die Hände eines Töpfers«.

13 Meier-Graefe 1904, S. 394

14 Denis 1909, S. 160. »[...] le sage de la Grèce qui conserve, au milieu de la civilisation moderne et du succès, la simplicité d'un héros d'Homère«; Rey 1924, S. 131. »un gréco-latin de Gaule«; Grohmann 1928, S. 372. »[...] considéré comme Grec et comme Français«.

15 Von Laurence Bertrand Dorléac mit Osouf am 3. 3. 1980 geführtes Interview in: Bertrand Dorléac 1986, S. 403. »J'ai l'impression qu'il était véritablement un descendant des Grecs. Il y avait eu une colonie grecque près de Banyuls, il en avait tout à fait l'esprit.«

16 Denis 1905, Neuabdruck in: Denis 1920, S. 229. »Par sa naissance, par sa race, il appartient au Midi de la France: il nous vient des bords de la Méditerranée dont les flots bleus ont vu naître Aphrodite et inspiré tant de clairs chefs-d'œuvre. Quelque grec, son ancêtre, aura porté sur nos côtes méridionales, avec le culte de la Beauté, celui de Pallas Athéné, c'est-à-dire de la Raison classique.«

17 Rewald 1939, S. 7. »Aristide Maillol naquit avant que l'être chrétienne ne commençât, et ce sont les grands sculpteurs de l'Antiquité qui lui ont enseigné l'amour des corps nus, le mystère des volumes, le rhythme des mouvements. Puis, l'adolescent s'est réveillé un jour au bord de la Méditerranée, parmi les vignes, près de la péninsule espagnole, à l'ombre des Pyrénées. Fils de pêcheurs et de vignerons, il passa sa jeunesse dans une contrée, jadis colonisée par les Grecs et par les Romains, et dont les habitants ont conservé un type pure et noble, d'une beauté classique.« George (1964, S. 13) äußert indessen eine Einschränkung: »Sans doute, quoi qu'en pensent les biographes de l'artiste, ce milieu ne donne-t-il pas la clef de son art et de son comportement.« »Was auch immer die Biographen des Künstlers denken mögen, so bietet doch dieses Umfeld zweifellos nicht den Schlüssel zu seiner Kunst und seinem Verhalten.« Doch der darauf folgende Textabschnitt widerspricht dieser vorsichtigen Einschränkung.

18 Waldemar George hat die beiden Künstler ausdrücklich miteinander verglichen: »Comme Brancusi, mais avant Brancusi«. »Wie Brancusi, aber vor Brancusi«, schrieb er. »Maillol perçoit les volumes comme des sphères et des oves.« (George 1964, S. 11) »Maillol begreift die Volumen als Kugeln und ovale Formen.« Leider zeigt die ins Auge springende Unangemessenheit der Begriffe in bezug auf ihren Gegenstand, das heißt die Werke der beiden Bildhauer, deutlich die Oberflächlichkeit einer solchen Annäherung. In neuerer Zeit hat Hans Albert Peters diese Ähnlichkeit in eine andere Perspektive gerückt: Die Werke Bancusis seien ebenso wie die Arps nicht denkbar ohne das Vorbild Maillols. Die These verdient es, diskutiert zu werden, was jedoch an dieser Stelle nicht unternommen – werden kann (Ausst.Kat. Baden-Baden 1978, S. 14).

19 Romains 1930, S. 5-7.

20 Ebda. »[...] semblent vouloir se résumer en une seule: romantisme, classicisme«. Daß er das Etikett »Anti-Rodin«, mit dem er Maillol bedachte, historisch rechtfertigte aufgrund des »festen Plans«, den Maillol in seinen Anfängen gefaßt haben soll, sich dem ersteren entgegenzustellen, bleibt in diesem Zusammenhang zweitrangig – übrigens ein Punkt, dem Maillol selbst widersprach, wie Graf Kessler in einer Eintragung vom 16. 4. 1930 berichtet, in der er den Artikel von Jules Romains kommentiert. Maillol sagte ihm, »er habe sich in seinen Anfängen überhaupt nicht um Rodin gekümmert« (Kessler 1961, S. 614).

21 Cladel 1937, S. 173. »[...] plastique claire et harmonieuse«.

22 J. A. Schmoll, gen. Eisenwerth: Rodin und Deutschland, in: Rodin-Studien, München 1983, S. 352. Auf der vorausgehenden Seite bezeichnet der Autor, nachdem er sich auf das Buch von Robert Rosenblum über die nordische Tradition in der Kunst bezogen hat, die Kunst Rodins als irrational, romantisch, symbolistisch, pathetisch, quasi-barock, antiklassisch – ohne jedoch den Begriff des Gotischen anzuführen.

23 Zu Maillol und Deutschland vgl. die Studie von Hans Albert Peters: Maillol in Deutschland – Deutsche und Maillol, in: Ausst.Kat. Baden-Baden 1978, S. 11-16.

24 Ursel Berger: Georg Kolbe. Leben und Werk, Berlin 1990, S. 161, Anm. 15.

25 Grohmann 1928, S. 372. »C'est Maillol qui occupe la première place, il jouit d'une considération sans limite. Durant ces dernières années, il a même dépassé Rodin dans l'esprit des amateurs d'art.«

26 Einstein 1926, S. 163-165.

27 Horace Chauvet: Le sculpteur méditerranéen, in: La Tramontane, Februar 1947. »L'homme de la Méditerranée était méprisé par les Allemands; il n'y avait pour eux de race forte que celle qui peuple la France au nord de la Loire.«

28 Kuhn 1921, S. 92f.

29 Ebda., S. 94. Der Vergleich zwischen Hildebrand und Maillol findet sich schon etwas früher bei Wilhelm Hausenstein: Der nackte Mensch in der Kunst aller Zeiten, 2. Aufl., München 1916, S. 132.

30 Vgl. Judith Cladel 1937, S. 89f.; George 1964, S. 19f. (detaillierter); Lorquin 1994, S. 49f. (kurz und unpräzise); Camo (1950, S. 34 f.) behauptet, daß der Erste Weltkrieg zu einem Bruch zwischen Kessler und Maillol geführt habe (S. 44).

31 Natanson 1948, S. 143-145. »[...] pour se mettre au niveau de Maillol n'aurait eu la ressource que d'en écrire«.

32 Kessler 1925, Wiederabdruck in: Kessler 1988, S. 263-271. Der Gegensatz zu Rodin wird auf S. 263 und S. 270 entwickelt.

33 Ebda., S. 263.

34 Hans Rosenhagen: Die XI. Ausstellung der Berliner Secession, in: Die Kunst für alle, 15. 6. 1906, S. 422. Vgl. den Beitrag von S. Walter, S. 145ff.

35 Kessler 1961, S. 412, Eintragung unter dem Datum 6. 2. 1925. Kessler stellt mit Befriedigung fest, daß er noch ohne Schwierigkeiten die Sprache Platons im Original lesen kann.

36 Ebda., S. 403, unter dem Datum 6. 1. 1925 vermerkt Kessler: »[...] un visage comme celui d'un poète berger grec«. Kessler hielt sich in Banyuls bei Maillol auf. Anläßlich eines Besuchs bei dem Bildhauer Manolo äußert er, dieser habe ein Gesicht wie Sancho Pansa, und schlußfolgert, daß es sich bei beiden um zwei grundlegend unterschiedliche Typen der mediterranen Kultur handle.

37 Harry Graf Kessler: Griechischer Frühling, in: Die Neue Rundschau, Nr. 5, 1909, 20. Jg., Neuabdruck in: Kessler 1988, S. 147-179.

38 Ebda., S. 154 und S. 172.

39 Brief an Hugo von Hofmannsthal vom 18. 7. 1908, in: Hugo von Hofmannsthal, Harry Graf Kessler. Briefwechsel 1898-1929, hrsg. von Hilde Burger, Frankfurt a. M. 1968, S. 185.

40 Kessler (wie Anm.37), S. 157.

41 Ebda., S. 154.

42 Ebda., S. 153. In einem Brief an Hugo von Hofmannsthal vom 25. 6. 1908 assoziiert Kessler im Gegenteil dionysisch mit romantisch (wie Anm. 39, S. 181).

43 Velde 1962, 2. Aufl. 1986, S. 351. Zu der Schwierigkeit, Subskribenten zu finden, siehe den Brief Hugo von Hofmannsthals vom 25. 4. 1911 an Kessler (wie Anm. 39, S. 326f.) sowie das Schreiben Eberhard von Bodenhausens vom 24. 5. 1911 an denselben, in: Eberhard von Bodenhausen und Harry Graf Kessler. Ein Briefwechsel 1894-1918, hrsg. von Hans-Ulrich Simon, Marbach 1978, S. 91f.

44 Velde 1986, S. 349-354; Klaus-Jürgen Sembach: Henry van de Velde, Stuttgart 1989, S. 162f.

45 Brief Kesslers an Hugo von Hofmannsthal vom 16. 4. 1909 (wie Anm. 39, S. 323f.).

46 Brief Kesslers an denselben vom 31. 8. 1911 (wie Anm. 39, S. 339f.).

47 Vgl. Bertrand Dorléac 1986 und Cohn 1992. Siehe auch Lionel Richard: L'art et la guerre. Les artistes confronté à la Seconde Guerre mondiale, Paris 1995, S. 176-181.

48 Zu dem Für und Wider über dieses Gerücht vgl. Rothenstein 1946, S. 179-184.

49 Der Bericht über den Autounfall und seinen Tod findet sich bei Puig 1965 (der Absatz ist bei Cohn 1992, S. 236, wiedergegeben).

50 Zu diesen Aktivitäten von Dina Vierny vgl. George 1964, S. 37, und Lorquin 1994, S. 187-189.

51 Bertrand Dorléac 1986, Interview mit Jean Osouf, S. 405, und Arno Breker, S. 420.

52 Cohn 1992, S. 168 und S. 239, Anm. 63 (Brief

von Arno Breker an den Autor); Bertrand Dorléac 1986, S. 423 (Interview mit Arno Breker); Albert Speer: Erinnerungen, Frankfurt a. M., Berlin und Wien 1969, S. 160. In den wenigen vorhandenen Quellen zur Neugestaltung des Grunewalds finden sich allerdings keine Hinweise auf eine Auftragserteilung an Maillol. Eine Nachfrage des Generalbauinspektors bei der Finanzverwaltung über den Kontostand des Finanztitels »Neugestaltung Grunewald« vom Februar 1944 ergab lediglich Ausgaben in Höhe von RM 60.000 an ein Baubüro (Bundesarchiv Koblenz R120/1466; Hinweis von Josephine Gabler). Es sind also – wie in so vielen anderen Fällen – Zweifel an den Aussagen Brekers angebracht.

53 Kessler 1961, S. 751.

54 Rothenstein 1946, S. 183. Die Episode fand 1930, während Maillols Aufenthalt in Weimar statt, wohin Kessler ihn eingeladen hatte. Nach dessen Tagebuch haben sich Maillol und Rothenstein am 1. und 6. 7. getroffen, doch erwähnt er den betreffenden Besuch bei Elisabeth Förster-Nietzsche nicht (Kessler 1961, S. 634f.).

55 Bertrand Dorléac 1986, S. 423.

56 »Il était Catalan, avant tout«, von Bertrand Dorléac überlieferter Ohrenzeugenbericht (Bertrand Dorléac 1986, S. 403).

57 Rothenstein 1946, S. 183.

58 Bezeugt von Yvon Berta, dem Neffen Maillols, berichtet von Cohn 1992, S. 238, Anm. 56.

59 Charles Maurras: Œuvres capitales, Bd. I: Sous le signe de Minerve, Paris 1954; Edouard Delebecque: Maurras et la Grèce. Bd. 1: Études maurassiennes, Aix-en-Provence 1972, S. 39-57.

60 Vgl. Gunnar Brands: Zwischen Island und Athen. Griechische Kunst im Spiegel des Nationalsozialismus, in: Kunst auf Befehl?, hrsg. von Bazon Brock und Achim Preiß, München 1990, S. 103-136.

61 Kessler 1961, S. 625. »Si j'étais à Francfort, je passerais mes journées ici à dessiner.«

62 Ebda., S. 637. »[...] beaux comme des dieux antiques«.

63 Ebda., S. 625. Kessler gibt Maillol diese Erklärungen anläßlich eines Besuchs in der sogenannten Römerstadt, die der Architekt Ernst May soeben fertiggestellt hatte.

KATALOG

Vorbemerkung

Titel und Datierungen folgen den neueren Maillol-Veröffentlichungen, im wesentlichen dem Ausst.Kat. Baden-Baden 1978. Korrekturen werden jeweils begründet.
Das Monogramm Maillols ist der Großbuchstabe M in einem Queroval mit Variationen.

Die technischen Daten und Bezeichnungen beruhen auf den Angaben der Leihgeber.
Im Literaturhinweis wird als erstes auf Publikationen verwiesen, in denen das Exponat verzeichnet ist, danach auf allgemeine Literatur zum jeweiligen Werk (vgl.). Vollständigkeit wurde nicht angestrebt.
Die Exponate der einzelnen Gattungen werden chronologisch angeführt; ein großer Teil der Zeichnungen ist jedoch nicht datierbar.
Der Katalog umfaßt alle Leihgaben der Tournee, von denen in den vier Stationen jeweils eine Auswahl gezeigt wird.

GEMÄLDE

1 *Mittelmeerlandschaft – Paysage méditerranéen*
um 1886 (?)
Öl auf Eichenholz, 25 x 35,4 cm
Signatur: Aristide Maillol und Monogramm
Straßburg, Musée d'Art Moderne et Contemporain;
erworben 1931 aus der Sammlung Raymond Koechlin
Abb. S. 72

Literatur: Haug 1955, Nr. 646; Denis 1957-59, Bd. III, S. 201; Slatkin 1976, Nr. 38; Breker 1992, Nr. 40

In einem 1886 aus Spanien an den befreundeten Bildhauer Émile-Antoine Bourdelle gerichteten Brief skizzierte Maillol sechs Gemälde, die er dort geschaffen hatte, darunter drei Landschaften (Abb. S. 18). Diese Kompositionen sind klar und fest aufgebaut. Sie erinnern an das kleine Straßburger Bild. Stilistisch verwandt ist es mit dem Gemälde *Haus im Roussillon* (Abb. S. 18), das Maillol 1888 vergeblich im Salon des artistes français einreichte (siehe Guillemot 1890, Nachdruck bei Hoog 1993, S. 260; vgl. Bouille 1989, S. 20, Anm. 36).
Der ehemalige Besitzer des Bildes, Raymond Koechlin, gehörte zum Freundeskreis des Bildhauers (Guérin 1965-67, Vorwort); eine Maillol-Bronze aus seiner Sammlung gelangte in das Musée d'Orsay, Paris (Pingeot 1986, S. 198).
Siehe auch S. 17f.

2 *Kuhhirtin – Gardeuse de vaches*
um 1889
Öl auf Leinwand, 48 x 64 cm
Signatur: A. Maillol
Lawrence (KS), Museum of Art, University of Kansas
Abb. S. 73

Literatur: John Rewald: Von van Gogh zu Gauguin. Die Meister des Nachimpressionismus, München 1957, S. 470; Slatkin 1976, Nr. 6; Slatkin 1979, S. 184; Breker 1992, Nr. 19

In der Komposition ist das Gemälde mit *Der verlorene Sohn* (Abb. S. 19) verwandt, in der hellen Farbgebung und dem fast impressionistischen Pinselduktus gleicht es den beiden Fassungen von *Der Blumenkranz* (Abb. S. 19f.).
Siehe auch S. 19f.

3 *Porträt Jeanne Faraill*
1889/90
Öl auf Leinwand, 150 x 103 cm
Signatur: Aristide Maillol
Privatbesitz
Provenienz: Jeanne Faraill
Abb. S. 74

Literatur: Ausst.Kat. Salon de la société des artistes français, Paris 1890, Nr. 1573; Ausst.Kat. New York 1975; Slatkin 1976, Nr. 8; Breker 1992, Nr. 9; Hoog 1993, S. 253ff.

Das Bildnis wird mit jenem Mädchenporträt identifiziert, das 1890 im Salon des artistes français als *Portrait de Mademoiselle Jeanne Farraill* [sic!] ausgestellt war. Der Journalist Maurice Guillemot lobte die »leuchtende impressionistische Farbpalette« und fühlte sich an Renoir erinnert (vgl. Hoog 1993, S. 260). Angesichts der kräftigen Farben und der energischen Figurenzeichnung könnten Zweifel an der Identifizierung aufkommen. Andererseits spricht die Veröffentlichung einer Nachzeichnung in einem Modejournal vom Februar 1891 (Hoog 1993, S. 254) für einen gewissen Bekanntheitsgrad des Mädchenbildnisses, den es nur während der Salon-Ausstellung gewonnen haben kann.
Das Porträt ist vom Vater der Dargestellten, Albert Faraill, dem Neffen des aus Perpignan stammenden Bildhauers Gabriel Faraill, in Auftrag gegeben worden. Jeanne Faraill, 1884 geboren, war fünf oder höchstens sechs Jahre alt, als sie gemalt wurde. Von ihr erwarb der heutige Eigentümer das Bildnis. Im Vergleich mit den folgenden Mädchenbildnissen, erscheint das Porträt der Jeanne Faraill beinah konventionell.
Siehe auch S. 20f.

4 *Frau im Profil – Profil de femme*
um 1890
Öl auf Leinwand, 78 x 100 cm
Signatur: A. Maillol
Perpignan, Musée Hyacinthe Rigaud;
Leihgabe des Musée d'Orsay, Paris
Provenienz: Familie Faraill
Abb. S. 76

Literatur: Slatkin 1976, Nr. 11; Breker 1992, Nr. 32; Ausst.Kat. Zürich 1993, Nr. 66; Ausst.Kat. Paris 1993, Nr. 66; Hoog 1993, S. 255

Im malerischen Frühwerk Maillols bilden die 1890 entstandenen Profilbildnisse junger Mädchen die wichtigste Motivgruppe. Dargestellt ist hier, wie in anderen Bildern, eine der sechs Töchter des aus Perpignan stammenden Bildhauers Gabriel Faraill. In seiner raffinierten Komposition und der fein ausgewogenen Farbgebung ist das Bildnis eines der schönsten Gemälde des jungen Maillol. Siehe auch S. 21f.

5 *Bauernmädchen – Jeune paysanne en buste*
1891
Öl auf Leinwand, 46 x 55,8 cm
Signatur: Maillol 1891
Reims, Musée des Beaux-Arts
Abb. S. 75

Literatur: Renata Negri: Bonnard et les Nabis, München 1974, Abb. 18; Slatkin 1976, Nr. 10; Breker 1992, Nr. 31; Ausst.Kat. Saint-Tropez 1994, S. 29

Das junge Mädchen ist in strengem Profil dargestellt. In der schlichten dunklen Kleidung und dem dunkelgrünen Hintergrund unterscheidet sich dieses Porträt von den heiteren Gemälden, zu denen die Töchter des Bildhauers Gabriel Faraill Modell standen (Kat. 4, 6). Das Bild ist eines der wenigen datierten Werke von Maillol. Siehe auch S. 22.

6 *Frühling – Printemps*
um 1893
Öl auf Leinwand, 95 x 75 cm
Privatbesitz
Abb. S. 77

Literatur: Slatkin 1976, Nr. 13; Breker 1992, Nr. 30; Ausst.Kat. Zürich 1993, Nr. 65; Ausst.Kat. Paris 1993, Nr. 65

Dargestellt sind vermutlich zwei Töchter des Bildhauers Gabriel Faraill, zumindest für das Kind mit Hut ist die Familienzugehörigkeit gesichert (Hoog 1993, S. 254). Bei diesem Doppelbildnis griff Maillol auf zwei Einzelporträts zurück (Lorquin 1994, S. 15; Vierny 1995, S. 20). Den Hintergrund bilden dekorativ ausgebreitete Blätter, das gleiche Stilmittel findet sich in einem 1893 datierten Profilbildnis (Abb. S. 22). Das Gemälde *Frühling*, das auch *Zwei Schwestern* genannt wird, dürfte zur gleichen Zeit entstanden sein.
Als Provenienz gibt Slatkin (1976, Nr. 13) fälschlicherweise Harry Graf Kessler an. Sie verweist auf ein gleichnamiges Werk aus seiner Sammlung im Ausst.Kat. Paris 1955, Nr. 121. Dabei handelt es sich jedoch um ein kleines Pastell auf Papier (48,5 x 35 cm). Siehe auch S. 22f.

7 *Regatta – Régates*
um 1893
Öl auf Leinwand, 26 x 46 cm
Signatur: Maillol
Privatbesitz

Wie *Mittelmeerlandschaft* beweist auch *Regatta* Maillols Liebe zur Landschaft seiner Heimat, die er in gleißendem Sonnenlicht darstellt. Klar sind Strand, Meer und Felsenküste einander gegenübergestellt. Innerhalb der blaugrünen Wasserfläche setzen die Segel markante Akzente. Siehe auch S. 19

8 *Die Waschfrauen – Les Lavandières*
um 1895
Öl auf Leinwand, 64 x 80 cm
Signatur: A. Maillol
Privatbesitz
Abb. S. 78

Literatur: Ausst.Kat. Paris 1961[a], Nr. 108; Ausst.Kat. Hamburg 1961, Nr. 87; Ausst.Kat. New York 1975, Nr. 6; Slatkin 1976, Nr. 33; Breker 1992, Nr. 41; Ausst.Kat. Zürich 1993, Nr. 63; Ausst.Kat. Paris 1993, Nr. 63

Das für Maillol ungewöhnliche Motiv ist bei Paul Gauguin (vgl. das themengleiche Gemälde in der William S. Paley Collection, New York; Ausst.Kat. New York 1992, S. 48f.), Émile Bernard und Maurice Denis (Abb. S. 24) nachweisbar.

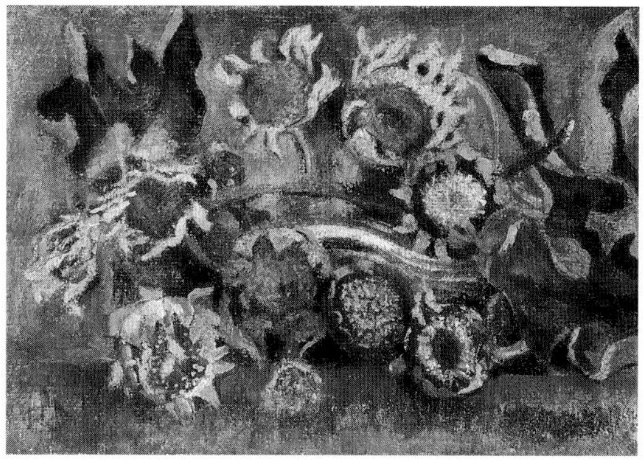
10

Maillol besuchte 1889 die legendäre Gauguin-Ausstellung im Café Volpini in Paris und kam über den gemeinsamen Freund Georges-Daniel de Monfreid in direkten Kontakt mit Gauguin. Das in kräftigen Farben ausgeführte Gemälde wurde zuletzt 1889/90 datiert (Aust.Kat. Zürich 1993, Nr. 63). Es unterscheidet sich stilistisch jedoch deutlich von den um 1890 entstandenen Gemälden (Kat. 2-7) und ist statt dessen vergleichbar mit dem 1896/97 zu datierenden Bild *Mutter und Kind* (Abb. S. 23). Die dargestellten Frauen könnten Maillols spätere Ehefrau Clotilde und deren Schwester Angélique Narcis sein, die Maillol 1894 als Tapisserie-Stickerinnen beschäftigte.

9 *Strohhütte mit fünf Bäumen – La chaumière aux cinq arbres*
1895/96 (?)
Öl auf Leinwand, 46 x 56 cm
Signatur: Maillol
Paris, Musée d'Orsay
Abb. S. 18

Literatur: Isabelle Compin u. a.: Musée d'Orsay. Catalogue sommaire illustré des peintures, Paris 1990, Bd. 2, S. 293; Slatkin 1976, Nr. 39; Breker 1992, S. 212, Nr. 6

Das Gemälde ist in weicheren Formen und Farbtönen gehalten als *Mittelmeerlandschaft* (Kat. 1). Die Datierung der zahlreichen Landschaftsbilder Maillols ist bisher vage. Breker (S. 212, Nr. 6) hält *Strohhütte mit fünf Bäumen* für kein frühes Werk, da er auch in späterer Zeit Landschaften malte. Siehe auch S. 18f.

10 *Sonnenblumen – Tournesols*
um 1898 (?)
Öl auf Leinwand, 33,5 x 44 cm
Monogramm
Privatbesitz

Literatur: Ausst.Kat. Mannheim 1963, Nr. 159; Slatkin 1976, Nr. 71; Breker 1992, Nr. 48

Maillol begeisterte sich für die Natur und lebte sowohl in Marly als auch in Banyuls in von Gärten umgebenen Häusern. Blumen hat er immer wieder gemalt, vor allem in den letzten Jahren seines Lebens. Ein Gemälde mit dem Titel *Sonnenblumen* von 1943 war 1950 ausgestellt (Ausst.Kat. München 1950, Nr. 23).

11 *Zwei Schwestern – Les deux sœurs*
um 1902
Öl auf Holz, 23 x 27 cm
Monogramm
Salzburg und München, Salis & Vertes
Abb. S. 79

Das kleine Gemälde steht im Zusammenhang mit farbigen Entwürfen für einen unvollendeten Gobelin (Kat. 12, 13); auf ähnliche Weise sind die Kleider der Frauen mit farbkräftigen Tupfen charakterisiert. Anders als in dem thematisch ebenfalls verwandten Teppichkarton im Museum in Neuss (Kat. 89) ist hier auf die detaillierte Ausgestaltung der Szenerie verzichtet. Das Bildfeld umschließt die Figuren eng; darin geht dieser Entwurf über den für die Bibesco-Sammlung geschaffenen Wandteppich *Frau im Bade* hinaus (Abb. S. 36).
Vermutlich standen hier Maillols Frau Clotilde und deren Schwester Angélique, die seit 1894 gemeinsam als Stickerinnen in Maillols Atelier arbeiteten, Modell. Zu vergleichen ist auch die Skulptur *Zwei Schwestern* (Kat. 31).

12 *Zwei junge Frauen im Obstgarten – Deux jeunes femmes au jardin fruitier*
um 1902
Deckfarbe auf Karton, 23,5 x 27 cm
Privatbesitz
Provenienz: Gotthard Jedlicka, Zürich
Abb. S. 80

13 *Zwei junge Frauen im Blumengarten – Deux jeunes femmes au jardin fleuriste*
um 1902
Deckfarbe auf Karton, 22 x 24,5 cm
Privatbesitz
Signatur: A. Maillol
Provenienz: Gotthard Jedlicka, Zürich
Abb. S. 80

Literatur: Rewald 1939, S. 11f., 140f.; Howaldt 1964, S. 56; Slatkin 1976, Nr. 69f.; Ausst.Kat. Baden-Baden 1978, Nr. 94f.; Breker 1992, S. 210, Nr. 14f.

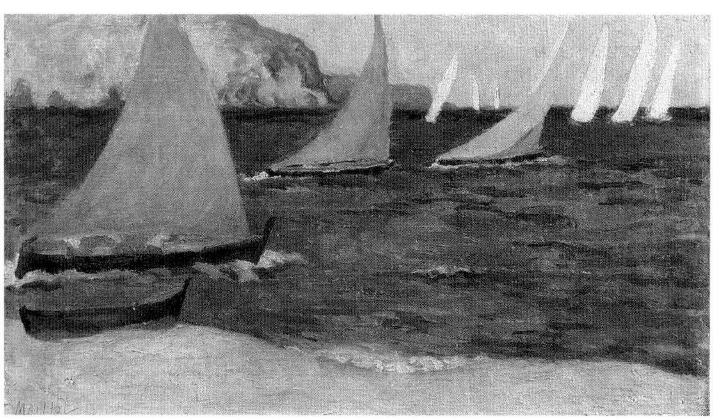
7

Nach Rewald handelt es sich um Entwürfe für die letzte, nicht vollendete Tapisserie Maillols. Alle früheren waren gestickt, für dieses Werk wollte Maillol erstmals die Wirktechnik anwenden und stellte deshalb in Banyuls einen Webstuhl auf. Er muß einen großen Auftrag, vielleicht von Carmen Silva, erhalten haben. Das für die rumänische Königin geschaffene Werk läßt sich aus den Aussagen der Zeitzeugen nicht ermitteln (Cladels Angaben sind unzutreffend, vgl. Kat. 16). Für die Unterbrechung und schließlich die Aufgabe dieses Projekts wird Maillols Augenkrankheit im Winter 1903/04 angegeben (Cladel 1937, S. 55f.; Rewald 1939, S. 11f.).
Die Komposition der beiden Entwürfe ist eng verwandt und nicht, wie bei Pendants üblich, spiegelbildlich aufeinanderbezogen. Vielleicht sind es Varianten, zumal offensichtlich nur ein Gobelin geplant und in Arbeit war, nicht jedoch ein Paar. Bei dem kleinen Ölbild *Zwei Schwestern* (Kat. 11) könnte es sich um einen weiteren Entwurf handeln.
Siehe auch S. 33

14 *Badende – Baigneuse*
um 1938-40
Öl auf Leinwand, 73 x 60 cm
Zürich, Galerie Apodoros

Vor allem Ende der dreißiger und Anfang der vierziger Jahre hat Maillol erneut viel gemalt. In Atelierphotos jener Zeit sind Aktgemälde zu erkennen mit Darstellungen von kräftigen Frauenfiguren, deren Bewegungen in das knapp bemessene Bildfeld einkomponiert sind.

TAPISSERIEN

15 *Zwei badende Mädchen – Les deux baigneuses*
um 1895
Wolle auf Stramin gestickt, 90 x 90 cm
Darmstadt, Hessisches Landesmuseum Darmstadt
Provenienz: Karl Ernst Osthaus – Museum Folkwang, Hagen
Abb. S. 81

Literatur: Osthaus 1912, Nr. 147; Breker 1992, S. 214, Nr. 1

Die Komposition ist in Stil und Motiv eng mit der Zinkographie *Zwei Badende unter einem Baum* von 1895 verwandt (Kat. 134). Sie zeigt ebenfalls schlanke, elegante Frauengestalten, wie sie für die frühen Wandteppiche Maillols charakteristisch sind. Der überlieferte Titel *Fischerinnen* kann nicht authentisch sein.
Im Gegensatz zu den späteren Tapisserien weist er nicht erdige Farbtöne auf, sondern ein kräftiges Rot und Grün. Vermutlich hat Maillol hier noch chemische Farben verwendet.
Diese Tapisserie ist der Forschung bisher entgangen. Breker führt sie als verschollen an.
Cladel verweist fälschlicherweise auf eine Maillol-Tapisserie in Den Haag; schon Lassen (1944/45, S. 76) legte dar, daß Hagen gemeint sein muß. Karl Ernst Osthaus erwarb diesen Wandteppich für sein privates Museum Folkwang in seiner Heimatstadt Hagen entweder bei Maillol direkt oder bei einem der mit diesem zusammenarbeitenden Kunsthändler. Nach Osthaus' Tod gehörte die Tapisserie nicht zu dem Museumsbestand, der an die Stadt Essen verkauft wurde, sondern blieb in Privatbesitz.
Siehe auch S. 33f., 159

16 *Konzert der Frauen – Concert des femmes*
1895-1902
Wolle, Seide, Leinen und Silberfaden auf Leinen gestickt, 160 x 208 cm
Signatur: Aristide Maillol
Kopenhagen, Das dänische Museum für Kunst und Gewerbe
Provenienz: Hélène Prinzessin Bibesco
Abb. S. 82

Literatur: Lassen 1944/45, S. 68; Howaldt 1964, S. 53; Slatkin 1976, Nr. 53; Slatkin 1982, Nr. 5; Breker 1992, S. 206, Nr. 4

Die Tapisserie nimmt einen Entwurf auf, der 1895 in einer Zinkographie reproduziert wurde (Kat. 132). In einem Blumengarten sitzen drei Frauen beim Lautenspiel, eine vierte Figur im Hintergrund hört zu. Die gebauschten langen Gewänder breiten sich dekorativ aus und bilden mit den blühenden Pflanzen des Gartens ein flächiges, zartfarbenes Kontinuum. Dieser harmonisch gestaltete Bildteppich bildet den Höhepunkt unter den textilen Kunstwerken Maillols.
Auf der Grundlage eines Entwurfs oder der Zinkographie muß Maillol von Hélène Prinzessin Bibesco den Auftrag zur Ausführung eines großen Bildteppichs erhalten haben; eine Farbskizze befindet sich im Musée Maillol, Paris (Lorquin 1994, S. 29). Die ausgeführte Tapisserie wird bisher um 1896 datiert. Es spricht jedoch vieles dafür, daß die Arbeiten für Prinzessin Bibesco erst nach 1900 erfolgt sind. Mehrfach ist bezeugt, daß Maillol 1901 mit einem der Bibesco-Teppiche beschäftigt war; in diesem Jahr ließ ihm Prinzessin Bibesco rumänische Wolle zum Sticken zukommen (Gloria Groom: Édouard Vuillard. Painter – Decorator. Patrons and Projects 1892-1912, New Haven und London 1993, S. 150, Anm. 59; siehe auch Camo 1950, S. 19). 1902 war einer der großen Bibesco-Teppiche, vermutlich *Konzert der Frauen,* in der ersten Einzelausstellung von Maillol bei Ambroise Vollard zu sehen (Cladel 1937, S. 63).
Die Bekanntschaft mit Emmanuel Prinz Bibesco sowie dessen Mutter und Bruder verdankte Maillol seinem Malerfreund Édouard Vuillard (Kessler, Tagebuch; DL/M, 3. 9. 1904). Vuillard pflegte seit ungefähr 1900 engere Beziehungen zu Antoine und Emmanuel Bibesco.
Als Pendant führte Maillol eine zweite große Tapisserie für die Prinzessin aus (Kat. 17) und darüber hinaus kleinere Stickereien (Abb. S. 36; siehe Lorquin 1994, S. 24). In der Sammlung Bibesco befand sich auch die Holzfigur *Stehende Badende* (Kat. 32).
Unzutreffend ist Cladels Angabe, die Bibesco-Tapisserien seien nach Den Haag gelangt; sie befinden sich seit 1935 im Dänischen Museum für Kunst und Gewerbe, Kopenhagen, wo Cladel fälschlicherweise eine Tapisserie aus der Sammlung der rumänischen Königin Carmen Silva vermutet. Der Hinweis auf Den Haag beruht auf einer Verwechslung mit Hagen, wo sich der von Karl Ernst Osthaus erworbene Teppich befand (Kat. 15). Siehe auch S. 34ff.

17 *Musik für eine sich langweilende Prinzessin – Musique pour une princesse, qui s'ennuie*
um 1902
Wolle, Seide, Leinen und Silberfaden auf Leinen gestickt, 163 x 179 cm
Monogramm
Kopenhagen, Das dänische Museum für Kunst und Gewerbe
Provenienz: Hélène Prinzessin Bibesco
Abb. S. 83

Literatur: Lassen 1944/45, S. 69; Howaldt 1964, S. 54f.; Slatkin 1976, Nr. 54; Slatkin 1979, S. 186; Slatkin 1982, Nr. 6; Breker 1992, S. 206, Nr. 5; Gloria Groom: Édouard Vuillard. Painter – Decorator. Patrons and Projects 1892-1912, New Haven und London 1993, Abb. 235

Der Wandbehang muß von Hélène Prinzessin Bibesco als Pendant für *Konzert der Frauen* (Kat. 16) in Auftrag gegeben worden sein; in diesem Werk sind ebenfalls musizierende Frauen in einem Garten dargestellt. Stilistisch unterscheidet sich die zweite Tapisserie erheblich: Der Aufbau ist nicht mehr so flächig, die Konturen wirken weniger ornamental. Statt dessen ist die Plastizität der Figuren stärker. Eine eng zusammengerückte Dreiergruppe steht einer Einzelfigur gegenüber; sie sind jeweils plastischen Werken Maillols verwandt (Abb. S. 34f.). Die sogenannte Prinzessin zeigt beinah die gleiche Haltung wie die Figur in *Frau im Bade*, eine kleinere, ebenfalls für die Sammlung Bibesco geschaffene Tapisserie (Abb. S. 36). Diese Komposition wurde auch in einem Relief aufgegriffen (Abb. S. 36).
In den kräftigen warmen Farben unterscheidet sich der zweite große Teppich für Prinzessin Bibesco ebenfalls von dem früheren. Eine Farbskizze in amerikanischem Privatbesitz (Abb. S. 34) weist dagegen zartere Töne auf; es dominiert ein helles Violett (ehemals in der Sammlung Willy Streit, Hamburg).
Siehe auch S. 35ff.

BEMALTE KERAMIK

Vasen von André Metthey, bemalt von Aristide Maillol

18 *Gelbe Vase mit Tänzerinnen*
1907
Fayence, 24 cm, Durchmesser 15,7 cm
Monogramm von Maillol und Metthey
Paris, Musée du Petit Palais
Abb. S. 84

Literatur: Ausst.Kat. Hamburg 1961, Nr. 177

19 *Blaue Vase mit weiblichen Aktgestalten*
1907
Fayence, 23 cm, Durchmesser 10,5 cm
Monogramm von Maillol und Metthey (AM)
Privatbesitz
Abb. S. 84

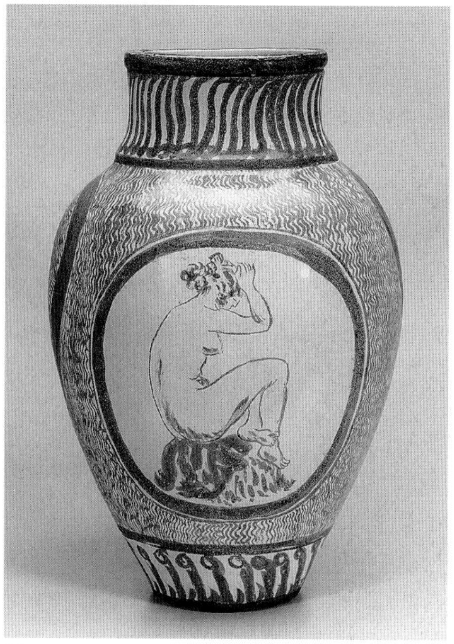

20

20 *Vase mit Aktfiguren in Landschaft*
1907
Fayence, 54 cm
Karlsruhe, Badisches Landesmuseum

André Metthey trat seit 1901 als Keramiker hervor. Anfangs stellte er Steinzeug her, nach seiner Übersiedlung 1903 nach Asnières begann er, mit Porzellan und Fayence zu experimentieren. Ambroise Vollard brachte die Künstler seiner Galerie mit dem Keramiker zusammen (Vollard 1949, S. 244).
Mettheys Zusammenarbeit mit Malern erreichte im Sommer 1907 ihren Höhepunkt. Damals arbeitete er vor allem für Maillol, Maurice Denis, Ker-Xavier Roussel und andere (Kessler, Tagebuch; DL/M, 9. 7. 1907).
Im Salon d'Automne des gleichen Jahres präsentierte Metthey eine größere Kollektion seiner Arbeiten, die er in Zusammenarbeit mit Künstlern geschaffen hatte. Vollard war Auftraggeber und Eigentümer der Exponate (Ausst.Kat. Salon d'Automne, Paris 1907, Nr. 1787). Die von Maillol bemalten Gefäße dürften im Hinblick auf die Ausstellung 1907 entstanden sein. Die bisherige Datierung dieser Vasen – um 1896 – kann nicht zutreffen, denn damals kannte Maillol weder den Galeristen Vollard noch Metthey.
Die gelbe Vase wirkt in ihrer Dekoration mit den Blumengirlanden altertümlicher, doch kann sie nicht viel älter sein, denn sie weist das Monogramm von Metthey auf, das man erst von 1906/07 entstandenen Keramiken kennt (vgl. Französische Keramik zwischen 1850 und 1910. Sammlung Maria und Hans-Jürgen Heuser, Ausst.Kat. Kunstgewerbemuseum, Köln 1974, S. 207-212). Die beiden anderen Vasen zeigen die üppigen weiblichen Akte, die für Maillol um 1905 typisch sind. Die große Vase im Landesmuseum Karlsruhe überrascht durch ihre skizzenhaft frische Dekoration.
Maillol ließ bei Metthey vermutlich auch Terrakotten brennen (vgl. Kat. 49).

PLASTIKEN

21a *Wasserträgerinnen – Porteuses d'eau*
1896-98
Terrakotta, glasiert, 24,5 x 25,5 cm
Bezeichnung: Banyuls sur mer (rückseitig)
Privatbesitz
Provenienz: Jean Schlumberger, Paris; Geschenk von André Gide, Jacques Copeau, Roger Martin du Gard und Jean Paulham, 1937

21b *Wasserträgerinnen – Porteuses d'eau*
1896-98
Terrakotta, 24,5 x 25,5 cm
Privatbesitz
Abb. S. 85

Literatur: Vgl. Ausst.Kat. Hamburg 1961, Nr. 4; Pingeot 1986, S. 188f.

Das Relief zeigt zwei junge Frauen mit einem schweren Wasserkrug, ein Motiv aus Maillols südfranzösischer Heimat.
Die Terrakottatafel muß von einem Holzrelief abgeformt sein, das 1896 im Salon de la societé nationale des Beaux-Arts ausgestellt war (siehe: »L'Image«, 1896/97, Abb. S. 218); dieses Exemplar ist nicht nachweisbar. Die Terrakotta im Musée d'Orsay, Paris, weist rückseitig die Datierung 1898 auf, womit vielleicht das Datum der Abformung angegeben ist.
Maillol wiederholte das Motiv der Wasserträgerinnen in Holzschnitten zu Joseph-Sébastien Pons' »Concert d'Eté« (Kat. 150) und den »Oden« des Horaz (Guérin 1965, Nr. 229; Eriksen 1948/49, S. 192f., 198; Busch 1970, Abb. 28).

22a *Die Waschfrau – La Lavandière*
um 1896
Bronze, 12 cm
Monogramm
Privatbesitz
Abb. S. 87

22b *Die Waschfrau – La Lavandière*
um 1896
Bronze, 12 cm
Monogramm
Stuttgart, Galerie Valentien

Literatur: Vgl. Maillol 1925, Abb. S. 35; Hoetink 1962, S. 31; George 1964[b], S. 63; Ausst.Kat. Baden-Baden 1978, Nr. 4; Ausst.Kat. Zürich 1993, Nr. 68e; Lorquin 1994, S. 37

Die ungewöhnliche Figur zeigt eine Waschfrau, die vorgebeugt auf dem Boden kniet. Maillol modellierte hier eine Gestalt, die er zuvor in dem Gemälde *Die Waschfrauen* (Kat. 8) und auch in einer Zinkographie von 1895 (Kat. 131) darstellte. In ihrer ornamentalen Gestaltung, vor allem in dem sich wie eine Blume ausbreitenden Rock, steht die Bronze der Graphik nahe. Guérin zufolge hat Maillol die Figur *Waschfrau* als Türklopfer geschaffen (Guérin 1965-67, Nr. 259). Demnach war sie nicht als selbständige Statuette konzipiert, was ihre ungewöhnliche, äußerst dekorative Form erklärt. *Die Waschfrau* könnte mit einem Türklopfer in Eisenguß übereinstimmen, der 1902 bei Vollard ausgestellt war. Als Bronze ist die Figur offensichtlich vor 1925 nicht nachweisbar.
Siehe auch S. 24

23a *Die Woge – La Vague*
um 1898
Terrakotta, glasiert, Durchmesser 22,5 cm
Privatbesitz
Abb. S. 85

23b *Die Woge – La Vague*
um 1898
Blei, Durchmesser 21,5 cm
Privatbesitz
Provenienz: Robert de Galea, Paris; Sammlung Ambroise Vollard, Paris

Das Tondo folgt in seiner Komposition einem der schönsten Gemälde Maillols: *Die Woge* (Abb. S. 25). Dargestellt ist eine junge Frau, die in die schäumende Brandung steigt. Im Relief erscheint die Komposition konzentrierter; aufgrund der parallel strukturierten Wellen und des kleinteilig modellierten Haars wirkt sie jedoch dekorativer.
Maillols Kunsthändler Ambroise Vollard schenkte das Gemälde dem Musée du Petit Palais, Paris. Er könnte die Reliefs in Terrakotta und die Abgüsse in Blei veranlaßt haben, das vorliegende Bleirelief stammt aus seinem Nachlaß. Ein unglasiertes Terrakotta-Exemplar befindet sich im Musée Maillol, Paris.
Siehe auch S. 26

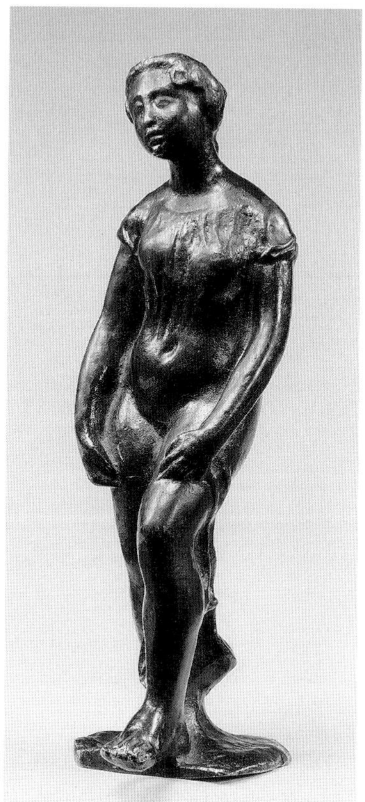

25

24 *Frauentorso – Torse de femme*
um 1896
Terrakotta, 28,5 cm
Privatbesitz
Abb. S. 56

In Maillols Werk gibt es nur wenige skizzenhaft belassene Skulpturen, in der Regel strebte er vollendete Perfektion an. Bei diesem Torso hat er die Körperformen nur angedeutet und die Oberfläche nicht geglättet. Die Spontaneität der Modellierung und die Sprödigkeit und Lebendigkeit des Tonmaterials kommen deutlich zum Ausdruck. Vermutlich hat Maillol hier nicht gekauften, vorbereiteten Ton benutzt, sondern sich das Material selbst aus der Umgebung von Marly oder Banyuls-sur-Mer geholt.
Die schlanke Silhouette der Figur legt eine Datierung in die erste Phase von Maillols plastischem Werk nahe.
Eine Bronze-Variante des Torsos befindet sich im Musée Maillol, Paris.

25 *Schäferin – La Bergère*
1897
Bronze, 22 cm
Monogramm
Privatbesitz
Provenienz: Harry Graf Kessler

Literatur: Vgl. Ausst.Kat. Aristide Maillol, Paul Rosenberg & Co., New York 1958, Nr. 2

Die leicht bekleidete Figur eines schreitenden Mädchens gehört zu den ersten Statuetten des Künstlers. In ihnen zeigen sich noch nicht die kräftigen, untersetzten Proportionen, die er später bevorzugte.
Die Bronze wurde 1960 vom Schriftsteller Joseph Breitbach erworben, sie stammt aus dem Nachlaß von Graf Kessler.
Siehe auch S. 164, Anm. 27

26a *Badende, ihr Haar ordnend – Femme debout se coiffant*
1898
Bronze, 27 cm
Monogramm
Privatbesitz
Provenienz: Paul Baudouin

26b *Badende, ihr Haar ordnend – Femme debout se coiffant*
1898
Terrakotta, 25 cm
Mannheim, Städtische Kunsthalle

Literatur: Vgl. Mirbeau 1921, nach S. 42; Bouvier 1945, S. 45; Vollard 1948, S. 308f.

Die Statuette gehört zu Maillols frühesten Bronzen nach Modellen. Seit 1898 ließ Ambroise Vollard Bronzegüsse in unlimitierter Auflage herstellen (Johnson 1977, Nr. 218). Frühe Güsse gibt es zum Beispiel in der Nationalgalerie, Berlin, erworben 1905/06 (Ausst.Kat. Bonn 1992, Nr. 68), und in der Kunsthalle Bremen, erworben 1910 (Heiderich 1993, S. 312). Graf Kessler besaß eine Bronze (Ausst.Kat. Marbach 1988, S. 223), eine weitere befindet sich in der Villa Flora, Winterthur (Hahnloser-Ingold 1995, Nr. 103).
Maillol liebte diese frühe Statuette besonders: ein Gips- oder Tonexemplar soll die einzige in seiner Wohnung in Banyuls-sur-Mer aufgestellte Skulptur gewesen sein, eine Version stand im Atelier in Marly (Bouvier 1945, S. 75; Roy 1947, Abb. 9; Lorquin 1994, S. 177).
1924 bis 1926 modellierte Maillol eine vergrößerte Fassung von 80 Zentimetern Höhe (Kat. 80) und danach eine lebensgroße Version. Die um 1906 entstandene über 10 Zentimeter größere Figur einer sich kämmenden Frau (Kat. 55) dagegen ist in der Komposition mit der frühen Statuette nicht identisch.
Die Bronze stammt aus der Sammlung von Paul Baudouin, der als Finanzminister in mehreren französischen Kabinetten tätig war. Er kannte Maillol persönlich und erwarb von ihm einige Skulpturen und ein Gemälde.

27 *Stehendes Mädchen – Jeune fille debout*
1898
Holz, 59 cm
Signatur: Aristide Maillol
Otterlo, Kröller-Müller Museum;
erworben 1921 in der Galerie Druet, Paris
Abb. S. 89

Literatur: Denis 1925, Abb. 8; George 1964[b], S. 64; Hammacher 1970, S. 243; Ausst.Kat. Paris 1961[a], Nr. 5; Ausst.Kat. Hamburg 1961, Nr. 5; Ausst.Kat. Amsterdam 1962, Nr. 5; George 1965, Abb. 64

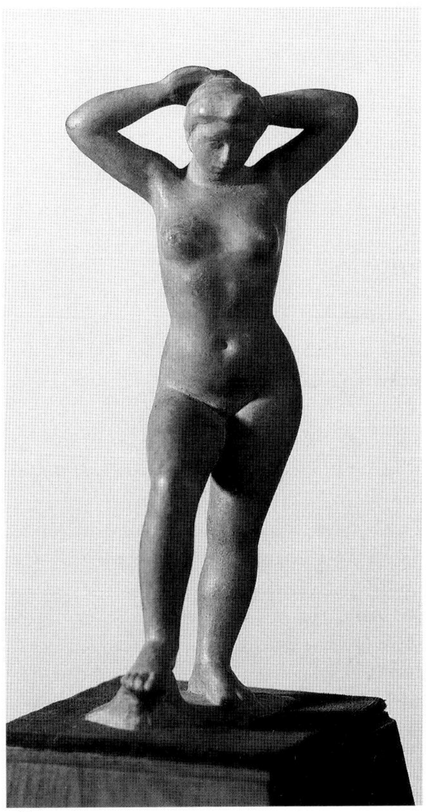
26b

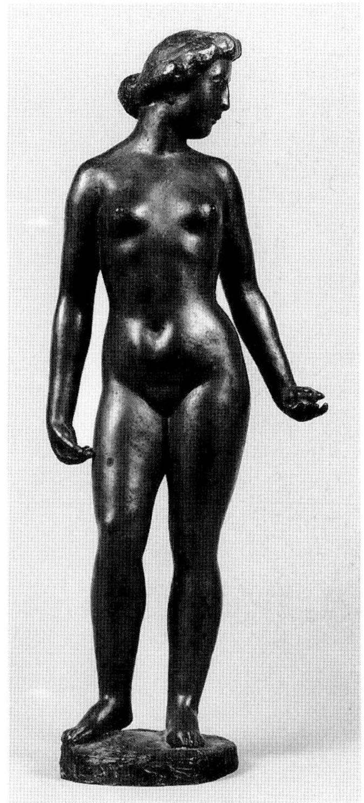
28

Nach ersten Flachreliefs und kleinen Statuetten, die Maillol 1896 beziehungsweise 1897 im Salon ausstellte, konzentrierte er sich auf die Herstellung von Holzstatuetten (vgl. Abb. 39 und Kat. 32, 48). Das *Stehende Mädchen* ist mit der *Eva mit dem Apfel* (Kat. 28) verwandt: Es ist dieselbe Frau in der gleichen Haltung mit dem weit nach links gedrehten Kopf dargestellt. Während die *Eva* eine Aktfigur ist, trägt das *Stehende Mädchen* ein langes Gewand.

28 *Eva mit dem Apfel – Eve à la pomme*
1899
Bronze, 58 cm
Signatur: Aristide Maillol
Berlin, Staatliche Museen zu Berlin, Nationalgalerie
Provenienz: Galerie Druet, Paris (Aufkleber)

Literatur: Vgl. Denis 1925, Abb. 11, 30; Kuhn 1925, Abb. 24; Rewald 1939, S. 76; George 1964[b], S. 64; Ausst.Kat. Baden-Baden 1978, Nr. 11

Kurz vor 1900 begann Maillol mit einer Reihe von Statuetten im Format von ungefähr 60 bis 70 Zentimetern Höhe. Die *Eva* ist unter diesen Werken eine relativ bewegte Figur. Der Apfel in der linken Hand verweist auf den biblischen Sündenfall. Maillol ist jedoch nicht wirklich an dem Thema interessiert, so unterscheidet sich die *Eva* nicht grundsätzlich von den *Badenden* der gleichen Zeit (Kat. 30, 32-35).

29 *Eva, Fragment – Eve, fragment*
1899
Bronze, 55 cm
Privatbesitz

Literatur: Vgl. Ausst.Kat. Frankfurt a. M. 1990, Nr. 171

Diese ungewöhnliche Skulptur gibt die Vorderansicht der Figur *Eva mit dem Apfel* wieder. Maillol muß mit einer Negativform die vordere Hälfte abgeformt haben, das künstliche Fragment ist als Gipsmodell photographisch dokumentiert (Rewald 1939, Abb. 64). Während der plastischen Arbeit benutzte Maillol häufig Teilabgüsse (vgl. den Abguß der Frauenfigur vom Relief *Le Désir*, Abb. S. 12, 101). Ungewöhnlich ist jedoch, daß er ein solches Gipsmodell in Bronze gießen ließ; in der Regel bevorzugte er vollendete Skulpturen. Außer einer Auflage zu Lebzeiten Maillols, aus der der vorliegende Guß stammt, gibt es eine spätere, numerierte Edition, die von der Gießerei Alexis Rudier hergestellt wurde (vgl. Ausst.Kat. Frankfurt a. M., Nr. 171).

30 *Stehende Badende – Baigneuse debout*
um 1899
Terrakotta, 78 cm
Schweiz, Privatbesitz
Provenienz: Sammlung Hahnloser, Winterthur
Abb. S. 93

Literatur: Hahnloser-Ingold 1995, S.14, 89; vgl. Denis 1925, Abb. 2; Rewald 1939, Abb. 123.

Die Terrakottafigur ist, wie die der *Eva,* in Bewegung dargestellt, der Kopf ist zur Seite gewendet. Auch der Figurentyp ist verwandt, was jedoch auf die anderen Statuetten jener Zeit ebenfalls zutrifft; sie alle sind geprägt vom damaligen Idealmodell Maillols, seiner Ehefrau Clotilde. Die leichte Tönung von Haar und Tuch lassen vermuten, daß die Terrakotta mit der bei Denis und Rewald abgebildeten Figur identisch ist. Derzeit scheint kein anderes Exemplar nachweisbar zu sein.

31 *Zwei Schwestern – Les deux sœurs*
1899
Bronze (A. Bingen et Costenoble, 2/6), 51,5 cm
Paris, Fondation Dina Vierny, Musée Maillol
Abb. S. 95

Literatur: Vgl. Ausst.Kat. Baden-Baden 1978, Nr. 5; Denis 1925, Abb. 20; Cladel 1937, Abb. 7; Rewald 1939, S. 97

Die ungewöhnliche Gruppe ist auch unter dem Titel *Pendule* bekannt, denn sie war für eine Uhr konzipiert. Wahrscheinlich führte Maillol dieses Werk im Auftrag von Ambroise Vollard aus (Johnson 1977, Nr. 219, mit falschen Angaben zu Auflage und Gießer). Ein Exemplar, bei der die Frauenfiguren eine Uhr halten, befindet sich unter den von Vollard gestifteten Kunstwerken im Musée Léon Dierx auf der Insel Réunion (Jentsch 1994, S. 15). Neben der unlimitierten Edition von Vollard gab Maillol zusammen mit seiner Kunsthändlerin Lucie Druet eine eigene limitierte Edition heraus, aus der das vorliegende Exemplar stammt (freundliche Mitteilung von Dina Vierny). Es wurde in der Gießerei A. Bingen et Costenoble gegossen, in der Maillol die Grundkenntnisse in der Bearbeitung von Bronzen erlernte. Die Plastik wurde für das Musée Maillol angekauft, wo sich außerdem ein farblich differenziertes Gipsmodell befindet (Rewald 1939, Nr. 97).

Der Titel *Zwei Schwestern* legt die Vermutung nahe, daß Maillols Ehefrau Clotilde und deren Schwester Angélique March Modell standen (vgl. auch die Zeichnung *Angélique und Clotilde in katalanischer Tracht*, Kat. 89).

32 *Stehende Badende – Baigneuse debout*
1899
Holz, 62 cm
Monogramm
Amsterdam, Stedelijk Museum
Provenienz: Sammlung Bibesco, Paris
Abb. S. 88

Literatur: Ausst.Kat. Amsterdam 1939, Nr. 187; Rewald 1939, S. 73; Ausst.Kat. Amsterdam 1962, Nr. 6; George 1964[b], S. 130; Ausst.Kat. Baden-Baden 1978, Nr. 9; Slatkin 1980, Abb. 3

Um 1900 baute Maillol seine mittelgroßen Figuren zunehmend statuarischer auf, wie ein Vergleich mit den bewegteren Figuren *Eva mit dem Apfel* und *Stehende Badende* zeigt (Kat. 28, 30). Bei der Holzfigur mag die Säulenhaftigkeit durch das Material, aus dem die Skulptur geschnitzt wurde, bedingt sein. Die Komposition mit den eng anliegenden Armen und einer Drapierung um den rechten Arm wird in einer Bronze wiederholt (Kat. 33). Eine weitere Bronze variiert das Vorbild etwas freier (Kat. 34).
Während Maillol seine erste Holzstatuette spontan ausgeführt haben soll (vgl. S. 40), scheint er die folgenden sehr sorgfältig geplant und realisiert zu haben. 1902 schrieb er an Rippl-Rónai, daß seine Holzstatuetten ihm viel Lob einbrächten, da ihre Vollendung aber jeweils ein ganzes Jahr beanspruchten, käme er jedoch nicht auf seine Kosten (siehe Wertheimer 1953, S. 115).

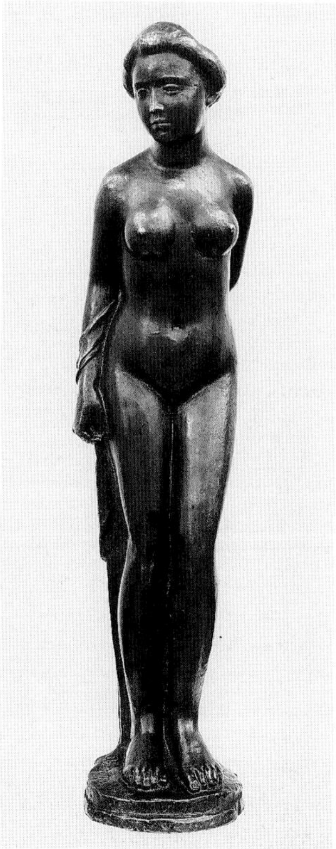

33

33 *Stehende Badende mit Tuch über dem rechten Arm – Baigneuse debout drapée sur le bras droit*
1900
Bronze (A. Bingen et Costenoble, Fondeurs, Paris), 64 cm
Signatur: Arstide [sic!] Maillol
Bremen, Kunsthalle Bremen

Literatur: Heiderich 1993, S. 316f.; vgl. Ausst.Kat. Baden-Baden 1978, Nr. 10

Die Bronze folgt dem Modell der Amsterdamer Holzskulptur (Kat. 32). Sie ist viel seltener als die geringfügig größere Variante (Kat. 34). Eine Ausführung in Terrakotta befindet sich im Musée Maillol, Paris. Ein ebenfalls in der Gießerei Bingen et Costenoble hergestellter Guß war 1975 in New York ausgestellt (Ausst.Kat. New York 1975, Nr. 34). Eine Bronze ohne Gießerstempel befindet sich in der Villa Flora, Winterthur (Ausst.Kat. Winterthur 1973, Nr. 112).

34 *Stehende Badende – Baigneuse debout*
1900
Bronze (A. Bingen et Costenoble, Fondeurs, Paris), 66 cm
Signatur: Aristide Maillol
Hannover, Niedersächsisches Landesmuseum
Abb. S. 92

Literatur: Thomas Hirthe und Frauke Engel: Bernhard Hoetger. Bildwerke 1902-1936, Ausst.Kat. Niedersächsisches Landesmuseum, Hannover 1994, S. 66-68; vgl. George 1964[b], S. 130

Die *Stehende Badende* ist eine der am meisten verbreiteten Kompositionen von Maillol. Ambroise Vollard hat sie ohne Limitierung über Jahrzehnte herstellen lassen (Johnson 1977, Nr. 221, mit falschen Angaben zu Auflage und Gießer; vgl. Brassaï 1982[b], S. 216). Die früheren Güsse weisen die Signatur »Aristide Maillol« auf, die späteren nur das Monogramm. Zu den ersteren müssen das vorliegende Exemplar, das aus der Moskauer Sammlung Schtschukin (Ausst.Kat. Essen 1993, Nr. 64), das von Rodin (Abb. S. 120) und das 1908 von der Städtischen Galerie Frankfurt a. M. angekaufte gehören. Die beiden zuletzt genannten Bronzen weisen Gußfehler auf. Maillol ließ in eigener Regie das Modell – mit voller Signatur – in der Gießerei Rudier anfertigen (siehe Ausst.Kat. New York 1975, Nr. 35). Ein Wachsmodell gelangte aus der Sammlung Zoubaloff ins Kröller-Müller Museum, Otterlo (Petit 1927, Nr. 240).
Die Figur *Stehende Badende* war besonders unter Künstlern begehrt. Pierre Bonnard muß sie besessen haben, denn er malte sie mehrfach (Jean und Henry Dauberville: Bonnard. Catalogue raisonné de l'œuvre peint, Paris 1965-1975, Bd. 4, Nr. 01940, 02117); sie ist auch auf Édouard Vuillards Bonnard-Porträt zu erkennen (Stuart Preston: Édouard Vuillard, New York 1985, Abb. S. 123). Maurice Denis besaß eine Terrakotta-Version (Abb. S. 131; heute Musée Maillol, Paris).

35 *Stehende Badende – Baigneuse debout*
1900
Bronze (A. Bingen et Costenoble, Fondeurs, Paris), 75 cm
Signatur: Aristide Maillol
Mannheim, Städtische Kunsthalle;
erworben 1913 in der Galerie Vollard, Paris

Literatur: Ausst.Kat. Mannheim 1912, S. 6; Fuchs 1982, S. 474; vgl. George 1964[b], S. 129

Diese Bronze entspricht in der Komposition der Holzfigur aus der Sammlung von Harry Graf Kessler, heute Sammlung Oskar Reinhart, Winterthur (Abb. S. 39, 121; vgl. Koella 1975, Nr. 146). Eine mit der Holzskulptur eng verwandte Terrakotta-Version befindet sich im Musée Maillol, Paris. Die Mannheimer *Badende* weist eine glattere Oberfläche auf. Sie unterscheidet sich von einer späteren Bronzefassung, an deren Gipsmodell Maillol 1933 arbeitete (Frère 1956, S. 32; Guenne 1933, S. 196, mit der Abb. des unvollendeten Gipsmodells mit Nähten). Diese spätere Version weist eine höhere Plinthe auf (vgl. Pingeot 1986, S. 191).

36 *Die Quelle – La Source*
um 1900
Terrakotta, glasiert, 16,5 cm
Privatbesitz
Abb. S. 86

Die kniende Frauenfigur entspricht der Statuette, die den größten der bekannten Wandbrunnen Maillols bekrönt. Diese Fontäne im Musée Maillol, Paris, gehörte Graf Kessler; sie hatte ihren Platz in dessen Bibliothek in Weimar (Abb. S. 10). Maillol kaufte dieses Werk in den dreißiger Jahren zurück (freundlicher Hinweis von Dina Vierny).
Maillols ambitionierteste Werke in Keramik, solch große Wandfontänen, bereiteten zahlreiche technische Schwierigkeiten, somit dürften sie kaum zu den frühesten Beispielen für Maillols Arbeit in Ton zählen. Bisher wurden sie jedoch um 1895 datiert. 1900 bekam Maillol eine Silbermedaille für einen Wandbrunnen (vgl. Breker 1992, S. 161). 1902 berichtet er Rippl-Rónai, daß er große Brunnen in Fayence geschaffen habe, von denen Auguste Renoir ein Exemplar erwarb (Wertheimer 1953, S. 114f.).
Ein zweiter großer Wandbrunnen im Musée Maillol wird von einer Variante der *Kauernden* (Kat. 37) von 1900 bekrönt (Lorquin 1994, S. 160). Ob die einfarbige Terrakottafigur *Quelle* zu einem dieser üblicherweise aus Teilen zusammengesetzten Brunnen gehören sollte, kann nicht geklärt werden.

37a *Kauernde – Jeune fille accroupie*
1900
Terrakotta, 20 cm
Monogramm
Bremen und Berlin, Kunsthandel Wolfgang Werner
Provenienz: Auguste Pellerin, Paris (vor 1916)
Abb. S. 90

37b *Kauernde – Jeune fille accroupie*
1900
Bronze, 20,5 cm
Monogramm
Hagen, Karl Ernst Osthaus Museum
Provenienz: Karl Ernst Osthaus
Abb. S. 90

37c *Kauernde – Jeune fille accroupie*
1900
Bronze (Rudier 3/6), 20 cm
Monogramm
Stuttgart, Galerie Valentien

Literatur: Ausst.Kat. Stuttgart 1980, S. 9; vgl. Rewald 1939, S. 104; George 1964[b], S. 131; Syamken 1988, S. 280

Die Figur gehört zu den Statuetten, die Ambroise Vollard verlegt hat (Johnson 1977, Nr. 223). Renoir porträtierte den Kunsthändler, wie er eine Terrakotta der *Kauernden* in den Händen hält (Abb. S. 11). Vorgestellt sind hier drei Versionen: eine Terrakotta, die aus der berühmten Sammlung Pellerin stammt und eine Bronze aus der Sammlung von Karl Ernst Osthaus, Hagen, die beide dem Typ der »Edition Vollard« entsprechen. Die dritte Bronze aus der »Edition Maillol« ist vom Künstler persönlich ziseliert worden (Mitteilung von Dina Vierny). Die Editionen unterscheiden sich durch die Position des Monogramms; bei den Vollard-Güssen befindet es sich rechts an der Plinthe, bei denen der »Edition Maillol« links. Siehe auch S. 57

38 *Sitzende bekleidete Frau – Femme drapée assise*
um 1900
Terrakotta, 18 cm
Hamburg, Ernst Barlach-Haus
Provenienz: Kurt von Mutzenbecher, erworben 1904 im Atelier von Maillol
Abb. S. 91

Literatur: Vgl. Kuhn 1925, Abb. 13; Cladel 1937, Abb. 30; Rewald 1939, S. 101; Bouvier 1945, S. 80

Diese kauernde Frauengestalt, von der es eine Variante als Aktfigur gibt (Rewald 1939, S. 100), ist mit Vorentwürfen für die *Méditerranée* verwandt (Kat. 96).
Die Terrakotta wurde vermutlich am 21. August 1904 erworben, als Graf Kessler und Kurt von Mutzenbecher Maillol erstmals besuchten. In einem Brief an Henry van de Velde von Juni/Juli 1907 (Brüssel, Bibliothèque royale Albert 1er, Archive et Musée de la Littérature, FS X 555/1) erwähnt Maillol, daß er eine Terrakotta Mutzenbechers repariert habe. Vermutlich handelte es sich um die *Sitzende bekleidete Frau*, denn sie weist eine alte Reparaturstelle auf. Im gleichen Brief beschwerte sich Maillol, Mutzenbecher besäße inzwischen einen (illegalen?) Bronzeguß. Eine Bronze der *Sitzenden bekleideten Frau* befand sich früher in der Sammlung von Graf Kessler (siehe S. 164, Anm. 27).
Terrakotta-Versionen sind zum Beispiel im Museum Boymans-van Beuningen, Rotterdam (Hoetink 1963, S. 36, 38), und in der William S. Paley-Collection, New York, nachweisbar (Ausst.Kat. New York 1992, Nr. 75, 159). Siehe auch S. 156

39 *Kniendes Mädchen – Jeune fille agenouillée*
1900
Terrakotta, 16,5 cm
Privatbesitz
Provenienz: Karl Ernst Osthaus – Museum Folkwang, Hagen

Literatur: Osthaus 1912, Nr. 29; Ausst.Kat. Berlin 1928, Nr. 35(?); vgl. Denis 1906, S. 469; Denis 1925, Abb. 4; Kuhn 1925, Abb. 24; Rewald 1939, S. 102

Das *Kniende Mädchen* gehört wohl zu den Modellen, die Ambroise Vollard verlegt hat (Johnson 1977, Nr. 225), mehrere Bronzegüsse sind nachweisbar, Terrakotten dagegen sind selten. Das vorliegende Exemplar erwarb der mit dem Künstler persönlich bekannte Karl Ernst Osthaus vor 1912.
Der Typ des *Knienden Mädchens* diente als Ausgangspunkt für die große Version, die Maillol für Kurt von Mutzenbecher geschaffen hat (Abb. S. 157) und die hier in der Torso-Version *Kniendes Mädchen ohne Arme* vertreten ist (Kat. 50).

40a *Sitzendes Mädchen, sich die Augen verhüllend – Jeune fille assise se voilant les yeux*
um 1900
Terrakotta, glasiert, 20 cm
Signatur: Aristide Maillol
Otterlo, Kröller-Müller Museum
Abb. S. 86

40b *Sitzendes Mädchen, sich die Augen verhüllend – Jeune fille assise se voilant les yeux*
1900
Bronze, 22 cm
Signatur: Aristide Maillol
Schweiz, Privatbesitz
Provenienz: Sammlung Hahnloser, Winterthur
Abb. S. 40

Literatur: Hammacher 1970, Nr. 251; Ausst.Kat. Winterthur 1973, Nr. 115; vgl. Rewald 1939, S. 104

Die frühen Kleinplastiken Maillols werden meist 1900 datiert, ungefähr zwanzig Figuren waren schon 1897 im Salon national des Beaux-Arts ausgestellt. Eine deutlich größere Zahl dürfte 1902 in der ersten Einzelausstellung Maillols in der Galerie Vollard zu sehen gewesen sein. Viele der frühen Werke wurden sowohl in Bronze als auch in Terrakotta ausgeführt. Von der vorliegenden Figur existieren ebenfalls Stuccogüsse (ein Exemplar in der Städtischen Galerie, Frankfurt a. M.).

41a *Zwei kämpfende Frauen – Les deux lutteuses*
1900
Bronze, 18 cm
Monogramm
Privatbesitz
Provenienz: Édouard Vuillard

41b *Zwei kämpfende Frauen – Les deux lutteuses*
1900
Terrakotta, glasiert, 18 cm
Monogramm
Otterlo, Kröller-Müller Museum;
erworben 1925 vermutlich von Henry van de Velde

Literatur: Hammacher 1970, Nr. 248; vgl. Kuhn 1925, Abb. 16; Rewald 1939, S. 98f.

Das Modell der *Zwei kämpfenden Frauen* gehört zu denen, die Ambroise Vollard in Bronze edierte. Charakteristisch ist die sehr niedrige Plinthe, wie sie auch die vorliegenden Exemplare aufweisen (vgl. auch eine Bronze von Bingen et Costenoble in der Ny Carlsberg Glyptotek, Kopenhagen, siehe Harbou 1994, Nr. 42; vgl. das Gipsmodell bei Rewald 1939, S. 98f.). Daneben gibt es numerierte Editionen mit höherer Plinthe (18,5 Zentimeter, gegossen von Rudier, und 19,1 Zentimeter, gegossen von Godard). Eine vergleichbare Terrakotta befindet sich in der William S. Paley-Collection, New York (Ausst.Kat New York 1992, S. 74, 159). Der brilliante Bronzeguß stammt aus der Sammlung von Maillols Freund, dem Maler Édouard Vuillard, der die Verbindung zwischen Maillol und Vollard arrangiert hatte. Vuillard besaß auch eine *Leda* aus Terrakotta (vgl. Kat. 42), die auf Atelierbildern zu erkennen ist (Stuart Preston: Édouard Vuillard, New York 1985, Abb. 48, 72). Wie Maillol Graf Kessler erzählte (Tagebuch; DL/M, 23. 8. 1904), hatte er mit der Arbeit an einer lebensgroßen Version von *Zwei kämpfende Frauen* begonnen, die jedoch im Zusammenhang mit seiner Augenkrankheit unterbrochen wurde; das Modell ging verloren (vgl. auch Kat. 101).

42 *Leda – Léda*
um 1900
Terrakotta, 27 cm
Paris, Fondation Dina Vierny, Musée Maillol
Provenienz: Aristide Maillol
Abb. S. 97

Literatur: George 1964[b], S. 137; vgl. Rewald 1939, S. 110f.

Die *Leda* war eine der ersten Skulpturen Maillols, die in der Kritik gefeiert wurden (Félicien Fagus in: La Revue blanche, 1902, S. 217), und eine seiner beliebtesten Figuren. Rodin lobte die Bronze in der Sammlung von Octave Mirbeau (Abb. S. 119; siehe den Beitrag von A. Le Normand-Romain, S. 119ff.). Auch der Künstler selbst schätzte sie besonders (Frère 1956, S. 139). Neben der *Stehenden Badenden* (Kat. 34) wurde die *Leda* vor allem durch die zahlreichen Güsse, die Ambroise Vollard herstellen ließ, zu der am weitesten verbreiteten Schöpfung Maillols (Johnson 1977, Nr. 224, mit falschen Angaben zu Auflage und Gießer). Für seine eigene Bronze-Edition veränderte Maillol offensichtlich die Form des Sitzes (siehe Abb. S. 54).
Das vorliegende Exemplar besteht aus weißem Ton, der aus der Umgebung von Marly stammt (freundliche Mitteilung von Dina Vierny).

43 *Liegende – Femme couchée*
um 1900
Terrakotta, 11 cm
Monogramm
Zürich, Kunsthaus;
Geschenk von Stefanie Staub-Schober, Männedorf
Abb. S. 35

Literatur: Fierens 1934, S. 16; vgl. Der Querschnitt, 1928, vor S. 428; Rewald 1939, S. 140f.; Bouvier 1945, S. 79; Ausst.Kat. Saint-Tropez 1994, S. 46

Diese lebendige Skizze ist auffallend einansichtig konzipiert und ist möglicherweise eine Kompositionsstudie für eine Tapisserie (Bouvier 1945, S. 79). Siehe auch S. 37

44 *Entwurf Méditerranée – Étude pour la Méditerranée*
um 1900
Bronze, 15,5 cm
Monogramm
Rotterdam, Museum Boymans-van Beuningen;
Geschenk von Dina Vierny, 1961
Abb. S. 48

Literatur: Hoetink 1963, S. 39

Maillol klärte seine Formvorstellung in zahlreichen kleinen plastischen Modellen, bevor er 1900 eine erste lebensgroße Fassung einer kauernden Frau in Ton modellierte (Cladel 1937, S. 73). Mehrere Bozzetti, neben nackten auch bekleidete Figuren, lassen sich mit dieser ersten Phase in Verbindung bringen (siehe u. a. Hoetink 1963, Abb. 3, 7; Petit 1927, Nr. 227). Die frühesten plastischen Skizzen scheinen sich von der endgültigen Fassung der *Méditerranée* (Kat. 47) dadurch zu unterscheiden, daß beide Oberarme eng am Körper anliegen.

45 *Entwurf Méditerranée – Étude pour la Méditerranée*
um 1900
Terrakotta, 20 cm
Monogramm
Bremen und Berlin, Kunsthandel Wolfgang Werner
Provenienz: Auguste Pellerin, Paris; Galerie Druet, Paris
Abb. S. 98

Dieser Entwurf ist vergleichbar mit einer etwas kleineren Terrakotta im Musée Maillol, Paris (Lorquin 1994, S. 42), und einer Zeichnung (Ausst.Kat. Paris 1986, Kat. 10). In der Haltung der Beine nähert sich die Terrakotta der endgültigen Fassung an (Kat. 47). Der Bozzetto weist auch eine Verwandtschaft mit der zweiten großen sitzenden Figur Maillols auf, der nicht erhaltenen *Sérénité* (Abb. S. 161) beziehungsweise einem variierenden Vorentwurf (Lorquin 1994, Abb. 49).
Die Skizze stammt aus der berühmten Sammlung Pellerin (vgl. Kat. 69). Siehe auch S. 48f.

46 *Torso Méditerranée – Torse de la Méditerranée*
1900
Bronze (Alexis Rudier, 1/6), 64,2 cm
Monogramm

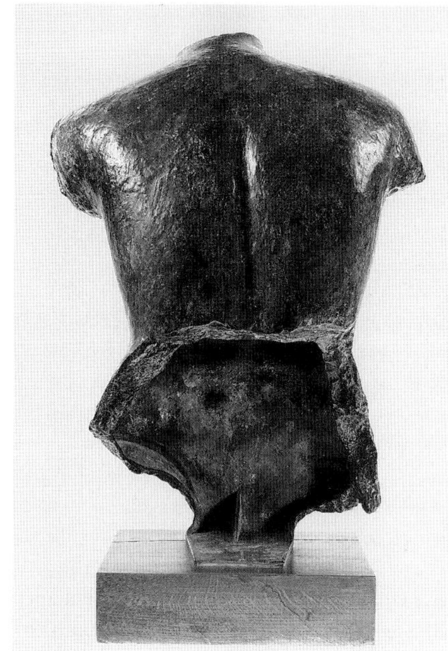
46

Berlin, Staatliche Museen zu Berlin, Nationalgalerie;
erworben 1960
Abb. S. 48

Literatur: Werner Haftmann: Nationalgalerie. Verzeichnis der vereinigten Kunstsammlungen Nationalgalerie (Preußischer Kulturbesitz), Galerie des 20. Jahrhunderts (Land Berlin), Berlin 1968, S. 354; Ausst.Kat. Baden-Baden 1978, Nr. 26; vgl. Ausst.Kat. Paris 1986, Nr. 15

Im Frühjahr des Jahres 1900 brachte Maillol aus seiner südfranzösischen Heimat das Tonmodell seiner ersten großen kauernden Frau nach Paris (Cladel 1937, S. 73). Wie Cladel berichtet, half beim Abformen zur Herstellung eines Gipsmodells Henri Matisse. Dieser erzählte Dina Vierny von einer Version der *Méditerranée*, die in Stücke zerbrochen sei (siehe Ausst.Kat. Paris 1986, S. 6).
Der Torso könnte ein Abguß von einem Fragment dieser ersten großen, um 1900 geschaffenen Fassung sein; denn er ist offensichtlich weder als Teilstück modelliert noch absichtlich aus einer Ganzfigur herausgeschnitten worden: der untere Abschluß der Rückseite erscheint als Bruchkante.
Die Ansätze der Arme und Beine verweisen auf eine Figur, deren Bewegung mit den Bozzetti (Kat. 44, 45) zusammenhängt. Das linke Bein ist nicht so weit angezogen wie bei der späteren endgültigen Version; beide Arme sind nach unten gestreckt, während bei der *Méditerranée* (Kat. 47) der linke Arm erhoben und angewinkelt ist. Der Torso stimmt ebenfalls nicht mit einer erst seit den achtziger Jahren bekannten großen Version überein, von der ein Bronzeguß ins Musée d'Orsay gelangte, der als *Méditerranée, erster Zustand* bezeichnet wird (Pingeot 1986, S. 192; Ausst.Kat. Paris 1986, Abb. 2, Kat. 5; vgl. dazu auch Kat. 103).
Der Bronzeguß der Nationalgalerie wird als Erwerb aus der Sammlung von Graf Kessler angeführt; diese Provenienz ließ sich jedoch weder anhand des Kessler-Nachlasses (DL/M) noch durch Recherchen zur Herkunft der Bronze verifizieren.

47 *Méditerranée*
1900-05
Bronze, 110 cm
Monogramm
Rotterdam, Museum Boymans-van Beuningen;
Geschenk der Rotterdamsche Bedrijfsleven und Rotterdamsche Vrienden van het Museum, 1961
Abb. S. 99

Literatur: Ausst.Kat. Paris 1961[a], Nr. 29; Hoetink 1963; vgl. Rewald 1939, S. 50f.; Linnenkamp 1957, Nr. 1; Hackelsberger 1960; George 1964[b], S. 65-67; Slatkin 1979; Ausst.Kat. Paris 1986; Le Normand-Romain, in: Bresc-Bautier 1986, Nr. 240, 254; Ausst.Kat. London 1990, Nr. 88; Lorquin 1994, S. 45-49

Nach Zeichnungen, plastischen Vorentwürfen und mehreren großformatigen Versionen modellierte Maillol 1904/05 die endgültige Fassung der *Méditerranée*. Am 21. August 1904 hatte ihm Harry Graf Kessler den Auftrag für diese Skulptur erteilt. Damals gingen Bildhauer und Auftraggeber von einer Komposition aus, bei der die Frau beide Arme nach unten hält und das linke Bein höher angewinkelt ist (Kat. 96). Maillol änderte die Komposition während der Arbeit am großen Tonmodell. Im Sommer 1905 hatte er es vollendet und formte es in Gips ab. Diese Version war im Salon d'Automne 1905 ausgestellt (Abb. S. 151; vgl. Gide 1905). Zur gleichen Zeit begann Maillol mit der mühevollen Ausführung in lothringischem Muschelkalk, die sich lange hinzog (siehe Abb. S. 173, 199). Die Statue befindet sich heute in der Sammlung Oskar Reinhart, Winterthur.
1923 bis 1927 führte Maillol im Staatsauftrag eine Marmor-Version aus (ehemals in den Tuilerien, heute Musée d'Orsay, Paris).
Einen ersten Bronzeguß stiftete Maillol der Stadt Perpignan (Innenhof des Rathauses). Weitere Bronzen befinden sich auf seinem Grab bei Banyuls, in den Tuilerien und dem Musée Maillol, Paris, dem Museum Middelheim bei Antwerpen und im Museum of Modern Art, New York.
Das Gipsmodell war im Salon d'Automne 1905 unter dem Titel *Femme – Frau* ausgestellt, Maillol hatte die Statue zuvor *Statue pour un parc tranquille* genannt (Kessler, Tagebuch; DL/M, 5. 11. 1904), von Kessler wurde dieser Titel fälschlich als *Statue pour un parc ombragé* wiedergegeben. Erst zu Beginn der zwanziger Jahre entschied sich Maillol für den Namen *Méditerranée*.
Siehe auch S. 48f.

48 *Stehendes Mädchen – Jeune fille debout*
um 1903
Holz, 72 cm
Signatur: Aristide Maillol
Privatbesitz
Provenienz: Karl Ernst Osthaus – Museum Folkwang, Hagen; Galerie Vollard, Paris

Literatur: Ausst.Kat. Berliner Secession 1906, Nr. 327; Osthaus 1912, Nr. 28; Ausst.Kat. Internationale Kunstausstellung, Dresden 1926, Nr. 841; Ausst.Kat. Basel 1933, Nr. 1; Ausst.Kat. Buffalo 1945, Abb. S. 62; Rewald 1939, Abb. 126

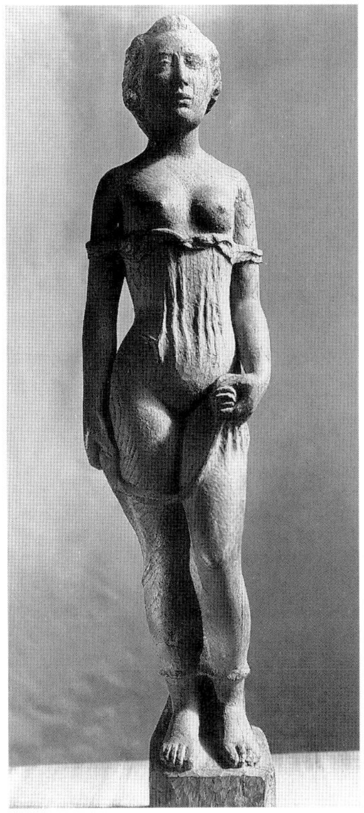
48

Gertrud Osthaus, die Witwe des Sammlers, erinnerte sich an den Ankauf dieser Holzfigur: »Man war zum Zwecke von Gauguin-Erwerbungen bei Vollard, als die Figur durch den Laden getragen wurde. Der Anblick berührte das Ehepaar so, daß es dem Hersteller sofort nachspürte, und damit begann ein jahrelanger persönlicher Kontakt mit Maillol.« (Hesse-Frielinghaus 1971, S. 236, Anm. 19) In einem Artikel vom 19. 10. 1904 in der Hagener Zeitung machte Karl Ernst Osthaus diese Erwerbung für das Museum Folkwang publik (Hesse-Frielinghaus, S. 179). Die Figur stand später im Damenzimmer von Osthaus' Villa Hohenhof bei Hagen (Abb. S. 160). Unzutreffend ist demnach die Datierung 1907 für einen Bronzeguß nach dem gleichen Modell (Lorquin 1994, S. 50). Neben der Auflage in Bronze sind ältere Bleigüsse bekannt, wobei die Form der Plinthe variiert, des weiteren gibt es eine Aktversion (Lorquin 1994, S. 173: *Kleine Flora*, 1911 datiert).
Das *Stehende Mädchen* variiert eine ebenfalls bekleidet dargestellte Frauenstatuette in Holz, die nach Aussagen Maillols seine erste Holzskulptur war (ehemals Sammlung Gaston Bernheim, siehe Fontainas 1931, S. 147; Frère 1956, S. 101).
Siehe auch S. 159

49 *Porträt Clotilde Maillol*
1903-05
Terrakotta, 40 cm
Monogramm
Frankfurt a. M., Städelsches Kunstinstitut;
Leihgabe der Adolf- und Luisa Haeuser-Stiftung für Kunst und Kulturpflege
Provenienz: Oskar Schmitz
Abb. S. 44, 96

Literatur: Kunst und Künstler, 1909, S. 31; Ausst.Kat. Internationale Kunstausstellung, Dresden 1926, Nr. 842; Ausst.Kat. Berlin 1928, Nr. 30

Drei undatierte Briefe von Maillol aus dem Zeitraum von 1903 bis 1905, die gleichzeitig mit der Büste erworben wurden, geben Aufschluß über die Entstehung dieses Porträts. Oskar Schmitz bestellte das Bildnis brieflich direkt bei Maillol, Vermittler war ein Herr Dejean. Schmitz konnte zwischen einem Unikat für 1.000 Francs oder einem Exemplar aus einer kleinen Auflage für 600 Francs wählen. Da Schmitz 1.000 Francs zahlte, muß es sich um ein Unikat handeln. Die Augenkrankheit Maillols verzögerte die Ausführung der Büste; somit muß das Bildnis vor dem Winter 1903/04 begonnen worden sein; fertiggestellt war es vermutlich erst 1905, denn in seinem letzten Brief verweist Maillol auf den im November jenes Jahres erschienenen Artikel von Maurice Denis, der erstmals umfassend das Werk Maillols vorstellte (siehe S. 130f.).
Die Büste wurde nicht von Maillol, sondern von einem ›faiencier‹, sicher André Metthey in Asnières, gebrannt (vgl. Kat. 18-20).
Das Bildnis zeigt Maillols Frau Clotilde (vgl. Abb. S. 11), die er mehrfach porträtierte. Häufig abgebildet und im Atelier Maillols dokumentiert ist ein beinah monumental wirkendes Porträt mit mächtiger Haarkrone (Cladel 1937, Abb. 13; George 1964[b], Abb. S. 125). In der Frankfurter Büste ist Clotilde Maillol mit sorgfältig frisierten Locken und freundlich-wachem Gesichtsausdruck dargestellt.
Siehe auch S. 58

50 *Kniendes Mädchen ohne Arme – Jeune fille agenouillée sans bras*
1900-06
Bronze (Alexis Rudier), 85 cm
Paris, Fondation Dina Vierny, Musée Maillol

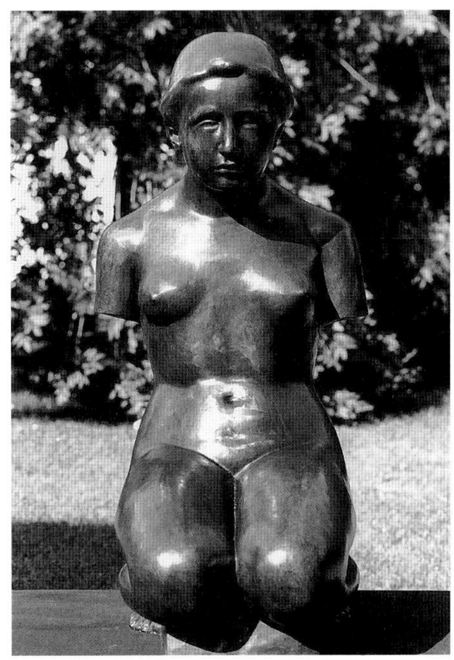
50

Literatur: Ausst.Kat. Baden-Baden 1978, Nr. 19; Lorquin 1994, Abb. S. 186

Die ungefähr lebensgroße Figur ist eine Vergrößerung einer der um 1900 entstandenen Kleinplastiken Maillols (Kat. 39). Der Auftrag zur großen Version wurde von Kurt von Mutzenbecher zusammen mit Henry van de Velde 1905 erteilt. In einem Brief Maillols an van de Velde vom April 1905 war noch von Alternativprojekten die Rede. Die Figur sollte einen Kamin bekrönen (Abb. S. 157), wodurch sich die ungewöhnliche Plinthenform erklärt. Die Bronze Mutzenbechers gelangte in die Sammlung Henkell, Wiesbaden, und ist seit den sechziger Jahren verschollen. Ein Gipsmodell der untorsierten Figur besaß Henry van de Velde; es befindet sich im Kröller-Müller Museum, Otterlo.
Maillol ließ das *Kniende Mädchen* später nur in torsierter Form – ohne Arme – gießen (Lorquin 1994, S. 186).
Siehe auch S. 157

51 *Badende ohne Arme – Baigneuse sans bras*
um 1905
Bronze, 29 cm
Privatbesitz
Provenienz: Karl Ernst Osthaus – Museum Folkwang, Hagen
Abb. S. 158

Literatur: Osthaus 1912, Nr. 25; vgl. Mirbeau 1921, nach S. 80; Rewald 1939, S. 132f.; Bouvier 1945, S. 96f.; Ausst.Kat. Hamburg 1961, Nr. 76

Dieser Torso dürfte im Zusammenhang mit dem Auftrag für Eberhard von Bodenhausen entstanden sein. Er ist verwandt mit etwa gleich großen Entwürfen einer *Badenden mit Tuch* (Abb. S. 158) und erscheint als Vorläufer der *Badenden mit erhobenen Armen* (Abb. S. 159). Die kleine Bronze, die 1912 für den Bestand des Museum Folkwang, Hagen, dokumentiert ist, stand im Damenzimmer der Osthaus-Villa Hohenhof bei Hagen (Abb. S. 160). Die Bronze unterscheidet sich vor allem in der Plinthe von dem bei Rewald abgebildeten Gipsmodell und einem anderen Guß, der mit zwei allerdings nicht zugehörigen Figuren 1961 als *Gruppe von drei Frauen* in Hamburg ausgestellt war.
Siehe auch S. 157

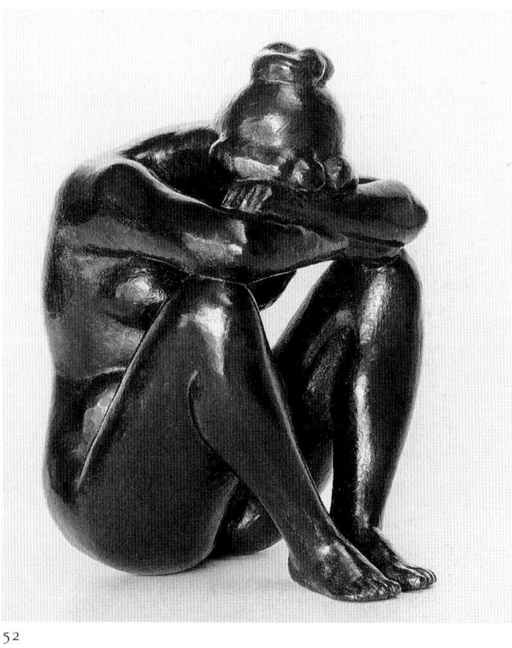

52

52 *Die Nacht – La Nuit*
um 1905
Bronze (Alexis Rudier 6/6), 17,5 cm
Monogramm
Winterthur, Kunstmuseum;
Geschenk Dr. Herbert Wolfer, 1973

Literatur: Ausst.Kat. Baden-Baden 1978, Nr. 22; Ausst.Kat. Winterthur 1984, S. 14, 18; Koella 1991, S. 37

Die Kleinplastik ist ein Entwurf für Maillols dritte große Steinfigur, *Nacht*, mit der er sich 1905 beschäftigte (Kessler, Tagebuch; DL/M, 1. 6. 1905). Das Gipsmodell war 1908 im Salon d'Automne ausgestellt (Denis 1925, Abb. 13). Die Statue in Muschelkalk hat Maillol offensichtlich ohne Auftrag geschaffen. Sie wurde 1916 in der Galerie Druet, Paris, von fünf Damen aus Winterthur erworben und dem heimischen Kunstmuseum gestiftet (Abb. S. 58; siehe Suter 1949). Zu Lebzeiten Maillols entstanden drei Bronzen und eine 1939 ausgeführte Bleiversion (Ausst.Kat. Buffalo 1945, Nr. 9).
Die Kleinbronze weist keine Plinthe auf und unterscheidet sich darin von einer Variante in Terrakotta (George 1964[b], S. 157). Eine Fassung in Wachs (Petit 1927, Nr. 23) wurde ebenfalls ohne Plinthe ausgeführt.
Im Museum in Winterthur befindet sich eine Zeichnung zur *Nacht* (Kat. 102), bei der der Kopf weniger gesenkt dargestellt ist. Vermutlich nachträglich ist eine Lithographie entstanden, welche die Silhouette der ausgeführten Plastik wiedergibt (Ausst.Kat. Buffalo 1945, S. 66).

53 *Frau mit Taube – Femme à la colombe*
1905
Bronze (Alexis Rudier/Fondeur Paris; épreuve d'artiste), 24 cm
Monogramm
Winterthur, Kunstmuseum;
Geschenk Dr. Herbert Wolfer, 1973

Literatur: Ausst.Kat. Winterthur 1984, S. 14; vgl. Denis 1925, Abb. 31; George 1964[b], S. 144f.; Ausst.Kat. Baden-Baden 1978, Nr. 32

In den Proportionen wie auch in der Haltung der gespreizten Beine ist die Statuette mit der kleinen Version der Skulptur *Nacht* verwandt. Doch zeigt *Frau mit Taube* keine geschlossene Komposition, keine introvertierte Haltung. Verspielt und zärtlich wendet sie sich einer Taube zu.
Die Figur wurde auch in Terrakotta ausgeführt (Fierens 1934, S. 166).

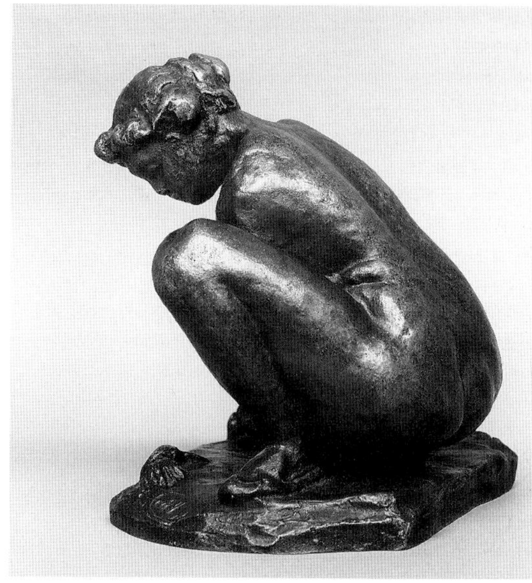

54

54 *Frau mit Krabbe – La femme au crabe*
um 1905
Bronze (A. Bingen et Costenoble, Fondeurs, Paris), 17 cm
Monogramm
Frankfurt a. M., Städtische Galerie im Städelschen Kunstinstitut
Provenienz: Helmut Goedeckemeyer

Literatur: Vgl. Ausst.Kat. Baden-Baden 1978, Nr. 73; Trustman 1981, S. 88

Ähnlich wie bei *Frau mit Taube* wird auch hier das heitere Spiel eines Mädchens mit einem Tier gezeigt. Bisher wurde *Frau mit Krabbe* meist in die zwanziger Jahre datiert oder gar auf 1930 (Lorquin 1994, S. 102). Der russische Sammler Morosow erwarb jedoch schon vor 1910 ein Exemplar (Ausst.Kat. Essen 1993, Nr. 65). Auch der vorliegende Guß muß aufgrund seines Gießerstempels früh entstanden sein.
Um 1924 ließ der Kunsthändler Alfred Flechtheim – sicher nicht ohne Genehmigung Maillols – mindestens zwei Güsse in der Berliner Gießerei Noack herstellen (Archiv der Gießerei, Auftragsbuch Nr. 5688: 2 kauernde Figuren für Flechtheim). Es gibt auch Versionen in Terrakotta (Rewald 1939, S. 108f.) Der Guß gehörte Helmut Goedeckemeyer, dessen umfangreiche Sammlung an Büchern mit Maillol-Illustrationen ins Klingspor-Museum in Offenbach gelangte (Kat. 143, 144a, 147). Siehe auch S. 53.

55 *Stehende, ihr Haar ordnend – Debout se coiffant*
1907
Bronze, 38 cm
Monogramm
Privatbesitz
Provenienz: Albert Dreyfus, Paris
Abb. S. 94

Literatur: Vgl. Rewald 1939, S. 43 [Gips]; Ausst.Kat. Baden-Baden 1978, Nr. 34

Die Bronze greift das Thema einer der frühen Statuetten Maillols (Kat. 26) auf; gezeigt wird jedoch eine gedrungener proportionierte Frau, die eine geschlossenere Komposition erreicht.
Güsse dieser Figur befinden sich in der Villa Flora, Winterthur (Hahnloser-Ingold 1995, Nr. 105) und im Puschkin-Museum, Moskau (ehemals Sammlung Morosow; siehe Ausst.Kat. Essen 1993, Nr. 65).
Diese Bronze gehörte dem mit Maillol befreundeten Pariser Kunstschriftsteller Albert Dreyfus. Mehrere seiner in persönlichem Ton geschriebenen Artikel über Maillol erschienen in deutschen Zeitschriften. Er besaß weitere Werke des Künstlers (vgl. Ausst.Kat. Amsterdam 1939, Nr. 190, 204, 206).

56 *Das Verlangen – Le Désir*
1907
Blei, 119 x 116 cm
Rotterdam, Museum Boymans-van Beuningen; erworben 1938
Abb. S. 101

Literatur: Vgl. Denis 1908/09, S. 159; Fry 1910, S. 30 [angehauener Stein]; Mirbeau 1921, S. 74; Denis 1925, Abb. 15 [Gips mit Nähten]; Cladel 1937, S. 79f., Abb. 25; Rewald 1939, S. 43; Ausst.Kat. Marbach 1988, S. 232

Auf der Grundlage eines plastischen Entwurfs bestellte Harry Graf Kessler 1907 ein großes Steinrelief. Von der ursprünglich geplanten Reliefserie mit dem Titel *Mann und Weib* wurde kein weiteres Stück ausgeführt (vgl. Kat. 106).
Neben dem Steinrelief, das sich in Schweizer Privatbesitz erhalten hat, existiert eine Terrakotta-Fassung in der Ny Carlsberg Glyptotek, Kopenhagen (Harboe 1994, Nr. 43), und ein gefaßter Gipsguß im Metropolitan Museum, New York (Ausst.Kat. Baden-Baden 1978, Abb. neben Nr. 107). Ein weiterer Bleiguß befindet sich im Musée d'Orsay (Pingeot 1986, S. 189).
Siehe auch S. 46, 154

57a *Radfahrer – Le Cycliste*
1907/08
Bronze (Cire Valsuani Paris), 98 cm
Monogramm
Essen, Museum Folkwang
Provenienz: Museum Folkwang, Hagen
Abb. S. 103

57b *Radfahrer – Le Cycliste*
1907/08
Bronze, 98 cm
Monogramm
München, Bayerische Staatsgemäldesammlungen; erworben 1912 im Rahmen der Tschudi-Spende

Literatur: Osthaus 1912, Nr. 26; Laxner-Gerlach 1973, S. 71f.; Eberhard Ruhmer u. a.: Neue Pinakothek München. Erläuterungen zu den ausgestellten Werken, 3. Aufl., München 1981, S. 203f.; Paul 1993, Nr. 198; vgl. Denis 1908/09, S. 156; Cladel 1937, S. 81f., Abb. 24; Rewald 1939, S. 127; Ausst.Kat. Marbach 1988, S. 231-235

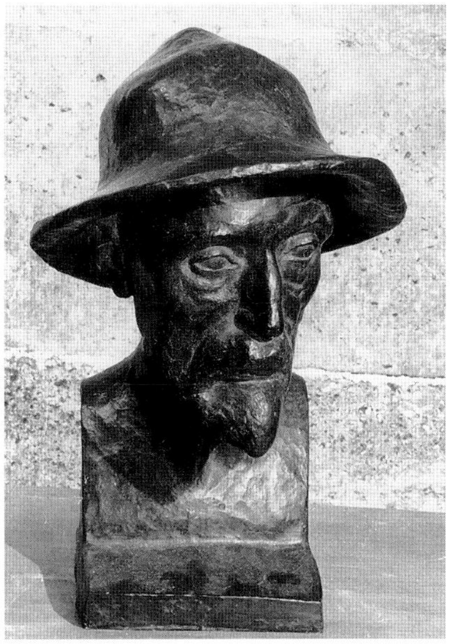
58

Gleichzeitig mit *Le Désir* gab Harry Graf Kessler die Figur eines Narziß in Auftrag. Neben *Junger Mann* (Kat. 62) ist sie die einzige männliche Aktfigur Maillols. Beide Werke entstanden unter dem Einfluß von Graf Kessler. Als Modell für den Radfahrer engagierte dieser den jungen Gaston Colin, der mit Kessler in enge private Verbindungen trat (Grupp 1995, S. 46, 138). Colin betätigte sich als Jockey und Radfahrer, deshalb erhielt die Bronzefigur den Titel *Radfahrer*.
Kessler dokumentierte die Entstehung dieses Werkes in seinem Tagebuch in Wort und Bild. Maillol war mit seiner Statue nicht zufrieden. Er meinte, daß er hier der Natur zu wörtlich gefolgt sei. Medardo Rosso äußerte den Verdacht, die Figur sei ein Naturabguß (Kessler, Tagebuch; DL/M, 27. 2. 1908).
Der erste Bronzeguß, der für Graf Kessler im Januar 1909 gegossen wurde, war noch im gleichen Jahr im Salon d'Automne, Paris, ausgestellt (siehe: Gazette des Beaux-Arts, 1909, Abb. S. 386). Diese Bronze befindet sich im Kunstmuseum Basel. Sie trägt eine umfangreiche Inschrift: »[L]e Coureur Cycliste Gaston Colin à Maillol. [Cire p]er[due] executée pour M-le Comte de Kessler 1907-1908. A. Bingen et Costenoble Fondeurs, Paris« (vgl. Kat. Marbach 1988, S. 231, Nr. 5).
Wie für Kessler wurde auch für Osthaus eine Wachsausschmelzung hergestellt, die übrigen Bronzen wurden im Sandguß ausgeführt. Osthaus' Figur stand ursprünglich im Treppenhaus des Museum Folkwang, Hagen (Abb. S. 160). Die Münchner Bronze hatte Hugo von Tschudi für die Berliner Nationalgalerie ankaufen wollen; nach seiner Entlassung gelangte sie mit privater Unterstützung (Tschudi-Spende) in die Neue Pinakothek, München. Weitere Bronzen befinden sich im Musée d'Orsay (Pingeot 1986, S. 190), im Musée Maillol, Paris (Vierny 1995, S. 31), in der Ny Carlsberg Glyptotek, Kopenhagen (Harboe 1994, Nr. 44), und im Fogg Art Museum, Cambridge, USA.
Siehe auch S. 12, 43, 47, 154

58 *Porträt Auguste Renoir*
1907
Bronze (Alexis Rudier), 41 cm
Monogramm
Paris, Fondation Dina Vierny, Musée Maillol
Provenienz: Aristide Maillol

Literatur: Vgl. Frère 1956, S. 237f.; George 1964[b], S. 147ff.; Renoir 1962[b], S. 328

1907 porträtierte Maillol den Maler Auguste Renoir, der mit großem Interesse die Arbeit des Bildhauers verfolgte. Als das Bildnis schon weit gediehen war, stürzte das Tonmodell über Nacht zu Boden. Maillol begann die Arbeit von neuem. Sowohl er als auch Renoir hielten die zweite Version für weniger gelungen. Maillol gestand Henri Frère, wie schwer es ihm gefallen sei, das Porträt eines sehr alten, kranken Mannes zu schaffen. Nach der originalen Terrakotta-Version ließ Vollard Bronzen gießen. Die gezeigte Büste entstammt der »Edition Maillol«.

59 *Porträt Renée Rivière*
1907
Terrakotta, 18,9 cm
Paris, Musée d'Orsay
Provenienz: Arthur Fontaine; Harry Graf Kessler
Abb. S. 128

Literatur: Pingeot 1986, S. 190; vgl. Rewald 1939, S. 149; Frère 1956, S. 237; Renoir 1962[b], S. 323ff.

Gleichzeitig mit dem Renoir-Porträt modellierte Maillol das kleine Bildnis der Renée Rivière. Sie war die Tochter des mit Renoir befreundeten Finanzbeamten Georges Rivière, dieser veröffentlichte 1920 sein Buch »Renoir et ses amis«. Jean Renoir zeichnet ein lebendiges Bild seiner Spielkameradin Renée, die später Paul Cézanne heiratete, den Sohn des gleichnamigen Malers.
Das Exemplar aus der Kollektion von Harry Graf Kessler erwarb Arthur Fontaine. Eine Terrakotta befindet sich im Musée Maillol, Paris, ein Zinnguß in der Albright Art Gallery, Buffalo (Ausst.Kat. Buffalo 1945, S. 74).

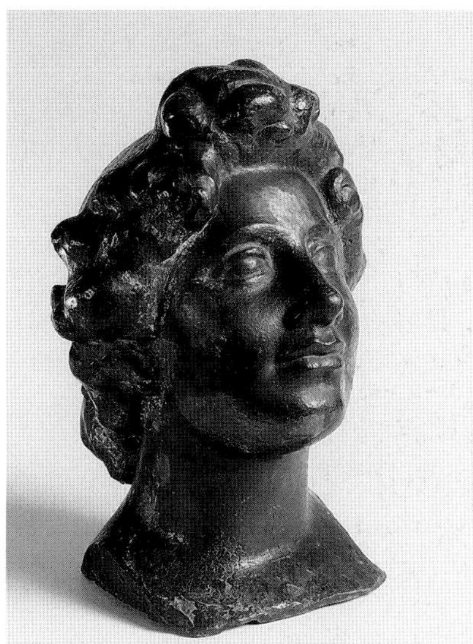
61

60 *Porträt Marthe Denis*
um 1907/08
Terrakotta, 33 cm
Signatur: Aristide Maillol
Privatbesitz
Provenienz: Maurice Denis
Abb. S. 135

Am 21. August 1904 bemerkte Harry Graf Kessler bei seinem ersten Besuch in Maillols Atelier die Büste von Marthe Denis. Eine Photographie, die vermutlich im gleichen Jahr entstand, zeigt Maillol beim Porträtieren (Abb. S. 134). Zuerst entstand eine Terrakotta mit hohem Büstenausschnitt (Abb. S. 134). In der Haltung des Kopfes, der Kennzeichnung der Augen und der Frisur ähnelt die große Büste der Terrakotta-Version in der Neuen Pinakothek, München. Der Büstenausschnitt ist jedoch erheblich reduziert und die Oberflächengestaltung erscheint summarischer (Abb. S. 135). Diese zweite, 1907 gebrannte Fassung des Bildnisses erwarb Hugo von Tschudi für die Sammlung der Berliner Nationalgalerie; sie gelangte jedoch in Münchner Museumsbesitz (siehe Paul 1993, Nr. 143, und den Beitrag von J.-P. Bouillon, S. 143, Anm. 71).
Die hier vorgestellte Terrakotta ist offensichtlich die dritte Version des Bildnisses der Marthe Denis. Hier ist das Gesicht etwas erhoben, die Augen sind weiter geöffnet, die Frisur erscheint lockiger.
Diese Version gibt am überzeugendsten die Züge Marthe Denis' wieder, wie sie in Photographien überliefert sind: das rundliche Gesicht, das leichte Doppelkinn, die spitze Nase. Zugleich charakterisiert sie das freundliche Wesen der jungen Frau von Maillols engstem Künstlerfreund Maurice Denis.
Siehe auch S. 134ff.

61 *Porträt Marthe Denis*
1908-30
Blei, 31,2 cm
Privatbesitz
Provenienz: Sammlung Hahnloser

Literatur: Ausst.Kat. Winterthur 1973, Nr. 36

Die letzte Version des Bildnisses der Marthe Denis geht von der dritten Fassung aus (Kat. 60), nimmt jedoch die individuellen Züge zurück. Die Augen und der Mund werden größer dargestellt, die Nase ragt nicht mehr so spitz hervor. Maillol verändert bewußt die typischen Gesichtszüge der Muse von Maurice Denis und erreicht so ein ideales Frauenbildnis nach seinen Vorstellungen. So verwundert es nicht, daß das Porträt als anonymer Frauenkopf publiziert wurde (Zervos 1925, Abb. 49; Rewald 1939, S. 150, dort eine Gips-Version ohne Haarknoten). Die Terrakotta-Version dieses Bildnisses aus dem Eigentum von Maurice Denis befindet sich heute im Musée Maillol, Paris.

62 *Junger Mann – Le jeune homme*
1908
Bronze, 31 cm
Privatbesitz
Provenienz: Josef Breitbach; Harry Graf Kessler
Abb. S. 147

Literatur: Vgl. Fontainas 1931, S. 152; Rewald 1939, S. 128; George 1964[b], S. 195; Ausst.Kat. Baden-Baden 1978, Nr. 67

Während der Griechenland-Reise, die Maillol gemeinsam mit Graf Kessler 1908 unternahm, modellierte er am Strand von Phaleron eine Statuette, die mit der vorliegenden Figur identifiziert werden kann (Frère 1956, S. 139f.). Offensichtlich entstand in Griechenland nur ein Torso (vgl. Denis 1925, Abb. 16), den Maillol erst sehr viel später vollendete (Camo 1950, S. 72f.). Die bisher übliche Datierung 1930 markiert vermutlich den Zeitpunkt der Fertigstellung.
Die hier gezeigte Bronze stammt aus der Sammlung von Graf Kessler. Der Entstehungsprozeß dieser Statuette hatte ihn gleichsam in die so sehr bewunderte antike Welt zurückversetzt.
Siehe auch S. 146

63 *Pomona – Pomone*
1908-10
Bronze (Rudier), 164 cm
Monogramm
Dortmund, Museum am Ostwall
Abb. S. 107

Literatur: Ausst.Kat. Baden-Baden 1978, Nr. 38; vgl. Werth 1911, S. 276; Werth 1913, S. 74f.; Denis 1925, S. 26, 41; Kuhn 1925, Abb. 6; Cladel 1937, S. 83, Abb. 21; Rewald 1939, S. 58 [Prag]; Linnenkamp 1957, Nr. 6; Le Normand-Romain, in: Bresc-Bautier 1986, Nr. 243; Ausst.Kat. Essen 1993, Nr. 60

Eine Atelieraufnahme von 1908 (Abb. S. 167) beweist, daß Maillol zu der Zeit an der *Pomona* arbeitete. Das Modell in Ton, durch ein Tuch feucht gehalten, scheint schon weit fortgeschritten zu sein. Dieses Werk war demnach bereits in Arbeit, als Maillol Anfang des Jahres 1909 durch die Vermittlung von Maurice Denis von Iwan Morosow den Auftrag für vier Statuen erhielt. Der erste Bronzeguß wurde im Musiksalon des Palais Morosow in Moskau aufgestellt (Abb. S. 129; vgl. auch die Statue *Frühling*, Kat. 64), heute Puschkin-Museum, Moskau.
Eine üppige junge Spanierin stand Maillol für die außerordentlich plastische Frauengestalt Modell. Ihre Körperformen habe er jedoch nicht kopiert, sondern – angeregt durch das Naturvorbild – gleichsam neu erfunden, erklärte Maillol Henri Frère (1956, S. 298). Nicht nur durch die Attribute, die Blüten im Haar und die Äpfel in den vorgestreckten Händen, sondern vor allem durch ihre vollen Körperformen wird die *Pomona* zur Verkörperung von Fruchtbarkeit, Fülle und Reife. Abgesehen von der *Action enchaînée* (Abb. S. 123), einem Ausnahmewerk im Schaffen Maillols, ist die *Pomona* seine erste große aufrecht stehende Figur. Sie wird zum Prototyp der stehenden Plastiken, wie es die *Méditerranée* für die kauernden Figuren ist. In beiden Fällen hatte Maillol beim ersten Versuch ein Meisterwerk geschaffen, das er später variierte, ohne es wieder zu erreichen. Schon die drei weiteren Statuen für Morosow weisen nicht die gestalterische Qualität der *Pomona* auf. 1910 stellte Maillol das Gipsmodell im Salon d'Automne aus (unzutreffend ist die geläufige Behauptung, daß Morosow erst daraufhin den Auftrag erteilt habe). Zu Beginn der zwanziger Jahre variierte Maillol die Figur mehrfach: mit gesenkten Armen, bekleidet und auch in kleinem Format (Lorquin 1994, S. 86ff.). Eine bekleidete *Pomona* verwendete Maillol als Gefallenendenkmal für das südfranzösische Städtchen Elne (Linnenkamp 1060, S. 44ff.).
Weitere Güsse der ersten Fassung befinden sich in den Tuilerien und im Musée Maillol, Paris, sowie im Garten der Villa Flora, Winterthur, und in der Nationalgalerie, Prag. Das dortige Exemplar hielt Maillol für seinen schönsten Bronzeguß (Frère 1956, S. 283).
Siehe auch S. 159

64 *Frühling – Printemps*
1911/12
Bronze (Alexis Rudier Fondeur Paris), 171 cm
Signatur: A. Maillol
Darmstadt, Hessisches Landesmuseum Darmstadt; erworben 1961 aus der Galerie Nathan, Zürich
Abb. S. 106

Literatur: Ausst.Kat. Hamburg 1961, Nr. 41; Ausst.Kat. Amsterdam 1962, Nr. 41; vgl. Bouvier 1925, S. 113; Linnenkamp 1957, Nr. 7; Vincent 1969/70, S. 211; Ausst.Kat. Baden-Baden 1978, Nr. 40; Ausst.Kat. Essen 1993, Nr. 69

Nach dem Auftrag von Iwan Morosow für vier lebensgroße Statuen konzipierte Maillol zur *Pomona*, die schon in Arbeit war, drei weitere Frauenfiguren: die bekleidet dargestellte *Flora* (Abb. S. 41) und die beiden Jahreszeitenallegorien *Sommer* (Abb. S. 163) und *Frühling*.
Die *Flora* vollendete Maillol recht schnell, parallel zur Fertigstellung der *Pomona*. Im Herbst 1911 fehlten der Figur *Sommer* noch die Arme (Abb. S. 130), zur gleichen Zeit arbeitete Maillol an der letzten Statue, *Frühling* (Kessler, Tagebuch; DL/M, 15. 10. 1911).
Das Figurenquartett, manchmal fälschlich als »Vier Jahreszeiten« bezeichnet, wird aus zwei Paaren gebildet, in denen jeweils eine Statue mit Blumen auf den Frühling verweist und die andere die Reife symbolisiert.
Bouvier bildet ein Gipsmodell eines früheren Zustands der *Flora* ab, in dem die Gestalt noch schlanker wirkt als die ausgeführte Bronze (Bouvier 1945, S. 113).
Mit den parallel erhobenen Armen, die das Attribut, die Blütenkette, halten, variiert die *Flora* das Kompositionsmotiv der *Pomona*, an deren urwüchsige Kraft und Natürlichkeit die spätere Figur jedoch nicht heranreicht.
Maillol empfahl für die Ausstellung einer Bronze der *Flora* im Rotterdamer Kunstkring 1913, die Figur mit Blumen zu schmücken (Brief vom 5. 4. 1913; Gemeentearchiv, Rotterdam).
Eine 1927 erworbene Bronze der *Flora* befindet sich in Privatbesitz (Michael Baumgartner und Hans Christoph von Tavel: Die Sammlung Karl und Jürg Im Obersteg, Oberhofen am Thunersee 1995, Nr. 4). Ein Gipsmodell der Figur besitzt das Museum of Modern Art, New York, eine weitere Bronze das Musée Maillol, Paris.
Siehe auch S. 159

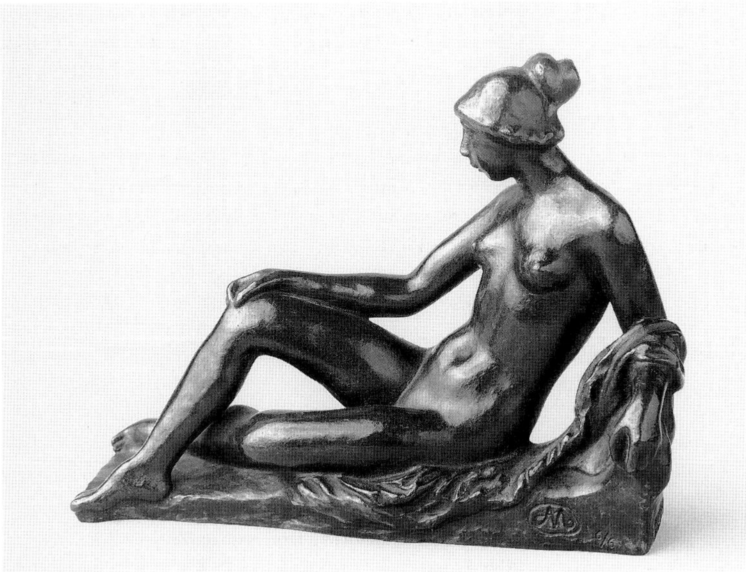

68

65 *Jugend – Jeunesse*
1910
Bronze (Alexis Rudier Fondeur Paris), 100 cm
Signatur: A. Maillol
Zürich, Kunsthaus Zürich;
Geschenk des Kantons Zürich, 1925
Abb. S. 42

Literatur: Ausst.Kat. Basel 1933, Nr. 27; vgl. George 1927, Taf. o. Nr.; Ausst.Kat. Berlin 1928, S. 9; Rewald 1939, S. 93

Das Gipsmodell des Torsos, das George abbildet, soll 1910 entstanden und im gleichen Jahr im Salon d'Automne ausgestellt worden sein. Es ist allerdings im Katalog nicht angeführt (vgl. Ausst.Kat. Paris 1961[b], Nr. 10).
Bronzegüsse wurden erst in den zwanziger Jahren hergestellt, das Züricher Exemplar, 1925 erworben, dürfte einer der ersten sein; er wurde zudem von Maillol eigenhändig ziseliert.
Eine Marmorfassung, die sich bis 1927 in der Sammlung Zoubaloff befand, gelangte ins Musée d'Orsay, Paris (Pingeot 1986, S. 190).
Jeunesse zeigt in den Proportionen und dem Gesicht Ähnlichkeiten mit den Figuren *Flora* und *Ile de France*, so daß die Datierung von 1910 wahrscheinlich ist. Maillol erklärte Frère, daß er bei diesem Werk besonders getreu nach der Natur – einem sehr schönen jungen Mädchen – gearbeitet habe (Frère 1956, S. 138). Der Kopf der *Jeunesse* zeigt auffallende Gemeinsamkeiten mit einer Porträtbüse in Marmor (George 1927, Taf. o. Nr.). Siehe auch S. 42

66 *Entwurf Cézanne-Denkmal – Étude pour le Monument à Cézanne*
um 1910
Terrakotta, 20 cm
Monogramm
Kopenhagen, Statens Museum for Kunst;
Johannes Rump Collection
Provenienz: Sammlung Zoubaloff, Paris
Abb. S. 50

Literatur: Petit 1927, Nr. 239; Rostrup 1938, Abb. 56; Erikson 1948/49, S. 221; Rewald 1950, o. Nr.

Schon 1907 hatte Maillol erste Entwürfe für ein Cézanne-Denkmal geschaffen (Kessler, Tagebuch; DL/M, 23. 6. 1907). Die Terrakottaskizze ist in dem Motiv des erhobenen linken Armes und der Drapierung mit einer Zeichnung in der Graphischen Sammlung, München, verwandt, die 1909 datiert werden kann (Kat. 107). Die Terrakotta stammt aus der Kollektion des berühmten Sammlers Jacques Zoubaloff, der zahlreiche kleine Terrakotten von Maillol besaß, von denen er einen Teil dem Musée du Petit Palais, Paris, stiftete. Die übrigen Werke wurden 1927 versteigert; damals erwarb der bedeutende dänische Sammler Johannes Rump die Figur, die er im folgenden Jahr dem Statens Museum for Kunst stiftete (vgl. auch Kat. 75).
Siehe auch S. 50

67 *Entwurf Cézanne-Denkmal – Étude pour le Monument à Cézanne*
um 1910-12
Bronze (Alexis Rudier 2/6), 14 cm
Privatbesitz

Literatur: Ausst.Kat. Baden-Baden 1978, Nr. 43

68 *Entwurf Cézanne-Denkmal – Étude pour le Monument à Cézanne*
um 1910-12
Bronze, 17 cm
Privatbesitz

Literatur: Vgl. George 1964[b], S. 171

69 *Entwurf Cézanne-Denkmal – Étude pour le Monument à Cézanne*
um 1912
Terrakotta, 18 cm
Bremen, Privatbesitz
Provenienz: Auguste Pellerin, Paris
Abb. S. 110

1912 teilte Maillol Maurice Denis mit, daß er die Komposition des Cézanne-Denkmals, an dessen großem Modell er bereits arbeitete, geändert habe. Er wünschte sie weniger »heroisch«, statt dessen ruhiger und gefestigter (siehe S. 141, Anm. 13). Eine kleine Skizze im Brief verdeutlicht die geänderte Haltung: der linke Arm ist waagerecht ausgestreckt. Plastische Entwürfe wie die drei vorliegenden dienten möglicherweise dazu, die neue Komposition zu klären (vgl. auch die Zeichnung Kat. 109 und die Lithographie Kat. 139). Die beiden Bronzen sind spiegelbildlich zur großen Figur ausgerichtet, eine Variationsmöglichkeit, von der Maillol immer wieder Gebrauch machte. Die Terrakotta steht dem ausgeführten Projekt (Kat. 70) näher.
Dieser Entwurf ist aus grobem, porösem Ton, den Maillol bevorzugte, geschaffen. Das bisher unpublizierte Werk stammt aus der Kollektion von Auguste Pellerin, der eine Sammlung von über hundert Gemälden Cézannes besaß. Im Komitee, das sich für Maillols Cézanne-Denkmal einsetzte, war er einer der Vizepräsidenten (Jourdain 1914, S. 55).
Siehe auch S. 50

70 *Cézanne-Denkmal – Monument à Cézanne*
1907-25
Bronze (Georges Rudier, Paris), 135 cm
Signatur: A. Maillol
Zürich, Kunsthaus Zürich;
Geschenk von Nelly Bär, 1967
Abb. S. 111

Literatur: Baumann 1970, S. 51-57; vgl. Grautoff 1920, S. 58; Zervos 1925, Taf. XLII; Anon. 1928[a]; Ganz 1930[a]; Cladel 1937, S. 107ff., Abb. 38; Rewald 1939, S. 85; Linnenkamp 1957, Nr. 9; Le Normand-Romain, in: Bresc-Bautier 1986, Nr. 239, 246

Nach mehrjähriger Vorbereitungszeit erhielt Maillol wohl 1911 vom »Comité du Monument Cézanne«, unter dem Vorsitz von Frantz Jourdain, den Auftrag für ein Denkmal Cézannes für dessen Heimatstadt Aix-en-Provence. Die Mittel wurden durch Spenden, Subskription und eine Kunstversteigerung im Juni 1911 aufgebracht. In zahlreichen plastischen und zeichnerischen Skizzen bereitete Maillol das Denkmal vor (Abb. S. 49, Kat. 66-69, 107-109). Das große Gipsmodell war im wesentlichen vor dem Ersten Weltkrieg fertiggestellt, die Steinfigur aus rosa schimmerndem, grobkörnigem Marmor aus Canigou in den Pyrenäen war erst 1925 vollendet. Aix-en-Provence verweigerte jedoch die Aufstellung des Werkes. 1927 wurde das Monument statt dessen in den Pariser Tuilerien aufgestellt. Heute befindet es sich im Musée d'Orsay, Paris (Pingeot 1986, S. 190f.), ein Bleiguß in den Tuilerien.
Maillol hegte eine große Verehrung für Cézanne, den er selbst noch kennengelernt hatte. Er fühlte sich durch das Werk des Malers in seinem Streben nach beruhigten, fest gefügten Kom-

positionen und geometrischen Grundformen bestätigt. Sein Freund Maurice Denis sah Cézanne als den Vater einer ›neuen Klassik‹. Dieser Sichtweise entspricht Maillols Frauenfigur für das Cézanne-Denkmal. Die gelassen lagernde Gestalt mit dem Lorbeer in der Hand wirkt im Vergleich mit Maillols Frühwerken klassisch kühl; sie erinnert an Brunnenfiguren aus Versailles.
Siehe auch S. 50, 128

71 *Torso Ile de France – Torse de l'Île-de-France*
1907-21
Bronze (Cire perdue, fondeur Valsuani, Paris), 109 cm
Signatur: A. Maillol
Lausanne, Musée cantonal des Beaux-Arts
Provenienz: Henri-Auguste Widmer, Lausanne;
Galerie Druet, Paris
Abb. S. 109

Literatur: Ausst.Kat. Neuchâtel 1964, Nr. 34; Erika Billeter: Sculptures du Musée cantonal des Beaux-Arts, Lausanne 1990, S. 60; vgl. Denis 1925, S. 36; Kuhn 1925, Abb. 5; Zervos 1925, Taf. XXXVIII; Bouvier 1945, S. 122; George 1964[b], S. 180f.; Hobhouse 1976, Abb. S. 38

Schon 1907 plante Maillol eine Statue einer durchs Wasser schreitenden Frau (Kessler, Tagebuch; DL/M, 5. 8. 1907). Den lebensgroßen Torso hat er angeblich an einem einzigen Nachmittag – vielleicht im Jahr 1910 – modelliert (vgl. Frère 1956, S. 223; Ausst.Kat. Buffalo 1945, Nr. 17, Abb. 80, mit der Datierung 1910). Zur Vollendung und zum Guß kam es jedoch erst 1920/21, nachdem eine Amerikanerin eine Bronze des Torsos bestellt hatte (Brief Maillols an Pierre Camo vom 3. 1. 1921; siehe Camo 1950, S. 61). Dieser erste Guß muß mit der Bronze im Museum of Modern Art, New York, identisch sein. Maillol änderte im Anschluß die Plinthe, sie wurde zu einem Oval umgebildet, erhöht und geglättet. Im Dezember 1921 entstand wohl der erste Guß nach dem neuen Modell (gemäß der Information von Dina Vierny; siehe Eva Rowedder: Von der Heydt-Museum, Wuppertal. Skulpturensammlung, Wuppertal 1987, S. 146; dieser Guß kann jedoch mit der Bronze in Wuppertal nicht identisch sein). Die Bronze von 1921 war vermutlich in der Galerie Druet, Paris, ausgestellt. Dort fiel sie Henri-Auguste Widmer auf, der im Juli 1922 einen Guß mit gleicher Patina bestellte: Es handelt sich um das vorliegende Exemplar (vgl. den Brief von Lucie Druet vom 10. 7. 1922, der mit der Figur erworben wurde). Die Figur in Lausanne und die Variante in New York dokumentieren die Versionen des *Torso Ile de France*, deren Existenz in den zwanziger Jahren nachgewiesen werden kann. Sie sind dadurch charakterisiert, daß die Armstümpfe senkrecht nach unten weisen. Die Armhaltung der Ganzfigur war hier also noch nicht festgelegt (vgl. Kat. 72).
Neben einer Variante mit nach hinten gestreckten Armstümpfen (Von der Heydt-Museum, Wuppertal) existiert eine größere Version, deren Plinthenoberfläche die Struktur von sich kräuselndem Wasser aufweist (Kunstmuseum, Winterthur; Koella 1991, S. 37; zwei Varianten: Ausst.Kat. New York 1975, Nr. 80; Ausst.Kat. Saint-Tropez 1994, S. 71).
Die Absicht des Künstlers, eine durchs Wasser schreitende Frau darzustellen, erklärt die aufrechte Haltung und die gemessene Bewegung der Gestalt. Siehe auch S. 51

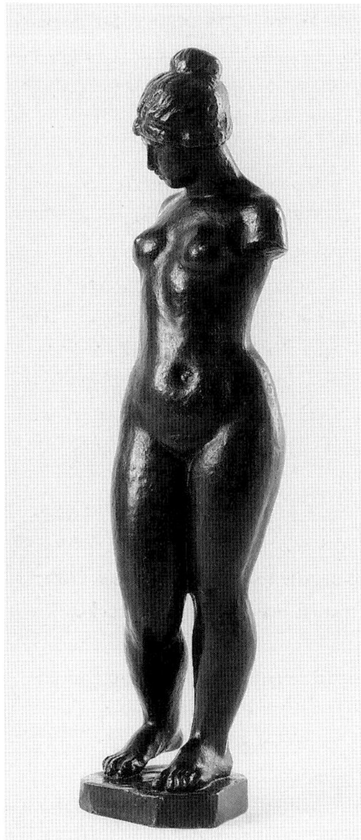
73

72 *Ile de France – Île-de-France*
1907-25
Bronze (Alexis Rudier Fondeur Paris), 166,5 cm
Monogramm
Köln, Museum Ludwig;
erworben 1954 von Frau Schöller-Hellichius, Paris
Abb. S. 108

Literatur: Westhoff-Krummacher 1965, S. 53; Gerhard Kolberg, in: Siegfried Gohr: Museum Ludwig Köln. Gemälde, Skulpturen, München 1986, S. 155; vgl. Guenne 1933, S. 197; Casson 1939, S. 78; Rewald 1939, S. 66f.; Ausst.Kat. New York 1975, Nr. 85; Le Normand-Romain, in: Bresc-Bautier 1986, Nr. 248

Aus dem *Torso Ile de France* (Kat. 71) entwickelte Maillol in den Jahren von 1921 bis 1925 die gleichnamige Ganzfigur, wobei er die Armhaltung änderte. Als Graf Kessler ihn am 6. Januar 1925 in Banyuls besuchte, war Maillol dabei, den Torso zu ergänzen. Kessler: »Ich betrachtete lange die herrliche, nackte Figur eines schlanken jungen Mädchens (die Füße fehlen noch, der Kopf ist in Ton skizzenhaft draufgesetzt), die in der Tat beweist, daß er auch junge schlanke Weiber meisterhaft gestalten kann. Die Arme sind ebenfalls erst versuchsweise drangesetzt; nach rückwärts gestreckt; sie sollen ein Gewandstück schleifen: eine Badende, die ins Wasser schreitet. Er sagte, er werde die Arme vielleicht nach vorne und gegen die Brust biegen, weil zwischen Torso und Armen jetzt zu große Löcher entstanden seien.« (Kessler 1961, S. 402)
Maillol realisierte jedoch die Version mit nach hinten geführten Armen. Im Gegensatz zu der 1933 in Marmor ausgeführten Version im Musée d'Orsay, Paris (Abb. S. 52; Pingeot 1986, S. 190f.), sind bei der Bronze auch die Füße angesetzt, so daß das ursprüngliche Motiv der durchs Wasser schreitenden Frau nicht aufgegriffen wurde.
Bronzegüsse der *Ile de France* befinden sich im Musée du Petit Palais, Paris, im Philadelphia Museum of Art, im Museum für moderne Kunst, Tokio, in den Tuilerien und im Musée Maillol, Paris. Ein Guß mit der Kennzeichnung »n° 3« war in Schweizer Privatbesitz, das Exemplar »n° 4« ehemals im amerikanischen Handel (Le Normand-Romain, in: Bresc-Bautier 1986, Nr. 248). Eine Ausführung in hellrosa Ton, die sich Graf Kessler wünschte, ist vermutlich nicht realisiert worden.
Siehe auch S. 51

73 *Torso Frau mit Schal – Torse de la femme à l'écharpe*
1919/20
Bronze (Alexis Rudier Fondeur Paris), 34 cm
Monogramm
Privatbesitz

Literatur: Rippl-Rónai, Bonnard, Denis, Maillol, Toulouse-Lautrec, Vuillard, Ausst.Kat. Graphisches Kabinett, Kunsthandel Wolfgang Werner, Bremen 1993, Nr. 35

Der Torso zitiert die Statuette *Frau mit Schal* (Rewald 1939, S. 124f.). Er verzichtet auf die Arme, die bei der Ganzfigur nach oben angewinkelt sind, um einen über den Rücken gelegten Schal zu halten. Im Vergleich zu dieser etwas gezierten Bewegung konzentriert sich der Torso auf den kräftig aufragenden Körper der jungen Frau.

74 *Badende mit Tuch – Baigneuse à la draperie*
1920
Bronze (Alexis Rudier), 174 cm
Signatur: Maillol
Saint-Tropez, L'Annonciade, Musée de Saint-Tropez
Abb. S. 158

Literatur: Ausst.Kat. Saint-Tropez 1994, S. 43; vgl. Linnenkamp 1957, Nr. 10; Le Normand-Romain, in: Bresc-Bautier 1986, Nr. 244

Maillol nahm nach dem Ersten Weltkrieg die Komposition einer Kleinbronze von 1905 wieder auf, die er auch in einer unterlebensgroßen, unvollendeten Steinskulptur erprobt hatte (Abb. S. 158). Einen Guß der Statue, die auch *La Seine* genannt wird, hatte Maillol in seinem Garten in Marly aufgestellt (Brassaï 1982[b], S. 103).
Das Musée d'Art Moderne, Paris, erwarb 1940 eine Bronze, die zwischenzeitlich in den Tuilerien aufgestellt war und sich heute im Musée des Beaux-Arts, Calais, befindet. In die Tuilerien in Paris gelangte statt dessen 1972 ein Neuguß; eine weitere Figur steht am Strand von Saint Cyprien. Die *Badende* wurde auch in Torso-Versionen und einer Aktfassung ohne Draperie gegossen (Lorquin 1994, S. 92f.)
Siehe auch S. 157f.

75 *Sitzende Frau, sich den Fuß haltend – Femme assise, se tenant le pied*
1920/21
Terrakotta, 20 cm
Monogramm
Kopenhagen, Statens Museum for Kunst; Johannes Rump Collection
Provenienz: Sammlung Zoubaloff, Paris
Abb. S. 105

Literatur: Petit 1927, Nr. 236; Rump 1929, Nr. 125; Rostrup 1938, Abb. 55; Eriksen 1948/49, S. 215; Rewald 1950, Abb. 47; vgl. George 1923, S. 697; George 1927; Gottlieb 1931, S. 259; Rewald 1939, S. 105

Um 1920 modellierte Maillol eine größere Anzahl natürlich bewegter Kleinplastiken, die an seine um 1900 entstandenen Statuetten erinnern. Er knüpfte hier direkt an Kompositionen wie *Frau mit Krabbe* (Kat. 54) und *Kauernde* (Abb. S. 53) an, die bezeichnenderweise häufig falsch in die zwanziger Jahre datiert werden.
Das klassische Motiv des Dornausziehers wird in der vorliegenden und in weiteren Statuetten auf individuelle Weise variiert. Das vorliegende Exemplar ist besonders differenziert und lebendig modelliert, darin unterscheidet es sich von etwas kleineren Versionen in Terrakotta und Bronze (Ausst.Kat. Paris 1961[b], Nr. 13; George 1964[b], S. 174).
Die Figur wurde von Johannes Rump in der Auktion der Sammlung Zoubaloff ersteigert (Petit 1927; vgl. Kat. 66).

76 *Trauer – La Douleur*
1919-21
Bronze (Valsuani 3/6), 155 cm
Stuttgart, Galerie Valentien

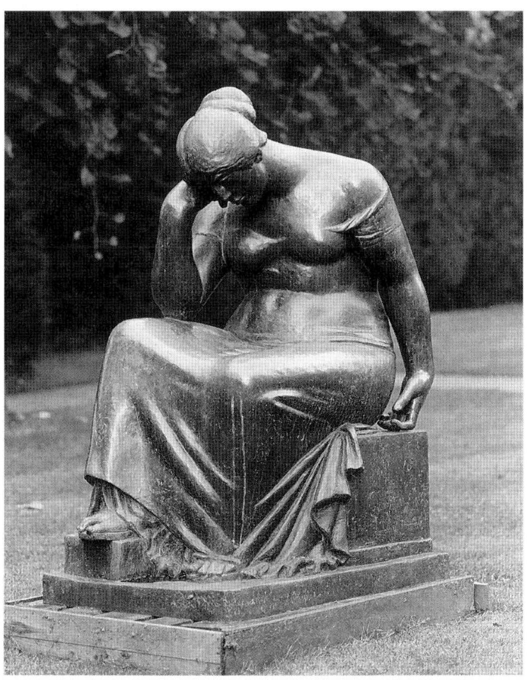
76

Literatur: Ausst.Kat. Baden-Baden 1978, Nr. 59; vgl. Zervos 1925, Taf. XL; Cladel 1937, S. 118, Abb. 37; Rewald 1939, S. 47; Linnenkamp 1957, Nr. 11; Linnenkamp 1960, S. 14-35; Le Normand-Romain, in: Bresc-Bautier 1986, Nr. 245

1920 erhielt Maillol den Auftrag zu einem Gefallenendenkmal für die Stadt Céret, westlich seines Heimatorts Banyuls-sur-Mer gelegen. Zahlreiche zeichnerische Entwürfe sind im Musée d'Art Moderne, Céret, erhalten (Linnenkamp 1960, Abb. 7-24), außerdem existieren plastische Skizzen, zum Beispiel eine Terrakotta im Musée Maillol, Paris. Es zeigt sich, daß Maillol sich bald für eine sitzende, bekleidete Figur entschied. Er zitierte die Haltung der *Méditerranée* (Kat. 47) mit dem aufgestützten Kopf und schuf eine ernste, trauernde Frauengestalt (Abb. S. 14).
Harry Graf Kessler beschrieb 1925 den Eindruck des Denkmals in Céret: »Dies ist wirklich groß und ergreifend. Eine einfache Frau aus dem Volke, die trauernd mit aufgestützter Hand sitzt. Die Figur selbst ist mächtig und ausdrucksvoll.« (Kessler 1961, S. 402)
Das große Gipsmodell, das differenzierter modelliert ist als die Steinskulptur des Denkmals, wurde postum in Bronze gegossen. Je ein Exemplar befindet sich im University Art Museum, Berkeley, den Tuilerien, Paris, und im Musée Maillol, Paris, wo auch das Gipsmodell ausgestellt ist.

77 *Gedenkfigur – Figure commémorative*
um 1922
Terrakotta, 24,5 x 27 cm
Pfaffhausen, Verena Ganzoni-Ziegler, ex collection Ziegler-Riegenbach
Provenienz: Sammlung Tanner, Zürich; Galerie Druet, Paris
Abb. S. 104

Literatur: Zervos 1929, Taf. LI; Rewald 1939, Abb. 39; Linnenkamp 1960, S. 45; Ausst.Kat. Winterthur 1994, S. 124

Aufgrund von Hinweisen Pierre Camos identifizierte Linnenkamp das Relief als Entwurf zu einem Gefallenendenkmal für Elne, der jedoch abgelehnt wurde, weil die Figur unbekleidet gestaltet war (vgl. eine drapierte Variante: Ausst.Kat. Baden-Baden 1978, Nr. 61). Ausgeführt wurde dagegen für Elne eine bekleidete Version der *Pomona* (Linnenkamp 1960, S. 44ff.). Das Terrakotta-Relief lehnt sich an die Komposition der *Méditerranée* (Kat. 47) an, der ausgestreckte Arm mit dem Kranz erinnert an das Cézanne-Denkmal beziehungsweise einen Vorentwurf (Kat. 70, 139).
Bei dem Relief handelt es sich vermutlich um ein Unikat. Es wurde 1925 von der Galerie Druet an die Sammlung Tanner in Zürich verkauft (vgl. Maillol-Photographien von Eugène Druet, Bibliothèque nationale, Paris; Notiz im 3. Band).

78 *Venus – Vénus*
1918-28
Bronze (Alexis Rudier Fondeur Paris, 2/5), 175 cm
Monogramm
Bremen, Kunsthalle Bremen
Provenienz: Sammlung Bünemann
Abb. S. 176

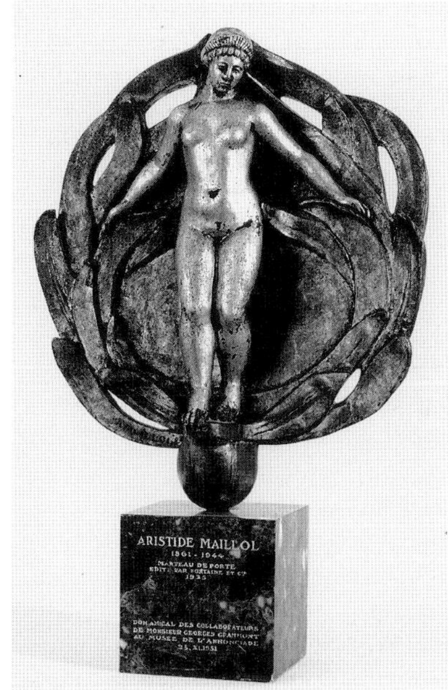

79

Literatur: Rewald 1939, S. 63; Bünemann 1949; Heiderich 1993, S. 319f.; vgl. Zervos 1925, Taf. XXXIff.; Dreyfus 1926, S. 86; Cladel 1937, S. 112ff.; Frère 1956, S. 280, 311

Maillol arbeitete sehr lange an der Figur der *Venus*; im allgemeinen nimmt man die Spanne von zehn Jahren an, er selbst nannte jedoch fünfzehn Jahre (Frère 1956, S. 280). Frère erklärte er, daß er die Statue aus dem Torso der Figur *Sommer* entwickelt habe (Frère 1956, S. 311). Aus dieser beinah unharmonisch bewegten Statue (vgl. Abb. S. 163) entwickelte Maillol die ausgewogen und ruhig stehende *Venus*, indem er den starken Hüftschwung reduzierte und die ausgreifende Gestik zugunsten einer fast parallelen Armhaltung aufgab. 1925 publizierte Zervos den damaligen Zustand des Gipsmodells ohne Arme (ein noch früheres Stadium ohne Kopf und Füße bei Rewald 1939, S. 65). 1928 war die vollendete Fassung in Gips im Salon d'Automne ausgestellt. Im gleichen Jahr wurde ein seit langem bestellter Bronzeguß für die Sammlung Hahnloser vollendet (Ausst.Kat. Winterthur 1973, Nr. 121). Bei dieser vermutlich ersten Version greift die rechte Hand in eine Perlenkette. Diese Fassung geht der Version ohne Halskette mit Sicherheit voraus (vgl. dagegen Linnenkamp 1960, Abb. 110, 112). Offensichtlich wurde Maillol durch die Kritik von Künstlerfreunden veranlaßt, bei einem Guß von 1931 die Perlenschnur wegzulassen (Brief Maillols vom 8. 10. 1931 an das Kunsthaus Zürich, wo man jedoch die Version mit Kette vorzog; Kunsthaus Zürich, Ausstellungs-Akte »Plastik international«).
Hermann Bünemann, der auch Maillol-Werke aus der Sammlung Kessler besaß (Ausst.Kat. Paris 1955, Nr. 120f.), kaufte die ausgestellte Bronze – ohne Kette – vor 1939 und veröffentlichte 1949 einen Artikel über das Werk (bei Rewald eine Abbildung der Statue im Garten des Sammlers).
Die beiden Versionen der Ganzfigur lassen sich in mehreren Güssen nachweisen (vgl. Le Normand-Romain, in: Bresc-Bautier 1986, Nr. 249; Heiderich 1993, S. 319f.); darüber hinaus gibt es Torsi und Büsten der *Venus* in verschiedenen Versionen.

79 *Türklopfer – Marteau de porte*
1925
Bronze, vergoldet (Fontaine et Cie 8/12), 36 cm
Saint-Tropez, L'Annonciade, Musée de Saint-Tropez

Literatur: Ausst.Kat. Saint-Tropez 1994, S. 39; vgl. Rewald 1939, S. 48; Grand-Chastel 1968, Taf. X

Ein Türklopfer in Form einer *Waschfrau* (Kat. 22) stand am Anfang von Maillols plastischem Werk. Als er dreißig Jahre später erneut einen derartigen Gebrauchsgegenstand konzipierte, stellte er eine seiner Statuetten vor ein dekoratives Relief aus Blättern. Die Figur mit den ausgebreiteten Armen existiert auch als selbständige Bronze (Ausst.Kat. Baden-Baden 1978, Nr. 68, überraschenderweise 1930 datiert).
Der Türklopfer wurde in vergoldeter Bronze in einer Auflage von zwölf Exemplaren ausgeführt. Vollard brachte eine unlimitierte, unnumerierte Edition heraus.

80 *Badende, ihr Haar ordnend – Femme debout se coiffant*
um 1926
Bronze (Alexis Rudier, 3/12), 81 cm
Saint-Tropez, L'Annonciade, Musée de Saint-Tropez
Provenienz: Tuilerien, Paris
Abb. S. 53

Literatur: Ausst.Kat. Saint-Tropez 1994, S. 84; vgl. Le Normand-Romain, in: Bresc-Bautier 1986, Nr. 252; Rewald 1939, S. 70f.

1924 erhielt Maillol von Johannes Rump, Kopenhagen, vermutlich den Auftrag zur Vergrößerung der Statuette *Badende, ihr Haar ordnend* von 1898 (Kat. 26). Die vergrößerte Bronze traf 1928 beim Auftraggeber ein (Statens Museum for Kunst. Moderne udenlansk Kunst. J. Rumps Samling etc., Kopenhagen 1964, S. 90). 1926 war diese Figur in halber Lebensgröße als Gipsmodell weitgehend vollendet (siehe Kessler 1961, S. 352; Bassère 1979, S. 129).
Bisher datierte man die Figur auf 1930 ebenso wie eine doppelt so große Version, von der ein Exemplar in den Tuilerien aufgestellt ist. Siehe auch S. 163

81 *Kauernde – Femme accroupie*
1908-30
Marmor aus Canigou, 23 cm
Monogramm
Hamburg, Hamburger Kunsthalle
Abb. S. 112, 175

Literatur: Fierens 1934, S. 150; Cladel 1937, Tafel 39; Rewald 1939, Abb. 144; Jedlicka 1945, S. 43f.; Alfred Hentzen: Erwerbungen neuerer Plastik in den Jahren 1851 bis 1958, in: Jahrbuch der Hamburger Kunstsammlungen, 1959, S. 173-218, hier S. 182ff.; Ausst.Kat. Hamburg 1961, Nr. 70; George 1964[b], S. 184f.; Syamken 1988, S. 281-283

Die Steinskulptur muß schon um 1908/09 begonnen worden sein (Hentzen). Auf zwei Zeichnungen, die um 1909 datiert werden können, sind ähnlich kauernde Frauen zusammen mit gleichzeitigen Entwürfen für das Cézanne-Denkmal dargestellt

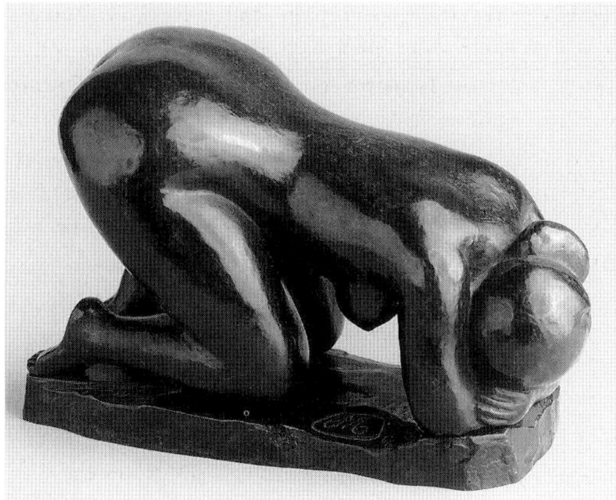

82

(Kat. 107f.). Wie die Steinfigur jenes Monuments (Abb. S. 128) ist auch die Hamburger *Kauernde* aus rötlich schimmerndem, grobkörnigem Marmor aus Canigou in den Pyrenäen geschaffen.
Auf die kleine Steinskulptur muß Maillol Atelierbesucher besonders hingewiesen und die Schönheit des Steins hervorgehoben haben (Jedlicka). Die direkte Arbeit am Stein war mühsam und riskant; so war die Torsierung der Beine nicht geplant, sondern resultierte aus den zu kleinen Abmessungen des Marmorblocks. Die gleiche Komposition, jedoch ohne Torsierung, weist eine 1930 datierte Bronzefigur auf (Kat. 82). Siehe auch S. 175

82 *Kauernde – Femme accroupie*
1930
Bronze, 16,5 cm
Monogramm
Privatbesitz

Literatur: Vgl. Ausst.Kat. Hamburg 1961, Nr. 73; George 1964[b], S. 201; Ausst.Kat. New York 1975, Nr. 94; Lorquin 1994, S. 104

Die *Kauernde* ist mit der Steinfigur in der Hamburger Kunsthalle (Kat. 81) eng verwandt. Die untorsierte Bronze, von der auch eine Terrakotta-Variante existiert (Ausst.Kat. New York 1975, Nr. 93), weist nicht den blockhaften Charakter der Steinfigur auf. Eine weitere Bronze befindet sich im Musée Maillol, Paris.

83 *Debussy-Denkmal – Monument à Debussy*
1930-32
Marmor, 95 cm
Saint-Germain-en-Laye, Musée Maurice Denis – La Prieuré;
Leihgabe der Stadt Saint-Germain-en-Laye
Siehe Abb. S. 52, 140

Literatur: Cladel 1937, S. 116f., Abb. 32; Musée du Prieuré (Hg.): Symbolistes et Nabis. Maurice Denis et son temps, Saint-Germain-en-Laye 1985, S. 100, Nr. 2; Bouille 1989, S. 52

1930 beauftragte Saint-Germain-en-Laye, die Geburtsstadt von Claude Debussy, Maillol mit einem Monument zu Ehren des Komponisten. Als Verkörperung der Musik Debussys, die Maillol nicht sehr schätzte, stellte er eine graziös kauernde Frau dar. Zahlreiche Zeichnungen und plastische Modelle gingen der Figur voraus (vgl. Ausst.Kat. New York 1975, Nr. 90f.). Vom großen Modell wurde zuerst der Torso in Gips fertiggestellt, an den Maillol anschließend in Ton die Arme ansetzte (Abb. S. 52). In die Frontseite der Plinthe sind Noten aus Debussys »L'Après-midi d'un Faune« eingraviert.
Der in Saint-Gemain-en-Laye wohnende Maurice Denis hatte die Auftragsvergabe an Maillol unterstützt und hielt 1932 die Einweihungsrede. Siehe auch S. 51, 140

84 *Nymphe – La Nymphe*
1930
Bronze
Monogramm
Berlin, Staatliche Museen zu Berlin, Nationalgalerie
Provenienz: Stadt Berlin

Literatur: Vgl. Cladel 1937, Abb. 41; Ausst.Kat. Baden-Baden 1978, Nr. 69; Le Normand-Romain, in: Bresc-Bautier 1986, Nr. 250; Ausst.Kat. Saint-Tropez 1994, S. 93

Von der Gruppe der *Drei Nymphen* (Kat. 85) vollendete Maillol die mittlere Statue zunächst als Einzelfigur. Wie üblich modellierte er zuerst einen Torso in feuchtem Ton, bei dem es zu starken Rissen kam (Frère 1956, Abb. nach S. 32). An das Gipsmodell des Torsos wurden nachträglich die Arme angefügt (siehe Rewald 1939, S. 130; Fontainas 1931, S. 150f.).

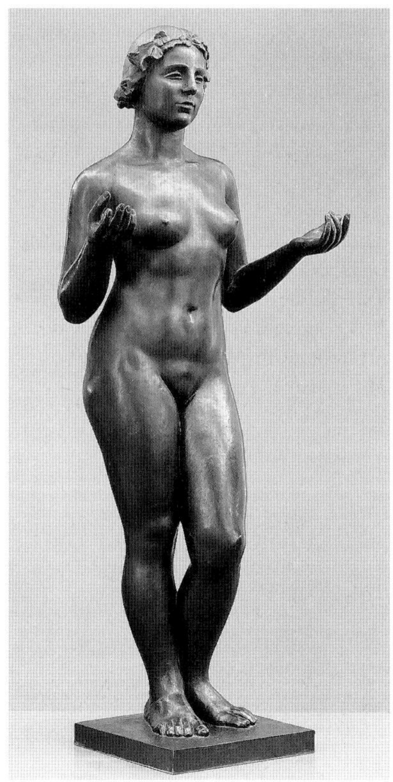

84

Während die großen Werke der zwanziger Jahre wie die *Vénus* oder das *Cézanne-Denkmal* (Kat. 78, 70) in klassischer Strenge durchgestaltet sind, wirkt die *Nymphe* in der Modellierung und dem Figurentyp individueller und erinnert an den Liebreiz früherer Werke von Maillol. Er selbst schätzte die Figur sehr und urteilte, daß ihm eine befriedigende Wiedergabe der Beine nur bei dieser Statue gelungen sei (Frère 1956, S. 299). Das Berliner Exemplar muß vor dem Zweiten Weltkrieg angekauft worden sein; es gelangte später aus dem Besitz der Stadt Berlin in die Nationalgalerie. Weitere Bronzegüsse der *Nymphe* befinden sich in den Museen von Orléans, Saint-Tropez und im Hirshhorn Museum, Washington, in Paris im Élysée-Palast und in den Tuilerien.

85 *Drei Nymphen – Les trois nymphes*
1930-38
Bronze, 160 cm
Monogramm
Bern, Kunstmuseum Bern;
erworben 1947
Abb. S. 176

Literatur: Sandor Kuthy: Kunstmuseum Bern. Die Skulpturen und Objekte, Bern 1986, Nr. 158; vgl. Cladel 1937, S. 120f., Abb. 33; Rewald 1939, S. 131; Linnenkamp 1957, Nr. 19; George 1964[b], S. 202; Le Normand-Romain, in: Bresc-Bautier 1986, Nr. 251

Nach der Vollendung der mittleren Statue (Kat. 84) modellierte Maillol die beiden seitlichen Frauenfiguren, von denen später auch Einzelfiguren gegossen wurden (Vierny 1995, S. 217f.). Die Gruppe war in unvollendetem Zustand 1937 ausgestellt (Ausst.Kat. Paris 1937, Nr. 35) und im folgenden Jahr als Gipsmodell fertiggestellt.
Die Komposition der Gruppe erinnert an antike Darstellungen der *Drei Grazien*, diesen Titel lehnte Maillol jedoch für seine Figuren ab, weil diese so kräftig proportioniert wären. Für ihn stehen die drei Frauen, die auch *Nymphes de la prairie* genannt werden, für Wiesenkräuter: Jede trägt andere Blüten im Haar, Gänseblümchen, Hahnenfuß und Majoran.
Maillol gelang es in diesem Werk, weibliche Anmut und formenstrengen Aufbau zu verbinden. Die *Drei Nymphen* stellen das letzte Meisterwerk dar, das er vollenden konnte.
Je ein Bleiguß der Gruppe befindet sich in den Tuilerien, Paris, und der Tate Gallery, London. In Bronze ist die Gruppe im Minneapolis Art Institute, im Musée des Beaux-Arts, Poitiers, und im Musée Maillol, Paris, vertreten.

86 *Harmonie*
1940-44
Bronze (Alexis Rudier), 162 cm
Monogramm
Paris, Fondation Dina Vierny, Musée Maillol
Abb. S. 113

Literatur: Vgl. Linnenkamp 1957, Nr. 22; George 1964[b], S. 207ff.; Ausst.Kat. Baden-Baden 1978, Nr. 88; Schnell 1980, S. 98. Abb. 131-34; Lorquin 1994, S.148ff., 179f.; Vierny 1995, S. 115f.

Maillols letzte, unvollendete Statue nimmt in den Erinnerungen seiner Freunde den größten Raum ein (vgl. den Index bei Frère 1956). Über Jahre war er damit beschäftigt, den Torso zu schaffen und ihn schrittweise zu ergänzen. Dokumentiert sind Versionen ohne Kopf, ohne Unterschenkel, aber auch einzelne Kopfstudien (George 1964[b], S. 212; Lorquin 1994, S. 99). Zur Anfügung der Arme ist es nicht mehr gekommen, auch der letzte Torso-Zustand ist nicht vollkommen fertiggestellt. Maillol arbeitete zuletzt, im Gegensatz zu seiner früheren Praxis, nur noch nach dem Modell.
Das Modell für *Harmonie* war die junge Dina Vierny (Abb. S. 16; siehe auch Bouvier 1945, S. 51ff.; Lorquin 1994, Abb. S. 186f.; George 1964[b], S. 29-38). 1935 wurde sie als Fünfzehnjährige mit Maillol bekannt und allmählich zu seinem wichtigsten Modell. Sie unterstützte den alten Künstler auf vielen Gebieten, zum Beispiel begann sie mit dem Ordnen seiner Zeichnungen. Als die junge Frau von der deutschen Besatzungsmacht verhaftet wurde, da sie sich als Fluchthelferin betätigt hatte, mußte Maillol die Arbeit an der *Harmonie* unterbrechen. (Durch die Vermittlung von Arno Breker wurde Dina Vierny aus der Haft entlassen, siehe Lorquin 1994, S. 187-191.)
Dina Vierny wurde später die Nachlaßverwalterin und erreichte 1964 die Aufstellung von Großplastiken Maillols in den Tuilerien; 1995 konnte die von ihr gegründete Fondation Dina Vierny in Paris das Musée Maillol eröffnen.
Der Torso der *Harmonie* läßt vergessen, in welch schwierigen Zeiten er entstanden ist: Er drückt Ruhe, Kraft und Introvertiertheit aus und schließt darin, wenn auch in anderer Form, an Maillols Meisterwerk *Méditerranée* an (Kat. 47). Der möglicherweise postume Titel symbolisiert, was Maillol in seinem gesamten Schaffen gesucht hat: *Harmonie*. Siehe auch S. 42, 51

ZEICHNUNGEN

87 *Frau beim Sticken*
um 1896
rote Kreide, 30 x 18,5 cm
Monogramm
Amsterdam, Stedelijk Museum;
Geschenk von Dina Vierny, 1959
Abb. S. 31

Literatur: Ausst.Kat. Amsterdam 1962, Nr. 109

88 *Modell, halbentkleidet*
1896 (?)
Tinte, 30,8 x 16,6 cm
Monogramm
Amsterdam, Stedelijk Museum;
Geschenk von Dina Vierny, 1959
Abb. S. 42

Literatur: Ausst.Kat. Amsterdam 1962, Nr. 110

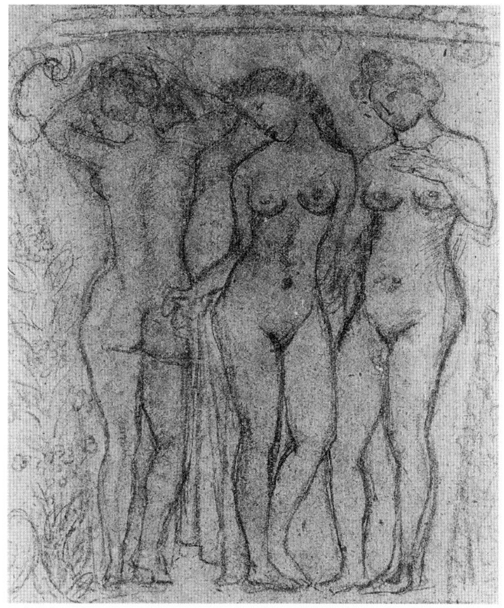
90

89 *Angélique und Clotilde in katalanischer Tracht – Angélique et Clotilde en costume catalan*
um 1900
Kohle auf Papier, auf Leinwand aufgezogen, 100 x 81 cm
Neuss, Clemens-Sels-Museum
Provenienz: Gaspard Maillol
Abb. S. 32

Die angedeutete Bordüre am unteren Rand belegt, daß es sich um einen Entwurf für eine Tapisserie handelt, die offensichtlich nicht ausgeführt wurde. Die große Zeichnung stellt einen Karton in Originalformat dar. Das Blatt stammt aus dem Nachlaß von Gaspard Maillol, dem Neffen des Bildhauers, der im Auftrag von Maillol und Harry Graf Kessler die Papierfabrikation in Montval betrieb. Der überlieferte Titel verdeutlicht, daß Maillols Frau und deren Schwester Angélique, die beide als Stickerinnen für den Künstler tätig gewesen waren, hier Modell standen. Das Motiv zweier sitzender Frauen sah Maillol auch für seine letzte, nicht vollendete Tapisserie vor (vgl. Kat. 11-13).

90 *Drei Grazien*
um 1900
Bleistift, 28 x 22,7 cm
Amsterdam, Stedelijk Museum;
Geschenk von Dina Vierny, 1959

Literatur: Rewald 1939, S. 153; Erwin Gradmann: Bildhauer-Zeichnungen, Basel 1943, S. 89; Ausst.Kat. Amsterdam 1962, Nr. 107

Die Zeichnung ist ein Entwurf für die Dekoration eines Wandbrunnens, der im Musée Maillol, Paris, erhalten ist (George 1964, S. 62). Diesen Brunnen bekrönt eine Variante der *Kauernden* von 1900 (Kat. 37; zur Datierung der großen Wandfontänen siehe Kat. 36).

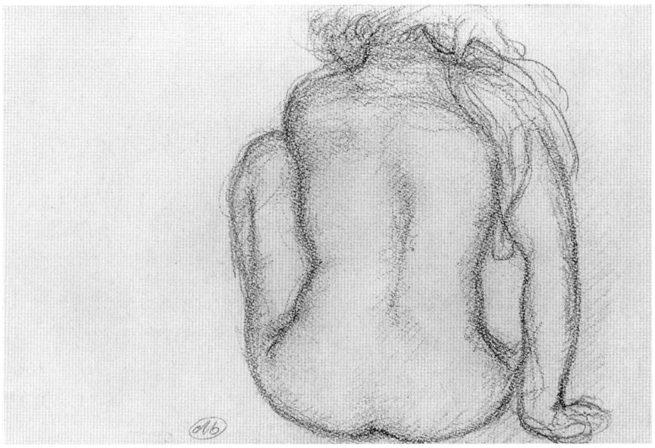

92

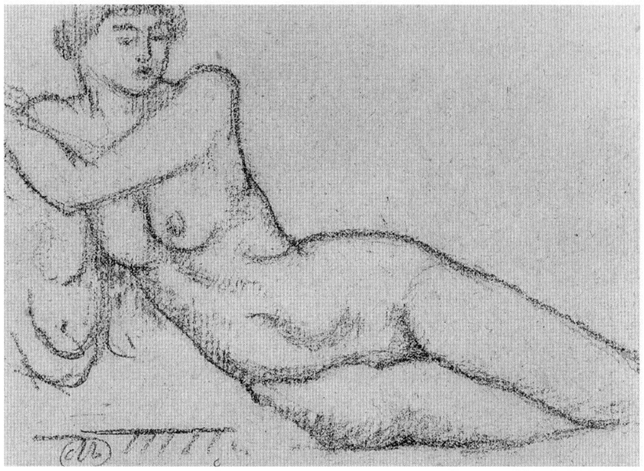

98

91 *Sitzende* (recto), *Vase* (verso)
um 1900
schwarze Kreide, 27 x 18,5 cm
Rotterdam, Museum Boymans-van Beuningen;
Geschenk von Dina Vierny, 1961

Literatur: Hoetink 1963, Abb. 15, 19; Hoetink 1968, Nr. 174

Auf der Vorderseite ist eine sitzende Frau skizziert, die Rückseite zeigt einen Entwurf für eine dekorative Keramik, anscheinend eine Vase mit Henkeln und Deckel.

92 *Weiblicher Rückenakt* (recto),
Zwei Frauen unter einem Baum (verso)
um 1900
Bleistift, 16,7 x 25,1 cm
Monogramm
Privatbesitz
Abb. S. 32

Die Rückseite zeigt vermutlich einen Entwurf für eine Tapisserie. In einem Garten sitzende Frauen sind das Hauptthema der Wandteppiche Maillols. Der Rückenakt der Vorderseite ist eng mit der *Méditerranée* verwandt (Kat. 47, vgl. auch Kat. 93-95). Siehe auch S. 32

93 *Kauernde Frau*
1900
schwarze Kreide, 27 x 22,3 cm
Monogramm
Amsterdam, Stedelijk Museum;
Geschenk von Dina Vierny, 1959

Literatur: Ausst.Kat. Amsterdam 1962, Nr. 116; Hoetink 1963, Abb. 24

94 *Sitzende Frau*
nach 1900
Bleistift und Kohle, 27 x 26,5 cm
Monogramm
Mannheim, Städtische Kunsthalle

95 *Sitzende Frau*
schwarze Kreide, 27,4 x 22,6 cm
Rotterdam, Museum Boymans-van Beuningen;
Geschenk von Dina Vierny, 1961

Literatur: Hoetink 1963, Abb. 20; Hoetink 1968, Nr. 165

Die vier Zeichnungen (Kat. 92-95) zeigen jeweils eine hockende Frau, deren Haltung mit der *Méditerranée* (Kat. 47) verwandt ist; es sind jedoch keine unmittelbaren Vorentwürfe für die Skulptur. Vermutlich war stets die Gattin des Künstlers das Modell.

96 *Skizze zur Méditerranée*
1904
Kohle, durchgepaust, 22,5 x 22,5 cm
Monogramm
Datierung: 23. August 1904
Winterthur, Museum Oskar Reinhart am Stadtgarten
Provenienz: Harry Graf Kessler
Abb. S. 153

Literatur: Hackelsberger 1960, Abb. 11; Linnenkamp 1960, Abb. 134

Die Skizze entstand mit Hilfe von Pauspapier während eines Mittagessens von Maillol und Graf Kessler am 23. August 1904. Sie dokumentiert die Komposition, die dem Auftrag für die lebensgroße Figur *Méditerranée* (Kat. 47) zunächst zugrundelag. Die Haltung wurde später verändert.
Siehe auch S. 153

97 *Weiblicher Akt, hockend*
um 1900 (?)
schwarze Kreide, 32,5 x 22 cm
Monogramm
Berlin, Staatliche Museen zu Berlin, Kupferstichkabinett; erworben 1926 für die Nationalgalerie in der Galerie Arnold, Dresden
Abb. S. 44

Literatur: Paul 1993, Nr. 99

Paul gibt fälschlicherweise an, die Zeichnung sei 1905 von Hugo von Tschudi erworben worden.

98 *Liegende – Nu allongé*
um 1900 (?)
Kohle, 19,3 x 26,1 cm
Monogramm
Privatbesitz

Literatur: Carlo Pirovano: Il segno degli scultori, Ausst.Kat. Galleria Coray, Lugano, Mailand 1988, S. 32

99 *Weiblicher Torso*
1905 (?)
Monotypie auf Zinkplatte in Rotbraun, 20,3 x 15 cm
Monogramm
Winterthur, Museum Oskar Reinhart am Stadtgarten
Provenienz: Harry Graf Kessler

Literatur: Ausst.Kat. Winterthur 1991, S. 184

100 *Weiblicher Rückenakt*
um 1905
Bleistift, 30,5 x 19 cm
Monogramm
Mannheim, Städtische Kunsthalle

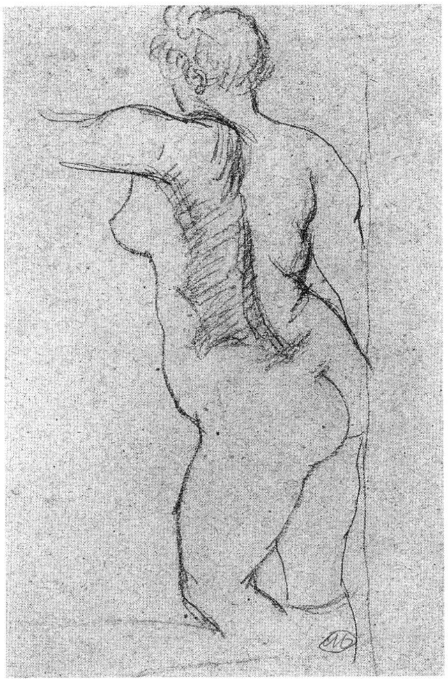

100

101 *Sitzende Frau* (recto),
Schreitende Frau und zwei Kämpfende (verso)
um 1905
Bleistift, Rötel und Feder, 28,6 x 19,7 cm
Monogramm
Privatbesitz

Die drei Blätter (Kat. 99-101) entstanden in der Vorbereitung für die Figur *Action enchaînée*, die als Denkmal für Louis Auguste Blanqui in Puget-Théniers aufgestellt wurde (Abb. S. 123). Die furiose Monotypie, die aus der Sammlung von Graf Kessler stammt (Kat. 99), könnte mit der Vorarbeit für den Torso in Zusammenhang stehen (Abb. S. 40). Der Rückenakt und das Skizzenblatt (Kat. 100f.) zeigen eine bewegte Frauenfigur mit erhobenem linken Arm. Diese Haltung entspricht einem frühen Entwicklungsstadium des Projekts, das auch in der ersten plastischen Skizze trotz ihrer Torsierung deutlich wird (siehe Abb. S. 12; Rewald 1939, S. 80). Erst später entwickelte Maillol das Motiv der hinter dem Rücken gefesselten Arme (vgl. Ausst.Kat. Buffalo 1945, S. 79).
Auf der Rückseite des Skizzenblatts (Kat. 100) sind unterhalb der *Schreitenden Frau* zwei miteinander kämpfende Mädchen dargestellt, die sich von der Kleinplastik (Kat. 41) durch lange Gewänder unterscheiden.
Das Blatt aus der Sammlung von Graf Kessler galt früher als Zeichnung, es handelt sich jedoch um eine Monotypie.

102 *Vorzeichnung zur Skulptur Nacht*
um 1905
Tinte, Feder, 22,5 x 27 cm
Monogramm
Winterthur, Kunstmuseum

Literatur: Ausst.Kat. Baden-Baden 1978, Nr. 106; Koella 1991, S. 37

Die Vorzeichnung unterscheidet sich in der Haltung des noch nicht ganz gesenkten Kopfes von der Skulptur *Nacht*, deren kleine Fassung in der vorliegenden Auswahl vertreten ist (Kat. 52). Im Kunstmuseum Winterthur befindet sich seit 1916 die große Steinfigur *Nacht* (Abb. S. 58).

103 *Sitzende Frau – Nu assis*
1905
Kreide, 24,7 x 31,8 cm
Monogramm
Privatbesitz
Abb. S. 156

Literatur: Ausst.Kat. Paris 1961[b], Nr. 31

Die *Sitzende Frau* ist eng verwandt mit der Skizze in einem Brief Maillols vom April 1905 an Henry van de Velde, in dem es um eine Plastik für Kurt von Mutzenbecher geht (Photokopie in Brüssel, Bibliothèque royale Albert 1er, Archive et Musée de la Littérature, FS X 555/2). In der vorliegenden Zeichnung zeigt die Figur die gleiche Bewegung, außerdem ist jeweils eine Art Felsenplinthe angedeutet. Die Bewegung erinnert an die *Méditerranée* beziehungsweise den sogenannten *Ersten Zustand der Méditerranée* (Lorquin 1994, S. 46). Dieser Zusammenhang legt nahe, daß letztere der berühmtesten Figur Maillols nicht vorausgeht, sondern eine spätere Variante ist, die vielleicht mit dem Auftrag Mutzenbecher entstand. Ausgeführt wurde schließlich das *Kniende Mädchen*, das auf einem Kamin im Haus Mutzenbechers Platz fand (Abb. S. 157; vgl. Kat. 50).

104 *Studienblatt für Le Désir* (recto), *Grabmalentwürfe* (verso)
1907
Blaustift, Bleistift und rote Tinte, 28 x 21,6 cm
Monogramm
Bremen, Kunsthalle Bremen

Literatur: Ausst.Kat. Baden-Baden 1978, Nr. 107; Ausst.Kat. Bremen 1984, Nr. 91

Auf diesem Skizzenblatt versucht Maillol die Komposition für das Relief *Le Désir* (Kat. 56) zu klären. Es muß mehrere solcher Blätter gegeben haben (vgl. Kessler, Tagebuch; DL/M, 18. 8. 1907), sie entstanden am Beginn des Arbeitsprozesses noch ohne Modelle. Bald darauf modellierte Maillol eine erste plastische Skizze (Kessler, Tagebuch; DL/M, 24. 5. 1907; vermutlich nicht erhalten).
Die Nähe der beiden Figuren innerhalb der eng bemessenen Reliefffläche erforderte eine dichte Komposition, die es erlaubte, die Arme und Beine zu integrieren. Schon in der frühen Zinkographie *Adam und Eva* (Kat. 133) hatte Maillol ein nebeneinander hockendes Paar dargestellt.
Die skizzierten Kompositionen unterscheiden sich von der Ausführung vor allem durch die Haltung der Beine und des Kopfes der Frau. Auf der Skizze unten links blickt sie den Mann an, in den oberen Entwürfen ist, wie beim ausgeführten Relief, der Kopf abgewendet. Bei der Darstellung links unten ist ein Rahmen angegeben, der verdeutlicht, daß es sich um eine Reliefkomposition handelt.

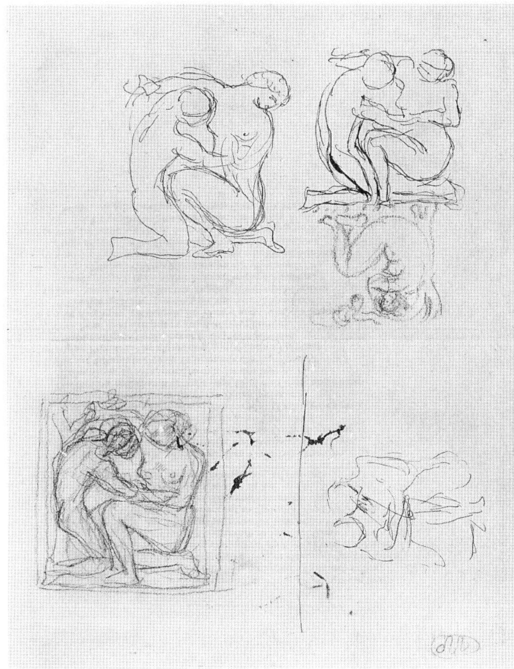

104

Maillol zeichnete auf eine Probeseite der unter Leitung von Graf Kessler herausgegebenen Übersetzung der »Odyssee« von Homer, deren erster Band im gleichen Jahr 1907 erschien und mit einer Titelillustration von Maillol geschmückt ist (Kat. 141). Maillol griff später auf die Zeichnung für eine Illustration zu Verlaines »Chansons pour Elle« zurück (Abb. S. 66). Siehe auch S. 153f.

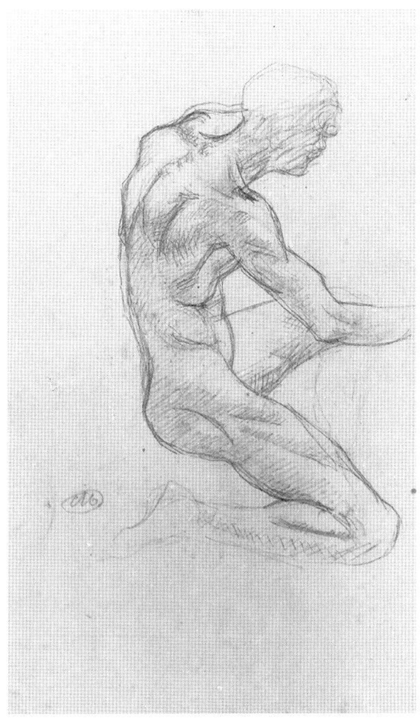

105

105 *Studie zur Männerfigur für Le Désir – Étude de l'homme pour Le Désir*
1907
Bleistift, 35,5 cm x 22,5 cm
Monogramm
Paris, Fondation Dina Vierny, Musée Maillol
Provenienz: Harry Graf Kessler

Literatur: Ausst.Kat. Baden-Baden 1978, Nr. 108

Nach der Festlegung der Komposition für *Le Désir* (Kat. 104, vgl. Kat. 56) machte Maillol Einzelstudien nach Aktmodellen. Von der männlichen Figur gibt es eine weitere Studie im Musée Maillol, Paris, eine Zeichnung nach der Frau befindet sich im Museum Ludwig, Köln (Ausst.Kat. Baden-Baden 1978, Nr. 110f.). Diese Aktstudien müssen im Sommer 1907 entstanden sein. Graf Kessler schrieb über das männliche Modell: Er nimmt »für den Akt den jungen Gaborian aus St. Germain, einen Taugenichts, Preisboxer, Fussball Kapitän, Pastorensohn, Schiffsjunge a. D., Maler und Schüler von Maurice Denis« (Kessler, Tagebuch; DL/M, 23. 6. 1907; vgl. Ausst.Kat. Marbach 1988, S. 230). Siehe auch S. 154

106 *Entwurf für ein Relief* (recto), *Liegende nackte Frau* (verso)
um 1907 (?)
Bleistift, Kohle, 23,4 x 30,5 cm
Monogramm
Winterthur, Kunstmuseum;
erworben 1916

Literatur: Ausst.Kat. Baden-Baden 1978, Nr. 109, 112

Das Relief *Le Désir* war als Teil einer zwölfteiligen Folge mit dem Titel *Mann und Weib* konzipiert (Kessler, Tagebuch; DL/M, 24. 5. 1907). Die vorliegende Zeichnung könnte einen Entwurf für ein weiteres Relief darstellen. Hinter der sitzenden Frau ist eine kauernde Gestalt, die an einen Satyr erinnert, angedeutet. Möglicherweise war eine verschollene Zeichnung mit einem sitzenden Paar für die Serie *Mann und Weib* geplant (Fry 1910, Taf. II, oben).

107 *Studien für das Cézanne-Denkmal und eine Kauernde*
1909
Bleistift, 30,1 x 23 cm
Monogrammstempel
München, Staatliche Graphische Sammlung
Abb. S. 50

Literatur: Ausst.Kat. München 1988, Nr. 36.

108 *Studien für das Cézanne-Denkmal und eine Kauernde*
1909/10
Kreide
Monogramm
35 x 26,5 cm
Hamburg, Hamburger Kunsthalle

Literatur: Jahrbuch der Hamburger Kunstsammlungen, 1960, S. 138

Die Skizze in der Graphischen Sammlung in München zeichnete Maillol auf die Rückseite des Titelblatts eines Modejournals vom 8. November 1909. Nicht lange nach diesem Datum dürfte die Zeichnung entstanden sein. Sie ist mit dem Blatt aus der Hamburger Kunsthalle verwandt: Beide Male ist ein Entwurf für das Cézanne-Denkmal mit Studien zu einer *Kauernden* verbunden. Maillol hat nicht erst, wie bisher angenommen wurde, 1912 mit der Arbeit für das Denkmal begonnen, sondern schon 1907 (Kessler, Tagebuch; DL/M, 23. 6. 1907). Die lagernde Frauenfigur ist aufgrund der flatternden Drapierung sehr bewegt dargestellt und somit noch recht weit von der endgültigen Komposition entfernt. Sie gleicht einem Terrakotta-Entwurf (Kat. 66).
Auf beiden Blättern befinden sich auch Entwürfe für eine *Kauernde*. Im gleichen Zeitraum 1908/09 begann Maillol mit der Arbeit an der kleinen Steinfigur der Hamburger Kunsthalle (Kat. 81). Siehe auch S. 50

109 *Entwurf für das Cézanne-Denkmal*
um 1912
Kohle, 25,8 x 23,5 cm
München, Staatliche Graphische Sammlung;
Geschenk von Dina Vierny, 1956

Literatur: Ausst.Kat. München 1988, Nr. 37

Der summarisch gezeichnete Entwurf zeigt die Frauenfigur mit waagerecht vorgestrecktem linken Arm, ein Motiv, das Maillol 1912 in seine Entwicklung des Cézanne-Denkmals einführte (vgl. den Terrakotta-Entwurf Kat. 69).

110 *Studien zu einer Buchillustration*
1908 (?)
Bleistift, 22 x 16,8 cm
Monogramm
Amsterdam, Stedelijk Museum;
Geschenk von Dina Vierny, 1959

Literatur: Ausst.Kat. Amsterdam 1962, Nr. 121

Die Datierung und die Identifizierung der Entwürfe für eine Illustration im Auftrag von Graf Kessler gehen auf die Angaben der Stifterin zurück. Seit 1904 war Maillol im Auftrag von Harry Graf Kessler mit der Illustration der »Eklogen« des Vergil beschäftigt (Kat. 142). Die ausgeführten Holzschnitte weisen konzentriertere Kompositionen auf als die vorliegende Studie. Die Skizzen sind auf eine linierte Seite aus einem Schulheft gezeichnet.

111 *Aktzeichnung nach Waslaw Nijinsky*
1911
Bleistift, 36 x 24 cm
Bezeichnung: Nijinsky
Paris, Fondation Dina Vierny, Musée Maillol
Abb. S. 155

Literatur: L'Après-midi d'un Faune, hrsg. von Jean-Michel Nectoux, Ausst.Kat. Musée d'Orsay, Paris 1989, Nr. 29

Für das von Harry Graf Kessler geplante Nietzsche-Denkmal in Weimar sollte Maillol eine Apollofigur nach dem Modell Waslaw Nijinsky schaffen. Am 9. August 1911 kam der berühmte russische Tänzer ins Atelier des Bildhauers nach Marly, und es entstand die vorliegende Zeichnung. Ein weiteres Blatt befindet sich ebenfalls im Musée Maillol (Philippe Néagu u. a.: Afternoon of a Faun. Mallarmé, Debussy, Nijinsky, New York und Paris 1987, S. 38). Die Pose mit dem erhobenen rechten Arm und dem gesenkten Kopf ging auf Vorstellungen Nijinskys vom Idealbild eines Helden zurück. Maillol bevorzugte dagegen eine gelassenere Haltung. Das Projekt des Nietzsche-Denkmals scheiterte, worüber Maillol nicht unzufrieden war, denn er hatte an diesem Auftrag kein großes Interesse. Siehe auch S. 155f.

112 *Studienblatt mit Leda und dem Schwan*
1912
Bleistift, Kohle, 24,1 x 31,5 cm
Monogrammstempel
München, Staatliche Graphische Sammlung;
Geschenk von Dina Vierny, 1956

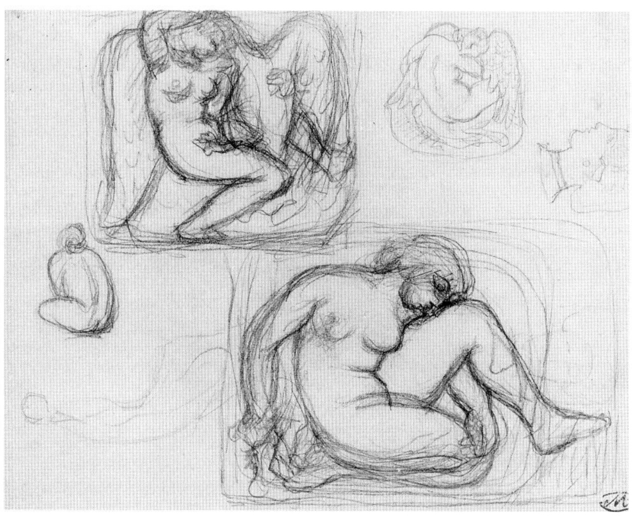

112

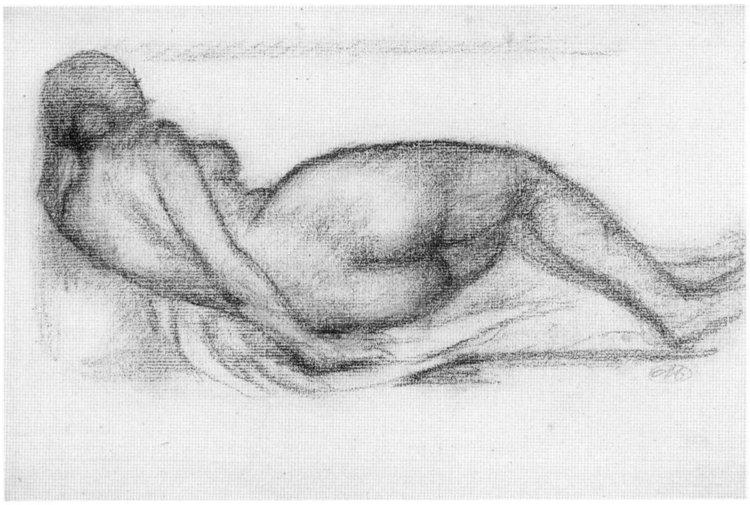

114

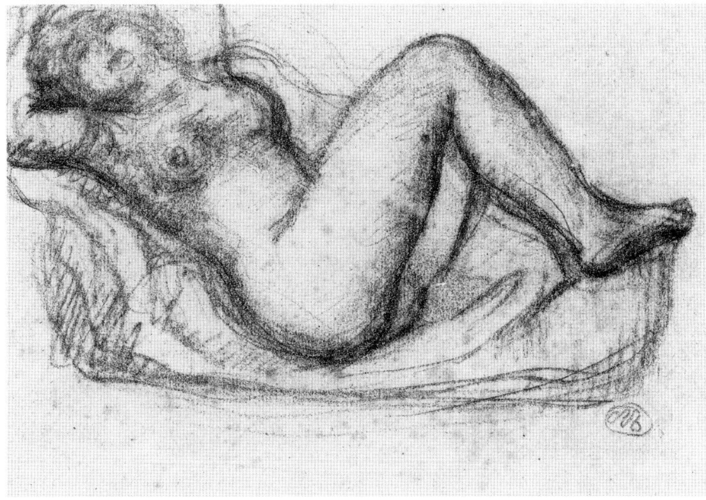

119

Literatur: Ausst.Kat. München 1988, Nr. 33

Die beiden größeren Skizzen, die Leda mit dem Schwan beziehungsweise eine Kauernde darstellen, könnten Entwürfe für Reliefs sein. Die untere Begrenzung einer Tafel ist jeweils angegeben. Die Datierung 1912 stammt von der Stifterin; die Komposition der kauernden Frau weist allerdings Gemeinsamkeiten mit einem Holzrelief von 1907 auf (Abb. S. 100). Auf die Rückseite sind von fremder Hand Stiere gezeichnet.

113 *Frauen*
Bleistift, braune Tusche, Feder, 19,5 x 29,1 cm
Monogramm
Mannheim, Städtische Kunsthalle;
Stiftung I. B. Neumann, 1921
Provenienz: Sally Falk

Literatur: Ausst.Kat. Mannheim 1979, Nr. 52; Roland Dorn u. a.: Stiftung und Sammlung Sally Falk, Städtische Kunsthalle, Mannheim 1994, S. 226f.

Das ungewöhnliche Blatt zeigt mehrere schreitende Frauen in unterschiedlichem Format. Die meisten sind in lange Gewänder gehüllt, eine spielt auf der Flöte. Die Szene scheint auf die Antike bezogen zu sein. Das Blatt wurde 1921 von dem Berliner Kunsthändler I. B. Neumann gestiftet und stammt aus der Sammlung Sally Falk, Mannheim. Die Zeichnung ist 1919 erstmals nachweisbar.

114 *Weiblicher Rückenhalbakt*
vor 1914
Bleistift, 30,5 x 19 cm
Monogramm
Mannheim, Städtische Kunsthalle;
erworben 1914

Literatur: Ausst.Kat. Mannheim 1979, Nr. 54

Die Zeichnung wurde in der Mannheimer Ausstellung »Zeichnungen und Plastiken neuzeitlicher Bildhauer« gezeigt und daraufhin erworben.

115 *Kauerndes Mädchen*
Rötel, 33 x 22,1 cm
Monogrammstempel
Mannheim, Städtische Kunsthalle;
erworben 1917 in der Galerie Goltz, München

116 *Sitzende Frau, ein Tuch haltend – Femme étendue au voile*
um 1920 (?)
blaue Kreide, 21,7 x 32 cm
Monogramm
Schweiz, Privatbesitz
Provenienz: Sammlung Hahnloser, Winterthur
Abb. S. 115

Die Haltung der sitzenden Frau ähnelt Vorentwürfen für das Cézanne-Denkmal (Kat. 107-109). Die Zeichnung unterscheidet sich jedoch stilistisch durch ihre weniger skizzenhafte Ausführung.

117 *Sitzende Frau*
schwarze Kreide, 26,2 x 20 cm
Monogramm
Rotterdam, Museum Boymans-van Beuningen;
Geschenk von Dina Vierny, 1961

Literatur: Hoetink 1963, Abb. 22; Hoetink 1968, Nr. 172

Die Haltung der Frau ist eng mit der *Méditerranée* (Kat. 47) verwandt. Es handelt sich hier wohl nicht um eine Vorzeichnung, sondern um eine Wiederaufnahme des Motivs, vielleicht im Zusammenhang mit der 1923 bis 1927 entstandenen Marmor-Version (Musée d'Orsay, Paris). Die dargestellte junge Frau ist sehr viel schlanker als die Gattin des Künstlers, die für die erste Fassung Modell stand.

118 *Rückenakt*
Bleistift, 34 x 25 cm
Monogramm
Zürich, Kunsthaus Zürich
Abb. S. 169

119 *Liegender Akt mit den Armen hinter dem Kopf – Nu couché, les bras derrière la tête*
Bleistift, 16,6 x 23,5 cm
Monogramm
Schweiz, Privatbesitz
Provenienz: Sammlung Hahnloser; Atelier des Künstlers

Literatur: Ausst.Kat. Winterthur 1973, Nr. 123

120 *Aufblühen – Epanouissement*
1924
Rötel, 25 x 33 cm
Monogramm
Privatbesitz
Provenienz: Galerie Daber, Paris; Sammlung Ed. Frapier, Paris

Literatur: Guérin 1965-67, Nr. 280; Ausst.Kat. Paris 1961[b], Nr. 36; Skulpturen 1925-1950, Ausst.Kat. Graphisches Kabinett, Kunsthandel Wolfgang Werner, Bremen 1989, Nr. 34

Die Zeichnung war die Grundlage für eine gleichnamige Lithographie (Kat. 140). Motivisch und stilistisch eng verwandt ist auch die Zeichnung Kat. 119, so daß auch sie im gleichen Zusammenhang entstanden sein dürfte.

121 *Sitzende*
1925
Bleistift, 21 x 28 cm
Monogramm
Berlin, Georg-Kolbe-Museum
Provenienz: Georg Kolbe
Abb. S. 183

Literatur: Kuhn 1925, S. 24 u. Titel; Ursel Berger: Kunstwerke aus dem Besitz von Georg Kolbe, Berlin 1978, Nr. 3

Maillol zeichnete speziell für die Monographie von Alfred Kuhn sechs Aktdarstellungen (siehe Kuhn 1925, S. 6). Das vorliegende Blatt wurde doppelt verwendet, es ist im Text und auf dem Titel abgebildet. Georg Kolbe, der 1928 eine Rezension des Buches verfaßte (siehe Kolbe 1949), dürfte die Zeichnung als Geschenk des Verlages E. A. Seemann, Leipzig, erhalten haben.

122 *Weiblicher Rückenakt, liegend*
Rötel, weiß gehöht, 24,5 x 37,5 cm
Monogramm
Berlin, Staatliche Museen zu Berlin, Kupferstichkabinett; erworben 1926 für die Nationalgalerie von der Galerie Arnold, Dresden
Abb. S. 114

Literatur: Ausst.Kat. Berlin 1972, Nr. 144; Paul 1993, Nr. 98

Paul gibt fälschlicherweise an, die Zeichnung sei 1905 von Hugo von Tschudi erworben worden.

123 *Liegender weiblicher Akt*
Rötel, 27,4 x 39,2 cm
Monogramm
Mannheim, Städtische Kunsthalle;
erworben 1927 von der Galerie Flechtheim, Berlin

124 *Schreitender Akt – Nu en marche*
Bleistift, 32,5 x 22,8 cm
Monogramm
Schweiz, Privatbesitz
Abb. S. 170

125 *Badende – Baigneuse*
nach 1925
Rötel, 30,15 x 16,2 cm
Monogramm
Zürich, Kunsthaus Zürich;
Schenkung von Nelly Bär, 1967
Provenienz: Seit 1935 Sammlung Bär

Literatur: George 1964[b], S. 16; Baumann 1970, S. 58f.

Der Mädchenakt ist auf die Rückseite eines Probedrucks für die »Eklogen« des Vergil gezeichnet. Das Blatt wird deshalb neuerdings nach 1925 datiert (Inventarkarte); Baumann hatte es um 1905 angesetzt. Da es schon vor dem Ersten Weltkrieg Probedrucke zu den »Eklogen« gab, gibt die Rückseite des Blattes keinen genauen Anhaltspunkt für die Datierung.
Die Chronologie der Zeichnungen Maillols ist bisher nicht geklärt. Wie in anderen Gattungen dürfte er auch hier thematische und stilistische Rückgriffe vorgenommen haben, die die Einordnung einzelner Blätter erschweren.

126 *Stehende bekleidete Frau von hinten – Femme habillée debout de dos*
Feder, 31,2 x 20,6 cm
Privatbesitz

127 *Stehende, bekleidete Frau von hinten, ein Siegel tragend – Femme habillée debout de dos portant un sceau*
Bleistift und Rötel, 27 x 18 cm
Privatbesitz

128 *Dina*
1938
Pastell und Rötel, 38,5 x 24 cm
Saint-Tropez, L'Annonciade, Musée de Saint-Tropez

Literatur: Ausst.Kat. Saint-Tropez 1994, S. 67

129 *Rückenakt, Dina*
1941
Rötel und Kohle, weiß gehöht, 28,3 x 39,4 cm
Monogramm
Bremen, Privatbesitz
Abb. S. 114

Literatur: Carlo Pirovano: Il segno degli scultori, Ausst.Kat. Galleria Coray, Lugano, Mailand 1988, S. 33

Die Zeichnungen Kat. 128 und 129 entstanden nach dem Modell Dina Vierny. Effektvoll heben sich Rötel und Weißhöhung vom bräunlichen Papier ab.

GRAPHIKEN

130 a-c *Mädchenprofil – Profil de jeune fille*
um 1893
Zinkographie, 35,9 x 27,8 cm
a Frankfurt a. M., Städtische Galerie im Städelschen Kunstinstitut
b Privatbesitz
c Privatbesitz (15,1 x 24 cm)
Abb. S. 116

Literatur: Guérin 1965-67, Nr. 257

Die Profildarstellung entspricht einem Gemälde von 1893 (Abb. S. 22). Guérin kannte nur einen im unteren Teil fragmentierten Druck, der mit 130c identisch ist. Lediglich zwei vollständige Lithographien lassen sich nachweisen.

131 a-c *Die Waschfrau – La Laveuse*
1895
Zinkographie, 19 x 30 cm
Monogramm
a Frankfurt a. M., Städtische Galerie im Städelschen Kunstinstitut
b Privatbesitz
c Privatbesitz
Vgl. Abb. S. 24

Literatur: Vgl. Rewald 1951, S. XXIV; Guérin 1965-67, Nr. 259; Ausst.Kat. Zürich 1993, Nr. 264

Die Graphik nimmt eine Figur aus dem Gemälde *Die Waschfrauen* (Kat. 8) auf und ist mit der gleichnamigen Skulptur eng verwandt (Kat. 22). Nach Guérin erschien die Zinkographie 1895 in der Graphik-Edition »L'Épreuve«.
Im Rahmen der Wiederbelebung der Originalgraphik im Frankreich des späten 19. Jahrhunderts wurden exklusive Graphik-Editionen herausgegeben. In »L'estampe originale« von André Marty wurden seit 1892 die schönsten Blätter von Bonnard, Toulouse-Lautrec, Ranson und anderen verlegt. »Gegenüber der exklusiven Auflage Martys von hundert Exemplaren erhöhte sein Rivale Maurice Dumont, der Begründer von ›L'Épreuve‹ (1894), die seine auf zweihundertfünfzehn. Er tat dies auf der Grundlage eines speziellen Subskriptionsverfahrens.« (Ausst.Kat. Zürich 1993, S. 426)
1895 begann Vollard mit seiner berühmten Edition »Albums des Peintres-Graveurs«, bei der Maillol nicht vertreten war; er kam erst um 1898 in Kontakt mit dem Kunsthändler.
Während in »L'Épreuve« überwiegend Lithographien verlegt wurden, waren die 1895 erschienenen vier Maillol-Blätter Zinkographien, die sich besser für eine höhere Auflage eigneten (siehe Kat. 132-134). Nach Guérin sollen zwei der Graphiken für »L'Épreuve« in einer Auflage von nur 115 Drucken herausgekommen sein (Kat. 133, 134).

132 a-d *Konzert im Freien – Concert champêtre*
1895
Zinkographie, 15,8 x 20,2 cm
Signatur: Aristide Maillol
a Hamburg, Hamburger Kunsthalle
b Privatbesitz
c Privatbesitz
d Privatbesitz
Abb. S. 33

Literatur: Vgl. Guérin 1965-67, Nr. 261; Ausst.Kat. Zürich 1993, Nr. 263

Wiedergegeben ist der Entwurf für eine Tapisserie, die Maillol mehrere Jahre später für Hélène Prinzessin Bibesco ausführte (Kat. 16). Das Blatt erschien 1895 in der Edition »L'Épreuve« in einer Auflage von 215 Exemplaren.
Kat. 132d stellt einen Probedruck der nicht vollendeten Graphik dar, die Köpfe der Frauen sind noch nicht ausgeführt (nicht bei Guérin). Siehe auch S. 34

133 a-c *Adam und Eva – Adam et Eve*
1895
Zinkographie, 24 x 30,3 cm
Monogramm
a Hamburg, Hamburger Kunsthalle
b Privatbesitz
c Privatbesitz

Literatur: Vgl. Guérin 1965-67, Nr. 262

Nach Guérin gibt die Zinkographie ein kleines Terrakottarelief mit grünlicher Glasur wieder (vgl. ein ähnliches Relief: Kat. 21a). Das Blatt soll in »L'Épreuve«, Nr. 5, in einer Auflage von 115 (statt 215) Exemplaren erschienen sein. Die Komposition weist auf das Relief *Le Désir* (Kat. 56) voraus.

134 a-c *Zwei Badende unter einem Baum – Deux baigneuses nues sous un arbre*
1895
Zinkographie, 25,3 x 30,5 cm
Monogramm
a Hamburg, Hamburger Kunsthalle
b Privatbesitz
c Privatbesitz
Abb. S. 33

Literatur: Vgl. Guérin 1965-67, Nr. 263

Die Zinkographie wurde nach einem Tapisserie-Karton geschaffen. Ihre Komposition ist eng verwandt – aber nicht identisch – mit dem Wandteppich *Zwei Badende Mädchen* (Kat. 15). Die Graphik ist – nach Guérin – als Tafel 6 in »L'Épreuve«, Nr. 3, in einer Auflage von 115 Exemplaren erschienen.
Die vier in »L'Épreuve« edierten Blätter sind stilistisch auffallend uneinheitlich, was einerseits auf Maillols Unerfahrenheit im graphischen Arbeiten, andererseits auf unterschiedliche Vorlagen schließen läßt.
Siehe auch S. 33

135 *Frau unter einem Baum – Femme nue assise sous un arbre*
1895
Zinkographie, 20,7 x 19,5 cm
Monogramm
Privatbesitz

Literatur: Guérin 1965-67, Nr. 264

136 *Zwei Frauen im Garten sitzend – Deux femmes assises dans un jardin*
1895
Zinkographie, 15,7 x 21,3 cm
Monogramm
Privatbesitz
Literatur: Rewald 1951, S. XXV; Guérin 1965-67, Nr. 260

Diese besonders schöne Zinkographie, die nicht die Härten wie etwa *Adam und Eva* (Kat. 133) aufweist, zeigt große Nähe zu Maillols Wandteppichen (Kat. 16, 17). Fließende Linien und dekorativ strukturierte Flächen ergänzen sich harmonisch. Lediglich der hier vorliegende Druck ist nachweisbar.

137 *Badende – Baigneuse*
1898 (?)
Zinkographie, 23,5 x 24,6 cm
Signatur: Aristide Maillol
Privatbesitz

Literatur: Vgl. Guérin 1965-67, Nr. 258

Die Zinkographie nimmt die Komposition des Gemäldes *Côte d'Azur* auf (Abb. S. 26). Maillol kopierte jedoch nicht das Bild, sondern eine vermutlich speziell als Vorlage für die Graphik entstandene Zeichnung, die sich im Museum Ludwig, Köln, befindet (Ausst.Kat. Baden-Baden 1978, Nr. 100). Die Astgabelungen des seitlichen Baumes und die Dimensionen des Tuches stimmen in Zeichnung und Zinkographie überein, unterscheiden sich aber vom Gemälde. Seltsamerweise trägt das Blatt die Aufschrift »Musique pour la princesse qui s'ennuie«, also den Titel eines Bildteppichs (Kat. 17), der mit der hier dargestellten Szene nicht übereinstimmt.
Von dieser Graphik sind nur drei Exemplare bekannt.
Siehe auch S. 26

138 a-b *Die Woge – La Vague*
um 1898
Holzschnitt, 17 x 19,7 cm
Monogramm
a Hamburg, Hamburger Kunsthalle; erworben 1929 von der Galerie Flechtheim, Berlin
b Zürich, Graphische Sammlung der Eidgenössischen Technischen Hochschule
Abb. S. 25

Literatur: Vgl. Rewald 1951, Nr. 5; Guérin 1965-67, Nr. 8; Ausst.Kat. Zürich 1993, Nr. 265; Lorquin 1994, S. 133

Von dem Holzschnitt ist ein erster Zustand, bei dem der Körper der Frau stärker modelliert ist, in wenigen Exemplaren nachweisbar. Für die zweite Version wurden die Binnenstrukturen weitgehend entfernt. Zwei Auflagen von je sechzig Holzschnitten und fünfzehn Künstlerexemplaren wurden hergestellt.
Die Komposition ist mit dem Gemälde *Die Woge* verwandt, das den Bildausschnitt jedoch enger faßt (Abb. S. 25). Modell für das Gemälde und somit auch für den Holzschnitt war Maillols junge Ehefrau Clotilde. Siehe auch S. 25

139 *Entwurf für das Cézanne-Denkmal – Étude pour le Monument à Cézanne*
1914
Lithographie, 28,2 x 34,4 cm
Monogramm
a Berlin, Privatbesitz
b Mannheim, Städtische Kunsthalle
Abb. S. 51

Literatur: Guérin 1965-67, Nr. 265

Die Lithographie erschien in der prachtvollen Cézanne-Publikation der Galerie Bernheim Jeune (Jourdain 1914, S. 53). In der Armhaltung unterscheidet sich die dargestellte Frau von der ausgeführten Statue, auch hält sie statt der Lorbeerzweige einen Kranz in der linken Hand. Siehe auch S. 50

140 *Aufblühen – Epanouissement*
Lithographie, 20,5 x 30 cm
Monogramm
Berlin, Privatbesitz

Literatur: Vgl. Guérin 1965-67, Nr. 280

Die Lithographie folgt der Zeichnung Kat. 120. Generell versuchte Maillol seit den zwanziger Jahren, in Lithographien die Wirkung von Zeichnungen zu erzielen. Von dem vorliegenden Blatt wurden fünfzig Exemplare in Schwarz und ebenso viele in Rötelton gedruckt.

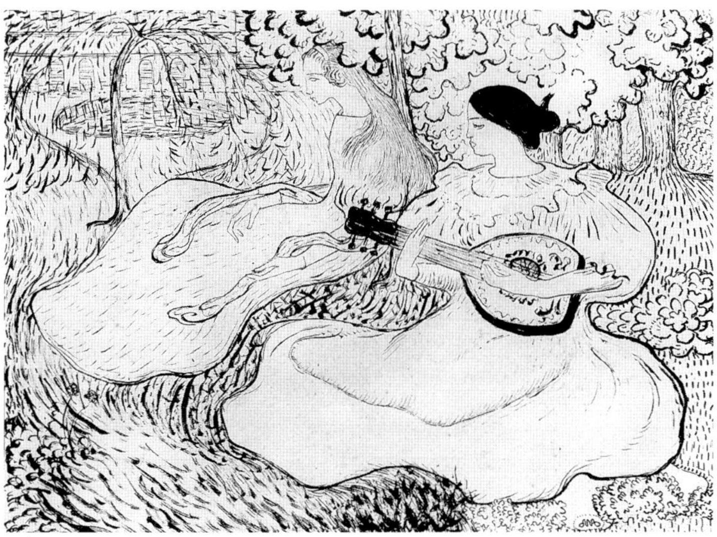
136

141 »Die Odyssee« des Homer
2 Bände. Mit 2 Titelvignetten und 3 Initialen in Holzschnitt
Leipzig 1907/1910
Exemplar 11 von 25 der Vorzugsausgabe in Intarsien-Maroquin-Einbänden von W. A. Smith
Widmung: Henry van de Velde von H. K.
Bremen, Privatbesitz
Provenienz: Henry van de Velde
Abb. S. 117

Literatur: Müller-Krumbach 1969, Nr. 17, 17a; Ausst.Kat. Marbach 1988, S. 242ff.

Unter der Leitung von Harry Graf Kessler brachte der Insel-Verlag in zwei Bänden 1907 und 1910 Homers Odyssee in deutscher Übersetzung von Rudolf Alexander Schröder heraus. Die Holzschnitte auf den beiden Titelblättern *Sinnender Alter* und *Bogenschütze* stammen von Maillol, zudem ornamentierte er drei Initialen von Eric Gill.
Die vorliegenden Bände der Vorzugsausgabe schenkte Harry Graf Kessler dem Freund Henry van de Velde.
Siehe auch S. 64f.

142 a-d »Eclogae« des Vergil
Publius Vergilius Maro, Die Eclogen Vergils. In der Ursprache und deutsch, übersetzt von Rudolf Alexander Schröder.
Mit 43 Holzschnitt-Illustrationen und 19 Initialen
Weimar 1926

a auf Maillol-Kesslerschem Handbütten
Nr. 234 von 25 nicht für den Handel bestimmten Exemplaren aus einer Auflage von 295
Widmung: à monsieur Max Goertz homage [sic!] sympathique A Maillol le 6 juin 1930
Bremen, Privatbesitz
Provenienz: Max Goertz

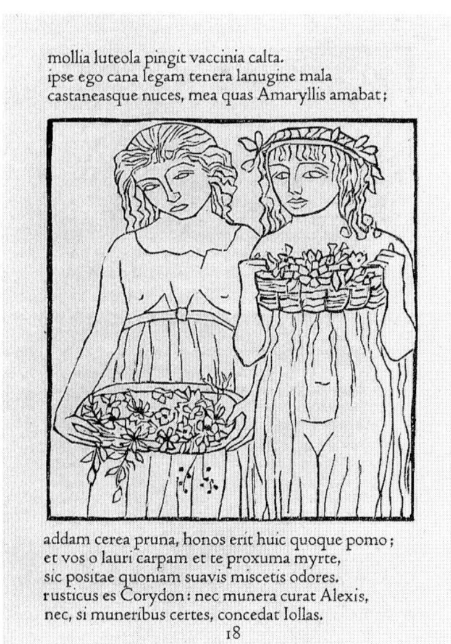
mollia luteola pingit vaccinia calta.
ipse ego cana legam tenera lanugine mala
castaneasque nuces, mea quas Amaryllis amabat;

addam cerea pruna, honos erit huic quoque pomo;
et vos o lauri carpam et te proxuma myrte,
sic positae quoniam suavis miscetis odores.
rusticus es Corydon: nec munera curat Alexis,
nec, si muneribus certes, concedat Iollas.
18

142a

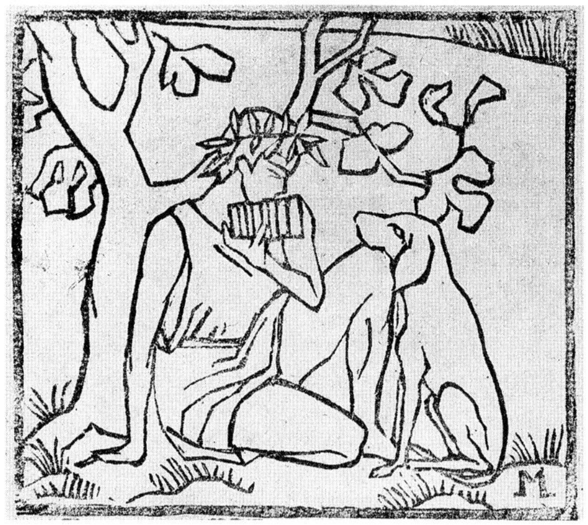

142q

b auf Maillol-Kesslerschem Handbütten, roter Ledereinband
Bremen, Gerhard Marcks-Haus
Provenienz: Gerhard Marcks, Geschenk von Felix Weise

c auf Maillol-Kesslerschem Handbütten, ungebunden, in Kassette
Berlin, Privatbesitz
Provenienz: Hildegard Domizlaff

d auf Maillol-Kesslerschem Handbütten, Ledereinband
Nr. IV/XXXVI
Offenbach, Klingspor-Museum
Abb. S. 64, 65

Literatur: Kessler 1928; Hentzen 1938, S. 338ff.; Rewald 1951, Nr. 8- 52; Guérin 1965-67, Nr. 15-59; Müller-Krumbach 1969, Nr. 40; Busch 1970, S. 5ff.; Ausst.Kat. Marbach 1988, S. 244f., 457f.; Kästner

142 e »Eclogae«
Publius Vergilius Maro, Les Eglogues de Virgile. Texte latin et traduction française de Marc Lafargue.
Mit 43 Holzschnitt-Illustrationen und 19 Initialen,
293 Exemplare
Weimar 1926
auf Maillol-Kesslerschem Handbütten
Nr. 214 von 250
Berlin, Staatliche Museen zu Berlin, Kunstbibliothek

Literatur: Von Odysseus bis Felix Krull. Gestalten der Weltliteratur in der Buchillustration des 19. und 20. Jahrhunderts, hrsg. von Klaus Popitz, Ausst.Kat. Kunstbibliothek, Berlin 1982, Nr. 16/2

142 f-h Probedrucke für die »Eklogen« des Vergil

f auf Bütten mit eingeklebten Holzschnitten
Offenbach, Klingspor-Museum

g auf Pergament, S. 1f., 7f.
Bremen, Privatbesitz
Provenienz: Harry Graf Kessler

h auf Maillol-Kesslerschem Seidenbütten, S. 75-82
Bremen, Privatbesitz
Abb. S. 65

142 i-k Prospekte für die »Eklogen« des Vergil

i Deutscher Subskriptionsprospekt
Weimar 1914 (?)
Bremen, Privatbesitz

k Französischer Prospekt
Weimar 1914
Bremen, Privatbesitz

142 l-o Einzeldrucke aus den »Eklogen« des Vergil

l *Corydon, sich im Wasser spiegelnd – Corydon se mirant dans l'eau*
Holzschnitt in Rot, 10,2 x 9,9 cm
Berlin, Staatliche Museen zu Berlin, Kupferstichkabinett

m *Nymphen mit Blumen – Les nymphes porteuses de fleurs*
Holzschnitt in Rot, 10,3 x 11,4 cm
Berlin, Staatliche Museen zu Berlin, Kupferstichkabinett

n *Hylas im Brunnen – Hylas disparu dans une fontaine*
Holzschnitt in Rot, 10 x 9,2 cm
Berlin, Staatliche Museen zu Berlin, Kupferstichkabinett
Abb. S. 102

o *Corydon und Thyrsis unter einer Eiche – Corydon et Thyrsis, assis sous un chêne*
Holzschnitt in Rot, 10,3 x 9,3 cm
Berlin, Staatliche Museen zu Berlin, Kupferstichkabinett

p *Pan, Sylvanus und Apollo – Pan, Sylvanus et Apollon*
Holzschnitt, 5,5 x 10,3 cm
Frankfurt a. M., Städtische Galerie im Städelschen Kunstinstitut
Abb. S. 124

Literatur: Vgl. Guérin 1965-67, Nr. 22, 23, 40, 41, 56

142 q *Pastorale*
Holzschnitt, 7,7 x 10 cm
Bremen, Privatbesitz
Provenienz: Harry Graf Kessler

Literatur: Vgl. Rewald 1951, Nr. 53; Guérin 1965-67, Nr. 13

Schon 1904 planten Maillol und Graf Kessler, die »Eklogen« und »Georgica« Vergils mit Holzschnitten des Bildhauers herauszugeben. Das vorgesehene Erscheinungsdatum 1914 konnte nicht eingehalten werden, es erschienen lediglich Subskriptionsprospekte. Ein Großteil der Graphiken war vor dem Ersten Weltkrieg vollendet, zudem entstanden schon zahlreiche Probedrucke, die sich zum Teil in der Seiteneinteilung von der endgültigen Version sehr unterscheiden. Die früheste bekannte Version dürfte ein Probedruck mit eingeklebten Holzschnitten sein. Nachdem Maillol fehlende Illustrationen

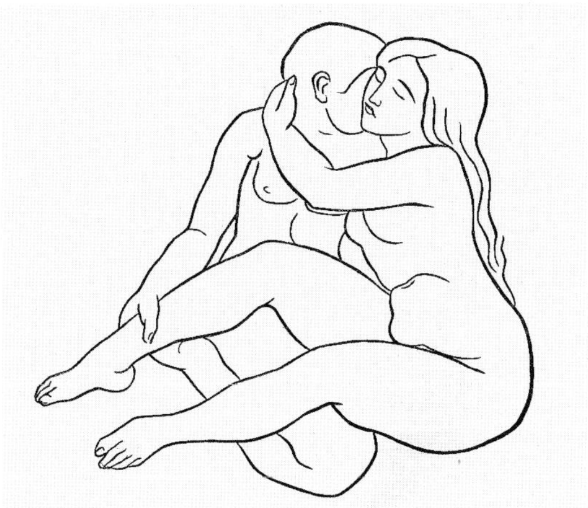

144b

ergänzt hatte, erschien 1926 die deutsche Übersetzung mit dem lateinischen Urtext der »Eklogen« in Graf Kesslers Cranach-Presse in Weimar. Gleichzeitig kam eine französische Fassung heraus (e), der im folgenden Jahr die englische folgte. Dem Schriftsteller Max Goertz, Freund Kesslers und sein Mitarbeiter in der Cranach-Presse, widmete Maillol anläßlich seines Besuchs in Weimar 1930 einen Band der »Eklogen« (vgl. Kat. 142a; Goertz 1969). Begehrt war dieses prachtvolle Werk auch bei Künstlern: Je ein Exemplar besaßen der Bildhauer Gerhard Marcks und die Bildhauerin und Goldschmiedin Hildegard Domizlaff.
Die Holzschnitte wurden auch separat gedruckt. Nicht alle vorgesehenen Motive konnten in das Werk integriert werden, wie zum Beispiel der stimmungsvolle Holzschnitt *Pastorale* (q). Maillol druckte ihn eigenhändig in wenigen Exemplaren, zu denen das vorliegende gehört, H. M. Petiet dagegen veranlaßte eine Auflage von 75 Exemplaren.
Vergils »Georgica«, als zweiter Band geplant, konnte in der Cranach-Presse nicht mehr erscheinen (vgl. Kat. 146).
Siehe auch S. 63-66

143 »Belle Chair« von Emile Verhaeren
Mit 11 Lithographien
Paris 1931
Offenbach, Klingspor-Museum
Provenienz: Helmut Goedeckemeyer

Literatur: Hentzen 1938, S. 341f.; Guérin 1965-67, 293-306; Busch 1970, S. 9
Siehe auch S. 68

144 a »L'art d'aimer« des Ovid
Mit 11 Holzschnitt-Illustrationen, 3 Initialen und 12 Lithographien
Lausanne 1935
Offenbach, Klingspor-Museum
Provenienz: Helmut Goedeckemeyer

144b *Liebespaar*
Holzschnitt, 16,4 x 19,4 cm
Bremen, Privatbesitz

144c *Weiblicher Akt*
Lithographie, 27 x 12 cm
Beschriftung: Sanguine, bon...
Frankfurt a. M., Städtische Galerie im Städelschen Kunstinstitut
Abb. S. 67

Literatur: Vgl. Hentzen 1938, S. 342; Rewald 1951, Nr. 57-68; Guérin 1965-67, Nr. 64-75, 307-318 (Nr. 72, 307); Busch 1970, S. 8

Maillol illustrierte Ovids »Liebeskunst« mit Holzschnitten und fügte ohne direkten Zusammenhang ganzseitige Lithographien mit weiblichen Aktfiguren in das Buch ein. Sowohl die Holzschnitte als auch die Lithographien wurden auch einzeln gedruckt. Von *Liebespaar* ist hier der erste Zustand vertreten, bei dem der Hintergrund noch nicht freigeschnitten ist. Die Lithographie ist ein Probedruck, der – so die Aufschrift – gut geheißen wird und in roter Farbe ausgeführt werden soll.
Siehe auch S. 67f.

145a »Daphnis et Chloé« des Longus
Mit 46 Holzschnitt-Illustrationen und 15 Initialen
Paris 1937
Privatbesitz

145b »Daphnis and Chloe« des Longus
Mit 46 Holzschnitt-Illustrationen und 15 Initialen
London 1937
Berlin, Privatbesitz

145c »Daphnis et Chloé« des Longus
1937
46 Holzschnitte
Privatbesitz

Literatur: Hentzen 1938, S. 345f.; Rewald 1951, Nr. 69-127; Guérin 1965-67, Nr. 76-127; Busch 1970, S. 9f.
Siehe auch S. 63

146 a-b »Les Géorgiques« des Vergil
Texte latin et version française de l'abbé Jacques Delille.
2 Bände. Mit 105 Holzschnitt-Illustrationen und 16 Initialen
Paris 1937/1950
a Berlin, Privatbesitz
b Privatbesitz

Literatur: Rewald 1951, Nr. 156-161; Comtesse 1952; Guérin 1965-67, Nr. 159-213; Busch 1970, S. 10
Siehe auch S. 66

147 »Chansons pour Elle« von Paul Verlaine
Mit 28 Holzschnitten
Paris 1939
Offenbach, Klingspor-Museum
Provenienz: Helmut Goedeckemeyer
Abb. S. 66

Literatur: Rewald 1951, Nr. 128-155; Guérin 1965-67, Nr. 128-158; Busch 1970, S. 10
Siehe auch S. 67

148 a »Odes« des Horaz
2 Bände. Mit 51 beziehungsweise 67 Holzschnitten
Paris 1939/1958
Berlin, Privatbesitz

148 b-c Suite der Holzschnitte, in Schwarz und in Rot
Privatbesitz

Literatur: Rewald 1951, Nr. 162; Guérin 1965-67, Nr. 216-226; Busch 1970, S. 11
Siehe auch S. 68

149 »Livret de Folastries« von Pierre de Ronsard
Mit 43 Radierungen
Paris 1940
Privatbesitz
Abb. S. 67

Literatur: Guérin 1965-67, Nr. 332-379; Busch 1970, S. 12
Siehe auch S. 68

150 »Concert d'Eté« von Joseph-Sébastien Pons
Mit 26 Holzschnitten
Paris 1945
Berlin, Privatbesitz

Literatur: Guérin 1965-67, Nr. 227-252; Busch 1970, S. 12
Siehe auch S. 68

WERKE ANDERER KÜNSTLER

151 Maurice Denis, *Porträt Aristide Maillol*
um 1907
Bleistift, 23,5 x 17,3 cm
Abb. S. 127

Literatur: Ausst.Kat. Köln 1995, Nr. 172

Denis nutzte diese Zeichnung für die Darstellung Maillols in dem Kuppelfresko *L'art français* im Petit Palais, Paris.
Siehe auch S. 137

152 Jószef Rippl-Rónai, *Skizzenblatt Familie Maillol*
1914
Bleistift, aquarelliert, 22 x 17 cm
Privatbesitz

Das Skizzenblatt entstand, wie aus den Aufschriften hervorgeht, nach einem Essen bei Maillol in Marly, zu dem die Gattin des Künstlers Lammbraten serviert hatte. Maillol ist unten links dargestellt, neben ihm sein Neffe Gaspard Maillol, darüber dessen Frau Jeanne. Links oben ist der Sohn des Bildhauers, Lucien, zu erkennen, schräg darunter – etwas mürrisch – Clotilde Maillol. Links im Bild hat sich Rippl-Rónai mit einprägsamer Silhouette selbst skizziert.

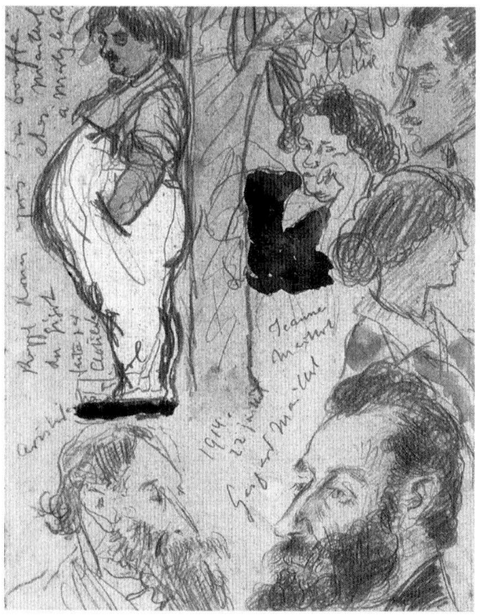

152

153 Édouard Vuillard, *Porträt Aristide Maillol*
1930
Öl auf Leinwand, 116 x 115,5 cm
Paris, Musée d'Art Moderne de la Ville de Paris
Abb. S. 118

Maillol ist neben seinem Atelier in Marly vor dem Gipsmodell des Cézanne-Denkmals dargestellt. Das Gemälde gehört zu einer Serie, in der Vuillard auch Pierre Bonnard, Maurice Denis und Ker-Xavier Roussel porträtierte.
Siehe auch S. 135

BIBLIOGRAPHIE

Alazard 1927/28
Jean Alazard: Aristide Maillol, in: Dedalo, 1927/28, S. 178-196

Anon. 1925
Anon.: Maillol speaks, in: The Arts, Juli 1925, S. 35-39

Anon. 1928[a]
Anon.: Aristide Maillol et la ville de Paris, in: Cahiers d'Art, 1928, S. 360

Anon. 1928[b]
Anon.: Aristide Maillol, in: Apollo, Nr. 8, 1928, S. 310, 314

Appel 1939
Heinrich Appel: Maillol, [Gustav Weise Verlag] Berlin o. J. [1939]

Appelbaum 1979
Stanley Appelbaum: Maillol Woodcuts. 303 Great Book Illustrations by Aristide Maillol, [Dover publications] New York (NY) 1979

Arnold 1936
Henri Arnold: Initiation à la sculpture, [R. Ducher] Paris 1936

Barilli 1967
Renato Barilli: Ai margini della surrealtà. Maillol e Vallotton, in: L'Arte moderna, Nr. 2, 1967, S. 161-200

Barr 1954
Alfred H. Jr. Barr: Masters of Modern Art. The Museum of Modern Art, [Simon and Schuster] New York 1954

Baschet 1946
Jacques Baschet: Sculpteurs de ce temps, [Nouvelles éditions françaises] Paris 1946

Basler 1928
Adolphe Basler: La sculpture moderne en France, [G. Crès & Cie] Paris 1928

Bassères 1979
François Bassères: Maillol, mon ami, Perpignan 1979

Baumann 1970
Felix Andreas Baumann und Dagmar Hnikova: Der Skulpturensaal Werner Bär im Kunsthaus Zürich, Zürich 1970

Bénézit 1976
Emmanuel Charles Bénézit: Dictionnaires des peintres, sculpteurs et graveurs, [Librairie Gründ] Paris 1976 (›Maillol‹ Bd. 7, S. 75f.)

Berman 1974-77
Harold Berman: Bronzes. Sculptors and founders, 3 Bde., [Abage/Publishers] Chicago (IL) 1974-1977

Bertrand Dorléac 1986
Laurence Bertrand Dorléac: Histoire de l'art. Paris 1940-1944, [Publications de la Sorbonne] Paris 1986

Besson 1937
Georges Besson: De Rodin à Maillol, in: Le Point, Dezember 1937

Biermann 1928
Georg Biermann: Enquète sur la sculpture en Allemagne et en France, in: Cahiers d'Art, Nr. 9, 1928, S. 383-388

Bismarck 1988
Beatrice von Bismarck: Harry Graf Kessler und die französische Kunst um die Jahrhundertwende, in: Zeitschrift des deutschen Vereins für Kunstwissenschaft, Bd. 42, 1988, H. 3, S. 47-62

Blomberg 1947
Eric Blomberg: Maillol, in: Konstrevy, Bd. 23, 1947, S. 240-245

Bouille 1989
Michel Bouille: Maillol. La femme toujours recommencée, [Editions Eole] Paris 1989

Bouillon 1993
Jean-Paul Bouillon: Maurice Denis, [Skira] Genf 1993

Bouvier 1945
Marguette Bouvier: Aristide Maillol, [Marguerat] Lausanne 1945

Brassaï 1982[a]
Brassaï [Gyula Halász]: Les artistes de ma vie, Paris 1982

Brassaï 1982[b]
Brassaï [Gyula Halász]: The Artists of my Life, [Thames and Hudson] London 1982 (›Maillol‹ S. 102-123)

Breker 1967
Arno Breker: Paris, Hitler et moi, [Presse de la Cité] Paris 1976

Breker 1972
Arno Breker: Im Strahlungsfeld der Ereignisse, [Schütz-Verlag] Preußisch-Oldendorf 1972 (›Maillol‹, ›Dina Vierny‹ S. 235-247)

Breker 1992
Carola Breker: Der frühe Maillol, Phil. Diss., Würzburg 1992

Bresc-Bautier 1986
Geneviève Bresc-Bautier, Anne Pingeot und Antoinette Le Normand-Romain: Sculptures des jardins du Louvre, du Caroussel et des Tuileries, 2 Bde., [Éditions de la Réunion des Musées Nationaux] Paris 1986

Bünemann 1949
Hermann Bünemann: Venus im Werk Maillols, in: Die Kunst und das schöne Heim, 1949, S. 54-59

Burckhardt 1933
S. Burckhardt: Maillol-Ausstellung in der Baseler Kunsthalle, in: Das Werk, 1933, S. 257-260

Busch 1962
Günter Busch: Aristide Maillol und die Plastik des 20. Jahrhunderts, in: Universitas, H. 7, 1962, S. 753-760

Busch 1970
Günter Busch: Aristide Maillol als Illustrator, [Tiessen] Neu-Isenburg 1970 (Nachdruck in: Ausst.Kat. Baden-Baden 1978, S. 163-173)

Buttlar 1949/50
Herbert von Buttlar: Antike Plastik und Plastik der Gegenwart, in: Marburger Jahrbuch für Kunstwissenschaft, 1949/50, S. 251-272

Camo 1926
Pierre Camo: Aristide Maillol, [Gallimard] Paris 1926

Camo 1946
Pierre Camo: Particularités de son art, Maillol, in: Cahiers d'Art, 1946, S. 6-12

Camo 1950
Pierre Camo: Maillol, mon ami, [Editions du Grand-Chêne] Lausanne 1950

Casson 1928
Stanley Casson: Some Modern Sculptors, New York 1928

Casson 1939
Stanley Casson: Sculpture of today, [The Studio] London 1939

Cassou 1948
Jean Cassou: La Rivière d'Aristide Maillol, in: Bulletin des Musées de France, Juli 1948, S. 137f.

Charbonneaux 1949
Jean Charbonneaux: Maillol, [Braun] Paris 1949

Chevalier 1970
Denys Chevalier: Maillol, [Flammarion] Paris 1970

Cifka 1983
Brigitta Cifka: Lettre inédite de Maillol à Jószef Rippl-Rónai, in: Bulletin du Musée Hongrois des Beaux-Arts, Budapest, 1983, S. 151-157

Cladel 1937[a]
Judith Cladel: Maillol, sa vie, son œuvre, ses idées, [Bernard Grasset] Paris 1937

Cladel 1937[b]
Judith Cladel: Maillol devant le modèle, in: Verve, Dezember 1937, S. 105

Clemen 1927
Paul Clemen: Aristide Maillol und die französische Plastik von heute, in: Die Kunst für alle, 1927, S. 41-54 (Nachdruck in: Ausst.Kat. Baden-Baden 1978, S. 83-89)

Cohn 1992
Michèle C. Cohn: Artistes under Vichy, [Princeton University Press] Princeton (NJ) 1992

Comtesse 1952
Alfred Comtesse: L'histoire d'un grand livre. Les Géorgiques de Virgile, illustré par Aristide Maillol, in: Stultifera navis, Nr. 9, 1952, S. 114-120

Crary 1976
Jonathan Crary: The Idealism of Maillol, in: Arts Magazine, Januar 1976, S. 70f.

Denis 1905
Maurice Denis: Aristide Maillol, in: L'Occident, November 1905, S. 241-249

Denis 1906
Maurice Denis: Aristide Maillol, in: Kunst und Künstler, Juli 1906, S. 471-477; August 1906, S. 519-523 (Übersetzung von: Denis 1905; Nachdruck in: Ausst.Kat. Baden-Baden 1978, S. 67-75)

Denis 1908/09
Maurice Denis: Aristide Maillol, in: L'Art et les Artistes, 1908/09, S. 156-160

Denis 1920
Maurice Denis: Théories 1890-1910, [Rouart et Watelin] Paris 1920

Denis 1925
Maurice Denis: Aristide Maillol, [G. Crès & Cie.] Paris 1925

Denis 1943
Maurice Denis: Maillol et les Nabis, siehe: Valéry 1943, S. 8-12

Denis 1957-59
Maurice Denis: Journal, 3 Bde., [La Colombe] Paris 1957-1959

Denis 1993
Maurice Denis: Le Ciel et l'Arcadie, hrsg. von Jean-Paul Bouillon, [Hermann éditeur] Paris 1993

Dormoy 1937
Marie Dormoy: Maillol, in: Arts et Métiers graphiques, November 1937, S. 37-41

Dreyfus 1926/27[a]
Albert Dreyfus: Aristide Maillol, in: Deutsche Kunst und Dekoration, 1926/27, S. 302-317

Dreyfus 1926/27[b]
Albert Dreyfus: Ein Besuch bei Maillol, in: Kunst und Künstler, 1926/27, S. 83-86 (Nachdruck in: Ausst.Kat. Baden-Baden 1978, S. 123-126)

Dreyfus 1932
Albert Dreyfus: Der Bildhauer Maillol, in: Deutsche Kunst und Dekoration, 1932, S. 23-29

Eckstein 1931
Hans Eckstein: Maillol, in: Kölnische Zeitung, 22. 12. 1931

Eckstein 1936/37
Hans Eckstein: Maillol. Zu seinem 75. Geburtstag, in: Die Kunst, 1936/37, S. 107-115

Eckstein 1937
Hans Eckstein: Maillol. Zu seinem 75. Geburtstag, in: Die Kunst für alle, Januar 1937, S. 91-99 (Nachdruck in: Ausst.Kat. Baden-Baden 1978, S. 127-131)

Einstein 1926
Carl Einstein: Die Kunst des 20. Jahrhunderts, [Propyläen Verlag] Berlin 1926
Elsen 1974
Albert Elsen: Origins of Modern sculpture. Pioniers and Premises 1890-1940, [Braziller] New York 1974
Eriksen 1948/49
Svend Eriksen: Aristide Maillol. Nogle Bemaerkninger om hans Arbejder i Danske Samlinger, in: Kunstmuseets Aarsskrift, 1948/49, S. 174-223
Facos 1985/86
Michelle M. Facos: Aristide Maillol's Blanqui-Monument, in: Arts Magazine, Bd. 60.1, 1985/86, S. 42-48
Fagus 1902
Félicien Fagus: Maillol, in: La Revue blanche, August 1902, S. 550-551
Fern 1964
Alan Fern: The Count and the Calligrapher. A Chapter in the History of Modern Typographic Design, in: Apollo, März 1964, S. 214-220
Fierens 1930
Paul Fierens: Remarques sur l'art d'aujourd'hui, in: La revue hebdomedaire, Nr. 4, 1930, S. 241ff.
Fierens 1933
Paul Fierens: Sculpteurs d'aujourd'hui, [Editions des chroniques du jour] Paris 1933
Fierens 1934
Paul Fierens: Maillol, in: L'Art et les Artistes, Februar 1934, S. 145-166
Fischer 1933
Adam Fischer: Om Maillol hans Atelier i Marly le Roy, in: Konstrevy, 1933, S. 161-167
Fischer 1937
Adam Fischer: Aristide Maillol, in: Tilskueren, 1937, S. 85-101
Fontainas 1922
André Fontainas und Louis Vauxcelles: La Sculpture. Histoire générale de l'Art français de la Révolution à nos jours, Bd. 2, [Librairie de France] Paris 1922 (›Aristide Maillol – Charles Despiau‹, S. 299-307)
Fontainas 1931
André Fontainas: L'Œuvre récente d'Aristide Maillol, in: Formes, November 1931, S. 148-150
Fosca 1945
François Fosca: Aristide Maillol, Zürich 1945
Frèches-Thory 1990
Claire Frèches-Thory und Antoine Terrasse: Les Nabis, [Flammarion] Paris 1990
Frère 1956
Henri Frère: Conversations de Maillol, [Pierre Cailler] Genf 1956
Frère 1961
Henri Frère: Gespräche mit Maillol, [Societäts-Verlag] Frankfurt a. M. 1961
Fry 1910
Roger Fry: The Sculptures of Maillol, in: The Burlington Magazine, 1910, S. 26-32
Fuchs 1970
Heinz Fuchs: Plastik der Gegenwart, [Holle-Verlag] Baden-Baden 1970
Fuchs 1982
Heinz Fuchs und Günther Ladstetter: Kunsthalle Mannheim. Skulptur. Plastik. Objekte, Mannheim 1982
Ganz 1930[a]
Hermann Ganz: Maillols Cézanne-Denkmal, in: Kunst und Künstler, Februar 1930, S. 211-213
Ganz 1930[b]
Hermann Ganz: Maillols Ruhm und Tragik. Zum Thema der Siegesallee von Frankreich, in: Berliner Tageblatt, 15. 5. 1930
Gasquet 1912
J. Gasquet: Aristide Maillol, in: Le Feu, Mai 1912, S. 531-533
Gauguin 1918
Paul Gauguin: Lettres de Paul Gauguin à Georges-Daniel de Monfreid, précédées d'un hommage par Victor Segalen, [G. Crès & Cie.] Paris 1918
Geist 1976
Sidney Geist: Aristide Maillol – Emile Derré, in: Art Journal, 1976, S. 14f.
Gelder 1937
J. G. van Gelder: Lithographien von Aristide Maillol, in: Bulletin Museum Boymans-van Beuningen, Rotterdam, 1937, S. 14f.
George 1923
Waldemar George: Les terres-cuites de Maillol, in: L'Amour de l'Art, 1923, S. 695-700
George 1924
Waldemar George: Aristide Maillol, in: Les Arts, Februar 1924
George 1925
Waldemar George: Un sculpteur classique français. Maillol, in: L'art vivant, 1925, S. 1f.
George 1927
Waldemar George: Maillol, Albums d'Art Druet II, [Librairie de France] Paris 1927
George 1935
Waldemar George: Le sentiment antique dans l'art moderne, in: L'Amour de l'Art, 1935
George 1936
Waldemar George: Maillol ou le miracle français, in: Art et décoration, 1936, S. 35-40
George 1964[a]
Waldemar George: Aristide Maillol et l'âme de la sculpture, [Ides et Calendes] Neuchâtel 1964 (Neuaufl. 1977)
George 1964[b]
Waldemar George: Aristide Maillol, [Rembrandt Verlag] Berlin 1964
George 1971
Waldemar George: Maillol, [Arted, Editions d'Art] Paris 1971
Gertz 1955
Ulrich Gertz: Plastik der Gegenwart, [Rembrandt-Verlag] Berlin 1955
Geskó 1991
Judit Geskó: Le modèle antique de la ›Méditerranée‹ de Maillol. A propos d'un dessin inconnu de l'artiste, in: Bulletin du Musée Hongrois des Beaux-Arts, Budapest, 1991, S. 49-61
Gide 1905
André Gide: Promenade au Salon d'Automne, in: Gazette des Beaux-Arts, 1905, S. 475-485
Giedion-Welcker 1957
Carola Giedion-Welcker: Moderne Plastik, [H. Girsberger] Zürich 1957
Gigot 1966
Jean-Gabriel Gigot: Documents autographes d'Aristide Maillol, enfant de Banyuls-sur-Mer, de Raymond Sudre et de Jean-Paul Laurens, in: Cerca, Nr. 31, 1966, S. 68-80
Goertz 1969
Max Goertz: Erinnerungen an Gordon Craig, Eric Gill und Aristide Maillol, in: Philobiblon, November 1969, S. 309-312 (Nachdruck in: Ausst.Kat. Baden-Baden 1978, S. 159-162)
Gottlieb 1930/31
A. Gottlieb: Aristide Maillol – Paris, in: Deutsche Kunst und Dekoration, 1930/31, S. 259f.
Gradmann 1943
Erwin Gradmann: Bildhauerzeichnungen, [Holbein Verlag] Basel 1943
Gradmann 1945
Erwin Gradmann: Maillol als Zeichner, in: Graphis, Nr. 1.2, 1945, S. 107-113 (Nachdruck in: Ausst.Kat. Baden-Baden 1978, S. 157f.)
Gramberg 1959
Werner Gramberg: Bemerkungen zur Entstehungsgeschichte der Rivière von Aristide Maillol, in: Jahrbuch der Hamburger Kunstsammlungen, 1959, S. 73-86
Gramont 1929
Elisabeth de Gramont: Mémoires, Bd. 3, [Grasset] Paris 1929
Grand-Chastel 1966
P. M. Grand-Chastel: Aristide Maillol, [Fabbri] Mailand 1966
Granclément 1990
Daniel Granclément: L'incroyable Henry de Monfreid, Paris 1990
Grautoff 1911
Otto Grautoff: Neue Stimmungen in der französischen Plastik, in: Die Plastik, 1911, S. 97f.
Grautoff 1920
Otto Grautoff: Vom Hotel de Biron nach Issy und Marly le Roi. Die französische Kunst seit 1914, in: Kunst und Künstler, November 1920, S. 43-59
Grautoff 1929
Otto Grautoff: Toulouse-Lautrec – Pablo Picasso – Aristide Maillol, in: Deutsch-französische Rundschau, Nr. 1, 1929, S. 69-74
Grohmann 1928
Will Grohmann: Enquète sur la sculpture en Allemagne et en France, in: Cahiers d'Art, Nr. 10, 1928, S. 371-377
Gronkowski 1927
Camille Gronkowski: Palais des Beaux-Arts de la Ville de Paris. Catalogue sommaire des collections municipales, [Imprimerie Crété] Paris 1927
Grupp 1995
Peter Grupp: Harry Graf Kessler 1868-1937. Eine Biographie, [Verlag C. H. Beck] München 1995
Guenne 1933
Jacques Guenne: La grandeur d'Aristide Maillol, in: L'art vivant, Mai 1933, S. 193-197
Guérin 1965-67
Marcel Guérin: Catalogue raisonné de l'œuvre gravé et lithographié de Aristide Maillol, 2 Bde. [Pierre Cailler] Genf 1965-1967
Guillemot 1890
Maurice Guillemot: Chronique – Un chantre du soleil, in: Parisiens, 6. 5. 1890
Guy 1965
Cécile Guy: Le Barc de Boutteville, in: Œil, 1965, S. 31-38
Hackelsberger 1960
Berthold Hackelsberger: Aristide Maillol. La Méditerranée, [Philipp Reclam jun.] Stuttgart 1960
Hahnloser-Bühler 1936
Hedy Hahnloser-Bühler: Felix Valloton et ses amis, Paris 1936
Hahnloser-Ingold 1995
Margrit Hahnloser-Ingold und Ursula Perucchi Petri: Villa Flora Winterthur. Aus der Sammlung Arthur und Hedy Hahnloser-Bühler, Winterthur 1995
Hammacher 1970
A. M. Hammacher und R. W. D. Oxenaar: Sculptures of the Rijksmuseum Kröller-Müller, 3. Aufl., Otterlo 1970
Hammacher 1973
A. M. Hammacher: Die Entwicklung der modernen Skulptur. Tradition und Erneuerung, Berlin 1973
Harboe 1994
Julie Harboe: Catalogue. European Art in the 20th Century, Kopenhagen 1994
Harsányi 1979
Zoltán Harsányi: Maillol, [Gondolat] Budapest 1979
Haug 1955
Hans Haug: La peinture française au Musée des Beaux-Arts de Strasbourg, Straßburg 1955
Heiderich 1993
Ursula Heiderich: Katalog der Skulpturen in der Kunsthalle Bremen, Bremen 1993
Heller 1981
Gerhard Heller: Un allemand à Paris, [Editions du Seuil] Paris 1981
Heller 1982
Gerhard Heller: In einem besetzten Land. NS-Kulturpolitik in Frankreich. Erinnerungen 1940-1944, [Kiepenheuer & Witsch] Hamburg 1982
Hentzen 1938
Alfred Hentzen: Buchillustrationen von Aristide Maillol, in: Philobiblon, 1938, S. 335-350
Hesse-Frielinghaus 1971
Herta Hesse-Frielinghaus: Karl Ernst Osthaus. Leben und Werk, [Verlag Aurel Bongers] Recklinghausen 1971
Hildebrandt 1927
Hans Hildebrandt: Die Kunst des 19. und 20. Jahrhunderts, [Akademische Verlagsgesellschaft Athenaion] Potsdam 1927
Hobhouse 1976
Janet Hobhouse: Reverence and Eroticism, in: Art News, März 1976, S. 36-38 (Nachdruck in: Ausst.Kat. Baden-Baden 1978, S. 175-178)
Hoetink 1963
H. R. Hoetink: Mediterrane Meditaties, in: Bulletin Museum Boymans-van Beuningen, Rotterdam, 1963, S. 29-55
Hoetink 1968
H. R. Hoetink: Franze Tekeningen uit de 19e eeuw, [Museum Boymans-van Beuningen] Rotterdam 1968
Hofmann 1958
Werner Hofmann: Plastik des 20. Jahrhunderts, [Fischer Bücherei] Frankfurt a. M. 1958
Hofmann
Werner Hofmann: Über Matisse, Maillol und Brancusi, in: Museum und Kunst. Beiträge für Alfred Hentzen, [Hans Christians Verlag] Hamburg o. J.
Hoog 1993
Michel Hoog: Maillol peintre. Précisions sur quel-

ques tableaux et sur les débuts et sa carrière a Paris (1889), in: Bulletin de la Société de l'Histoire de l'Art français, 1993, S. 253-261
Howaldt 1964
Gabriele Howaldt: Bildteppiche der Stilbewegung, in: Kunst in Hessen und am Mittelrhein, 1964, S. 9-153
Hudnut 1929
Joseph Hudnut: Modern Sculpture, [Norton and Company] New York (NY) 1929
Janson 1985
Horst Waldemar Janson: 19th Century Sculpture, [Harry N. Abrams, Inc.] New York (NY) 1985
Jedlicka 1932
Gotthard Jedlicka: Maillol bei der Arbeit, in: Frankfurter Zeitung, 8. 8. 1932
Jedlicka 1945
Gotthard Jedlicka: Begegnungen mit Künstlern der Gegenwart, [Rentsch] Basel 1945 (›Maillol‹ S. 38-55)
Jentsch 1994
Ralph Jentsch: Ambroise Vollard. Editeur, [Hatje] Stuttgart 1994
Johnson 1977
Una E. Johnson: Ambroise Vollard. Editeur, [The Museum of Modern Art] New York (NY) 1977
Jourdain 1914
Frantz Jourdain: Le monument Cézanne, in: Octave Mirbeau: Cézanne, [Editeurs Bernheim Jeune] Paris 1914, S. 53-57
Kästner
Erhart Kästner: Aristide Maillol. Hirtenleben, [Insel-Verlag] Wiesbaden o. J.
Keisch 1988
Claude Keisch: Rodin, Maillol und die Deutschen, in: Mensch – Figur – Raum. Werke deutscher Bildhauer des 20. Jahrhunderts, Ausst.Kat. Nationalgalerie, Berlin 1988
Kessler 1925
Harry Graf Kessler: Aristide Maillol, in: Insel-almanach für das Jahr 1926, Leipzig 1925, S. 164-177 (Nachdruck in: Ausst.Kat. Berlin 1928, S. 7-24; Ausst.Kat. Baden-Baden 1978, S. 91-96; engl. Übersetzung in: Ausst.Kat. London 1928)
Kessler 1928
Harry Graf Kessler: Warum Maillol Vergils Eklogen illustriert hat, in: Der Querschnitt, November 1928, S. 768-772 (Nachdruck in: Ausst.Kat. Baden-Baden 1978, S. 97-100)
Kessler 1928/29
Harry Graf Kessler: Maillol, in: Volné Smery, Prag, 1928/29, S. 292-304
Kessler 1936
Harry Conte de Kessler: Souvenirs d'un européen. De Bismarck à Nietzsche, Paris 1936
Kessler 1961
Harry Graf Kessler: Tagebücher 1918-1937, [Insel-Verlag] Frankfurt a. M. 1961
Kessler 1988
Harry Graf Kessler: Künstler und Nationen. Aufsätze und Reden 1899-1933, [Fischer Verlag] Frankfurt a. M. 1988
Kjellberg 1987
Pierre Kjellberg: Les bronzes du XIXe siècle. Dictionnaire des sculpteurs, [Les Éditions de l'amateur] Osny 1987 (›Maillol‹ S. 448-455)
Kjellberg 1988
Pierre Kjellberg: Le nouveau guide des statues de Paris, [La Bibliothèque des Arts] Paris 1988
Koella 1975
Rudolf Koella: Die Sammlung Oskar Reinhart, [Füssli] Zürich 1975
Koella 1991
Rudolf Koella und Dieter Schwarz: Kunstmuseum Winterthur. Kunst der Moderne aus der Sammlung des Kunstvereins, [Insel Verlag] Frankfurt a. M. 1991
Kolbe 1949
Georg Kolbe: Zu einem Buch über Maillol, in: Georg Kolbe: Auf Wegen der Kunst, [Verlag Konrad Lemmer] Berlin 1949, S. 23f. (Nachdruck in: Ausst.Kat. Baden-Baden 1978, S. 117)
Konstantinovna Petrocuk 1977
Olga Konstantinovna Petrocuk: Aristid Majol 1861-1944, [NCKYCCTBO] Moskau 1977
Kragh 1933
Johannes Kragh: Aristide Maillol, in: Samleren, 1933, S. 157-159
Krötzsch 1924/25
Walther Krötzsch: Zu Zeichnungen von Aristide Maillol. Sammlung Harry Graf Kessler, Berlin, in: Der Kunstwanderer, 1924/25, S. 274f.
Kühnen 1972
Sigrid Kühnen: Aristide Maillol. Das druckgraphische Werk, Wien 1972
Kuhn 1921
Alfred Kuhn: Die neuere Plastik von 1800 bis zur Gegenwart, [Delphin-Verlag] München 1921
Kuhn 1925
Alfred Kuhn: Aristide Maillol, [E. A. Seemann] Leipzig 1925
Kuhn 1928
Alfred Kuhn: Aristide Maillol. Zur Ausstellung von Werken des Bildhauers in der Galerie Flechtheim in Berlin, in: Illustrierte Zeitung, Leipzig, 29. 11. 1928
Kunstler 1961
Charles Kunstler: La sculpture contemporaine 1900-1960, [Editions de l'illustration] Paris 1961
Lafargue 1920
Marc Lafargue: Aristide Maillol, in: L'Amour de l'Art, 1920, S. 186-191
Lafargue 1925
Marc Lafargue: Aristide Maillol. Sculpteur et Lithographe, [Frapier] Paris 1925
Lafargue 1928
Marc Lafargue: Grande ode au jardin de Marly et à Aristide Maillol, [Cité Falguières] Paris 1928
Lafargue 1945
Marc Lafargue, Octave Mirbeau, Pierre Camo und Jean Girou: Aspects de Maillol, Albi 1945
Landau 1925
Ron Landau: Der unbestechliche Minos, [Harder Verlag] Hamburg 1925
Landsberger 1924
Franz Landsberger: Vom Wesen der Plastik, [Rikola Verlag] Wien 1924
Lassen 1944/45
Erik Lassen: To syede Billedtaepper af Maillol, in: Kunstmessets Aarsskrift, Kopenhagen, 1944/45, S. 65-76
Laxner-Gerlach 1973
Uta Laxner-Gerlach: Museum Folkwang Essen. Katalog der Bildwerke, Essen 1973
Le Normand-Romain 1986
Antoinette Le Normand-Romain u. a.: La sculpture. L'aventure de la sculpture moderne – XIXe et XXe siècles, [Skira] Genf 1986
Le Normand-Romain 1994
Antoinette Le Normand-Romain: Aristide Maillol, in: Ausst.Kat. Saint-Tropez 1994, S. 19-108
Letourneur 1944
René Letourneur: La sculpture française contemporaine, [Les documents d'art] Monaco 1944
Lévinson 1924
A. Lévinson: Aristide Maillol, in: L'Amour de l'Art, 1924, S. 377ff.
Levêque 1977
Jean-Jacques Levêque: Maillol au Louvre, Paris 1977
Licht 1967
Fred Licht: Sculpture. Nineteenth and Twentieth Centuries, [George Rainbird Ltd.] London 1967
Lichtenstern 1994
Christa Lichtenstern: Henri Laurens im Gespräch mit Maillol und Matisse, in: Festschrift Lorenz Dittmann, hrsg. von Hans Caspar Graf von Bothmer, Klaus Güthlein und Rudolf Kuhn, [Peter Lang] Frankfurt a. M. 1994, S. 143-156
Lifar 1946
Serge Lifar: Pensées sur la danse, [Bordas] Paris 1946
Linnenkamp 1956
Rolf Linnenkamp: Die Gefallenendenkmäler im großplastischen Werk Aristide Maillols, Würzburg 1956
Linnenkamp 1957[a]
Rolf Linnenkamp: Maillol. Erster kritischer Katalog zur Großplastik, [Hans Christians Verlag] Hamburg 1957
Linnenkamp 1957[b]
Rolf Linnenkamp: Aristide Maillol und der Goldene Schnitt der Fläche, [Hans Christians Verlag] Hamburg 1957
Linnenkamp 1960
Rolf Linnenkamp: Maillol. Die großen Plastiken, [Verlag F. Bruckmann] München 1960
Linnenkamp 1961/62
Rolf Linnenkamp: Der klassische Revolutionär. Maillol und sein Mythos, in: Die Kunst und das schöne Heim, 1961/62, S. 430-441
Linnenkamp 1980
Rolf Linnenkamp: Maillol redivivus oder die postume Vermehrung seiner Originale, in: Die Weltkunst, 1. 9. 1980, S. 2311f.
Linnenkamp 1981
Rolf Linnenkamp: Großplastiken Maillols als Vorbild oder Vorlage, in: Pantheon, 1981, S. 351-353
Loize 1951
Jean Loize: De Maillol et Codet à Segalen. Les amitiés du peintre G.-D. de Monfreid et ses reliques de Gauguin, o. O. 1951
Lorquin 1991
Bertrand Lorquin: Maillol aux Tuileries, [Adam Biro] Paris 1991
Lorquin 1994
Bertrand Lorquin: Aristide Maillol, [Skira] Genf 1994
Maillol 1926
Aristide Maillol: Feuilles de Carnet, in: Cahiers d'Art, 1926, S. 129-131
Maryon 1933
Herbert Maryon: Modern sculpture, [Sir Isaac Pitman & Sons, LIT] London 1933
Martinie 1928
André Martinie: La Sculpture, [Rieder] Paris 1928
Martinie 1932
André Martinie: Un groupement de sculpteurs, in: Art et décoration, 1932, S. 233-240
Masin 1960
Jiri Masin: Aristide Maillol, Prag 1960
Meier-Graefe 1904
Julius Meier-Graefe: Entwicklungsgeschichte der modernen Kunst, 2 Bde., [Hoffmann] Stuttgart 1904 (›Maillol‹ Bd. 2, S. 395-400; Nachdruck in: Ausst.Kat. Baden-Baden 1978, S. 61-66)
Meier-Graefe 1924
Julius Meier-Graefe: Entwicklungsgeschichte der modernen Kunst, 2. Aufl., 3 Bde., [R. Piper Verlag] München 1924
Meier-Graefe 1928
Julius Meier-Graefe: Maillol. Zu einer Ausstellung bei Flechtheim, in: Berliner Tageblatt, 29. 11. 1928
Meier-Graefe 1931
Julius Meier-Graefe: Maillols siebzigster Geburtstag, in: Frankfurter Zeitung, 11. 12. 1931
Meier-Graefe 1966
Julius Meier-Graefe: Entwicklungsgeschichte der modernen Kunst, 3 Bde., [R. Piper Verlag] München 1966 (Reprint)
Mirbeau 1905
Octave Mirbeau: Aristide Maillol, in: La Revue des revues, April 1905, S. 321-344
Mirbeau 1921
Octave Mirbeau: Aristide Maillol, [Société des dilettantes] Paris 1921
Mirbeau 1989
Octave Mirbeau: Sur la statue de Zola, [L'Echoppe] Caen 1989
Mornand
Pierre Mornand: Vingt-deux artistes du livre, [Albert Cymboliste] Paris o. J. (›Maillol‹ S. 231-242)
Müller-Krumbach 1969
Renate Müller-Krumbach: Harry Graf Kessler und die Cranach-Presse in Weimar, [Maximiliangesellschaft] Hamburg 1969
Müller-Krumbach 1994
Renate Müller-Krumbach: Die Cranach-Presse des Grafen Kessler in Weimar, [Heribert Tenschert] Ramsen und Rotthalmünster 1994
Natanson 1948
Thadée Natanson: Peints à leur tour, [Michel] Paris 1948 (›Maillol‹ S. 137-147)
Newton 1946
Eric Newton: Maillol, in: Picture Post, 9. 2. 1946, S. 16f.
Osborn 1931
Max Osborn: Aristide Maillol, in: Vossische Zeitung, 9. 12. 1931
Osthaus 1912
Karl Ernst Osthaus und Kurt Freyer: Museum Folkwang. Moderne Kunst, Plastik, Malerei, Graphik, Hagen 1912
Osthaus 1920
Karl Ernst Osthaus: Henry van de Velde, Hagen 1920 (Reprint: Berlin 1984)

Platte 1957
Hans Platte: Die Kunst des 20. Jahrhunderts, Bd. 2: Plastik, [Piper] München 1957
Parkes 1931
Kineton Parkes: The Art of Carved Sculpture, [Chapman and Hall] London 1931
Paul 1993
Barbara Paul: Hugo von Tschudi und die moderne französische Kunst im Deutschen Kaiserreich, [Zabern] Mainz 1993
Payró 1943
Julio Payró: Aristide Maillol, a complete catalogue, [Editorial Poseidon] New York (NY) 1943
Petit 1927
Galerie Georges Petit: Tableaux modernes, aquarelles, pastels, dessins.., bronzes, terres cuites, plâtres et cires..., formant la collection de M. Jacques Zoubaloff, Paris 1927
Pingeot 1986
Anne Pingeot und Antoinette Le Normand-Romain: Musée d'Orsay. Catalogue sommaire illustré des sculptures, [Éditions de la Réunion des Musées Nationaux] Paris 1986
Puig 1965
René Puig: La vie misérable et glorieuse d'Aristide Maillol, in: Tramontane, Nr. 483/484, 1965, S. 3-59
Radenberg 1912
Werner Radenberg: Moderne Plastik. Einige deutsche und ausländische Bildhauer und Medailleure unserer Zeit, [Karl Robert Langewiesche] Düsseldorf und Leipzig 1912
Raphaël-Leyghes 1978
Claude Raphaël-Leyghes: Voyage à contrecourant ou l'humeur dans l'art, [Albin Michel] Paris 1978
Remszhardt 1954
Godo Remszhardt: Aristide Maillol. Gefilde der Liebe. Holzschnitte zu ›Daphnis und Chloe‹, [Buchheim Verlag] Feldafing 1954
René-Jean 1936
René-Jean: Maillol. Sculpture, Galerie d'estampes Album 2, [Braun] Paris o. J. [um 1936]
Renoir 1962[a]
Jean Renoir: Pierre-Auguste Renoir, mon père, [Gallimard] Paris 1962 (Reprint: 1981)
Renoir 1962[b]
Jean Renoir: Mein Vater Auguste Renoir, [R. Piper Verlag] München 1962
Rewald 1938
John Rewald: Les ateliers de Maillol, in: Le Point, November 1938, S. 200-240
Rewald 1939
John Rewald: Maillol, [Hypérion] Paris 1939 (französische, englische und deutsche Ausgabe)
Rewald 1943
John Rewald: The Woodcuts of Aristide Maillol. A Complete Catalogue, [Pantheon Books] New York (NY) 1943
Rewald 1945
John Rewald: Last visit with Maillol, in: Magazine of Art, 1945, S. 164-167, 205
Rewald 1950
John Rewald: Aristide Maillol 1861-1944, [Braun] Paris 1950
Rewald 1975
John Rewald: Maillol Remembered, in: Ausst.Kat. New York 1975, S. 7-31 (Erinnerungen an Maillol, in: Ausst.Kat. Baden-Baden 1978, S. 12-51; Souvenirs de Maillol, in: Ausst.Kat. Perpignan 1979, S. 3-23)
Rey 1924
Robert Rey: Maillol, in: Art et décoration, Nr. 2, 1924, S. 129-136
Rindge 1929
A. M. Rindge: Sculpture, New York (NY) 1929
Rippl-Rónai 1911
József Rippl-Rónai: Emlékezései, Budapest 1911
Ritchie 1952
Andrew C. Ritchie: Sculpture of the Twentieth Century, [The Museum of Modern Art] New York (NY) 1952
Roger-Marx 1930
Claude Roger-Marx: La gravure de sculpteurs en France, in: Byblis, Nr. 9, 1930, S. 94-101
Romains 1930
Jules Romains: Maillol, in: Formes, April 1930, S. 5-7
Romains 1948
Jules Romains: Maillol, [Flammarion] Paris 1948
Ronnebeck 1925
Arnold Ronnebeck: The teachings of Maillol from a Paris diary, in: The Arts, Juli 1925, S. 38-40
Rostrup 1938
Erik R. Rostrup: Franske Billethuggere, [Levin & Munksgaard] Kopenhagen 1938
Rostrup 1953
Haarvard Rostrup: Introduktion til Maillol, in: Meddelelser fra Carlsberg Glyptotek, Nr. 10, 1953, S. 10-21
Rothenstein 1946
John Rothenstein: Memoriam Aristide Maillol, in: Gazette des Beaux-Arts, 1946, S. 179-184
Rothenstein 1932
William Rothenstein: Men and Memories. Recollections of William Rothenstein, [Faber & Faber] London 1932
Roy 1947
Claude Roy: Maillol vivant, [Pierre Cailler] Genf 1947
Rump 1929
Johannes Rump und Leo Swane: Katalog over J. Rumps Samling af moderne Fransk Kunst, [Statens Museum for Kunst] Kopenhagen 1929
Scheffler 1927
Karl Scheffler: Die europäische Kunst im 19. Jahrhundert, Bd. 2, [Cassirer] Berlin 1927
Scheffler 1929
Karl Scheffler: Aristide Maillol. In der Galerie Flechtheim, in: Kunst und Künstler, 1929, S. 137-140 (Nachdruck in: Ausst.Kat. Baden-Baden 1978, S. 119-121)
Schmidt 1961
Diether Schmidt: Die Natur ist gut und gesund und stark. Zum hundertsten Geburtstag von Aristide Maillol (1861-1944), in: Bildende Kunst, 1961, S. 819-826
Schnell 1980
Werner Schnell: Der Torso als Problem der modernen Kunst, [Gebr. Mann Verlag] Berlin 1980 (›Maillol‹ S. 89-102)
Schröder 1939
Rudolf Alexander Schröder: Die Aufsätze und Reden, Bd. 2, [S. Fischer] Berlin 1939 (›Maillol‹ S. 304-308)
Schweicher 1978
Curt Schweicher: Rodin und Maillol, in: Ausst.Kat. Baden-Baden 1978, S. 139-146
Sentenac 1914
Paul Sentenac: Un Livre d'Art décoré par Aristide Maillol, in: L'Art et les Artistes, 1914, S. 184-186
Sentenac 1930/31
Paul Sentenac: Autour des œuvres récentes d'Aristide Maillol, in: L'Art et les Artistes, 1930/31, S. 192-198
Sentenac 1934
Paul Sentenac: La vie aux heures claires d'Aristide Maillol, in: L'Art et les Artistes, 1934, S. 167-170
Sentenac 1937
Paul Sentenac: Aristide Maillol, [H.-G. Peyre] Paris 1936
Sentenac 1938/39
Paul Sentenac: Aristide Maillol et les diverses étapes de sa Montagne, in: L'Art et les Artistes, 1938/39, S. 10-13
Slatkin 1976
Wendy Slatkin: Aristide Maillol in the 1890's, [UMI Dissertation Services] Ann Arbor (MI) 1976
Slatkin 1979
Wendy Slatkin: The Genesis of Maillol's La Méditerranée, in: College Art Journal, 1979, S. 184-189
Slatkin 1980
Wendy Slatkin: The Early Sculpture of Aristide Maillol 1895-1900, in: Gazette des Beaux-Arts, 1980, S. 141-148
Slatkin 1982
Wendy Slatkin: Maillol in the 1890's, [UMI Research press] Ann Arbor (MI) 1982
Stenzel 1995
Burkhard Stenzel: Harry Graf Kessler. Ein Leben zwischen Kultur und Politik, [Böhlau Verlag] Weimar, Köln und Wien 1995
Stump 1971
Jeanne Stump: Maillol in the 1890's, in: Register of the Museum of Art, University of Kansas, Lawrence, März 1971, S. 34-47
Suter 1949
Ernst Suter: Aristide Maillol. La Nuit, in: Hauptwerke des Kunstmuseums Winterthur, Winterthur 1949, S. 110-120
Swane 1910
Leo Swane: Aristide Maillol, in: Tilskueren, 1910, S. 519-533
Syamken 1988
Georg Syamken und Werner Hofmann: Die dritte Dimension. Plastiken – Konstruktionen – Objekte. Bestandskatalog der Skulpturenabteilung der Hamburger Kunsthalle, Hamburg 1988
Taft 1917
Lorado Taft: Modern Tendencies in Sculpture, [University of Chicago Press] Chicago (IL) 1917
Ternovec 1935
Boris N. Ternovec: Aristide Majol, Moskau 1935
Ternovec 1950
Boris N. Ternovec: Aristide Maillol, [Ulrico Hoepli Editore] Mailand 1950
Thomae 1978
Otto Thomae: Die Propaganda-Maschinerie. Bildende Kunst und Öffentlichkeitsarbeit im Dritten Reich, [Gebr. Mann] Berlin 1978
Trier 1954
Eduard Trier: Moderne Plastik, [Gebr. Hartmann] Berlin 1954
Trier 1960
Eduard Trier: Figur und Raum. Die Skulptur des XX. Jahrhunderts, [Gebr. Mann] Berlin 1960
Trier 1992
Eduard Trier: Bildhauertheorien im 20. Jahrhundert, [Gebr. Mann] Berlin 1992
Trustman 1981
Deborah Trustman: Abuses in the Reproduction of Sculpture, in: Art News, 1981, S. 84-92
Türr 1979
Karina Türr: Zur Antikenrezeption der französischen Skulptur des 19. Jahrhunderts und des frühen 20. Jahrhunderts, [Gebr. Mann] Berlin 1979
Uhde-Bernays 1947/48
Hermann Uhde-Bernays: Aristide Maillol, in: Aussaat, 1947/48, S. 22-25
Uhde-Bernays 1957[a]
Hermann Uhde-Bernays: Aristide Maillol, [Wolfgang Jess Verlag] Dresden 1957
Uhde-Bernays 1957[b]
Hermann Uhde-Bernays: Aristide Maillol, in: Jahrbuch zur Pflege der Künste, Dresden, 1957, S. 32-44
Valéry 1943
Paul Valéry, Maurice Denis, Auguste Perret, Pierre du Colombier, Claude Roy und Jean Lods: Maillol, [Cahiers Comoedia-Charpentier] Paris 1943
Velde 1962
Henry van de Velde: Geschichte meines Lebens, [Piper] München 1962 (Reprint: München 1986)
Velde 1992
Henry van de Velde: Récit de ma vie, Bd. 1, [Flammarion] Paris 1992
Vierny 1950
Dina Vierny: Autour de Maillol, in: Art et industrie, Dezember 1950, S. 45f.
Vierny 1995
Dina Vierny und Bertrand Lorquin: Fondation Dina Vierny. Musée Maillol, Paris 1995
Vincent 1969/70
Cécile Vincent: Maurice Denis et Maillol, in: L'Information d'histoire de l'art, 1969/70, S. 209-215
Vollard 1936
Ambroise Vollard: Recollections of a Picture Dealer, [Brown & Co] Boston (MA) 1936
Vollard 1948
Ambroise Vollard: Souvenirs d'un marchand de tableaux, [Michel] Paris 1948
Vollard 1949
Ambroise Vollard: Erinnerungen eines Kunsthändlers, [Aldus Verlag] Diez 1949
Weber 1944
Hugo Weber: Erinnerungen an Aristide Maillol, in: Das Werk, 1944, S. 365-370
Werth 1911
Léon Werth: Aristide Maillol, in: Die Kunst für alle, 15. 3. 1911, S. 276-282
Werth 1913
Léon Werth: Aristide Maillol, in: L'Art décoratif, Februar 1913, S. 61-76
Werth 1932
Léon Werth: Quelques peintres, [G. Crès & Cie.] Paris 1932

Wessel 1948
Wilhelm Wessel: Begegnung mit Maillol, in: Neues Europa, Nr. 10, 1948, S. 32-35
Wertheimer 1953
Klara Wertheimer: Aristide Maillol levelei Rippl-Rónai józsefhez, in: Müvészettörtnéti Ertesftö, 1953, S. 110-118
Wilson Bareau 1986
Juliet Wilson Bareau: Édouard Vuillard et les princes Bibesco, in: Revue de l'art, 1986, S. 37-45
Zervos 1925
Christian Zervos: Aristide Maillol, in: L'Art d'Aujourd'hui, 1925, S. 33-48
Zervos 1929
Christian Zervos: Notes sur la sculpture contemporaine, in: Cahiers d'Art, 1929, S. 465-473

Ausstellungskataloge

Ausst.Kat. Amsterdam 1939
Rondom Rodin. Tentoonstelling Honderd Jaar Fransche Sculptuur, hrsg. von Michel Florisonne, Stedelijk Museum, Amsterdam 1939
Ausst.Kat. Amsterdam 1962
Maillol, Stedelijk Museum, Amsterdam 1962
Ausst.Kat. Baden-Baden 1978
Maillol, hrsg. von Hans Albert Peters, Staatliche Kunsthalle, Baden-Baden 1978
Ausst.Kat. Barcelona 1979
Maillol 1861-1944, Centro cultural de la Caixa de Barcelona, Barcelona 1979
Ausst.Kat. Basel 1933
Aristide Maillol, mit Beiträgen von Wilhelm Barth, Ernst Suter und Otto Roos, Kunsthalle, Basel 1933
Ausst.Kat. Berlin 1928
Maillol, mit einem Beitrag von Harry Graf Kessler, Galerie Flechtheim, Berlin 1928
Ausst.Kat. Bonn 1992
Kleinplastiken des 19. Jahrhunderts aus der Sammlung der Nationalgalerie, hrsg. von Bernhard Maaz, Wissenschaftszentrum, Bonn 1992
Ausst.Kat. Boston 1939
Despiau – Maillol, Exhibition at the Institute of Modern Art, Boston (MA) 1939
Ausst.Kat. Bremen 1984
Bildhauer zeichnen. Bildhauerzeichnungen des 19. und 20. Jahrhunderts aus dem Besitz der Kunsthalle Bremen, hrsg. von Gerhard Gehrkens, Bremen 1984
Ausst.Kat. Brüssel 1940
Cent ans de sculpture française 1833-1939, Palais des Beaux-Arts Bruxelles, Brüssel 1940
Ausst.Kat. Buffalo 1945
Aristide Maillol 1861-1944, hrsg. von Andrew C. Ritchie, Albright Art Gallery, Buffalo, New York (NY) 1945
Ausst.Kat. Düsseldorf 1987
Alfred Flechtheim. Sammler, Kunsthändler, Verleger, hrsg. von Hans Albert Peters, Kunstmuseum, Düsseldorf 1987
Ausst.Kat. Essen 1993
Morosow und Schtschukin. Die russischen Sammler, hrsg. von Georg-W. Költzsch, Museum Folkwang, Essen, Köln 1993
Ausst.Kat. Frankfurt a. M. 1990
Das Fragment. Der Körper in Stücken, hrsg. von Anne Pingeot, Schirn Kunsthalle, Frankfurt a. M. 1990
Ausst.Kat. Freiburg 1951
Aristide Maillol. Plastik – Zeichnungen – Graphik, Kunstverein, Freiburg 1951
Ausst.Kat. Hagen 1992
Henry van de Velde. Ein europäischer Künstler in seiner Zeit, hrsg. von Klaus Jürgen Sembach und Birgit Schulte, Karl Ernst Osthaus Museum, Hagen 1992
Ausst.Kat. Hamburg 1962
Aristide Maillol, mit Beiträgen von Dina Vierny, Gisela Schilling und Alfred Hentzen, Kunstverein, Hamburg 1962
Ausst.Kat. Karl-Marx-Stadt 1962
Aristide Maillol, hrsg. von Karl Brix, Städtische Kunstsammlung, Karl-Marx-Stadt (Chemnitz) 1962
Ausst.Kat. Kopenhagen 1947
Maillol, hrsg. von Haarvard Rostrup, Statens Museum for Kunst, Kopenhagen 1947
Ausst.Kat. London 1928
Maillol, Goupil Gallery, London 1928
Ausst.Kat. London 1973
Pioneers of Modern Sculpture, hrsg. von Albert E. Elsen, Hayward Gallery, London 1973
Ausst.Kat. London, 1990
On Classical Ground, hrsg. von Elizabeth Cowling und Jennifer Mundy, Tate Gallery, London 1990 (›Maillol‹ S. 148-156)
Ausst.Kat. Lyon 1945
Quatres rétrospectives. Maillol, Vuillard, Boussingault, La Palletière, Musée de Lyon, Lyon 1945
Ausst.Kat. Lyon 1994
Maurice Denis 1870-1893, Musée des Beaux-Arts, Lyon 1994
Ausst.Kat. Mannheim 1912
Ausdrucks-Plastik, Kunsthalle, Mannheim 1912
Ausst.Kat. Mannheim 1914
Ausstellung von Zeichnungen und Plastiken neuzeitlicher Bildhauer, Kunsthalle, Mannheim 1914
Ausst.Kat. Mannheim 1963
Die Nabis und ihre Freunde, hrsg. von Heinz Fuchs, Kunsthalle, Mannheim 1963
Ausst.Kat. Mannheim 1979
Studien, Entwürfe, Konzepte. Graphik von Bildhauern aus den Sammlungen der Kunsthalle Mannheim, hrsg. von Joachim Heusinger von Waldegg, Mannheim 1979
Ausst.Kat. Marbach 1988
Harry Graf Kessler. Tagebuch eines Weltmannes, hrsg. von Gerhard Schuster und Margot Pehle, Deutsches Literaturarchiv im Schiller-National-museum, Marbach 1988
Ausst.Kat. Marseille 1956
Aristide Maillol, hrsg. von Jean Cassou, Musée Cantini, Marseille 1956
Ausst.Kat. München 1950
Aristide Maillol, Galerie Karin Hielscher, München 1950
Ausst.Kat. München 1988
Französische Zeichnungen des 19. und frühen 20. Jahrhunderts aus eigenem Bestand, hrsg. von Brigitte Buberl, Staatliche Graphische Sammlung, München 1988
Ausst.Kat. Neuchâtel 1964
Aristide Maillol, Musée des Beaux-Arts, Neuchâtel 1964
Ausst.Kat. New York 1930
Wilhelm Lehmbruck. Aristide Maillol. Sculpture, The Museum of Modern Art, New York (NY) 1930
Ausst.Kat. New York 1951
Aristide Maillol (1861-1944), Buchholz Gallery, New York (NY) 1951
Ausst.Kat. New York 1970
Aristide Maillol 1861-1944, hrsg. von John Rewald, Perls Gallery, New York (NY) 1970
Ausst.Kat. New York 1975
Aristide Maillol 1861-1944, hrsg. von Thomas M. Messer und John Rewald, The Solomon R. Guggenheim Museum, New York (NY) 1975
Ausst.Kat. New York 1992
The William S. Paley Collection, hrsg. von William Rubin, The Museum of Modern Art, New York (NY) 1992
Ausst.Kat. Paris 1930
Sept artistes contemporains, Galerie Druet, Paris 1930
Ausst.Kat. Paris 1937
Les maîtres de l'art indépendant 1895-1937, Petit Palais, Paris 1937
Ausst.Kat. Paris 1942
Maillol. Dessins et Pastels, mit Beiträgen von Pierre du Colombier und Maurice Denis, Galerie Louis Carré, Paris 1942
Ausst.Kat. Paris 1947
Exposition Maillol, hrsg. von Jules Romains und Waldemar George, Galerie Charpentier, Paris 1947
Ausst.Kat. Paris 1960
Sources du XXe siècle, Musée national d'art moderne, Paris 1960
Ausst.Kat. Paris 1961[a]
Hommage à Aristide Maillol, hrsg. von Jean Cassou, Musée national d'art moderne, Paris 1961
Ausst.Kat. Paris 1961[b]
Aristide Maillol, Exposition – Hommage du centenaire de sa naissance, Galerie Daber, Paris 1961
Ausst.Kat. Paris 1979
Paris – Moscou 1900-1930, hrsg. von Pontus Hulten, Centre Georges Pompidou, Paris 1979
Ausst.Kat. Paris 1986
Maillol: La Méditerranée, hrsg. von Antoinette Le Normand-Romain, Bernard Lorquin und Dina Vierny, Musée d'Orsay, Paris 1986
Ausst.Kat. Paris 1987
Maillol, mit Beiträgen von Pierre Cabanne und Bernard Lorquin, Galérie Dina Vierny, Paris 1987
Ausst.Kat. Paris 1986
La sculpture française au XIXe siècle, hrsg. von Anne Pingeot, Antoinette Le Normand-Romain und Laure de Margerie, Grand Palais, Paris 1986
Ausst.Kat. Paris 1987
Paris 1937. L'art indépendant, Musée d'Art Moderne de la Ville de Paris, Paris 1987
Ausst.Kat. Paris 1989
L'Après-midi d'un Faune. Mallarmé, Debussy, Nijinsky, hrsg. von Jean-Michel Nectoux, Musée d'Orsay, Paris 1989
Ausst.Kat. Paris 1990
Le corps en morceaux, hrsg. von Anne Pingeot, Grand Palais, Paris 1990
Ausst.Kat. Paris 1993
Nabis 1888-1900. Bonnard, Vuillard, Maurice Denis, Vallotton..., hrsg. von Claire Frèches-Thory und Ursula Perucchi-Petri, Grand Palais, Paris 1993
Ausst.Kat. Perpignan 1979
Maillol au Palais des Rois de Majorque, Perpignan 1979
Ausst.Kat. Rochechouart 1974
Hommage à Aristide Maillol, Centre artistique et littéraire de Rochechouart, Limoges 1974
Ausst.Kat. Rotterdam 1913
Tentoonstellingh van eenige Beeldhouwwerken van Aristide Maillol, Rotterdamsche Kunstkring, Rotterdam 1913
Ausst.Kat. Saint Étienne 1960
Cent sculpteurs de Daumier à nos jours, hrsg. von Maurice Allemand, Musée d'Art et d'Industrie, Saint Étienne 1960
Ausst.Kat. Saint-Tropez 1994
Maillol, hrsg. von Jean-Paul Monery, Antoinette Le Normand-Romain und Dina Vierny, Musée de l'Annonciade, Saint-Tropez 1994
Ausst.Kat. San Francisco 1975
Aristide Maillol. The artist and the book, Alan Wolsy Fine Art, San Francisco (CA) 1975
Ausst.Kat. Stuttgart 1980
Aristide Maillol. Bronzeskulpturen, Galerie Valentien, Stuttgart 1980
Ausst.Kat. Tokio 1963
Aristide Maillol, Musée National d'Art occidental, Tokio 1963
Ausst.Kat. Tokio 1976[a]
Aristide Maillol, Dessins et sculptures, Contemporary Sculpture Center, Tokio 1976
Ausst.Kat. Tokio 1976 [b]
Aristide Maillol, Lithographies, gravures et sculptures, Contemporary Sculpture Center, Tokio 1976
Ausst.Kat. Toulouse 1961
Achille Laugé et ses amis Bourdelle et Maillol, Musée des Augustins, Toulouse 1961
Ausst.Kat. Winterthur 1973
Künstlerfreunde um Arthur und Hedy Hahnloser-Bühler, hrsg. von Rudolf Koella, Kunstmuseum, Winterthur 1973 (›Maillol‹ S. 178-180)
Ausst.Kat. Winterthur 1984
Kunstmuseum Winterthur. Fünf Sammlungen für das Museum, Winterthur 1984
Ausst.Kat. Winterthur 1991
Das gloriose Jahrzehnt. Französische Kunst 1910-1920 aus Winterthurer Besitz, hrsg. von Rudolf Koella, Kunstmuseum, Winterthur 1991
Ausst.Kat. Yamanashi 1984
Aristide Maillol, Musée Départemental des Beaux-Arts, Yamanashi 1984
Ausst.Kat. Zürich 1993
Die Nabis. Propheten der Moderne, hrsg. von Claire Frèches-Thory und Ursula Perucchi-Petri, Kunsthaus Zürich, München 1993

REGISTER